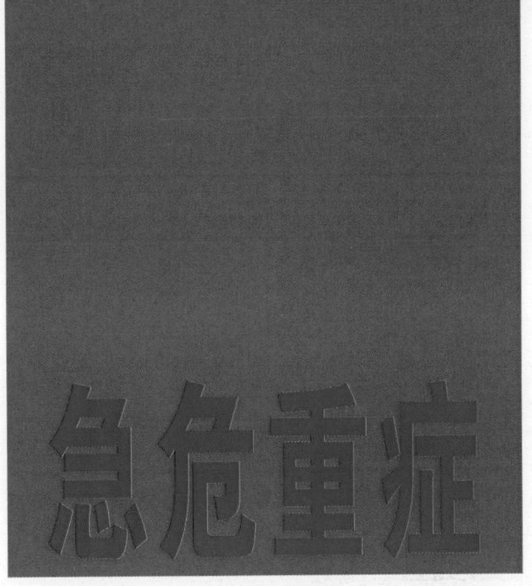

JIWEI ZHONGZHENG JIBING JIUZHI FENXI

疾病救治分析

主编 于国华 等

河南大学出版社
HENAN UNIVERSITY PRESS
·郑州·

图书在版编目（CIP）数据

急危重症疾病救治分析 / 于国华等主编 . -- 郑州：河南大学出版社，2023.4

ISBN 978-7-5649-5431-4

Ⅰ．①急… Ⅱ．①于… Ⅲ．①急性病 - 诊疗②险症 - 诊疗 Ⅳ．① R459.7

中国国家版本馆 CIP 数据核字 (2023) 第 059759 号

责任编辑：林方丽　韩　璐
责任校对：聂会佳
封面设计：河南树青文化

出版发行：河南大学出版社
地址：郑州市郑东新区商务外环中华大厦 2401 号
邮编：450046
电话：0371-86059750（高等教育与职业教育出版分社）
0371-86059701（营销部）
网址：hupress.henu.edu.cn
印　　刷：广东虎彩云印刷有限公司
版　　次：2023 年 4 月第 1 版
印　　次：2023 年 4 月第 1 次印刷
开　　本：787 mm × 1092 mm　1/16
印　　张：30
字　　数：693 千字
定　　价：128.00 元

编委会

主编

于国华　潍坊市第二人民医院

程向丽　山西医科大学第二医院

葛保国　濮阳市人民医院

王　玥　河南省儿童医院

（郑州儿童医院、郑州大学附属儿童医院）

黄启侠　国药中铁中心医院

副主编

肖　岳　梅州市人民医院

吴　巧　资阳市第一人民医院

魏晓芬　深圳市第三人民医院

阿不力克木·力瓦依丁　新疆医科大学第一附属医院

李高波　新疆医科大学第二附属医院

张　君　河南中医药大学

编委

李敏燕　北部战区总医院

主编简介

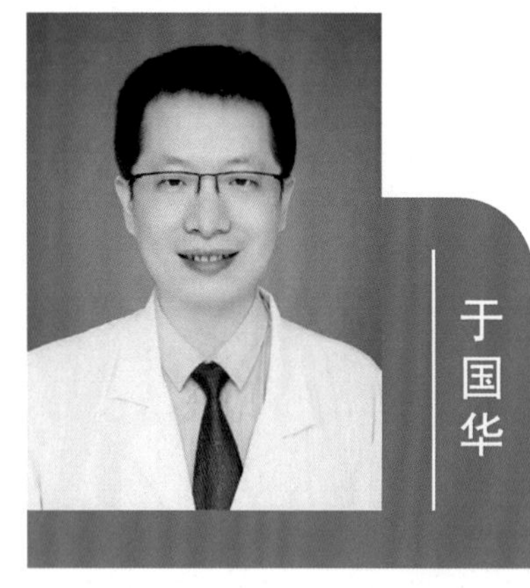

于国华

毕业于青岛大学医学院呼吸病学专业，医学硕士。现就职于潍坊市第二人民医院呼吸与危重症医学科，副主任医师，科室副主任。擅长呼吸系统疾病急危重症的诊治。2016 年获得“文正言顺”杯全国青年医师演讲比赛全国 12 强；在 2016 年中华医学会呼吸病学分会全国年会上发言；在 2019 年中华医学会第十一届全国肺栓塞与肺血管疾病学术会议上发言；在 2019 年中华医学会呼吸病学分会全国年会上发言；在 2020 年中华医学会第十二届全国肺栓塞与肺血管疾病学术会议上发言；在 2021 年中华医学会第十三届全国肺栓塞与肺血管疾病学术会议上发言。获得 2021 年呼吸系统疾病临床思维星锐秀第三季山东省总决赛冠军。参与国家“十三五”肺血栓栓塞症诊疗规范及应用方案的精准化研究。担任全国肺栓塞和深静脉血栓形成防治能力建设项目评审专家，中国基层呼吸疾病联盟青年精英团成员，山东省科普专家人才库卫生健康类专家，山东省医学会呼吸病学分会肺血管学组委员，山东省医学会呼吸病学分会呼吸治疗学组委员，山东省健康管理协会肺血管病学专业委员会青年学组副组长，山东省中西医结合学会重症医学会委员。主持市级科研课题 2 项，参与国家级及省部级科研课题 6 项。发表论文多篇，参编著作多部。

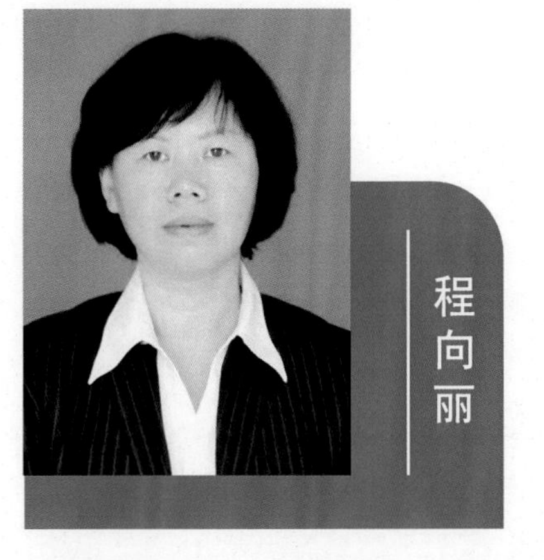

程向丽

现就职于山西医科大学第二医院重症医学科，副主任医师，医学硕士，民进会员，中国营养学会注册营养师。从事重症医学工作15年，积累了丰富的临床经验，擅长严重创伤及创伤性凝血病、重症感染、多脏器功能不全或衰竭、产科重症等各临床科室危重患者的救治；熟练掌握呼吸循环支持、血流动力学监测、血液净化、肠内外营养治疗、重症超声等重症医学技术。担任山西省医学会重症医学分会委员，山西省中西医结合学会重症医学专业委员会常务委员，山西省医学会肠外肠内营养学专业委员会常务委员，山西省妇幼保健协会产科急救和重症管理专业委员会委员，山西省医师协会心房颤动专业委员会委员，山西省基层卫生健康促进与教育专业委员会委员。发表论文多篇，参编著作2部。

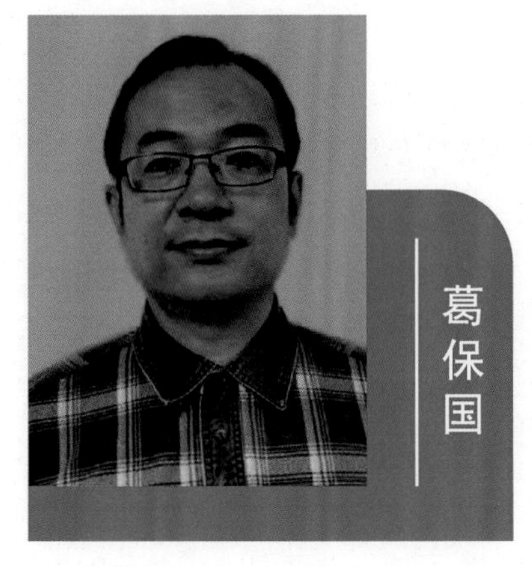

葛保国

毕业于新乡医学院，现就职于濮阳市人民医院重症医学科，副主任医师，科室副主任。擅长营养支持、镇静镇痛、严重脓毒症及脓毒性休克、低血容量休克复苏、血液净化、心力衰竭等疾病的诊断与治疗。担任濮阳市重症医学会委员，河南省神经重症学术委员会委员，参与市级科研项目2项。发表论文多篇，参编著作2部。

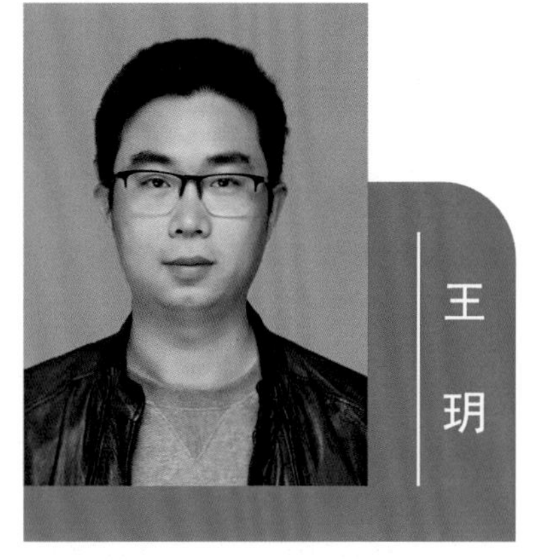

王玥

现就职于河南省儿童医院（郑州儿童医院、郑州大学附属儿童医院），主治医师。从事麻醉与围术期工作，擅长区域神经阻滞及危重患儿的麻醉管理。先后于上海市第六人民医院、华中科技大学附属同济医院学习。担任中国妇幼保健协会妇幼微创麻醉学组青年委员，河南省医学会区域阻滞学组成员。发表论文 10 余篇，获得发明专利 3 项。

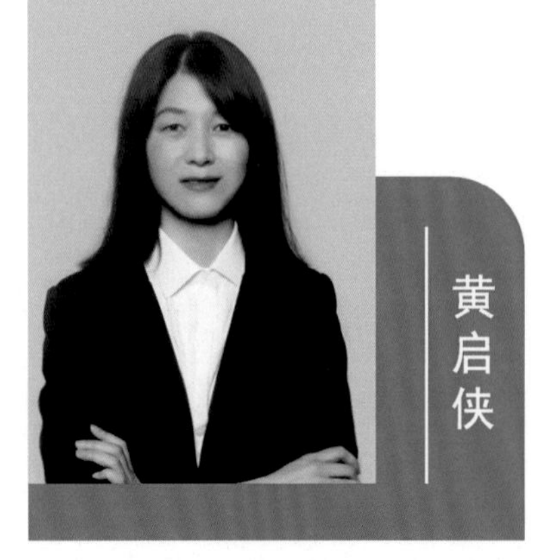

黄启侠

本科毕业于蚌埠医学院临床医学专业，在职研究生。现就职于国药中铁中心医院，主治医师，内镜室副主任。擅长消化内科疾病的诊治、胃肠镜检查及内镜下治疗。曾于安徽医科大学第一附属医院、安徽医科大学第二附属医院、中国科技大学第一附属医院消化内科学习。发表论文 1 篇。

前 言

急危重症医学是对突然发生的或轻症骤然加重的疾病给予迅速、及时、正确的诊断和救治，以挽救患者生命的学科。急危重症医学涉及范围较广，涵盖伤病现场、转运途中、医院急诊和危重症监护等，内容极其丰富，要求医务人员有扎实的医学理论基础、丰富的临床抢救经验和熟练的救治技能。

急危重症疾病严重威胁人类健康，特别是一些急危重症具有致死率高、致残率高和紧急、凶险、救治难度高等特点。作为临床医师，在做好疾病的一、二级预防的同时，提高救治的及时性、有效性，是关系到患者生命预后、家庭和社会稳定和谐的重要因素。

本书内容遵循“生命第一，时效为先”的急救理念，以理论与实践相结合的方式，详细描述了急危重症的病因、诊断与处理，重点介绍了疾病的诊疗思路和最新诊疗技术的应用，使读者能够熟悉和掌握疾病的急救技术、急救原则和思维过程，培养急救意识与应变能力。书中每章节后加入了临床相关病例，从病例介绍、检查、诊断思维、治疗、临床分析等几个方面，分别阐述每一病例的诊治过程，使其更加详细、真实地呈现在读者面前。

本书充分体现了现代急危重症医学全新的观点和思想，使其更适应临床需要，趋向实用，可供各级医院急诊科及相关科室的医务人员阅读参考。

编 者

目　录

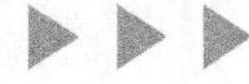

第一章　神经内科急危重症

第一节　短暂性脑缺血发作

短暂性脑缺血发作（TIA）是由于局部脑或视网膜缺血引起的短暂性神经功能缺损，临床症状一般不超过 1 小时，最长不超过 24 小时，且无责任病灶的证据。凡神经影像学检查有神经功能缺损对应的明确病灶者不宜称为 TIA。

一、诊断要点

1. 临床表现特点

TIA 好发于中老年人，男多于女。患者多伴有高血压、动脉粥样硬化、糖尿病或高脂血症等脑血管病危险因素。其临床表现根据缺血的局灶部位与范围不同而多种多样，其发作的频度与形式个体差异亦很大，但有其共同特征。

（1）共同特征：①起病急剧，常突然发病，数秒或数分钟内症状达高峰（从无症状到出现全部症状不到 5 分钟，通常在 2 分钟内）。②病程的一过性。③发作的反复性，少者 2 ~ 3 次，多者达数十次或数百次。④症状的刻板性和可逆性，每次发作症状、体征基本相同，且在 24 小时内完全恢复。临床上常将 TIA 分为颈动脉系统和椎 – 基底动脉系统两类，前者较后者多见，约 10% 患者有这两个系统表现。

（2）局灶性症状：①颈动脉系统 TIA，临床表现与受累血管分布有关。大脑中动脉（MCA）供血区的 TIA 可出现对侧肢体的单瘫、轻偏瘫、面瘫和舌瘫，可伴有偏身感觉障碍和对侧同向偏盲，优势半球受累时常出现失语和失用。大脑前动脉（ACA）供血区的 TIA 可出现人格和情感障碍、对侧下肢无力等。颈内动脉（ICA）主干 TIA 主要表现为眼动脉交叉瘫，由于病变侧眼动脉缺血出现同侧单眼一过性黑蒙、失明（患者表现为突然出现一个眼睛的视力模糊或完全失明，几秒内达到高峰，几分钟后恢复正常，为颈内动脉系统 TIA 所特有）和（或）对侧偏瘫及感觉障碍，Horner 交叉瘫（病侧 Horner 征，对侧偏瘫）。②椎 – 基底动脉系统 TIA，最常见表现是眩晕、平衡障碍、眼球运动异常和复视。可有单侧或双侧面部、口周麻木，单独出现或伴有对侧肢体瘫痪、感觉障碍，呈现典型或不典型的脑干缺血综合征。此外，还可出现下列 3 种特殊表现的临床综合征。a. 跌倒发作：表现为下肢突然失去张力而跌倒，但无意识障碍，常可很快自行站起，是脑干下部网状结构缺血所致。有时见于患者转头或仰头时。b. 短暂性全面遗忘症（TGA）：发作时出现短时间记忆丧失，患者对此有自知，持续数分钟至数十分钟，发作时对时间、地点定向障碍，但谈话、书写和计算能力正常，是大脑后动脉颞支缺血累及边缘系统的颞叶海马、海马旁回和穹隆所致。c. 双眼视力障碍发作：双侧大脑后动脉距状支缺血导致枕叶视皮层受累，引起暂时性皮质盲。

值得注意的是，椎 – 基底动脉系统 TIA 患者很少出现孤立的眩晕、耳鸣、恶心、晕厥、头痛、尿便失禁、嗜睡或癫痫等症状，往往合并有其他脑干或大脑后动脉供血区缺血的症状与体征。

2. 诊断注意事项

诊断 TIA 最重要的是病史典型而神经系统检查正常（因多数患者就诊时临床症状已消失）。中老年患者突然出现局灶性脑功能损害症状，符合颈内动脉或椎 – 基底动脉系统及其分支缺血表现，并在短时间内症状完全恢复（多不超过 1 小时），应高度怀疑为 TIA。MRI 灌注成像（PWI）/MRI 弥散成像（DWD）、CT 灌注成像（CT、CTP）和单光子发射计算机断层扫描（SPECT）有助于 TIA 的诊断。TIA 主要应与癫痫的部分性发作、梅尼埃病、阿 – 斯综合征等相鉴别。

3. TIA 短期脑卒中风险评估

TIA 发病后 2 ~ 7 天内为卒中的高风险期，对患者进行紧急评估与干预可以减少卒中的发生。常用的 TIA 危险分层工具为 ABCD 评分，评估项目与计分为：①年龄（A）> 60 岁，1 分。②血压（B）SBP > 140 mmHg 或 DBP > 90 mmHg，1 分。③临床症状（C），单侧无力 2 分，不伴无力的言语障碍 1 分。④症状持续时间（D），> 60 分钟 2 分，10 ~ 59 分钟 1 分。⑤糖尿病（D），有，1 分。症状发作在 72 小时内并存在以下情况之一者，建议入院治疗：① ABCD2 评分 > 3 分。② ABCD2 评分 0 ~ 2 分，但门诊不能在 2 天之内完成 TIA 系统检查。③ ABCD2 评分 0 ~ 2 分，并有其他证据提示症状由局部缺血造成，如 DWI 已显示对应小片状缺血灶。

二、治疗要点

1. 病因治疗

病因明确者应该针对病因治疗，控制卒中危险因素，如动脉粥样硬化、高血压、心脏病、糖尿病、高脂血症和颈椎病等。

2. 药物治疗

（1）抗血小板治疗：非心源性栓塞性 TIA 推荐抗血小板治疗。一般单独使用：①阿司匹林 50 ~ 325 mg/d。②氯吡格雷（波立维）75 mg/d。③小剂量阿司匹林 25 mg/d 与缓释的双嘧达莫（潘生丁）200 mg/ 次联合应用，每日 2 次口服。对脑中高危患者，如 TIA 或小卒中发病 1 个月内，可采用小剂量阿司匹林 50 ~ 150 mg/d 与氯吡格雷 75 mg/d 联合治疗。

（2）抗凝治疗：目前尚无证据支持抗凝治疗作为 TIA 的常规治疗，但临床伴有房颤、频繁发作的 TIA 患者可以考虑应用。①心源性栓塞性 TIA 伴发房颤和冠心病的患者，推荐口服抗凝剂治疗，治疗目标为 INR（国际标准化比值）达到 2 ~ 3 或凝血酶原时间（PT）为正常值的 1.5 倍。②频繁发作的 TIA 或椎 – 基底动脉系统 TIA 患者，对抗血小板治疗无效的病例可考虑抗凝治疗。③对瓣膜置换术后已服用足量口服抗凝剂治疗的 TIA 患者，也可加用小剂量阿司匹林或双嘧达莫联合治疗。常用抗凝剂有：①华法林，初始剂量 6 ~ 12 mg/d，每晚 1 次口服，3 ~ 5 天改为 2 ~ 6 mg/d 维持。剂量调整至 PT 为对照组 1.5 倍或国际标准化比值（INR）2 ~ 3，用药 4 ~ 6 周逐渐减量停药，可用于长期治疗。消化性溃疡或严重高血压为禁忌证。②肝素，普通肝素 100 mg 加入 0.9% 氯化钠注射液 500 mL 静脉滴注，20 ~ 30 滴 / 分。根据部分凝血活酶时间（APTT）调整剂量，维持治疗前 APTT 值 1.5 ~ 2.5 倍（100 mg/d 以内），或用低分子量肝素 4000 ~ 5000 IU，腹壁皮下注射，2 次 / 天，7 ~ 10 天为一疗程。

在抗凝治疗期间应注意出血并发症。需反复检查小便有无红细胞、大便有无隐血，密切观察可能发生的其他脏器的出血。如有出血情况即停抗凝治疗，如为口服抗凝剂者停药后即予维生素 K_1 10 ~ 40 mg 肌内注射，或 25 ~ 50 mg 加葡萄糖或生理盐水中静脉滴注，每分钟不超过 5 mg。用肝素抗凝出现出血情况时则用鱼精蛋白，其用量与最后一次所用的肝素量相当，但一次不超过 50 mg。必要时给予输血。抗凝治疗期间应避免针灸、腰椎穿刺和任何外科小手术，以免引起出血而被迫中止抗凝治疗。

（3）降脂治疗：颈内动脉斑块、内膜增厚或颅内动脉狭窄者可使用他汀类降脂药物。常用药物有辛伐他汀（舒降之），20 mg 口服，每日 1 次。

（4）钙离子拮抗剂：可选择性地阻断病理状态下的钙离子通道，减少血管平滑肌的收缩，扩张脑血管。常用的药物有尼莫地平 20 ~ 40 mg，每日 3 次口服；桂利嗪（脑益嗪）25 mg，每日 3 次；氟桂利嗪（西比灵）5 ~ 10 mg，每晚 1 次，口服。

（5）其他药物：高纤维蛋白原血症可选择降纤药物改善血液高凝状态，如巴曲酶、安克洛和蚓激酶等。对老年 TIA 并有抗血小板禁忌证或抵抗性者，可选用活血化瘀性中药制剂治疗。

3. 手术治疗

手术治疗的目的为恢复、改善脑血流量，建立侧支循环和消除微栓子来源。对颈动脉有明显动脉壁粥样硬化斑块、狭窄（ > 70% ）或血栓形成，影响脑内供血并有 TIA 的反复发作者，可行颈动脉内膜剥离术、颅内外动脉吻合术或血管成形术，或血管内支架植入术等治疗。

三、预后

TIA 患者发病 7 天内的脑卒中风险为 4% ~ 10%，90 天脑卒中风险为 10% ~ 20%。发作间隔时间缩短、发作时间延长、临床症状逐渐加重的进展性 TIA 是即将发展为脑梗死的强烈预警信号。TIA 患者也易发生心肌梗死和猝死，90 天内 TIA 复发、心肌梗死和死亡事件总的风险高达 25%。最终 TIA 部分发展为脑梗死，部分继续发作，部分自行缓解。

（阿不力克木·力瓦依丁）

第二节　脑出血

脑出血（ICH）是指原发性非损伤性脑实质内出血。其病因多样，其中半数以上为高血压动脉硬化性脑出血，故又称为高血压脑出血。其他原因包括颅内动脉瘤破裂、脑血管畸形破裂、脑肿瘤出血、动脉炎、血液病、抗凝或溶栓治疗并发症等。脑出血占全部脑卒中的 20% ~ 30%，急性期病死率为 30% ~ 40%。脑水肿、颅内压增高和脑疝形成是致死的主要原因。ICH 预后与出血量、出血部位及有无并发症有关。脑干、丘脑和大量脑室出血预后较差。

一、诊断要点

1. 临床表现特点

脑出血多发生于 50 岁以上伴有高血压的患者。发病通常在情绪激动、精神紧张、剧烈活动、用力过度、咳嗽、排便等诱因下，使血压升高而发病，但也可在安静无活动状态下发病。大多数患者起病急骤，常在数分钟或数小时内病情发展到高峰，也可在数分钟内即陷入昏迷，仅少部分患者发展比较缓慢，经数天才发展至高峰，类似缺血性脑梗死。较典型的脑出血首先表现为头痛、恶心、呕吐，经过数分至数小时后，出现意识障碍及局灶神经障碍体征，脉搏缓慢有力、面色潮红、大汗淋漓、大小便失禁、血压升高，甚至出现抽搐、昏迷程度加深，呈现鼾性呼吸，重者呈潮式呼吸，进而呼吸不规则或间停等。由于出血部位及范围不同，可产生一些特殊定位性临床症状。

（1）壳核 – 内囊出血：占脑出血的 50% ~ 60%，是豆纹动脉尤其是其外侧支破裂所致。一般将壳核 – 内囊出血分为壳核外侧型（即外囊出血）和壳核内侧型（即内囊出血）。壳核 – 内囊出血除具有脑出血的一般症状外，病灶对侧常出现偏瘫、偏身感觉障碍与偏盲等“三偏综合征”。临床上由于出血所累及的范围不同，“三偏”可不完全，最常见的是偏瘫、偏身感觉障碍。外侧型多无意识障碍，轻度偏瘫，预后较好；内侧型依血肿的量和发展的方向，临床上可出现不同程度的病变对侧中枢性面瘫及肢体瘫痪、感觉障碍和同向性偏盲。双眼向病灶侧凝视，呈“凝视病灶”。优势半球病变可有失语。如血肿破入脑室，或影响脑脊液循环时昏迷加深、偏瘫完全、头痛、呕吐、瞳孔不等大、中枢性高热、消化道出血，死亡率高。

（2）丘脑出血：占脑出血的 10% ~ 15%，是丘脑膝状体动脉和丘脑穿通动脉破裂所致。丘脑出血几乎都有眼球运动障碍，如下视麻痹、瞳孔缩小等。少量出血在临床上以偏身感觉障碍为主，无意识障碍或有轻微意识障碍，可有轻偏瘫、不自主运动，预后良好。丘脑出血破入脑室临床表现有明显的意识障碍，甚至昏迷，还有对侧肢体完全性瘫痪、颈项强直等脑膜刺激征表现。丘脑内侧或下部出血，出现双眼内收下视鼻尖、上视障碍，这是丘脑出血的典型体征。如出血少量破入脑室者，临床症状可出现缓解，大量出血破入脑室或造成梗阻性脑室扩张者病情加重，如抢救不及时，可引起中枢性高热、四肢强直性抽搐，以及脑 - 内脏综合征，甚至脑疝的表现。优势半球病变可出现各种类型的语言障碍，可为运动性或感觉性失语。有的病例缄默不语，或出现语言错乱、句法错误、重复语言或阅读错误等；偏身感觉障碍常较运动障碍为重，深感觉障碍比浅感觉障碍为重。出血后很快出现昏迷者提示出血严重，所以丘脑出血的临床表现常呈多样性。

（3）脑叶出血：占脑出血的 5% ~ 10%，常由脑动静脉畸形、血管淀粉样病变、血液病等所致。出血以顶叶最常见，其次为颞叶、枕叶、额叶，也有多发脑叶出血的病例。绝大多数呈急性起病，多先有头痛、呕吐或抽搐，甚至尿失禁等临床表现；意识障碍少而轻；有昏迷者多为大量出血压迫脑干所致。受累脑叶可出现相应的神经缺损症状，如额叶出血可有偏瘫、尿便障碍、Broca 失语、摸索和强握反射等；颞叶出血可有 Wernicke 失语、精神症状、对侧上象限盲、癫痫；顶叶出血可有偏身感觉障碍、轻偏瘫、对侧下象限盲；枕叶出血则可有一过性黑蒙等。

（4）小脑出血：约占 10%，多由小脑上动脉分支破裂所致，常有头痛、呕吐、眩晕和共济失调明显，急骤发病，伴有枕部疼痛。出血量少者，主要表现为小脑受损症状，如共济失调、眼震和小脑语言等，多无瘫痪；出血量较多者，尤其是小脑蚓部出血，病情进展迅速，发病时或病后 12 ~ 24 小时内出现昏迷和脑干受压征象，双侧瞳孔缩小至针尖样、呼吸不规则等。暴发型则常突然昏迷，在数小时内迅速死亡。

（5）原发性脑干出血：约占脑出血的 10%。90%以上的高血压所致的原发性脑干出血发生在脑桥，少数发生在中脑。①脑桥出血，多由基底动脉脑桥支破裂所致，出血灶多位于脑桥基底部与被盖部之间。大量出血（血肿 > 5 mL）累及双侧被盖部和基底部，常破入第四脑室，患者迅即出现昏迷、双侧针尖样瞳孔、呕吐咖啡样胃内容物、中枢性高热、中枢性呼吸障碍、眼球浮动、四肢瘫痪和去皮质强直发作等，病情进行性恶化，多在短时间内死亡。出血量少者，可无意识障碍，表现为交叉性瘫痪和共济失调性偏瘫，两眼向病灶侧凝视麻痹或核间性眼肌麻痹等。②中脑出血，常有头痛、呕吐和意识障碍，轻症表现为一侧或双侧动眼神经不全麻痹、眼球不同轴、同侧肢体共济失调，伴对侧肢体瘫痪（Weber 综合征）；重症表现为深昏迷、四肢弛缓性瘫痪，可迅速死亡。③延髓出血更为少见，临床表现为突然意识障碍，影响生命指征，如呼吸、心率、血压改变，迅速死亡。轻症患者可表现为不典型的 Wallenberg 综合征。

（6）脑室出血：占脑出血的 3% ~ 5%，分为原发性和继发性脑室出血。原发性脑室出血是指出血来源于脑室脉络丛、脑室内和脑室壁的血管，以及室管膜下 1.5 cm 以内的脑室旁区的出血。临床表现主要是血液成分刺激引起的脑膜刺激征和脑脊液循环梗阻引起的颅内压增高症状；临床上见到的脑室出血绝大多数是继发性脑室出血，即脑实质出血破入脑室，常同时伴有原发性出血灶导致的神经功能障碍症状。因此，轻者仅有头痛、恶心、呕吐、颈强直等脑膜刺激征，无局灶性神经损害症状；重者表现为意识障碍、抽搐、肢体瘫痪、肌张力增高、瞳孔缩小或大小不定，双侧病理反射阳性等。血凝块堵塞室间孔、中脑导水管及第四脑室侧孔者，可因急性脑积水而致颅内压急剧增高，迅速发生脑疝而死亡。

2. 辅助检查

（1）颅脑 CT 扫描：是诊断 ICH 的首选方法，动态 CT 检查还可评价出血的进展情况。

（2）MRI 和 MRA 检查：对发现结构异常，明确 ICH 的病因很有帮助。MRI 对检出脑干和小脑的出血灶和监测 ICH 的演进过程优于 CT 检查，对急性 ICH 诊断不如 CT。MRA 可发现脑血管畸形、血管瘤等病变。

（3）脑血管造影（DSA）：脑出血患者一般不需要进行 DSA 检查，除非临床上怀疑有血管畸形、血管炎或 moyamoya 病又需外科手术或血管介入治疗时才考虑进行。DSA 可清楚显示异常血管和对比剂外漏的破裂血管及部位。

（4）腰椎穿刺：在 CT 广泛应用后，已无须采用腰椎穿刺诊断脑出血，以免诱发脑疝形成，如需排除颅内感染和蛛网膜下腔出血，可谨慎进行。

3. 诊断注意事项

中老年患者在活动中或情绪激动时突然发病，迅速出现局灶性神经功能缺损症状，以及头痛、呕吐等颅高压症状应考虑 ICH 的可能，结合头颅 CT/MRI 检查，可以迅速明确诊断。鉴别诊断方面：①首先应与急性脑梗死、蛛网膜下腔出血、CVT 等鉴别。②颅内肿瘤出血：颅内肿瘤，特别是原发性肿瘤，多因生长速度快而致肿瘤中心部位的缺血、坏死，易与脑出血相混。但肿瘤患者病程较长，多在原有症状的基础上突然加重，也可为首发症状。增强的头颅 CT 和 MRI 对肿瘤出血具有诊断价值。③对发病突然、迅速昏迷且局灶体征不明显者，应注意与引起昏迷的全身性疾病如中毒（酒精中毒、镇静催眠药物中毒等）及代谢性疾病（低血糖、肝性脑病、肺性脑病等）鉴别。④对有头部外伤史者应与外伤性颅内血肿相鉴别。

二、治疗要点

1. 内科治疗

急性期内科治疗原则是制止继续出血和防止再出血，减轻和控制脑水肿，预防和治疗各种并发症，维持生命体征。

（1）一般治疗：①绝对卧床休息，一经确诊尽量避免搬动。起病 24 小时内原则上以就地抢救为宜，尤其是昏迷较重、有脑疝形成者更要注意。②保持呼吸道通畅，给氧，防止并发症。对意识不清的患者应及时清除口腔和鼻腔的分泌物或呕吐物，头偏向一侧，或侧卧位。必要时气管插管或行气管切开术。③保持水、电解质平衡及营养支持：急性期最初 24 ~ 48 小时应予禁食，并适当静脉输液，每日控制在 1500 ~ 2000 mL。48 小时后，如果意识好转，且吞咽无障碍者可试进流质，少量多餐，否则应下胃管鼻饲维持营养。④保持功能体位，防止肢体畸形。

（2）控制血压：脑出血急性期血压高，可首先脱水降颅压，血压仍过高，应给予降血压治疗。当 SBP > 200 mmHg 或 MAP > 150 mmHg 时，要用持续静脉降压药物积极降低血压；当 SBP > 180 mmHg 或 MAP > 130 mmHg 时，如果同时有疑似颅内压增高的证据，要考虑监测颅内压，可用间断或持续静脉降压药物来降低血压，但要保证脑灌注压 > 60 ~ 80 mmHg。若无颅内压增高的证据，降压目标为 160/90 mmHg 或 MAP 110 mmHg。药物选择乌拉地尔、非诺多泮、尼卡地平、拉贝洛尔等。

对低血压的处理，要首先分析原因，区别情况加以处理。引起低血压的原因如下：①脱水过量、补液不足。②大量呕吐失水或伴有应激性溃疡导致失血。③并发严重的感染。④心力衰竭、心律失常。⑤降压药、镇静剂及血管扩张药使用过量。⑥呼吸不畅并发酸中毒。⑦脑疝晚期等。在针对病因处理的同时，可静滴多巴胺、间羟胺等，将血压提升并维持在 150/90 mmHg 左右为宜。

脑出血恢复期应积极控制血压，尽量将血压控制在正常范围内。

（3）控制脑水肿、降低颅内压：脑出血后脑水肿约在 48 小时达高峰，维持 3 ~ 5 天后逐渐消退，可持续 2 ~ 3 周或更长。脑水肿可使颅内压（ICP）增高，并致脑疝形成，是影响 ICH 死亡率及功能恢复的主要因素。积极控制脑水肿、降低 ICP 是 ICH 急性期治疗的重要环节。常用脱水剂及其用法详见本章“颅内高压危象”部分。不建议用激素治疗减轻脑水肿。

（4）止血治疗：止血药物如 6- 氨基己酸、氨甲苯酸、巴曲酶等对高血压性脑出血的作用不大。如有凝血功能障碍，可针对性给予止血药物治疗，例如肝素治疗并发的脑出血可用鱼精蛋白中和，华法林治疗并发的脑出血用维生素 K_1 拮抗。

（5）防治并发症：①感染，发病早期病情较轻又无感染证据者，一般不建议常规使用抗生素；合并意识障碍的老年患者易并发肺部感染，或因导尿等易合并尿路感染，可给予预防性抗生素治疗；若已经出现系统感染，则根据经验或药敏结果选用抗生素。②应激性溃疡，对重症或高龄患者应预防应用 H_2RB。一旦出血按消化道出血的治疗常规进行。③抗利尿激素分泌异常综合征，即稀释性低钠血症，可发生于 10% ICH 患者。应限制水摄入量在 800 ~ 1000 mL/d，补钠 9 ~ 12 g/d。④脑耗盐综合征，是因心房钠尿肽分泌过高所致的低钠血症，治疗时应输液补钠。低钠血症宜缓慢纠正，否则可导致脑桥中央髓鞘溶解症。⑤痫性发作，有癫痫频繁发作者，可静脉注射地西泮 10 ~ 20 mg，或苯妥英钠 15 ~ 20 mg/kg 缓慢静注以控制发作。⑥中枢性高热，多采用物理降温，可试用溴隐亭治疗。⑦下肢深静脉血栓形成或肺栓塞，一旦发生，应给予普通肝素 100 mg/d 静滴，或低分子量肝素 4000 U 皮下注射，2 次 / 天。对高危患者可预防性治疗。

2. 手术治疗

下列情况需考虑手术治疗：①壳核出血≥ 30 mL，丘脑出血≥ 15 mL。②小脑出血≥ 10 mL 或直径≥ 3 cm，或合并明显脑积水。③重症脑室出血（脑室铸型）。④合并脑血管畸形、动脉瘤等病变。

（阿不力克木・力瓦依丁）

第三节　吉兰 – 巴雷综合征

吉兰 – 巴雷综合征（GBS）是一种以运动损害为主的自身免疫性周围神经病，临床上主要累及脊神经、神经根、脑神经。急性起病，症状多在 2 周左右达到高峰，以对称性四肢松弛性瘫痪、腱反射降低或消失、伴或不伴有感觉障碍为主要临床特征，常有脑脊液蛋白 – 细胞分离现象，多呈单时相自限性病程。严重病例可因呼吸肌瘫痪而危及生命。本病包括急性炎性脱髓鞘性多发性神经根神经病（AIDP）、急性运动轴索性神经病（AMAN）、急性运动感觉轴索性神经病（AMSAN）、MillerFisher 综合征（MFS）、急性泛自主神经病（APN）和急性感觉神经病（ASN）等亚型，其中 AIDP 是 GBS 中最常见的类型，也称经典型 GBS，是本节介绍的重点。

一、诊断要点

（一）AIDP

AIDP 主要病变为多发神经根和周围神经节段性脱髓鞘，任何年龄、任何季节均可发病。

1. 临床表现特点

（1）前驱症状：大多数患者在起病前 1 ～ 3 周有上呼吸道或消化道感染症状或疫苗接种史。

（2）急性起病，病情多在 2 周左右达高峰。首发症状多为肢体对称性迟缓性肌无力，自远端渐向近端发展或自近端向远端加重。多从双下肢开始，迅速发展成四肢对称性、弛缓性瘫痪，逐渐累及躯干肌、脑神经，多于数日至 2 周达高峰。重症病例可累及肋间肌和膈肌致呼吸麻痹。四肢肌张力减退，腱反射常减弱，10% 的患者表现为腱反射正常或活跃。病情危重者在 1 ～ 2 天内迅速加重，出现四肢完全性瘫痪、呼吸肌和吞咽肌麻痹，危及生命。若对称性瘫痪在数日内自下肢上升至上肢并累及脑神经，称为 Landry 上升性麻痹。

（3）发病时患者多有肢体感觉异常，如烧灼感、麻木、刺痛和不适感等，可先于或与运动症状同时出现。感觉缺失相对轻，呈手套 – 袜子样分布。少数患者肌肉可有压痛，尤其腓肠肌压痛较常见，偶有出现 Kernig 征和 Lasegue 征等神经根刺激症状。

（4）脑神经受累以双侧面神经麻痹最常见，其次为舌咽、迷走神经，动眼神经、展神经、舌下神经、三叉神经瘫痪较少见。部分患者以脑神经损害为首发症状就诊。

（5）自主神经功能紊乱症状：表现为皮肤潮红、出汗增多、心动过速、心律失常、直立性低血压等，有时血压突然变化或心律失常可导致猝死。括约肌功能通常不受影响。

2. 辅助检查

（1）脑脊液（CSF）检查：典型改变是蛋白质含量增高，而细胞数相对正常（部分患者也有细胞数增高），成为蛋白细胞分离现象，为本病的特点之一。这一现象在发病第 2 ~ 4 周最明显，蛋白含量可达 1 ~ 5 g/L。少数患者 CSF 蛋白含量始终正常。

（2）血清学检查：部分患者血清可检测到抗神经节苷脂抗体、抗空肠弯曲菌抗体、抗巨细胞病毒抗体等。

（3）电生理学检查：提示远端运动神经传导潜伏期延长、传导速度减慢、F 波异常、传导阻滞、异常波形离散等。

（4）腓肠神经活检：可作为 GBS 辅助诊断方法。

3. 诊断标准

（1）常有前驱感染史，呈急性起病，进行性加重，多在 2 周达高峰。

（2）对称性肢体和脑神经支配肌肉无力，重症者可有呼吸肌无力、四肢腱反射减弱或消失。可伴有轻度感觉异常和自主神经功能障碍。

（3）CSF 呈现蛋白细胞分离。

（4）电生理学检查提示远端运动神经传导潜伏期延长、传导速度减慢、F 波异常、传导阻滞、异常波形离散等。

（5）为自限性疾病。

4. 诊断注意事项

若出现以下表现，则一般不支持 GBS 的诊断：①显著、持久的不对称性肢体无力。②以膀胱或直肠功能障碍为首发症状或持久的膀胱和直肠功能障碍。③脑脊液单核细胞数 $> 50 \times 10^9$/L。④脑脊液出现分叶核白细胞。⑤存在明显的感觉平面。需要鉴别的疾病包括：脊髓炎、周期性瘫痪、多发性肌炎、脊髓灰质炎、重症肌无力、急性横纹肌溶解症、白喉神经病、莱姆病、卟啉病、周围神经病、中毒性周围神经病、癔症性瘫痪等。

（二）AMAN

AMAN 以广泛的运动脑神经纤维和脊神经前根及运动纤维轴索病变为主，可发生于任何年龄，儿童更常见，国内患者在夏秋季发病较多。

临床特点：①前驱症状，多有腹泻和上呼吸道感染等，以空肠弯曲菌感染多见。②急性起病，多数在 6 ~ 12 天达高峰，少数患者在 24 ~ 48 小时内达高峰。③肢体对称性肌无力，部分患者有脑神经运动功能受损，重症者可出现呼吸肌无力。腱反射减弱或消失与肌力减退程度相一致。无明显感觉异常，无或仅有轻微自主神经功能障碍。④辅助检查，CSF改变同AIDP；血清学检查部分患者血清可检测到抗神经节苷脂GM1、GD1a抗体，部分患者血清空肠弯曲菌抗体阳性；电生理学检查示运动神经受累为主，并以运动神经轴索损害明显。⑤诊断标准参考AIDP诊断标准，突出特点是神经电生理学检查提示近乎纯运动神经受累，并以运动神经轴索损害明显。

（三）AMSAN

AMSAN以广泛神经根和周围神经的运动与感觉纤维的轴索变性为主。临床特点：①急性起病，多数在6～12天达高峰，少数患者在24～48小时内达高峰。②肢体对称性肌无力，多有脑神经运动功能受累，重症者可出现呼吸肌无力、呼吸衰竭。患者同时有感觉障碍，甚至部分出现感觉性共济失调。常有自主神经功能障碍。③辅助检查：CSF改变同AIDP；血清学检查部分患者血清可检测到抗神经节苷脂抗体；电生理学检查除感觉神经传导测定可见感觉神经动作电位波幅下降或无法引出波形外，其他同AMAN。腓肠神经活检可见轴索变性和神经纤维丢失，但不作为确诊的必要条件。④诊断标准：参考AIDP诊断标准，突出特点是神经电生理学检查提示感觉和运动神经轴索损害明显。

（四）MFS

MFS与经典GBS不同，其突出表现为眼外肌麻痹、共济失调及腱反射消失三联征。任何年龄和季节均可发病。临床特点：①前驱症状，可有腹泻和上呼吸道感染等，以空肠弯曲菌感染多见。②急性起病，病情在数天到数周内达高峰。③多以复视起病，也可以肌痛、四肢麻木、眩晕和共济失调起病。相继出现对称或不对称性眼外肌麻痹，部分患者有眼睑下垂，少数出现瞳孔散大，但瞳孔对光反射多正常。可有躯干或肢体共济失调，腱反射减弱或消失，肌力正常或轻度减退，部分有延髓部肌肉和面部肌肉无力，四肢远端和面部麻木和感觉减退，膀胱功能障碍。MFS呈良性病程，预后较好，病后2～3周或数月内可完全恢复。④辅助检查，CSF改变同AIDP；血清学检查大部分患者血清GQ1b抗体阳性；电生理学检查非诊断MFS的必需条件。⑤需要鉴别的疾病包括与GQ1b抗体相关的Bicker-staff脑干脑炎、急性眼外肌麻痹、脑干梗死、脑干出血、视神经脊髓炎、多发性硬化、重症肌无力等。

诊断标准：①急性起病，病情在数天到数周内达高峰。②临床上以眼外肌麻痹、共济失调及腱反射消失三联征为主要表现，肢体肌力正常或轻度减退。③CSF蛋白细胞分离。④病程呈自限性。

二、治疗要点

1. 一般治疗

（1）抗感染：考虑有胃肠道空肠弯曲菌感染者，可用大环内酯类抗生素治疗，如阿奇霉素0.5 g/d、克拉霉素0.5～1.0 g/d等。

（2）保持呼吸道通畅，吸氧。呼吸困难者应尽早行气管插管或气管切开，呼吸机辅助呼吸。

（3）营养支持：延髓支配肌肉麻痹者有吞咽困难和饮水呛咳，需给予鼻饲营养，保证每日足够热量、维生素，防止电解质紊乱。

（4）加强护理，对瘫痪严重者应防止足下垂及压力性损伤，保持肢体于功能位。

（5）对症治疗及并发症的防治：包括用抗生素预防和控制坠积性肺炎、尿路感染；便秘时给予缓泻剂和润肠剂；阿片类药物、卡马西平等用于神经痛的治疗等。

2. 免疫治疗

（1）静脉注射免疫球蛋白（IVIG）：有条件者应尽早使用。成人剂量为 0.4 g/（kg · d），连用 5 天。发热面红是常见的不良反应，减慢输液速度可减轻。免疫球蛋白过敏或先天性 IgA 缺乏患者禁用。

（2）血浆置换（PE）：直接去除血浆中致病因子如抗体，早期使用可缩短病程、改善预后、减少并发症。PE 隔日进行 1 次，每次按 50 mL/kg 体重或 1 ~ 1.5 倍的血浆容量计算，可用 5% 白蛋白复原血容量，减少使用血浆的并发症。轻、中、重度患者应分别做 2、4、6 次。主要禁忌证是严重感染、心律失常、心功能不全及凝血系统疾病等。MG 和 PE 均为 AIDP 的一线治疗方法，临床试验比较 IVIG、PE 及两者合用的疗效无差异，推荐单一使用。

（3）肾上腺皮质激素：目前国内外对激素治疗 GBS 仍有争议。无条件应用 IVIG 和 PE 的患者可试用甲泼尼龙 500 mg/d 或地塞米松 10 mg/d，静脉滴注，7 ~ 10 天为一疗程。

3. 神经营养

应用 B 族维生素治疗，包括维生素 B_1、B_6、B_{12} 等。

4. 康复治疗

病情稳定后，早期进行正规的神经功能康复锻炼，以预防失用性肌萎缩和关节挛缩。

（阿不力克木 · 力瓦依丁）

病例 1　急性脑梗死取栓治疗

一、基本信息

姓名：熊 × ×　　　性别：男　　　年龄：48 岁

过敏史：扇贝、小龙虾。

主诉：头痛、头晕1周，肢体无力1天。

现病史：患者妻子代诉于1周前无明显诱因出现头痛、头晕，未予诊治，2天前头痛、头晕症状加重，前往我院就诊，1天前下午开始出现右下肢无力，持续不缓解，第二天早晨7：00左右患者症状加重，表现为左侧肢体无力，伴言语不清，2021年4月21日完善头颅CT检查示，头颅CT扫描未见肯定异常改变；当日午后患者症状再次加重，表现为四肢无力、言语不能，我科医师会诊后，考虑脑梗死急性期，进展性卒中，急诊给予头颈部CTA检查，发现双侧椎动脉颅内段及基底段显影断续，考虑基底动脉闭塞，为进一步介入治疗跨科收住重症监护病房一病区。病程中饮食减少，睡眠不佳，大便正常，小便正常，卧床。

既往史：否认高血压、糖尿病、冠心病。

二、查体

体格检查：肺部呼吸音清，未闻及啰音，心率78次/分，心律齐，腹部平软，肝脾未触及，无压痛、反跳痛，肠鸣音4 ~ 6次/分。

专科检查：患者神志昏睡，精神差，定向定位不能，对答不切题，言语正常，查体不合作，额纹对称，双侧瞳孔等大等圆，约3.0 mm，光反射灵敏，闭目有力，无眼睑下垂，眼结膜正常，双侧角膜反射正常，右侧鼻唇沟变浅，悬雍垂、咽反射、吞咽查体不配合，构音障碍，颈软，无抵抗，左侧肌力0级，右侧肌力3级，四肢腱反射正常，共济运动查体不合作，双侧病理征阳，脑膜刺激征阴性，NIHSS评分为20分。

辅助检查：2021年4月21日头颅CT检查示，头颅CT扫描未见肯定异常改变，头颈部CTA检查，发现双侧椎动脉颅内段及基底段显影断续，考虑基底动脉闭塞。

三、诊断

初步诊断：脑梗死急性期，进展型卒中（椎－基底动脉系统）。

最后诊断：脑梗死急性期（右侧小脑半球、小脑扁桃体、双侧枕叶、脑干，TOAST分型：大动脉粥样硬化型），基底动脉闭塞（近段），左侧椎动脉狭窄（V4段，重度），腔隙性脑梗死。

四、诊疗经过

因为患者考虑后循环梗死，进展性卒中，患者在静脉溶栓时间窗外，但有进一步血管内治疗指征，启动卒中绿色通道迅速完善术前相关准备，将患者转运至数字剪影室，急诊行“经股动脉全脑血管造影＋脑动脉取栓术”，脑血管造影示：基底动脉近段闭塞，左侧椎动脉V4段重度狭窄，考虑为椎基底动脉闭塞性脑梗死，有行机械取栓治疗指征，指南强烈推荐行机械取栓治疗。

中间导管到位后，将 solitaire 6 mm × 30 mm 取栓支架沿 Rebar17 微导管置于基底动脉远端，放置 7 分钟后将取栓支架及微导管缓慢拉出，同时 50 mL 注射器抽吸中间导管，支架内可见少量血栓。复查造影示：基底动脉、双侧小脑上动脉及双侧大脑后动脉显影，经 Navrien 导管给予欣维宁（替罗非班）8 mL 静脉推注。观察 10 分钟后再次复查造影示：基底动脉近段夹层、左侧椎动脉 V4 段重度狭窄，手术结束。术后转入重症监护病区。

患者术后转往急救中心重症监护室进一步监护治疗：①术后患者于重症医学一科监护室严密监护：动态监测血压，将收缩压控制在 140 mmHg 以下。②给予白蛋白 20 g、甘露醇 125 mL，q8 h 脱水、降颅压。③抗血小板聚集（替罗非班 6 mL/h 静脉持续泵入，24 小时后改为阿司匹林 + 氯吡格雷双抗）。④加强调脂稳斑（阿托伐他汀钙 40 mg）及营养支持等对症治疗；术后第二天查体明显好转，神志清醒，脱离呼吸机，双侧瞳孔 3 mm，光反射灵敏，四肢肌力 4 级以上，活动自如。双侧病理征转阴，NIHSS 评分为 4 分。

患者于术后第 3 天转回神经内科病房，查看患者：有轻度头晕及左侧肢体轻度无力，神志清，对答切题，轻度构音障碍，左侧肢体肌力 4 级，左侧肢体轻度感觉减退，双侧病理征阴性，NIHSS 评分：4 分，给予脑血管病二级预防（双抗 + 强化他汀）、改善侧支循环、预防并发症、康复治疗等，经积极治疗（机械取栓、重症监护病房、神经内科专科治疗、康复科训练等）后患者恢复良好，于 2021 年 4 月 30 日发病第九天自己单独行走出院。

五、出院情况

出院时查体：神志清，对答切题，心律齐，双肺呼吸音清，语言流利，无构音障碍，可正常下地行走，生活自理，额纹对称，双侧瞳孔等大等圆、约 3.0 mm，光反射灵敏，闭目有力，无眼睑下垂，眼结膜正常，双侧角膜反射正常，鼻唇沟对称，悬雍垂居中。咽反射灵敏，吞咽正常，无构音障碍，颈软、无抵抗，四肢肌力 5 级，四肢腱反射正常，双侧病理征阴性，全身前感觉未见明显异常，脑膜刺激征阴性，NHISS 评分为 0 分。

六、讨论

该患者为中青年男性，突发疾病短时间内进行性加重，患者来医院时已经超出静脉溶栓时间窗。患者入院后在急诊科留观过程中出现病情变化，急诊科医师及时发现，请我科会诊后完善相关检查，急诊给予头颈部 CTA 检查发现：双侧椎动脉颅内段及基底段显影断续，考虑基底动脉闭塞，发现患者椎 – 基底动脉闭塞，可引起后循环严重梗死（脑干、小脑、枕叶、双侧丘脑等部位），致死和致残风险极高，死亡率高达 70%左右。救治的关键是在时间窗内行血管再通治疗，救治过程需争分夺秒，时间就是大脑。

多学科合作下及时完成手术、术后管理及康复治疗，患者治疗效果良好，术后造影发现患者基底动脉夹层引起的血管闭塞，符合患者头痛头晕起病，术后静脉给予替罗非班抗血小板聚集治疗，24 小时后换成口服两种抗血小板聚集治疗（阿司匹林 + 氯吡格雷）及强化他汀治疗，患者积极治疗，取得了良好的治疗效果。进展性卒中虽然时间窗过了，但是积极开通闭塞血管应能得到良好的治疗效果，介入血管内治疗对大动脉闭塞患者来说是最好的选择，考虑大动脉闭塞性脑梗死患者应该送到有条件的能做神经介入手术的医院来抢救治疗。

（阿不力克木 · 力瓦依丁）

病例 2　颅内静脉窦血栓合并脑出血

一、基本信息

姓名：莫 ××　　　性别：女　　　年龄：31 岁

过敏史：无。

主诉：头痛头晕 4 天，加重伴呕吐 2 天。

现病史：2022 年 5 月 28 日入病房。患者入院前 4 天开始无明显诱因出现头痛头晕不适，无天旋地转感，无视物模糊，疼痛程度可忍受，未予重视；近 2 天来，自觉头痛较前频繁，并时有加重，难以忍受，伴有呕吐，呕吐胃内容物数次，家属遂送来我院就诊；急诊查 CT 示右侧颞叶出血、蛛网膜下腔出血。急诊遂拟以“脑出血”收住我院神经外科。自起病来，患者精神、睡眠、食欲缺乏，大小便无失禁。

既往史：2021 年 12 月因下肢静脉血栓形成在外院住院治疗，症状好转出院。否认肝炎史、疟疾史、结核史，否认高血压史、冠心病史，否认糖尿病史、脑血管病史、精神病史，否认手术史、外伤史，预防接种史不详。

个人史：否认嗜酒史、吸烟史、常用药物嗜好、麻醉药品嗜好。无工业毒物接触史、粉尘接触史、放射性物质接触史，否认冶游史，无性病。

婚育史：已婚，育 2 女。8 年前顺产一女，15 天前顺产另一女。

家族史：否认家族中有肺栓塞、下肢血栓等易栓症病史。

二、查体

体格检查：体温 36.9℃，脉搏 103 次 / 分，呼吸 20 次 / 分，血压 118/80 mmHg。神志嗜睡，精神疲乏，懒言少语，呼唤睁眼，可配合简单对答，肢体能自主活动。双瞳孔等圆等大，直径约 2.5 mm，对光反射灵敏，颈抵抗阴性，双肺呼吸音粗，未闻及干、湿啰音，心率 103 次 / 分，律齐，腹部软，无压痛，四肢肌力、肌张力正常。

辅助检查：2022 年 5 月 28 日血细胞分析示，白细胞 12.6×10^9/L，中性粒细胞比率 86.3%，血小板 113×10^9/L。2022 年 5 月 28 日凝血功能正常。2022 年 5 月 28 日 D– 二聚体 > 20 ng/mL。2022 年 5 月 28 日肌钙蛋白 I 阴性。2022 年 5 月 28 日新型冠状病毒核酸阴性。2022 年 5 月 28 日肝功能、肾功能正常。2022 年 5 月 28 日我院 CT 检查示（图 1–1），右侧颞叶出血（量约 40 mL），结合 CTA 示相应区域未见明确动脉瘤及畸形血管影（图 1–2）；蛛网膜下腔出血；左侧顶部皮下脂肪瘤。2022 年 5 月 28 日彩超检查示，MI（轻度）。左室收缩功能正常，舒张功能减退。所查双侧颈部血管未见明显异常。双侧上肢血管未见明显异常。右侧下肢腘静脉血栓形成；余所查双侧下肢血管未见明显异常。轻度脂肪肝图像。子宫增大图像。宫腔少量积液图像。胆囊、胆管、脾、胰、双肾、膀胱、门脉系统及双肾血流信号未见明显异常。2022 年 5 月 29 日头颅 CT 检查示（图 1–3），右侧颞叶出血并血肿形成较前大致相仿；蛛网膜下腔出血同前；左侧顶部皮下脂肪瘤同前；左肺下叶背侧少许条索灶。2022 年 5 月 29 日肺动脉 CTA 检查示，双肺动脉干及其部分分支栓塞。2022 年 5 月 31 日头颅 CT 检查示，右侧颞叶出血并血肿形成较前相仿；蛛网膜下腔出血同前；左侧顶部皮下脂肪瘤同前。2022 年 6 月 2 日头颅 MR 检查示，右侧颞枕叶急性期脑出血并血肿形成，范围较前大致相仿，考虑为亚急性早期；灶周脑实质水肿较前稍缩小，并拟局部亚急性期脑梗死改变较前稍改善；脑中线结构向左侧移位约 0.8 cm，部分脑实质越过大脑镰，请结合临床注意轻度大脑镰下疝可能；右侧大脑半球脑实质稍肿胀及信号异常，拟轻度脑肿胀，考虑回流障碍所致；右侧大脑半球软、硬脑膜异常改变，考虑轻度水肿、渗出（回流障碍所致）；结合 MRV 检查示，右侧横窦、乙状窦、右侧颈内静脉远心端血栓形成，范围较前大致相仿，相应局部信号改变；右侧大脑浅静脉稍增粗；余颅内静脉 / 静脉窦未见明确异常。2022 年 6 月 13 日头颅 CT 检查示（图 1–4），右侧颞叶血肿较前进一步、吸收减少；蛛网膜下腔出血已不明显；左侧顶部皮下脂肪瘤同前。2022 年 6 月 15 日下肢彩超检查示（图 1–5），右侧下肢腘静脉血栓形成；余所查双侧下肢血管未见明显异常。

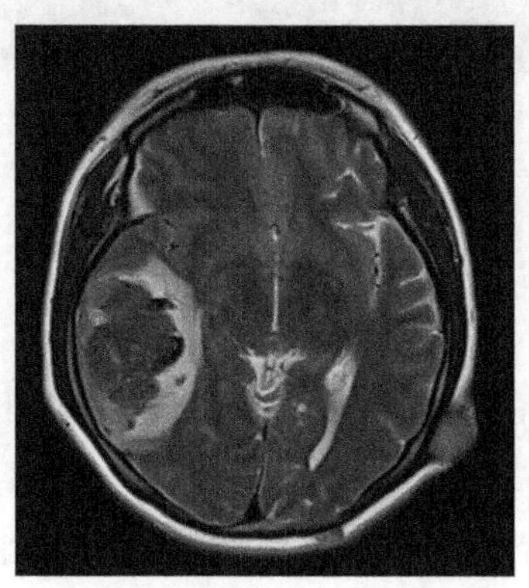

图 1–1　2022 年 5 月 28 日头颅 CT 检查

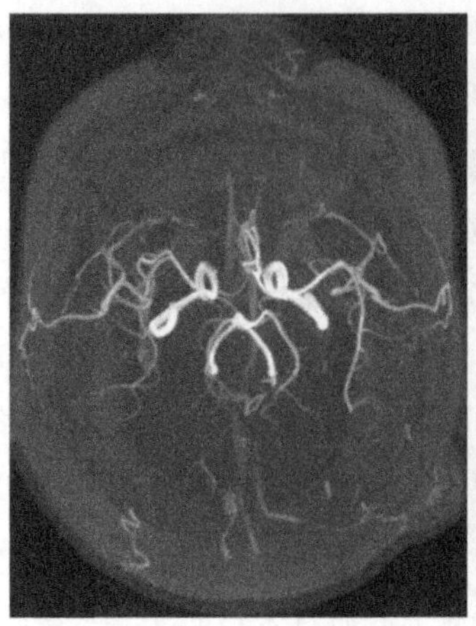

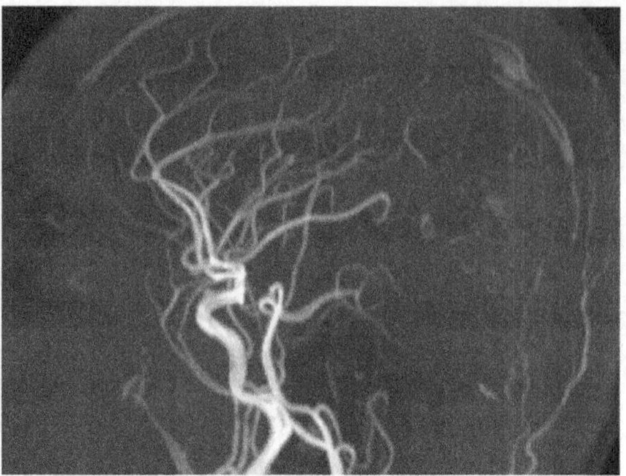

图 1-2　2022 年 5 月 28 日头颅 CTA 检查

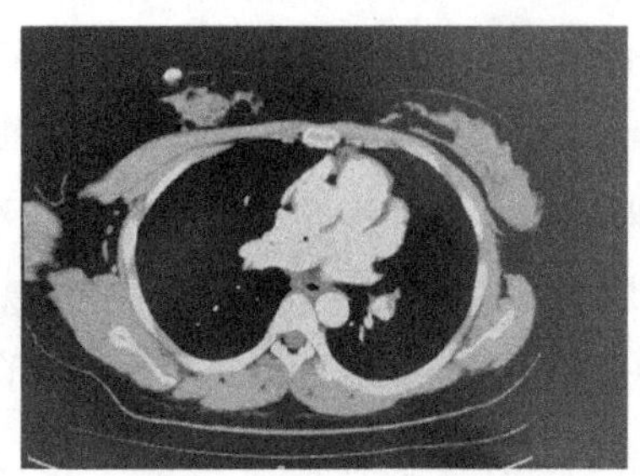

图 1-3　2022 年 5 月 29 日头颅 CT 检查

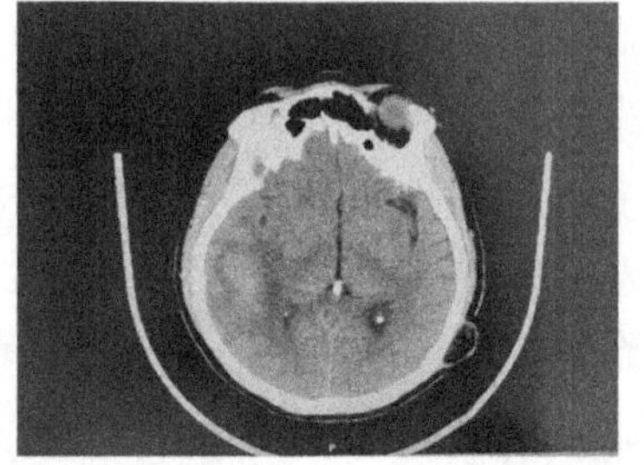

图 1-4　2022 年 6 月 13 日头颅 CT 检查

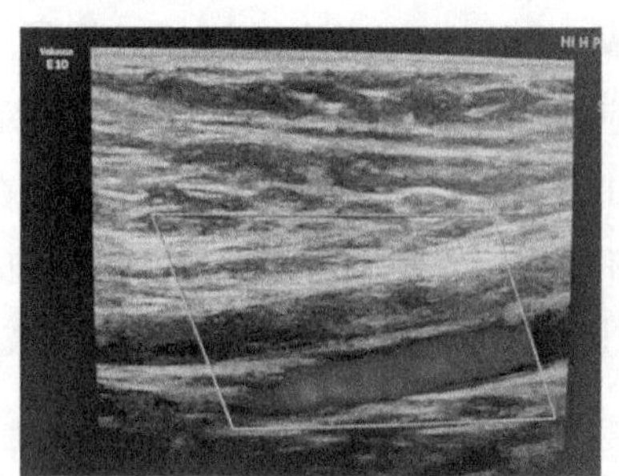

图 1-5　2022 年 6 月 15 日下肢彩超检查

三、诊断

初步诊断：①产褥期颅内静脉窦血栓形成？②右侧颞叶出血。③蛛网膜下腔出血。④下肢静脉血栓形成？

鉴别诊断：原发性中枢神经系统血管炎、可逆性后部白质脑病综合征、脑肿瘤、中枢感染。

最终诊断：①产褥期颅内静脉窦血栓形成、右侧颞叶出血。②蛛网膜下腔出血。③下肢静脉血栓形成。④肺动脉栓塞。⑤脑梗死。⑥脑水肿。⑦左侧颈内静脉血栓形成。

诊断依据：①青年女性，半年前有深静脉血栓病史，此次产褥期急性起病，病情呈进行性加重。②有头痛、头晕、呕吐症状。③神志嗜睡，懒言少语，呼唤睁眼，可配合简单对答，肢体能自主活动，四肢肌力、肌张力正常。④头颅 CT 提示右侧颞叶出血并血肿；MRV 示右侧横窦、乙状窦、右侧颈内静脉远心端血栓形成。

四、诊疗经过

（1）入住神经外科后予监护、吸氧、脱水降颅内压、抗凝、止痛、补液及预防癫痫等治疗。完善头颅 CT、磁共振示，考虑右侧颞枕叶急性期脑出血并血肿形成（血肿量约 47 mL），脑中线结构向左侧移位约 0.8 cm；MRV 示右侧横窦、乙状窦、右侧颈内静脉远心端血栓形成。肺动脉 CTA 示：双肺动脉干及其部分分支栓塞。经处理后患者仍有反复头痛，复查 CT 右侧颞叶出血并血肿、蛛网膜下腔出血无增多，已予抗凝治疗，虽有手术指征，但患者神志清醒，且抗凝后手术出血风险大，获益低，患者剧烈头痛，难以忍受，加强止痛处理后，症状仍无缓解，为加强监护遂转 ICU 监护治疗。

（2）转入 ICU 后充分评估病情，进行心电、呼吸、血压、心率（律）、SpO_2、意识状态监测，并予氧疗、“甘露醇”脱水降颅压、“低分子量肝素”抗凝、营养、维持电解质和酸碱平衡等治疗，组织多学科专家组会诊，考虑患者以颅内高压为首发症状，目前处于产褥期，有“下肢深静脉血栓形成、肺动脉栓塞”，存在凝血机制异常，高凝状态，颅内血栓形成，改用“肝素”泵抗凝，并加强凝血功能监测，完善血浆蛋白 C、血浆蛋白 S 活性，血栓弹力图试验，同型半胱氨酸，抗 β_2 糖蛋白 IgA、IgG、IgM 等相关检查，排除易栓症。同时，加强凝血功能监测，动态复查头颅 CT。

转归：患者头痛明显缓解，定期复查头颅 CT 右侧颞叶血肿较前吸收；蛛网膜下腔出血已不明显，脱水降颅压药物逐步减量至停用，并规范抗凝治疗。转回神经外科继续进一步治疗，病情稳定后康复出院，随访患者颅内静脉、肺动脉、下肢血管已再通，患者一般情况良好。

五、出院情况

体温 36.6℃，脉搏 72 次 / 分，呼吸 18 次 / 分，血压 128/82 mmHg，SpO_2 99%。神志清楚，查体尚合作，双侧瞳孔等圆等大，直径约 2.0 mm，对光反射稍灵敏。双肺呼吸音粗，未闻及明显湿啰音。心律齐，各瓣膜听诊区未闻及病理性杂音。腹平软，全腹无压痛、反跳痛，肝脾肋下未触及，肠鸣音 5 次 / 分。双下肢无水肿。四肢肌力、肌张力正常。生理反射存在，病理反射未引出。

六、讨论

（1）颅内静脉窦血栓形成是头痛中的严重疾病，早期准确诊断、规范治疗是可以改善患者预后的先决条件，需引起临床医师的重视。对于患者出现的头痛性疾病，需警惕有无合并颅内静脉窦血栓形成。

（2）颅内静脉系统血栓形成是脑血管疾病的一种特殊类型，与脑梗死、脑出血相比，发病率较低。临床表现多种多样，缺乏明确的危险因素，预后难以预料。颅内静脉窦血栓的诊断的临床诊治的一个难点，误诊率极高，随着影像学的发展，颅内静脉窦血栓的早期诊断成为可能。

（3）诊断颅内静脉窦血栓形成一定要注意寻找可能的病因并获得影像学的支持，注意与其他引起头痛的病因，如蛛网膜下腔出血，中枢感染等疾病鉴别，此外还要注意排除良性颅内压增高症。

（4）颅内静脉窦的血栓的治疗通常分为内科治疗和介入治疗。内科治疗以低分子肝素为主，后可改用华法林口服。介入治疗可通过经皮腔内血栓成形术，应用支架介入治疗，可以使静脉窦迅速再通，有效改善脑血流。

七、参考文献

陈娟，陈玉萍，魏东宁．欧洲神经科学联盟脑静脉及静脉窦血栓形成治疗指南［J］．中国卒中杂志，2007（09）：774–778.

（肖　岳）

病例 3　自身免疫相关性脑病

一、基本信息

姓名：徐 ×　　　性别：男　　　年龄：31 岁

过敏史：无。

主诉：头痛 13 天，发热伴胡言乱语 3 天。

现病史：患者妻子代诉于 13 天前无明显诱因出现头痛，否认头晕、恶心、呕吐，乏力、纳差、盗汗等不适，于 2021 年 12 月 13 日就诊于当地医院，完善头颅 CT、腰椎穿刺，结合患者病史考虑为结核性脑膜炎，给予对症处理（具体治疗不详）后，疗效欠佳，头痛不适未见改善。12 月 19 日患者头痛症状加重并出现发热，体温 38.3℃，伴有胡言乱语，有躁狂、言语增多、反应迟钝、情感障碍、记忆力下降，无口角歪斜，无吞咽困难、饮水呛咳、咽痛、咳嗽、咳痰、腹痛、腹泻、意识丧失、呼之不应、肢体抽搐，无牙关紧闭，就诊于我院急诊科，再次行腰椎穿刺术。2021 年 12 月 19 日急诊脑脊液常规 + 生化示，外观无色，透明度清晰，潘氏试验阴性，细胞总数 320.0×10^6/L，白细胞总数 300.0×10^6/L，分类：单核细胞 87.3%，分类：多核细胞 12.7%，糖 3.1 mmol/L，蛋白定量 0.80 g/L，氯 112.0 mmol/L，脑脊液腺苷脱氨酶 6.30 U/L；脑脊液抗酸杆菌涂片阴性，脑脊液新型隐球菌阴性，脑脊液一般细菌涂片阴性。完善头颅 CT 及 MRI 均未见明显异常。给予镇静、补液、抑酸、抗病毒、脱水等治疗，并请我科会诊后以“颅内感染”从急诊抢救室转入神经内科。

既往史：平素健康状况可，否认高血压，否认糖尿病史，否认脑血管疾病史，患者既往 2016 年于我院就诊，诊断为病毒性脑炎，给予激素、抗病毒等药物治疗（出院后用药情况不详）。2016 年再次于外院就诊，诊断考虑为自身免疫性脑炎，经治疗好转，当时给予免疫球蛋白和糖皮质激素治疗。

二、查体

体格检查：体温 37.7℃，呼吸 20 次 / 分，脉搏 105 次 / 分，血压 141/87 mmHg，体重 90 kg，疼痛评分 2 分。身高 173 cm，BMI 30 kg/m^2，体表面积 2.08 m^2。入院后四大评估结果：疼痛 2 分，营养 0 分，心理健康，康复筛选阴性。发育正常，营养良好，表情自如，神志谵妄，精神欠佳，自主体位，正常面容，查体不合作。心前区无隆起，心尖冲动正常，其他部位无异常搏动。心尖冲动位置在左第五肋间锁骨中线内 1 厘米。未触及震颤，未触及心包摩擦感，相对浊音界正常，心率 105 次 / 分，心音正常，心律齐，各瓣膜听诊区未闻及心脏杂音，未闻及额外心音，未闻及奔马律，未闻及心包摩擦音。呼吸运动正常，呼吸节律均匀整齐，呼吸频率正常，肋间隙正常，语颤两侧对称，无胸膜摩擦感，无皮下捻发感，双肺叩诊呈清音，肺下界肩胛下角线：右 10 肋间，左 10 肋间，移动度：右 6 cm，左 6 cm，呼吸音正常，未闻及啰音，未闻及胸膜摩擦音，无呼气延长，语音传导对称。腹部平坦，呼吸运动正常，未见胃型，未见肠型，未见蠕动波，无腹壁静脉曲张，未见手术瘢痕，无疝，无腹肌紧张，无压痛，无反跳痛，未触及液波震颤，未闻及振水声，未触及腹部包块。肝脏未触及，胆囊未触及，Murphy 氏征（–）。脾脏未触及，输尿管压痛点（–），肋脊点（–），肋腰点（–）。肝浊音界存在，肝上界位于右锁骨中线第五肋间，肝区无叩击痛，移动性浊音（–），双侧肾区无叩击痛。肠鸣音正常，4 次 / 分，未闻及血管杂音。

专科检查：神志谵妄，对答不切题，语言流利，查体不合作，步态正常。额纹对称，无眼睑下垂，无眼球突出，无眼球陷入，双侧瞳孔等大等圆，直径 3 mm，对光反射灵敏，双侧眼球运动自如，无眼震，面部感觉正常，双侧眼裂对称，双侧鼻唇沟对称。构音正常，吞咽正常，软腭抬举正常，悬雍垂居中，咽反射正常。伸舌居中，无舌肌萎缩及舌肌纤颤。四肢肌肉形态正常，无肌纤维颤动，肢体无不自主运动。四肢肌力 5 级。深浅感觉正常，双侧指鼻试验不配合，双侧轮替试验不配合，双侧跟膝胫试验不配合，Romberg 征：不配合。腹壁反射正常，四肢肌张力适中，左上肢桡骨膜反射（++），余肢体腱反射正常（+）。双侧 Babinski 征（-），Chaddoch 征（-），Hoffman 征（-），Rossolimo 征（-）；脑膜刺激征阴性。

辅助检查：2021 年 12 月 22 日五分类 + 有核红：白细胞 9.96×10^9/L ↑，中性粒细胞百分比 84.90% ↑，淋巴细胞百分比 9.80% ↓，嗜酸性细胞百分比 0.30% ↓，中性粒细胞计数 8.46×10^9/L ↑，淋巴细胞计数 0.98×10^9/L ↓；2021 年 12 月 22 日急诊炎症因子检查示，C- 反应蛋白（干化）25.90 mg/L ↑；2021 年 12 月 22 日手术前凝血功能监测 + 血栓与纤溶检测组合：血浆纤维蛋白原 5.71 g/L ↑；2021 年 12 月 23 日病房尿沉渣定量分析示，尿酮体阳性（1+）↑，潜血阳性（1+）↑，尿蛋白为弱阳性↑，红细胞计数 23 个 /μL ↑；2021 年 12 月 23 日急诊脑脊液常规 + 生化检查示，细胞总数 121.0×10^6/L，白细胞总数 119.0×10^6/L，分类：单核细胞 98.0%，糖 3.7 mmol/L，蛋白定量 0.51 g/L，氯 133.8 mmol/L；2021 年 12 月 24 日急诊炎症因子检查示，C- 反应蛋白（干化）20.20 mg/L ↑，白细胞介素 -6 10.170 pg/mL ↑，降钙素原全定量 0.09 ng/mL ↑；2021 年 12 月 29 日脑脊液生化常规：细胞总数 85.0×10^6/L，白细胞总数 85.0×10^6/L，分类：单核细胞 94.0%，糖 5.0 mmol/L，蛋白定量 0.62 g/L，氯 129.0 mmol/L；2021 年 12 月 22 日脑脊液自身免疫性脑炎抗体 NMDAR 抗体 IgG 阳性滴度 1 ∶ 100，头颅 CT 检查示，①头颅 CT 平扫未见明确异常。②双侧胸膜增厚。③重度脂肪肝。④左侧输尿管上段结石，致其上方输尿管及左肾盂扩张积水。头颅核磁平扫 + 增强检查示，脑 MRI 平扫及增强扫描未见明显异常。

三、诊断

初步诊断：颅内感染，病毒性脑膜炎？自身免疫相关性脑病？

鉴别诊断：

（1）巨细胞病毒性脑炎：临床少见，常见于免疫缺陷如 AIDS 或长期应用免疫抑制剂患者，亚急性或慢性病程，出现意识模糊、记忆力减退、情感障碍、头痛等症状体征，约 25% 患者 MRI 可见弥漫性或局灶性白质异常。体液查到典型巨细胞、PCR 检出脑脊液 DNA 可资鉴别。

（2）结核性脑膜炎：是结核杆菌导致脑膜和脊髓膜非化脓性炎症，是最常见的神经系统结核病。根据结核病史或接触史，出现头痛、呕吐、脑膜刺激征，结合 CSF 淋巴细胞增多及糖含量降低等特征性改变，CSF 抗酸涂片、结核分枝杆菌培养和 PCR 检查等可做出诊断。

最终诊断：①自身免疫相关性脑病；②病毒性脑炎；③症状性癫痫；④癫痫持续状态；⑤营养风险；⑥肺部感染；⑦消化道出血；⑧睡眠呼吸暂停低通气综合征；⑨药物性

肝损害；⑩肺真菌感染可能；⑪泌尿道感染；⑫低钾血症；⑬中度脂肪肝；⑭双侧胸腔积液；⑮左侧肢体运动障碍；⑯气管造口状态；⑰认知障碍；⑱构音障碍。

四、诊疗经过

患者以“头痛 13 天，发热伴胡言乱语 3 天”为主诉入院（神经内科），完善相关检查后考虑病毒性脑炎，自身免疫性脑炎，给予患者丙球冲击、糖皮质激素，抗凝、抗病毒、抗癫痫（左依拉西坦＋奥卡西平＋氯硝西泮）等对症治疗，患者多次癫痫发作，氧饱和度和呼吸情况不稳定，考虑患者存在癫痫持续状态，有发生窒息、呼吸、心搏骤停、恶性心律失常、急性心功能不全的可能，故 2021 年 12 月 25 日转入急救重症监护室治疗，在重症监护室继续给予抗癫痫、激素、免疫球蛋白、抗炎、抗病毒、脱水、抑酸、支持对症治疗，患者癫痫发作稳定后于 2021 年 12 月 31 日转回神经内科，转入后继续给予静点激素、抗感染、脱水、抗癫痫、预防下肢静脉血栓（抗凝治疗）、降压、控制心室率、抑酸、补钙、静脉营养等对症治疗。患者于 2022 年 1 月 3 日再次出现癫痫大发作并持续状态，呼吸衰竭，血氧饱和度下降，生命体征不平稳，故 2022 年 1 月 3 日再次转回重症监护室，气管插管，1 月 5 日因病情需要行气管切开机械通气治疗。患者呼吸相对平稳后 1 月 11 日再次转回我科。转入后给予激素（逐渐减量）、再次丙球冲击治疗，抑酸，护胃、控制心室率、补液、营养支持，抗癫痫、抗感染、止咳化痰等治疗后患者病情有所好转，无癫痫发作，患者神志清，精神可，有幻觉、幻听，偶有胡言乱语情况，现患者可自行咳嗽、排痰，能摄入视物，可下地活动，气管切开状态，为进一步康复治疗转康复科进行康复治疗，在康复科吞咽功能、呼吸及咳嗽排痰能力恢复后，拔出气管套管，激素逐渐减量，营养支持对症治疗后病情好转出院。

五、出院情况

患者神志清，精神可，语言清晰，饮水无呛咳，认知功能较前改善，仍有轻度反应迟钝，左侧肢体活动不利好转，气切处愈合良好，无咳嗽咳痰，无头痛头晕，二便正常，睡眠可，无恶心、呕吐不适，体温 36.3℃，呼吸 18 次 / 分，脉搏 80 次 / 分，血压 110/80 mmHg，双肺呼吸音清，未闻及明显干、湿性啰音，心律齐，心音可，心脏瓣膜区未闻及明显病理性杂音，腹部平坦，无明显压痛、反跳痛。对答基本切题，双侧瞳孔等大等圆，直径 3 mm，对光反射灵敏，双侧眼球运动自如。面部感觉未见异常，角膜反射灵敏，双侧额纹对称，双侧鼻唇沟对称。构音欠清楚，吞咽无困难，双侧软腭抬举有力、对称，悬雍垂居中，咽反射灵敏。伸舌居中，未见舌肌萎缩及舌肌纤颤。四肢肌张力正常，双侧腱反射（＋＋），感觉查体未见明显异常，左侧共济运动欠稳准，右侧共济运动查体稳准。双侧 Babinski 征（－），Chaddock 征（－），Hoffamnn 征（－），Rossolimo 征（－），脑膜刺激征阴性。左侧偏瘫：① Brunnstrom 分级：上肢 5 期，手 5 期，下肢 5 期。

②手的利手及实用性判定：右利手；感觉评定未见明显异常；Ashworth 痉挛评定为 0 级；肩关节无脱位；关节活动度检查示，左侧踝关节背屈活动受限。肩痛强度：VAS 为 0 分；Barthel 指数为 90 分，轻度功能缺陷。坐位平衡 3 级，站立平衡 3 级，holden 步行能力 3 级。MMSE：得分为 28 分，存在定向能力障碍。MOCA 得分 25 分，存在瞬时记忆障碍、短时记忆障碍、长时记忆障碍。

六、讨论

患者 31 岁男性，因发热头痛起病，逐渐加重，出现精神症状和癫痫发作，两次腰穿提示脑脊液细胞数和蛋白轻度增高。2021 年 12 月 22 日脑脊液自身免疫性脑炎抗体 NMDAR 抗体 IgG 阳性滴度 1 ∶ 100，病情危重，癫痫持续状态，转到重症监护病房治疗，在重症监护病房给予气管插管、气管切开术、呼吸机辅助呼吸等。患者自身免疫性脑炎抗体阳性，第一次免疫球蛋白冲击治疗（0.4 g 每公斤体重静滴 5 天）和糖皮质激素冲击治疗，效果欠佳，仍有癫痫持续状态，使用三种抗癫痫（左依拉西坦、奥卡西平、氯硝西泮等）药物仍然控制不好。间隔第一次免疫球蛋白冲击治疗 20 天后，第二次免疫球蛋白冲击治疗之后，病情快速改善。患者危重性脑炎，病程中两次转到重症监护病房，予气管插管、气管切开、人工辅助呼吸及抗炎、抗病毒、免疫球蛋白、糖皮质激素、抗癫痫等综合治疗后病情好转。患者重症自身免疫性脑炎，在重症监护室和神经内科积极治疗后病情平稳。患者出院时生活能基本自理，对重症自身免疫性脑炎患者来说及时明确诊断、及时找准病因和综合治疗是关键。重症自身免疫性脑炎抗体 NMDAR 抗体 IgG 阳性脑炎，病情危重，多伴有癫痫持续状态，及时给予免疫治疗和抗癫痫治疗，如果一个疗程效果不好的话，考虑再次免疫球蛋白冲击治疗一般能得到良好的治疗效果。

（阿不力克木 · 力瓦依丁）

病例 4　吉兰 – 巴雷（格林 – 巴利）综合征

一、基本信息

姓名：刘 × ×　　　性别：男　　　年龄：73 岁

过敏史：无。

主诉：进行性四肢无力 21 小时。

现病史：21 小时前患者晚饭后无明显诱因出现四肢无力，双上肢尚可抬起，持物无力，可独立行走，摔倒 1 次，无头晕、头痛、言语不清、复视、呛咳，无大小便障碍、肢体麻木，无胸闷、呼吸困难、意识障碍等，遂至外院住院治疗，行头颅 CT 检查示，右侧基底节腔隙性脑梗死，脑萎缩，右侧椎动脉、双侧颈内动脉硬化。测血糖为 8.94 mmol/L，电解质正常。给予盐酸倍他司汀、地塞米松注射液输注，阿托伐他汀钙（立普妥）、硫酸氢氯吡格雷片（波立维）、阿司匹林片口服，效果差。9 小时前晨起时发现四肢无力加重，无法抬起、移动，现为进一步治疗转来我院，急诊查新冠病毒核酸检测阴性后，以“四肢无力待查”收住我科。患者发病以来，神志意识清楚，精神尚可，饮食一般，睡眠正常，二便正常。

既往史：患高血压病 4 年，最高血压 202/？ mmHg，平时口服吲达帕胺片、替米沙坦片治疗，血压控制在 140/90 mmHg 左右。44 年前、14 年前曾有类似四肢无力症状发作史，14 年前至外院诊断为“吉兰－巴雷（格林－巴利）综合征”后回当地医院治疗，逐渐好转，未留后遗症；患脑梗死 6 年，自诉未遗留后遗症；患右侧周围性面神经炎 3 年，遗留有口角向左侧歪斜；自诉 1 月前曾出现流涕，无发热、咳嗽、咽痛，半月前治愈。否认肾炎、冠心病病史，否认肝炎、结核等传染病史，否认外伤史，8 年前曾行双侧股骨头置换术，无输血史，无药物、食物过敏史，系统回顾无其他异常，预防接种随当地进行。

二、查体

体格检查：体温 37.1℃，脉搏 88 次 / 分，呼吸 20 次 / 分，血压 173/100 mmHg。发育正常，营养中等，自动体位，平车推入病房，查体欠合作。全身皮肤黏膜无黄染、出血点、蜘蛛痣及皮疹，全身浅表淋巴结无肿大及压痛。头部无畸形，眼睑无水肿，巩膜无黄染，结膜无充血水肿，角膜透明，耳郭正常，无畸形，外耳道通畅，无异常分泌物，鼻外形正常无畸形，无鼻翼翕动，双侧鼻腔通畅，无异常分泌物及出血，口唇无疱疹、溃疡，口腔黏膜无异常，扁桃体无肿大，咽部无充血水肿。未见颈静脉怒张，颈动脉搏动正常，气管居中，甲状腺正常，无肿大，未触及明显震颤，未见包块。胸廓对称无畸形，胸骨无压痛，肋间隙正常，呼吸运动两侧对称，语颤两侧对称，未触及胸膜摩擦感，两肺呼吸音清，未闻及干、湿性啰音。心前区无隆起，心尖冲动不能明视，未触及震颤，心率 88 次 / 分，律齐，心音正常，心脏各瓣膜听诊区未闻及杂音。腹部平坦，软，全腹无压痛及反跳痛，未触及腹部包块，肝脾肋下未触及，肾区位置无叩痛，移动性浊音阴性，肠鸣音正常。肛门与直肠及生殖器未查。脊柱生理弯曲存在，无病理性畸形，活动度正常。四肢无畸形，四肢活动受限，双下肢无明显水肿。

辅助检查：2021 年 6 月 17 日外院头颅 CT 检查示，右侧基底节腔隙性脑梗死，脑萎缩，右侧椎动脉、双侧颈内动脉硬化。

三、诊断

初步诊断：①吉兰－巴雷（格林－巴利）综合征。②高血压病 3 级（极高危）。③陈旧性脑梗死。

鉴别诊断：

（1）低钾性麻痹：多四肢迟缓性瘫，有明显血钾低，可确诊，此患者可排除。

（2）脑梗死：多为老年人，安静状态下起病，逐渐加重，体征较局限，头颅 CT 显示低密度灶。此患者不具备上述特点，不考虑。

（3）副肿瘤综合征：可以神经系统表现为首发症状，表现为麻木无力、步态不稳等症状，需进一步完善胸部 CT、肿瘤标记物等检查以排除。

（4）急性脊髓炎：脊髓休克期呈四肢迟缓性瘫，查体可发现感觉障碍平面，可伴尿便功能障碍，此患者可进一步完善颈椎 MRI 以排除。

最终诊断：①吉兰－巴雷（格林－巴利）综合征。②肺部感染。③高血压病 3 级（极高危）。④低钾血症。⑤ 2 型糖尿病。⑥陈旧性脑梗死。⑦左小腿腓肠肌深静脉血栓形成。⑧言语功能障碍。⑨四肢运动功能障碍。⑩吞咽功能障碍。⑪小便功能障碍。⑫日常生活能力完全依赖。⑬社会生活能力减退。

四、诊疗经过

入我院神经内科后给予抗血小板、抗凝、改善循环、营养神经等对症治疗，因胸闷、气短、咳痰、吞咽无力，心率加快，血氧饱和度持续下降，转至 ICU 治疗，给予气管插管接呼吸机辅助通气、后气管切开给予高流量吸氧、机械深度排痰、丙球蛋白冲击、血液净化、抗感染、抗血小板、营养神经等对症治疗，并请康复科给予运动疗法、关节松动、手功能训练促进患侧肢体运动功能恢复，低频电刺激、吞咽功能障碍训练改善吞咽功能，病情稳定后转康复科给予电疗、运动疗法、关节松动等康复治疗，病情好转出院。

五、出院情况

患者言语不能，神志清，间断咳嗽、咳痰，气管切开状态，留置胃管、尿管。查体：意识清楚，记忆力、计算能力不配合，言语不能（气管切开，声音弱），瞳孔等大等圆，光反应灵敏，额纹对称，鼻唇沟右浅，饮水呛咳，吞咽困难，伸舌不配合。MMT 肌力（0 ~ 5 级）：左上肢肌力 4 级，左下肢肌力 1 ~ 2 级，右上肢肌力 4 级，右下肢肌力 1 级。指鼻试验不能配合；跟膝胫试验不能配合；偏身感觉不能配合，右侧腱反射正常，左侧腱反射正常，Babinski 征双侧阴性。坐位平衡、立位平衡不能完成，无法站立行走。

六、讨论

（1）吉兰－巴雷综合征是一类有免疫介导的急性炎症性周围神经病，多由机体免疫反应引起，常出现肌肉力量下降，感觉灵敏度降低，手指和脚趾出现戴手套和穿袜子样的感觉，通过静脉注射免疫球蛋白和血浆置换可以得到有效治疗。

（2）治疗：免疫球蛋白，成人 0.4 g/（kg·d），连用 5 天，给予足量的 B 族维生素、维生素 C、辅酶 Q_{10} 和高能量，危重患者给予呼吸机辅助呼吸，必要时气管切开，预防并发症等治疗，恢复期给予针灸、按摩等促进神经功能的恢复。

（葛保国）

第二章　呼吸内科急危重症

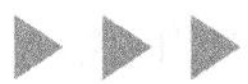

第一节　急性呼吸衰竭

急性呼吸衰竭是指由各种原因引起的肺通气和（或）换气功能严重不全，以致不能进行有效的气体交换，导致缺氧和（或）二氧化碳潴留，从而引起一系列生理功能紊乱及代谢不全的临床综合征。

一、病因

（1）脑部疾病：急性脑炎、颅脑外伤、脑出血、脑肿瘤、脑水肿等。

（2）脊髓疾病：脊髓灰质炎、多发性神经炎、脊髓肿瘤、颈椎外伤等。

（3）神经肌肉疾病：重症肌无力、周围神经炎、呼吸肌疲劳、破伤风、有机磷中毒等。

（4）胸部疾病：血气胸、大量胸腔积液、胸部创伤、胸腔和食管肿瘤手术后、急性胃扩张、膈运动不全等。

（5）气道阻塞：气道肿瘤、异物、分泌物，咽喉、会厌、气管炎症和水肿。

（6）肺疾病：ARDS、肺水肿、急性阻塞性肺疾病、哮喘持续状态、严重细支气管和肺部炎症、特发性肺纤维化等。

（7）心血管疾病：各类心脏病所致心力衰竭、肺栓塞、严重心律失常等。

（8）其他：电击、溺水、一氧化碳中毒、严重贫血、尿毒症、代谢性酸中毒、癔症等。

二、病理生理

1. 高碳酸血症性呼吸衰竭

此类呼吸衰竭的发生是由于肺泡通气不足，不能提供充分氧合并将二氧化碳排出，从而使体内二氧化碳积聚，动脉 $PaCO_2$ 增高。动脉 $PaCO_2$ 是测定肺泡通气最重要的指征，正常值为 4.8 ~ 5.8 kPa（36 ~ 44 mmHg）。由于二氧化碳能在肺泡和毛细血管床之间迅速平衡，所以肺泡 $PaCO_2$ 和动脉 $PaCO_2$ 接近等值。肺泡 $PaCO_2$ 数值的改变取决于二氧化碳的产

生和肺泡通气对 CO_2 的排出。健康人每分钟体内产生的二氧化碳量约为 200 mL，肺泡每分通气量大约为 4 L，则 $PaCO_2 = VCO_2 \times 0.863/V_A$（$VCO_2$ 为每分钟二氧化碳产生量，0.863 为常数）。若 VCO_2 恒定，则 $PaCO_2$ 与肺泡通气呈负相关。低通气时，其值增高，表示肺泡排出二氧化碳的功能不足；过度通气时，其值降低。依公式 $V_A = V_E - V_O$，式中 V_A 为每分钟肺泡通气，V_E 为每分钟呼出气的总量，V_O 为每分钟无效腔通气。二氧化碳潴留主要由 V_E 和 V_O 之间的差值决定。

（1）V_E 下降：则 V_A 降低，造成 $PaCO_2$ 上升，出现高碳酸血症性呼吸衰竭。例如，药物引起的中枢神经系统受抑和呼吸肌麻痹。在这种情况下，解剖无效腔未变，但每分钟肺泡通气量降低，致使 $PaCO_2$ 增高。

（2）V_O 上升：肺泡通气部分取决于无效腔量，包括解剖无效腔和由于疾病而产生的非解剖无效腔。当无效的无效腔通气量增加，则有效的肺泡通气量反而减少，造成通气与血流灌注比例失调，出现伴有高碳酸血症的低氧血症。此类呼吸衰竭多见于 COPD 因感染促使病情急剧加重。

2. 低氧血症性呼吸衰竭

通气与血流灌注比例失调为此类呼吸衰竭的主要病理基础。根据供氧后 $PaCO_2$ 的反应，将此类呼吸衰竭分为两类。

（1）吸氧后低氧血症可改善的呼吸衰竭：引起这种变化的病理生理基础是通气 / 血流比例失调，肺内存在较广泛的低氧合血流区域，如慢性阻塞性肺疾病、肺不张、肺梗死、肺水肿或气胸等。

（2）吸氧后仍难纠正的低氧血症：此类呼吸衰竭的病理生理基础是肺内存在巨大的右向左分流（正常值低于 5%），如 ARDS。ARDS 的主要病理特点是肺间质和肺泡水肿。①肺泡水肿阻碍了肺泡通气，即使灌注相对充足，而这些流经无通气肺泡的血流未经氧合就进入肺循环，分流为其低氧血症的首要因素。②由于 ARDS 患者肺泡表面活性物质受损或缺乏，导致广泛的肺泡塌陷，从而加重低氧血症的程度。③ ARDS 患者的肺间质水肿和透明膜形成造成弥散功能减退，为低氧血症进一步恶化的原因。

三、临床表现

1. 呼吸困难

呼吸困难是呼吸衰竭的早期症状。患者主观感到空气不足，客观表现为呼吸用力，伴有呼吸频率、深度与节律的改变，较早表现为呼吸频率增快，病情加重时出现呼吸困难，辅助呼吸肌活动加强，如三凹征、中枢性疾病或中枢神经抑制性药物所致的呼吸衰竭，表现为呼吸节律改变。

2. 发绀

发绀是缺氧的典型表现。当动脉血氧饱和度低于 90% 时，可在口唇、指甲出现发绀。另外，发绀的程度与还原血红蛋白含量有关，所以红细胞增多者发绀明显，贫血者发绀不明显。严重休克等原因引起末梢循环障碍的患者，即使动脉血氧分压正常，也可发绀，称作外周性发绀。而真正由于动脉血氧饱和度降低引起的发绀，称作中枢性发绀。

3. 神经精神症状

急性呼吸衰竭的神经精神症状较慢性呼吸衰竭明显。急性严重缺氧可出现谵妄、抽搐、昏迷。慢性者可有注意力不集中、智力或定向功能障碍。CO_2 潴留可出现头痛、扑翼样震颤，以及中枢抑制之前的兴奋症状，如失眠、睡眠习惯改变、烦躁等。

4. 循环系统改变

缺氧和 CO_2 潴留均可导致心率增快、血压升高。严重缺氧可出现各种类型的心律失常，甚至心搏骤停。CO_2 潴留可引起表浅毛细血管和静脉扩张，表现为多汗、球结膜水肿等。长期缺氧引起肺动脉高压、慢性肺源性心脏病、右心衰竭的表现，出现剑突下心尖冲动、肺动脉瓣区第二心音亢进、肝颈静脉反流征阳性、肝大并压痛、双下肢水肿。

5. 其他脏器的功能障碍

严重的缺氧和 CO_2 潴留可导致肝肾功能障碍，临床上出现黄疸、肝功能异常；血尿素氮、肌酐升高，尿中出现蛋白管型；也可出现上消化道出血。

四、诊断

呼吸衰竭的病因不同，病史、症状、体征和实验室检查结果多不尽相同。除原发疾病和低氧血症导致的临床表现外，呼吸衰竭的诊断主要依靠动脉血气分析，尤其是 PaO_2 和 $PaCO_2$ 的测定。

呼吸衰竭的诊断标准在海平面、标准大气压、静息状态、呼吸空气条件下，动脉血氧分压（PaO_2）< 60 mmHg，伴或不伴二氧化碳分压（$PaCO_2$）> 50 mmHg，并排除心内解剖分流和原发于心排血量降低等致低氧因素，可诊断为呼吸衰竭。单纯 PaO_2 < 60 mmHg 为Ⅰ型呼吸衰竭；若伴有 $PaCO_2$ > 50 mmHg，则称为Ⅱ型呼吸衰竭。pH 可反映机体的代偿情况，有助于急性或慢性呼吸衰竭的鉴别。

五、鉴别诊断

呼吸衰竭出现精神神经症状时应与脑血管病、代谢性碱中毒及感染中毒性脑病进行鉴别。

六、治疗

呼吸衰竭的治疗原则是首先治疗原发的基础疾病，尽快消除诱发因素。即使对呼吸衰竭本身的治疗，也因患者的原发病不同、病情轻重不同、并发症的多少及严重程度不一而有所不同。

（一）药物治疗

1. 氧疗

无论何种原因导致的急、慢性呼吸衰竭，给氧并将 PaO_2 提高到较安全水平，使 PaO_2

> 55 mmHg 都相当重要。

2. 呼吸兴奋剂

呼吸兴奋剂用于刺激呼吸中枢或外周化学感受器，增加通气量，使用时应注意保持患者气道通畅，无过量的分泌物潴留。以下药物可试用，但目前由于机械通气治疗的进展，此类药物在临床上已不常应用。

（1）尼可刹米：0.375 ~ 0.75 g 入莫菲管，每 1 ~ 2 小时 1 次，或 3.75 g + 5% 葡萄糖或生理盐水 300 ~ 500 mL 静脉滴注。

（2）纳洛酮：4 ~ 6 mg，每 2 ~ 6 小时 1 次，入莫菲管。

（3）烯丙哌三嗪：50 ~ 150 mg，每日 2 ~ 3 次。需注意该药可引起肺动脉高压，并且增加低氧血症而产生的肺血管收缩反应。

（4）甲羟黄体酮 20 mg，每日 3 次，有血栓形成倾向者慎用。

（二）建立人工气道和辅助通气

氧疗及一般治疗后，血气分析未见好转，且进行性恶化者、突发昏迷者应尽快建立人工气道，必要时进行辅助通气（无创通气或常规有创通气）治疗。

建立人工气道可采用面罩、经鼻或口气管内插管和气管切开 3 种方法，选择何种方法，取决于设备、技术条件和患者气道阻塞的部位及病情。呼吸衰竭患者选择何种机械通气模式，应该根据其基础病变、肺功能、血气分析结果及重要脏器的功能来决定。

（三）对症治疗

1. 支气管扩张剂

支气管扩张剂有茶碱类、β_2 受体兴奋剂类，种类较多。其作用是扩张支气管，促进纤毛运动，增加膈肌收缩力，从而改善通气功能。

2. 祛痰药

祛痰药可促进痰液的排出，便于患者咳出或吸出，利于支气管腔通畅。

3. 糖皮质激素

COPD、支气管哮喘等以小气道病变为主，支气管平滑肌痉挛、黏膜水肿是影响通气的病理基础，糖皮质激素的应用对上述变化是针对性治疗。

4. 抗感染治疗

支气管、肺感染是呼吸衰竭最常见的诱发和加重因素，及时有效地控制感染也是治疗呼吸衰竭的根本措施。

5. 清除呼吸道分泌物

有效的呼吸道湿化、体位翻动、拍背、清醒患者鼓励咳嗽、行气管插管的患者积极吸引均为解除分泌物潴留的有效方法。对于昏迷、无咳嗽反射者，可用纤维支气管镜进行气道管理，可在直视下清除肺段以上支气管内的分泌物、血痂、痰痂，对由于分泌物堵塞所致的肺叶、肺段不张行抽吸、冲洗治疗，从而解除肺不张。

6. 营养治疗

慢性呼吸衰竭者多合并营养不良，后者导致非特异性免疫功能低下，易诱发感染，使病情进一步加重。同时由于呼吸肌的营养不良，尤其是膈肌的受累，导致呼吸肌衰竭，其本身就是导致呼吸衰竭的一个独立因素。经口、肠道外给予充分的营养，保证热量的供应，避免负氮平衡。糖类的给予量应占热量的50%以下，以降低呼吸商，减少CO_2的产生；支链氨基酸的给予有利于呼吸肌疲劳的恢复；谷氨酸酰胺的给予有利于保证肠黏膜上皮的再生和完整性；还要注意磷、镁的补充及维生素、纤维素的补充。

7. 肝素的应用

慢性呼吸衰竭者由于缺氧等因素刺激常并发继发性红细胞增高症，血液处于高黏稠状态，易发生静脉血栓，且肺栓塞本身就是COPD急性加重或诱发呼吸衰竭的一个重要因素。如无禁忌证，用肝素50 mg经静脉或深部皮下给药，每6 ~ 8小时1次，有利于换气功能的改善，应用时应监测凝血指标。低分子量肝素0.4 ~ 0.6 mL皮下注射，每日1次或12小时1次，较普通肝素安全。

8. 其他

纠正酸碱失衡和电解质紊乱。

（李敏燕）

第二节 重症肺炎

目前世界人口死因中感染性疾病占1/3，而以急性呼吸道感染（主要是肺炎）居首位。1990年急性呼吸道感染死亡占感染性疾病死亡人数的38%，1995年仍高达26.3%，其中重症肺炎为最常见的死亡原因。根据感染获得的途径不同可将重症肺炎分为社区和医院内获得性重症肺炎。

一、定义

美国胸科协会（ATS）1993年提出重症肺炎的界定是：①呼吸频率 > 30次/分。② PaO_2 < 60 mmHg，PaO_2/FiO_2 < 300，需行机械通气治疗。③血压 < 90/60 mmHg。④胸片显示双侧或多肺叶受累，或入院48小时内病变扩大≥50%。⑤尿量 < 20 mL/h或 < 80 mL/h，或急性肾衰竭需要透析治疗。通常所谓休克型肺炎或中毒性肺炎，应当说仅是重症肺炎中的一种类型。从制定标准或分类的逻辑学要求来看其依据必须充分、严密和简便。

ATS关于重症肺炎的标准主要依据肺炎对器官功能的损害或影响，同时参考胸部X射线、病变范围及其进展。现在通常将高热或体温不升、高危病原体感染、宿主状态如免疫抑制归入预后危险因素，而不作为重症肺炎的界定标准。

医院外获得性肺炎（CAP），简称社区肺炎，是指社会居民在社区环境中受感染因子侵袭所发生的肺部感染。社区肺炎系相对于医院肺炎而言，故需除外在医院内感染而出院后发病的肺炎，但包括在社会上受感染，尚在潜伏期，因其他原因住院后开始发病者；亦包括敬老院、疗养院等一些特殊场所所发生的肺炎。社区肺炎患者大多是以前健康机体防御功能正常者，亦有部分免疫功能减弱，以及慢性病患者。

医院内获得性肺炎（HAP）是指患者在入院时不存在、入院 48 小时后发生的，由细菌、真菌、支原体、病毒或原虫等病原体引起的各种类型的肺实质炎症。临床上有时将医院内肺炎与医院内下呼吸道感染的概念混用。美国 CDC 制定的医院内下呼吸道感染的定义包括气管炎、支气管炎、气管 - 支气管炎、细支气管炎、肺脓肿和脓胸，而专门将医院内肺炎单列。国内将肺脓肿亦包括于医院内肺炎（1990 年中华医院感染管理学会审定）。

二、病因

本病为细菌感染所致，常见致病菌有肺炎链球菌、溶血性链球菌、金黄色葡萄球菌、肺炎杆菌、大肠埃希菌、铜绿假单胞菌及厌氧菌等。革兰阴性菌感染，对其发病具有重要意义。受寒、上呼吸道感染、劳累或饮酒常为发病诱因。原有慢性支气管炎、支气管哮喘、肺气肿、心脏病等慢性病患者及长期接受免疫抑制剂治疗者，易诱发本病。

三、发病机制

（一）微循环功能障碍

休克型肺炎基本的病理生理改变为微循环功能障碍。细菌的毒素及细菌的代谢产物除直接损害机体组织细胞外，还激活人体某些潜在体液和细胞介导反应系统（包括补体系统、交感 - 肾上腺髓质系统、激肽系统、血凝与纤溶系统等），造成广泛细胞损害，影响器官功能；周围血液分布显著失常，广泛的微血管容积改变，且有血浆成分渗漏，使循环血量减少；微血管动静脉分流增加，动脉 - 静脉血氧含量差缩小，组织细胞供氧减少，影响细胞正常代谢；血浆外渗血液浓缩、黏稠及血凝系统被激活，血液常呈高凝状态，容易发生播散性血管内凝血（DIC），更加重循环功能障碍。临床分“暖休克”与“冷休克”两种类型，早期表现为暖休克，进展阶段出现冷休克，是一连续过程的两个阶段。暖休克又称高排低阻型休克，高排是为了适应感染、发热、心率加快等高耗氧的需要，也与 α 受体兴奋有关；周围血管阻力降低则是某些血管活性物质（激肽、色胺、组胺等）大量释放的效应。冷休克又称低排高阻型休克，低排的原因为循环血量降低，回心血量不足，低血压使冠状血管灌流不足，毒素、心肌抑制因子及严重酸中毒等，影响心肌功能；周围血管阻力增高则是 α 受体兴奋、儿茶酚胺大量释放的效应；最后呈低排低阻（临终失代偿）。

（二）细胞损伤的脏器功能损害

细菌毒素直接作用、微循环灌流不足、组织缺血缺氧、弥散性血管内凝血，是导致细胞损害及多系统、器官功能损害最终致衰竭的根本原因。休克时重要脏器改变如下。

1. 肾

肾皮质血管痉挛，肾小管因缺血、缺氧发生坏死、间质水肿，肾小球滤过率降低。晚期毛细血管内广泛微血栓形成及持续肾血管痉挛，引起急性肾小管坏死、肾功能障碍，最后导致急性肾衰竭。

2. 肺

除肺部本身炎症改变外，休克致肺微血管收缩、阻力增加，动－静脉短路开放，肺分流量增加；毛细血管灌流不足，组织细胞缺血缺氧，肺泡表面活性物质分泌减少，肺顺应性降低，肺泡萎陷、不张，肺泡上皮和毛细血管内皮细胞肿胀，加大了空气－血液屏障，造成通气 / 血流比例失调和氧弥散功能障碍，PaO_2 下降，全身缺氧；肺泡毛细血管渗透性增加，血浆外渗，致间质水肿和透明膜形成；肺泡毛细血管广泛微血栓形成，更加重了肺实质损害，最终导致急性呼吸窘迫综合征（ARDS）。

3. 心

当舒张压降至 5.3 kPa（40 mmHg）以下时，出现冠状动脉血流减少，心肌内微循环灌流不足，心肌缺血缺氧、代谢紊乱、酸中毒、高血钾，致心肌细胞变性、坏死和断裂、间质水肿，小血管微血栓形成，在心肌抑制因子参与作用下，心肌功能明显受损以至心力衰竭。

4. 肝

肝内血管收缩，血流减少，肝血管窦和中心静脉内血液淤滞及微血栓阻塞，致肝细胞损害，肝小叶中心坏死，导致肝功能障碍乃至衰竭。

5. 脑

脑细胞是贮糖量最低、需氧量最高的器官，完全有赖于血流灌注。休克早期，由于儿茶酚胺影响，脑供血不受或少受影响。当血压下降至 8.0 kPa（60 mmHg）以下时，脑灌流量即受到影响，血流量减少，组织缺氧，脑细胞受损，出现 DIC，则影响更为明显。毛细血管通透性增加，血浆外渗，引起脑水肿，颅内压增高，最后造成不可逆性脑损害。

6. 胃肠道

胃肠道小血管痉挛，血流量减少，引起胃肠道缺血，继而发生瘀血，黏膜局灶性或弥漫性水肿、出血、梗死、上皮剥脱及浅表性胃、肠黏膜溃疡或糜烂，有 DIC 时，可发生大出血。

四、临床表现

（一）症状

1. 发病急，病情重

1 ~ 3 天即发展为休克或就诊时已进入休克状态。少数病例发病缓慢，可无呼吸道症状，仅发现血压下降或呼吸系统症状较轻，或常为消化系统及神经精神系统症状所掩盖。

这种病例以年老体弱者居多。

2. 发冷、发热

体温常不超过 40℃，少数患者体温可不升高，或仅有低热。

3. 以休克为突出表现

动脉收缩压低于 80 mmHg，表现为面色苍白、四肢厥冷、全身冷汗、呼吸急促、脉搏细数、口唇和肢体发绀等。

4. 神经精神症状

多数病例出现意识模糊、躁动不安、谵妄、嗜睡，甚至昏迷。

5. 肺部症状

多数患者有咳嗽、咳痰，但不一定有咳血痰，也很少有胸痛。许多患者仅有少许细湿啰音及呼吸音降低，有明显实变体征者较少。

6. 心肌损害表现

少数病例可因中毒性心肌炎出现心动过速、心律失常、奔马律、心脏扩大及充血性心力衰竭。

7. 消化道症状

部分病例以恶心、呕吐、腹痛、腹泻及肠麻痹等表现而就诊，有时甚至出现黄疸或肝、脾大，极易误诊为中毒性菌痢，应注意鉴别。

（二）体征

少数患者肺部可有实变体征，在相应部位有叩诊浊音，语颤增强，也可听到管状呼吸音，但多数患者仅在病变处有少许湿啰音和呼吸音减弱，少数患者可无明显肺部体征。

五、辅助检查

1. 血象

大多数患者白细胞总数明显增高，半数以上病例超过 20×10^9/L，中性粒细胞可达 0.9（90%）以上，胞质内有中毒颗粒，少数呈现类白血病反应。年老体弱，反应性极差时白细胞可不升高，甚至降低。

2. X 射线检查

表现呈多样性，可为大叶性、节段性、多叶性或支气管肺炎的表现。发病 24 小时内 X 射线检查可为阴性。

3. 心电图检查

可出现窦性心动过速、低电压、房性或室性期前收缩，甚至二联律、束支传导阻滞，个别发生阵发性心房颤动。可有心肌损伤、ST–T 变化，少数亦有似急性心肌梗死者。

六、鉴别诊断

1. 其他原因所致的感染中毒性休克

其他原因所致的感染中毒性休克与休克性肺炎有类似的病因，临床表现亦以休克为主。但其病灶不在肺部，患者常在脚癣严重感染、导尿管留置时间过长、器官移植后及大面积烧伤等疾病后出现休克。肺部检查、X 射线检查等均正常。

2. 过敏性休克

过敏性休克有明确的过敏源，如应用青霉素、破伤风抗毒素、对比剂（如泛影葡胺等）等药物。除有休克表现外，尚有胸闷、胸部重压感、眩晕、心慌及全身性荨麻疹等血清样反应。

3. 心源性休克

心源性休克是由于心肌梗死、重症心肌炎、急性心脏压塞等原因所致的休克。通过询问病史，既往有心血管疾病及心电图检查即可明确诊断。休克型肺炎出现的类似心肌梗死图形者，往往于肺炎好转后“心肌梗死的波形”也随之消失。

七、并发症

1. 心肌炎

有胸闷、心前区隐痛、心悸、乏力，重者出现心力衰竭。患者表现呼吸困难、发绀、心率增快、心音低钝，可有奔马律、心律失常。心电图有 S–T 段压低或抬高、T 波低平或倒置，可有各种异位心律和传导阻滞、Q–T 间期延长、低电压等。

2. 急性呼吸衰竭

急性呼吸衰竭表现为进行性加重的呼吸困难和发绀，且吸氧不能使之缓解。肺底可闻及细湿啰音或呼吸音减低。X 射线胸片示散在小片状浸润影，逐渐扩展、融合，形成大片实变。血气分析 PaO_2 < 8.0 kPa，$P_{(A-a)}O_2$ > 6.6 kPa，初期 $PaCO_2$ 正常或降低，后期 $PaCO_2$ 升高。肺内右向左分流量占总血流量值 > 10%。

3. 急性肾衰竭

尿量明显减少或无尿。尿比重固定≤ 1.012，血尿素氮和血钾增高。

4. DIC

休克时出现广泛出血、血栓、溶血等表现。实验室检查：血小板进行性减少 < 8×10^9/L；凝血酶原时间延长，比正常对照组延长了 3 秒以上；纤维蛋白原减少 < 150 mg/dL；3P 试验阳性或 FDP > 20 μg/mL；血片中破碎红细胞比例超过 2%，并有多脏器功能减退以至衰竭的表现。

八、诊断要点

上述重症肺炎的诊断是根据临床和胸部 X 线表现的严重程度进行判断，其前提条件是必须先诊断肺炎。肺炎的诊断要点如下。

（一）临床诊断

1．主要依据

①新近出现咳嗽、咳痰，或原有呼吸道疾病加重，并出现脓性痰，伴或不伴胸痛。②发热。③肺实变体征和（或）湿性啰音。④白细胞 > 10×10^9/L 或 < 4×10^9/L，伴或不伴核左移。⑤胸部 X 射线检查显示片状、斑片状浸润性阴影或间质性改变，伴或不伴胸腔积液。

2．诊断标准

在上述主要依据中所述的①～④项中，任何一项加上第 5 项，并除外肺结核、肺部肿瘤、非感染性肺间质疾病、肺水肿、肺不张、肺栓塞、肺嗜酸粒细胞浸润症、肺血管炎等其他疾病，可建立临床诊断。需要指出 HAP 临床表现、实验室和影像学所见诊断特异性甚低，尤其应注意排除肺不张、心力衰竭和肺水肿、基础疾病肺侵犯、药物性肺损伤、肺栓塞和 ARDS 等。粒细胞缺乏、严重脱水患者并发 HAP 时 X 射线检查可以阴性，卡氏肺孢子虫肺炎有 10%～20%患者 X 射线检查完全正常。以上肺炎的临床诊断同我国 1997 年全国医院感染管理学术会议制定的医院感染诊断标准基本相符，不再赘述。

（二）病原学诊断

1．病原采样方法

（1）非侵入性方法：①血和胸腔积液培养，为一种简单易行的病原学诊断方法，特异性高，在病原学诊断上具有重要意义，但阳性率较低，临床常被忽视。对重症特别是免疫抑制患者的肺炎，应尽早、多次采血作细菌和真菌培养，伴胸腔积液时，应积极抽取胸腔积液作病原学检查。②痰培养。需指出咳痰标本正确的采集方法应注意以下几点：应在抗生素治疗前即采集；患者用清水反复漱口后，用力咳嗽，从呼吸道深部咳出新鲜痰送检；痰量极少者可雾化吸入 45℃ 10%氯化钠溶液进行导痰；痰标本采集后应及时送实验室进行标本接种，标本运送和接种要求在 2 小时内完成。痰标本采集方便，但由于咳痰极易受到口咽部定植菌污染，分离到的细菌往往不能代表下呼吸道感染的病原菌。为减少污染，痰培养前应作如下处理。细胞学筛选，一般认为痰直接涂片光镜检查每低倍视野鳞状上皮细胞 < 10 个、白细胞 > 25 个；或鳞状上皮细胞：白细胞 < 1 ∶ 25 可作为合格标本。洗涤，即将挑取的痰液在系列含灭菌等渗氯化钠溶液的平板培养皿内顺次漂洗后接种于培养皿内。一般认为经过该处理可使上呼吸道污染菌的浓度减少 10^2 ～ 10^3 倍，但不能减少污染菌出现的频率，临床应用还需注意结合定量培养及半定量方法。痰半定量培养即用接种环将痰液在平板上按一定要求作四区画线接种，以细菌在画线区生长区域数分别标以 1 +、2 +、3 +、4 +。其判别标准为：痰液中浓度低的细菌仅在Ⅰ区生长，此为 1 +；如痰液中浓度较高，则细菌可同时在Ⅰ、Ⅱ区或Ⅰ、Ⅱ、Ⅲ区生长，此为 2 +或 3 +；Ⅲ～Ⅳ均生长为 4 +，则表示细菌浓度甚高。需指出每区菌落数须超过 5 个才能行上述计数。研究表明痰半定量培养与定量培养有较好的相关性。

（2）侵入性方法：①经纤维支气管镜防污染毛刷（PSB），采样作定量培养。防污染样本毛刷构造为尼龙刷外套，双层塑料管，外套管远端用聚乙二醇作塞封口。经纤维支气管镜采样，咽喉部用利多卡因局部麻醉，纤维支气管镜插入至肺炎病灶引流支气管腔内，插入过程尽量避免吸引或向腔内注射黏膜麻醉药。PSB 经纤支镜插入并超越前端 1 ~ 2 cm，伸出内套管顶去聚乙二醇、越过外套管约 2 cm，随后将毛刷伸出内套管 2 ~ 3 cm 刷取分泌物，依毛刷、内套管顺次退回外套管内，然后拔出整个 PSB。PSB 经人工气道采集过程，基本与经纤支镜采样相同。采样后的 PSB 用 75% 乙醇消毒外套管，以无菌剪刀剪去内、外套顶端部分，然后前伸毛刷并将其剪下至装有无菌等渗氯化钠液或乳酸林格液的试管内，彻底振荡，使毛刷上的病菌洗涤混匀于稀释液中，以稀释液送检作定量细菌和真菌培养。有出、凝血机制障碍，严重低氧血症（吸氧状态下 $PaO_2 < 60$ mmHg）应谨慎。②支气管肺泡灌洗（BAL）。BAL 广泛用于间质性肺病的研究，亦被引入肺部肿瘤和感染性疾病的诊断。BAL 时纤支镜嵌入远端的肺泡面积是相应气道面积的 100 倍，BAL 采集标本的范围显著多于 PSB。支气管肺泡灌洗液（BALF）中细菌浓度 10^4 cfu/mL 相当于感染肺组织中细菌浓度 10^5 ~ 10^6 cfu/mL，但敏感性差异大，20% ~ 100% 不等。对机械通气性肺炎（VAP）患者，BAL 可影响气体交换。③防污染支气管肺泡灌洗（PBAL）。为进一步减少口咽部分泌物流入下呼吸道引起污染，近年来又发展了经纤维支气管镜防污染支气管肺泡灌洗技术，采用塑料导管，在顶端设置一气囊，待纤维支气管镜插入病灶引流支气管，引入段支气管，注气使气囊膨胀填塞气道，然后用等渗氯化钠液数十毫升分次注入，并立即用负压吸引回收，弃去首次灌洗液以减少污染，收集以后回收的 BALF 送检。根据临床情况，实验室将 BALF 进行定量细菌和（或）离心沉淀涂片染色光镜检查，作细胞和特殊病原体检查。④经胸壁针刺吸引术（TNA），方法较老，近年改用超细针头。机械通气者禁用。

如上所述，痰是最方便和无创伤性病原学诊断标本，但痰易受口咽部细菌污染，因此痰标本质量好坏、送检及时与否、实验室质控如何，直接影响细菌的分离率和结果解释，必须引起重视。目前非污染标本检出病原菌仍是肺炎的可靠证据，大多数研究比较集中于下呼吸道的防污染标本采集，推荐 PSB 和 BAL 两种采样技术。现又发展了防污染 BAL（PBAL）和微量 BAL（MBAL）等新技术。MBAL 即灌洗液 10 ~ 20 mL，常规灌洗液法为 100 ~ 200 mL，借此可减少污染。从感染部位采样范围看，PBAL 比 PSB 广，即 PBAL 的采样敏感性较好。结合细胞学分析 PBAL 对诊断亦有提示价值，如果中性粒细胞 > 80%，特别是发现细胞内细菌可判断为肺部细菌感染；而军团菌、卡氏肺孢子虫和巨细胞病毒感染时细胞成分应以单核细胞或淋巴细胞为主。通过革兰氏染色、吉姆萨染色和抗酸染色尚可直接判别部分感染病原体。但这些采样技术因不能完全避免口咽部细菌污染，需要结合定量培养。

2. 病原判断标准

（1）确定：①血或胸液培养到病原菌。②经纤维支气管镜或人工气道吸引的标本培养到病原菌浓度 10^5 cfu/mL（半定量培养 + +）、BALF 标本多 10^4 cfu/mL（ + ~ + + ），PSB 或防污染 BAL 标本 $\geq 10^3$ cfu/mL（ + ）。③呼吸道标本培养到肺炎支原体或血清抗体滴度呈 4 倍增高；血清肺炎衣原体抗体滴度呈 4 倍或 4 倍以上升高。④血清嗜肺军团菌直接荧光抗体阳性并抗体滴度 4 倍升高。

（2）有意义：①合格痰标本（鳞状上皮细胞 < 10 个 / 低倍视野或白细胞 > 25 个 / 低倍视野）培养优势菌中度以上生长（≥ + +）。②合格痰标本少量生长，但与涂片镜检结果一致（肺炎链球菌、流感嗜血杆菌、卡他莫拉菌）。③多次痰培养到相同细菌。④血清肺炎衣原体抗体滴度增高≥ 1 ∶ 32。⑤血清嗜肺军团菌试管凝集试验抗体滴度一次升高达 1 ∶ 320，间接荧光试验≥ 1 ∶ 256 或呈 4 倍增长达 1 ∶ 128。

（3）无意义：①痰培养到属上呼吸道正常菌群的细菌（如草绿色链球菌、表皮葡萄球菌、非致病奈瑟菌、类白喉杆菌等）。②痰培养为多种致病菌少量（ < + ）生长。③不符合上述“确定”或“有意义”中任何一项。

3. 我国制定的 HAP 病原学诊断标准

在临床诊断基础（如前所述）上，符合下列情况之一者：

（1）经筛选的痰液（涂片镜检鳞状上皮细胞 < 10 个 / 低倍视野或白细胞 > 25 个 / 低倍视野）；免疫抑制和粒细胞缺乏患者见到柱状上皮细胞或锥状上皮细胞与白细胞同时存在，白细胞数量可以不严格限定，连续两次分离到相同病原体。

（2）痰定量培养分离到病原菌计数≥ 10^6 cfu/mL。

（3）血培养或并发胸腔积液者的胸液分离到病原体。

（4）经纤维支气管镜或人工气道吸引采集的下呼吸道分泌物分离到浓度≥ 10^5 cfu/mL 的病原菌、经支气管肺泡灌洗（BAL）分离到浓度≥ 10^5 cfu/mL 的病原菌，或经防污染样本毛刷（PSB）、防污染支气管肺泡灌洗（PBAL）采集的下呼吸道分泌物分离到病原菌（对于原有慢性阻塞性肺病包括支气管扩张者细菌浓度必须≥ 10^3 cfu/mL）。

（5）痰或下呼吸道采样标本中分离到通常非呼吸道定植的细菌或其他特殊病原体。

（6）免疫血清学、组织病理学的病原学诊断证据。

重症 HAP 的诊断较为困难，主要由于下呼吸道分离菌群属于病原菌感染抑或定植菌，界限难以确定。因此，世界上许多国家包括我国都制定了 HAP 诊断标准，但出发点或目的不同，诊断标准可以差异很大。如为控制耐药菌传播，在 ICU 气管插管患者只要气管吸引物出现病原菌特别是肠道 GNB，即使临床尚未肯定肺炎，就应按 HAP 处理，采取控制措施；若为统计 HAP 比较发病率，则需要在较长时间内保持相对稳定，适用于所有患者，并能使监控人员根据通常的临床表现和实验室所见便可做出诊断的诊断标准；倘为治疗目的则要求诊断标准具有高度特异性。美国疾病控制中心关于 HAP 的诊断标准包括发热、X 射线检查有新的或进展性肺浸润、白细胞计数升高、脓胸和合格痰（标本涂片镜检白细胞 > 25 个 / 低倍视野、上皮细胞 < 10 个 / 低倍视野）发现或分离到病原体等条款。对临床而言，上述诊断特异性显然欠缺（因上述表现或检查所见并非肺炎所特有，尤其是在呼吸机相关肺炎，气管插管患者肺部“浸润”阴影并不足以诊断肺炎）。ARDS 患者更没有任何一种 X 射线征象能够成功诊断肺炎。对于 ICU 患者的肺炎，X 射线诊断预测值仅有 35%；支气管分泌物中出现病原体在 COPD 和气管插管患者可能仅代

表定植而非感染；而经口咳出的支气管分泌物即使痰中出现病原体也很难确定其为致病菌抑或污染菌。Fagon 等报道在气管插管患者临床诊断的肺炎准确率仅 62%。1992 年危重监护医师国际会议建议以肺标本的组织学和病原学依据作为诊断 HAP 的“金标准”，但如此苛求标准很难切合临床实际。无论如何，非污染标本检出病原菌是 HAP 的可靠证据。

九、治疗

（一）CAP 初始经验性抗感染治疗的建议

不同人群 CAP 患者初始经验性抗感染治疗的建议参见表 2–1。我国各地自然环境及社会经济发展存在很大差异，CAP 病原体流行病学分布和抗生素耐药率并不一致，需要进一步研究和积累资料。

表 2–1　不同人群 CAP 患者初始经验性抗感染治疗的建议

不同人群	常见病原体	初始经验性治疗的抗菌药物选择
青壮年、无肺炎链球菌	球菌，肺炎支原体、血杆菌、肺炎衣原体等	（1）青霉素类（青霉素、阿莫西林等）；（2）多西环素（强力霉素）；（3）大环内酯类；（4）第一代或第二代头孢菌素；（5）呼吸喹诺酮类（如左旋氧氟沙星、莫昔沙星等）
老年人或有基础疾病患者	肺炎链球菌、流感嗜血杆菌、需氧革兰阴性菌、金黄色葡萄球菌、卡他莫拉菌等	（1）第二代头孢菌素（头孢呋辛、头孢丙烯、头孢克洛等）单用或联用大环内酯类；（2）β–内酰胺类 / β–内酰胺酶抑制剂（如阿莫西林 / 克拉维酸、氨苄西林 / 舒巴坦）单用或联用大环内酯类；（3）呼吸喹诺酮类
需入院治疗，但不必收住 ICU 的患者	肺炎链球菌、流感嗜血杆菌、混合感染（包括厌氧菌）、需氧革兰阴性菌、金黄色葡萄球菌、肺炎支原体、肺炎衣原体、呼吸道病毒等	（1）静脉注射第二代头孢菌素单用或联用静脉注射大环内酯类；（2）静脉注射呼吸喹诺酮类；（3）静脉注射 β–内酰胺类 / β–内酰胺酶抑制剂（如阿莫西林 / 克拉维酸、氨苄西林 / 舒巴坦）单用或联用注射大环内酯类；（4）头孢噻肟、头孢曲松单用或联用注射大环内酯类
需入住 ICU 的重症患者		
A 组：无铜绿假单胞菌感染危险因素	肺炎链球菌、需氧革兰阴性菌、嗜肺军团菌、肺炎支原体、流感嗜血杆菌、金黄色葡萄球菌等	（1）头孢曲松或头孢克肟联合静脉注射大环内酯类；（2）静脉注射呼吸喹诺酮类联合氨基糖苷类；（3）静脉注射 β–内酰胺类 / β–内酰胺酶抑制剂（如阿莫西林 / 克拉维酸、氨苄西林 / 舒巴坦）联合静脉注射大环内酯类；（4）厄他培南联合静脉注射大环内酯类

续表

不同人群	常见病原体	初始经验性治疗的抗菌药物选择
B组：有铜绿假单胞菌感染危险因素	A组常见病原体 + 铜绿假单胞菌	（1）真有抗假单胞菌活性的 β－内酰胺类抗生素（如头孢他啶、头孢吡肟、哌拉西林 / 他唑巴坦、头孢哌酮 / 舒巴坦、亚胺培南、美罗培南等）联合静脉注射大环内酯类，必要时还可同时联用氨基糖苷类；（2）具有抗假单胞菌活性的 β－内酰胺类抗生素联合静脉注射喹诺酮类；（3）静脉注射环丙沙星或左旋氧氟沙星联合氨基糖苷类

几点说明和注意事项：

（1）对于既往健康的轻症且胃肠道功能正常的患者应尽量推荐用生物利用度良好的口服抗感染药物治疗。

（2）我国成人 CAP 致病肺炎链球菌对青霉素的不敏感率（包括中介与耐药）在 20% 左右，青霉素中介水平（MIC 0.1 ～ 1.0 mg/L）耐药肺炎链球菌肺炎仍可选择青霉素，但需提高剂量，如青霉素 240 万 U 静脉滴注，1 次 /4 ～ 6 小时。高水平耐药或存在耐药高危险因素时应选择头孢曲松、头孢噻肟、厄他培南、呼吸喹诺酮类或万古霉素。

（3）我国肺炎链球菌对大环内酯类耐药率普遍在 60% 以上，且多呈高水平耐药，因此，在怀疑为肺炎链球菌所致 CAP 时不宜单独应用大环内酯类，但大环内酯类对非典型致病源仍有良好疗效。

（4）支气管扩张症并发肺炎，铜绿假单胞菌是常见病原体，经验性治疗药物选择应兼顾及此。除上述推荐药物外，亦有人提倡联合喹诺酮类或大环内酯类，据认为此类药物易穿透或破坏细菌的生物被膜。

（5）疑有吸入因素时应优先选择氨苄西林 / 舒巴坦钠、阿莫西林 / 克拉维酸等有抗厌氧菌作用的药物，或联合应用甲硝唑、克林霉素等，也可选用莫昔沙星等对厌氧菌有效的呼吸喹诺酮类药物。

（6）对怀疑感染流感病毒的患者一般并不推荐联合应用经验性抗病毒治疗，只有对于有典型流感症状（发热、肌痛、全身不适和呼吸道症状）、发病时间 < 2 天的高危患者及处于流感流行期时，才考虑联合应用抗病毒治疗。

（7）对于危及生命的重症肺炎，建议早期采用广谱强效的抗菌药物治疗，待病情稳定后可根据病原学进行针对性治疗，或降阶梯治疗。抗生素治疗要尽早开始，首剂抗生素治疗争取在诊断 CAP 后 4 小时内使用，以提高疗效，降低病死率，缩短住院时间。

（8）抗感染治疗一般可于热退和主要呼吸道症状明显改善后 3 ～ 5 天停药，但疗程视不同病原体、病情严重程度而异，不宜将肺部阴影完全吸收作为停用抗菌药物的指征。对于普通细菌性感染，如肺炎链球菌，用药至患者热退后 72 小时即可；对于金黄色葡萄球菌、铜绿假单胞菌、克雷伯菌属或厌氧菌等容易导致肺组织坏死的致病菌所致的感染，建议抗菌药物疗程≥2周。对于非典型病原体，疗程应略长，如肺炎支原体、肺炎衣原体感染的建议疗程为10～14天，军团菌属感染的疗程建议为10～21天。

（9）重症肺炎除有效抗感染治疗外，营养支持治疗和呼吸道分泌物引流亦十分重要。

（二）重症HAP的抗菌治疗

1. 经验性治疗

（1）轻、中症HAP常见病原体：肠杆菌科细菌、流感嗜血杆菌、肺炎链球菌、甲氧西林敏感金黄色葡萄球菌（MSSA）等。抗菌药物选择：第二、第三代头孢菌素（不必包括具有抗假单胞菌活性者）、β－内酰胺酶抑制剂；青霉素过敏者选用氟喹诺酮类或克林霉素联合大环内酯类。

（2）重症HAP常见病原体：铜绿假单胞菌、耐甲氧西林金黄色葡萄球菌（MRSA）、不动杆菌、肠杆菌属细菌、厌氧菌。抗菌药物选择：喹诺酮类或氨基糖苷类联合下列药物之一。①抗假单胞菌β－内酰胺类，如头孢他啶、头孢哌酮、哌拉西林、替卡西林、美洛西林等。②广谱β－内酰胺类/β－内酰胺酶抑制剂，如替卡西林/克拉维酸、头孢哌酮/舒巴坦钠、哌拉西林/他佐巴坦。③碳青霉烯类，如亚胺培南。④必要时联合万古霉素（针对MRSA）。⑤当估计真菌感染可能性大时应选用有效抗真菌药物。

2. 抗病原微生物治疗

（1）金黄色葡萄球菌（MSSA）。首选苯唑西林或氯唑西林单用或联合利福平、庆大霉素；替代：头孢唑啉或头孢呋辛、克林霉素、复方磺胺甲噁唑、氟喹诺酮类。MRSA首选：（去甲）万古霉素单用或联合利福平或奈替米星：替代（须经体外药敏试验）：氟喹诺酮类、碳青霉烯类或替考拉宁。

（2）肠杆菌科（大肠埃希菌、克雷白杆菌、变形杆菌、肠杆菌属等）。首选第二、三代头孢菌素联合氨基糖苷类（参考药敏试验可以单用）。替代：氟喹诺酮类、氨曲南、亚胺培南、β－内酰胺类/β－内酰胺酶抑制剂。

（3）流感嗜血杆菌。首选第二、第三代头孢菌素、新大环内酯类、复方磺胺甲噁唑、氟喹诺酮类。替代：β－内酰胺类/β－内酰胺酶抑制剂（氨苄西林/舒巴坦钠、阿莫西林/克拉维酸）。

（4）铜绿假单胞菌。首选氨基糖苷类、抗假单胞菌β－内酰胺类（如哌拉西林/他佐巴坦、替卡西林/克拉维酸、美洛西林、头孢他啶、头孢哌酮/舒巴坦钠等）及氟喹诺酮类。替代：氨基糖苷类联合氨曲南、亚胺培南。

（5）不动杆菌。首选亚胺培南或氟喹诺酮类联合阿米卡星或头孢他啶、头孢哌酮/舒巴坦钠。

（6）军团杆菌。首选红霉素或联合利福平、环丙沙星、左氧氟沙星。替代：新大环内酯类联合利福平、多西环素联合利福平、氧氟沙星。

（7）厌氧菌。首选青霉素联合甲硝唑、克林霉素、β－内酰胺类/β－内酰胺酶抑制剂。替代：替硝唑、氨苄西林、阿莫西林、头孢西丁。

（8）真菌。首选氟康唑，酵母菌（新型隐球菌）、酵母样菌（念珠菌属）和组织胞质菌大多对氟康唑敏感。两性霉素 B 抗菌谱最广，活性最强，但不良反应重，当感染严重或上述药物无效时可选用。替代：5– 氟胞嘧啶（念珠菌、隐球菌）；咪康唑（芽生菌属、组织胞质菌属、隐球菌属、部分念珠菌）；伊曲康唑（曲菌、念珠菌、隐球菌等）。

（9）巨细胞病毒。首选更昔洛韦单用或联合静脉用免疫球蛋白（IVIG），或巨细胞病毒高免疫球蛋白。替代：膦甲酸钠。

（10）卡氏肺孢子虫。首选复方磺胺甲噁唑，其中 SMZ 100 mg/（kg · d）、TMP 20 mg/（kg · d），口服或静脉滴注，q6 h。替代：喷他脒 2 ~ 4 mg/（kg · d），肌内注射；氨苯砜，100 mg/d 联合 TMP 20 mg/（kg · d），口服，q6 h。

3. 疗程

疗程应个体化。其长短取决于感染的病原体、严重程度、基础疾病及临床治疗反应等。以下是一般的建议疗程。

流感嗜血杆菌 10 ~ 14 天，肠杆菌科细菌、不动杆菌 14 ~ 21 天，铜绿假单胞菌 21 ~ 28 天，金黄色葡萄球菌 21 ~ 28 天，其中 MRSA 可适当延长疗程。卡氏肺孢子虫 14 ~ 21 天，军团菌、支原体及衣原体 14 ~ 21 天。

（三）重症肺炎的支持治疗

1. 机械通气

重症肺炎累及各脏器功能，在治疗上除了营养、液体等一般意义上的支持，各脏器的功能支持十分重要。重症肺炎患者不同器官功能损害机制各不相同，治疗各异，但核心问题是呼吸功能的支持。通过呼吸支持，有效纠正缺氧和酸中毒，则是防止和治疗心、肾功能损害的基础。重症肺炎需要机械通气支持者从 58% ~ 88% 不等，在有基础疾病、免疫抑制、营养不良、老年人和伴有败血症者，需要机械通气的比例明显升高。导致呼吸衰竭或 ARDS 的病原体包括肺炎链球菌、军团菌、肠道 G^- 杆菌、金黄色葡萄球菌、卡氏肺孢子虫、结核分枝杆菌、流感病毒、呼吸道合胞病毒等。

肺炎并发呼吸衰竭的病理生理特征是肺实变导致通气 / 血流比例失调，并伴有肺泡毛细血管膜损伤和肺水肿。不同病原体引起的损害可以不同，如病毒多为间质性肺炎，肺泡毛细血管的损伤重于肺实质，而卡氏肺孢子虫肺炎主要是肺泡内大量泡沫状分泌物渗出；但到了后期，肺间质损害反而可能并不突出。无论肺实质与肺间质损害何者为重，肺炎并发呼吸衰竭的生理学改变与 ARDS 相似，包括顽固性低氧血症、肺内分流、肺顺应性降低等。需要指出，肺炎并发呼吸衰竭或 ARDS 尽管病变可以是弥漫性的，但实际上并不均匀，故有两室（病变肺区和功能正常肺区）或三室（病变肺区、功能正常肺区和功能接近正常肺区）模型之说。机械通气的目标应是使病变肺区萎陷的肺泡重新充氧，而避免功能正常或接近正常的肺泡过度充气和膨胀，既改善气体交换，又令用于肺泡充盈的压力消耗和气压伤并发症降至最低限度。为实现这一目标，呼吸机应用参数应是低吸气压（低潮气量），适当延长吸气时间和适当使用呼气末正压（PEEP）。PEEP 调节的原则为在确保 $FiO_2 < 0.5$，$PaO_2 > 60$ mmHg 的情况下，使用最低的 PEEP。在广泛单侧肺炎导致呼吸衰竭患者，有人建议单侧通气，以避免既未能充分改善患侧通气反使健侧通气大量增加而恶化通气 / 血流比例失调。但单侧通气需要双腔气管插管，实践上颇有困难。我们采用健侧卧位机械通气的方法，颇为有效。原有慢阻肺并出现 CO_2 潴留者，机械呼吸应注意改善通气，纠正呼吸性酸中毒，但也并不要求 PCO_2 降至正常，重在纠正低氧血症和减轻呼吸肌劳累。

机械通气的衔接可借面罩和人工气道（气管插管与切开）两种方式。我们认为衔接方式的选择重点应参考患者神志状态、呼吸道分泌物多少，以及呼吸肌劳累程度等，对神志欠清、不能自主排痰和呼吸肌疲劳的患者应当采用气管插管。在已经接受抗生素治疗无效，而病原学诊断不明者尤应尽早气管插管，一方面行呼吸支持为抢救患者争取时间，另一方面以便直接从下呼吸道采样，进一步作病原学检查。

2. 营养等支持治疗

重症肺炎因炎症、发热、低氧血症、呼吸功能增加及交感神经系统兴奋等因素可使患者处于高代谢状态，故治疗初即应予以营养支持。

（1）营养支持的方案：①采用高蛋白、高脂肪、低糖的胃肠外营养液。②蛋白质、脂肪、糖类的热卡比分别为 20%、20% ~ 30%、50%。③每天的蛋白质摄入量为 1.5 ~ 2 g/kg，卡氮比为 150 ~ 180 kcal ∶ 1 g，危重患者可高达 200 ~ 300 kcal ∶ 1 g。④每天适量补充各种维生素及微量元素。依据临床情况调整电解质用量，尤其注意补充影响呼吸功能的钾、镁、磷等元素。

（2）营养支持的途径和方法：①肠道内营养（EN），又可分部分肠内营养（PEN）和全肠道内营养（TEN）。重症肺炎一般采用 TEN，通过鼻胃插管、胃肠道造瘘的方法予以支持治疗，通常选择患者较易接受的鼻胃插管。EN 为营养支持的最佳途径，因为它符合肠道生理过程；降低呼吸衰竭患者的上消化道出血的发生率；避免营养液对患者肝实质的影响（肝脂肪变性）；操作技术、护理要求相对简便；可避免肠道外营养过程中易出现的可怕的并发症。②部分肠道内和肠道外营养（PEN-PPN）。③肠道外营养（PN），又可分部分肠外营养（PPN）和全肠外营养（TPN）。通过外周静脉营养和深静脉营养予以治疗，具体选择取决于营养液的剂型、成分、渗透浓度以及外周静脉条件。

（四）重型肺炎的具体治疗方案

1. 氧气吸入

休克时组织普遍缺氧，故即使无明显发绀，给氧仍属必要。可经鼻导管输入。输入氧浓度以 40% 为宜，氧流量为 5 ~ 8 L/min。

2. 抢救休克

（1）补充血容量：如患者无心功能不全，快速输入有效血容量是首要的措施。首次输入 1000 mL，于 1 小时内输完最理想。开始补液时宜同时建立两条静脉通道，一条快速扩容，补充胶体液，另一条静滴晶体液。输液的程序原则为“晶胶结合、先胶后晶、胶 – 晶三、胶不过千”，输液速度为“先快后慢、先多后少”，力争在数小时内逆转休克，尤其是最初 1 ~ 2 小时内措施有力乃成功的关键。抗休克扩容中没有一种液体是完善的，需要各种液体合理组合，才能保持细胞内、外环境的相对稳定。

①胶体液，常用药物为低分子右旋糖酐，其作用为提高血浆胶体渗透压，每克低分子右旋糖酐可吸入细胞外液 20 ~ 50 mL，静注后 2 ~ 3 小时作用达高峰，4 小时后消失，故需快速滴入。同时，它还有降低血液黏稠度、疏通微循环的作用。用法及用量：500 ~ 1000 mL/d，静滴，或输入血定安、菲克血浓、万纹及新鲜血浆。②晶体液，常用的平衡盐溶液有乳酸钠林格液或 2 ∶ 1 溶液。平衡盐溶液的组成成分与细胞外液近似，应用后可按比例分布于血管内的细胞外液中，故具有提高功能性细胞外液容量的作用。代谢后又可供给部分碳酸氢钠，对纠正酸中毒有一定功效。③各种浓度葡萄糖液，5%、10% 葡萄糖液主要供给水分和能量，减少消耗，不能维持血容量；25% ~ 50% 葡萄糖则可提高血管内渗透压，具有短暂扩容及渗透性利尿作用，故临床上亦作为非首选的扩容药应用。

（2）纠正酸中毒：休克时都有酸中毒。组织的低灌流状态是酸中毒的基本原因，及时纠正酸中毒，可提高心肌收缩力，降低毛细血管通透性，提高血管对血管活性药物的效应，改善微循环并防止 DIC 的发生。5% 碳酸氢钠最为安全有效，宜首选。它具有以下优点：解离度大，作用快，能迅速中和酸根；为高渗透性液体，兼有扩容作用，可使 2 ~ 3 倍的组织液进入血管内。补碱公式：所需补碱量（mmol）=（目标 CO_2 CP– 实测 CO_2 CP）× 0.3 体重（kg）。目标 CO_2 CP 一般定位 20 mmol/L。估算法：欲提高血浆 CO_2 结合力 1 mmol/L，可给 5% 碳酸氢钠约 0.5 mL/kg。

（3）血管活性药物：血管活性药物必须在扩容、纠酸的基础上应用。

①血管收缩药物：此类药物可使灌注适当增高，从而改善休克。但是如果使用不当，则使血管强烈收缩，外周阻力增加，心排血量下降，反而减少组织灌注，使休克向不可逆方向发展，加重病情。血管收缩药适用于休克早期，在血容量未补足之前、尿量 > 25 mL/h，短暂使用可以增加静脉回流和心搏血量，保证重要器官的血液流量，有利于代偿功能的发挥。常用的缩血管药有去甲肾上腺素和阿拉明（间羟胺）。

去甲肾上腺素 2 ~ 6 mg 加入 500 mL 液体中，以每分钟 30 滴的速度静脉滴注，使收缩压维持在 12 ~ 13.3 kPa。随时调整滴速及药物浓度，血压稳定 30 分钟后逐渐减量，可与苄胺唑啉合用，后者浓度为 2 ~ 4 mg/mL，每分钟滴速为 20 ~ 40 滴。

阿拉明 10 ~ 20 mg 加入 5% ~ 10% 葡萄糖液中静滴。该药副作用小，血压上升比去甲肾上腺素平稳。

②血管扩张剂：近年来认识到休克的关键不在血压而在血流。由于微循环障碍的病理基础是小血管痉挛，故目前多认为应用血管扩张药物较应用缩血管药物更为合理和重要，但应在补充血容量的基础上给予。

多巴胺：小剂量对周围血管有轻度收缩作用，但对内脏血管则有扩张作用，用后可使心肌收缩力增强，心搏出量增加，肾血流量和尿量增加，动脉压轻度增高，并有抗心律失常作用。大剂量则主要起兴奋 α 受体作用，而产生不良后果。用法和用量：10 ~ 20 mg 加入葡萄糖溶液 500 mL 中，以每分钟 20 ~ 40 滴速度静滴。

异丙肾上腺素：能扩张血管，增强心肌收缩力和加快心率，降低外周总阻力和中心静脉压。1 mg 加入葡萄糖 500 mL 中，每分钟 40 ~ 60 滴。

酚妥拉明：为 α 受体阻滞剂，药理作用以扩张小动脉为主，也能轻度扩张小静脉。近年来研究认为此药对 β 受体也有轻度兴奋作用，可增加心肌收缩力，加强扩张血管作用，明显降低心脏副作用，而不增加心肌氧耗，并具有一定的抗心律失常作用，但缺点是增加心率。此药排泄迅速，给药后 2 分钟起效，维持时间短暂，停药 30 分钟后消失，由肾脏排出。用法：抗感染性休克时酚妥拉明通常采用静滴给药。以 10 mg 酚妥拉明稀释于 5% 葡萄糖液 100 mL，开始时用 0.1 mg/min 的速度静滴，逐渐增加剂量，最高可达 2 mg/min，同时严密监测血压、心率，调整静滴速度，务求取得满意疗效。其副作用主要有鼻塞、眩晕、虚弱、恶心、呕吐、腹泻、血压下降、心动过速。肾功能减退者慎用。

山莨菪碱：山莨菪碱是胆碱能受体阻滞剂，能直接松弛痉挛血管，兴奋呼吸中枢，抑制腺体分泌，且其散瞳作用较阿托品弱，无蓄积作用，半衰期为 40 分钟，毒性低，故为相当适用的血管扩张剂。山莨菪碱的一般用量，因休克程度不同、并发症不同、病程早晚、个体情况而有差异。早期休克用量小，中、晚期休克用量大。一般由 10 ~ 20 mg 静注开始，每隔 5 ~ 30 分钟逐渐加量，可达每次 40 mg 左右，直至血压回升、面色潮红、四肢转暖。可减量维持。山莨菪碱治疗的禁忌证：过高热（39℃以上），但降温后仍可应用；烦躁不安或抽搐者，用镇静剂控制后仍可应用；血容量不足，须在补足有效血容量的基础上使用；青光眼、前列腺肥大。

3. 抗生素的应用

在获得痰、尿及其他体液培养结果以前，开始治疗时只能凭经验估计病原菌。选用强有力的广谱杀菌剂，待致病菌明确后再行调整。剂量宜大，最好选用 2 ~ 3 种联合应用。抗生素应用的原则是“足量、联合、静脉、集中”，最好选用对肾脏无毒或毒性较低的抗生素。

低肺炎链球菌耐药发生率时（< 5%），首选头孢或青霉素 / β－内酰胺酶抑制剂加红霉素；高肺炎链球菌耐药发生率时（> 5%）或居住养老院的老年患者：首选三代头孢加大环内酯类。替代：四代头孢加大环内酯类，泰能加大环内酯类，环丙沙星或新喹诺酮类。

如伴有 COPD 或支气管扩张而疑有铜绿假单胞菌感染时，首选头孢他啶加氨基糖苷类，也可加用大环内酯类或环丙沙星。

对有厌氧菌感染可能的卧床患者或伴有系统疾病者，首选氨基青霉素 / β－内酰胺酶抑制剂加克林霉素或泰能。

目前常用的抗生素有如下几类：

（1）青霉素类：①青霉素。青霉素对大多数革兰阳性球菌、杆菌，革兰阴性球菌，均有强大的杀菌作用，但对革兰阴性菌作用弱。目前青霉素主要大剂量用于敏感的革兰阳性球菌感染，在感染性休克时超大剂量静滴。金葡菌感染时应做药敏监测。大剂量青霉素静滴由于它是钾盐或钠盐，疗程中需随时监测血清钾、钠。感染性休克时用量至少用至（800 ~ 960）$\times 10^4$ U/d，分次静滴。②半合成青霉素，苯唑西林（苯唑青霉素，新青霉素Ⅱ）：本品对耐药金葡菌疗效好，4 ~ 6 g/d，分次静滴。氨苄西林：主要用于伤寒、副伤寒、革兰阴性菌败血症等。成人用量为 3 ~ 6 g/d，分次静滴或肌内注射。羧苄西林：治疗铜绿假单胞菌败血症，成人 10 ~ 20 g/d，分次静滴或肌内注射。③青霉素与 β－内酰胺类抑制剂的复合制剂，阿莫西林克拉维酸钾：用于耐药菌引起的上呼吸道、下呼吸道感染，皮肤软组织感染，术后感染和尿道感染等。成人每次 1（0.375 mg）片，每天 3 次，口服；严重感染时每次 2 片，每天 3 次。氨苄西林－舒巴坦钠：对大部分革兰阳性菌、革兰阴性菌及厌氧菌有抗菌作用。成人每天 1.5 ~ 12 g，分 3 次静注，或每天 2 ~ 4 次，口服。

（2）头孢菌素类：本类抗生素具有抗菌谱广、杀菌力强，对胃酸及 β－内酰胺酶稳定，变态反应少等优点。现已应用到第四代产品，各有优点。

①一代头孢菌素：本组抗生素特点为对革兰阳性菌的抗菌力较第二、第三代强，故主要用于耐药金葡菌感染，对革兰阴性菌作用差；对肾脏有一定毒性，且较第二、第三代严重。头孢唑啉，成人 2 ~ 4 g/d，肌内注射或静滴。头孢拉啶，成人 2 ~ 4 g/d，静滴，每天用量不超过 8 g。②第二代头孢菌素：本组抗生素的特点，对革兰阳性菌作用与第一代相仿或略差；对多数革兰阴性菌作用增强，常用于大肠埃希菌属感染；部分对厌氧菌高效；肾脏毒性小。头孢孟多：治疗重症感染，成人用至 8 ~ 12 g/d，静注或静滴。头孢呋辛，治疗重症感染，成人用至 4.5 ~ 8 g/d，分次静注或肌内注射。③第三代头孢菌素：本组抗生素的特点为对革兰阳性菌有相当的抗菌作用，但不及第一、第二代；对革兰阴性菌包括肠杆菌、铜绿假单胞菌及厌氧菌如脆弱类杆菌有较强的作用；其血浆半衰期长，有一定量渗入脑脊液；对肾脏基本无毒性。

头孢他啶：临床上用于单种的敏感细菌感染及两种或两种以上混合细菌感染。成人用量 1.5 ~ 6 g/d，分次肌内注射或静滴。

头孢曲松（罗氏芬）：成人 1 g/d，分次肌内注射或静滴。

头孢哌酮：成人 6 ~ 8 g/d，分次肌内注射或静滴。

（3）氨基糖苷类抗生素：本类抗生素对革兰阴性菌有强大的抗菌作用，且在碱性环境中增强。其中卡那霉素、庆大霉素、妥布霉素、阿米卡星等对各种需氧革兰阴性菌具有高度的抗菌作用。厌氧菌对本类抗生素不敏感。本类抗生素应用时须注意老年人应慎用；休克时肾血流减少，用量不要过大，还要注意复查肾功能；尿路感染时应碱化尿液；与呋塞米、依他尼酸、甘露醇等药联用时增强其耳毒性。

庆大霉素：成人（16 ~ 24）$\times 10^4$ U/d，分次肌内注射或静滴。忌与青霉素混合静滴。

硫酸卡那霉素：成人 1.0 ~ 1.5 g/d，分 2 ~ 3 次肌内注射或静滴，疗程不超过 10 ~ 14 天。

硫酸妥布霉素：成人每天 1.5 mg/kg，每 8 小时 1 次，分 3 次肌内注射或静滴。

（4）大环内酯类抗生素：大环内酯类抗生素作用于细菌细胞核糖体 50S 亚单位，阻碍细菌蛋白质的合成，属于生长期抑菌药。本品主要用于治疗耐青霉素的金葡菌感染和青霉素过敏的金葡菌感染。近年来常用阿奇霉素。

阿奇霉素：成人 500 mg，每天 1 次口服，或 0.25 ~ 0.5 g 加入糖或盐水中静滴。

（5）喹诺酮类抗生素：喹诺酮类抗生素以细菌的脱氧核糖核酸为靶，阻碍 DNA 回旋酶合成，使细菌细胞不再分裂。喹诺酮按发明的先后及抗菌性能不同，为第一、第二、第三代。

第一代喹诺酮只对大肠埃希菌、痢疾杆菌、克雷白杆菌及少部分变形杆菌有抗菌作用。具体品种有萘啶酸和吡咯酸，因疗效不佳现已少用。

第二代喹诺酮在抗菌谱方面有所扩大，对肠杆菌属、枸橼酸杆菌属、铜绿假单胞菌、沙雷杆菌也有一定抗菌作用，主要有吡哌酸。

第三代喹诺酮的抗菌谱进一步扩大，对葡萄球菌等革兰阳性菌也有抗菌作用。目前临床主要应用第三代喹诺酮。其主要副作用有胃肠道反应，中枢反应如头痛、头晕、睡眠不良等，可致癫痫发作，可影响软骨发育，孕妇及儿童慎用。

（6）万古霉素：用于耐甲氧西林的葡萄球菌。成人每天 1 ~ 2 g，分 2 ~ 3 次静滴。

4. 非抗微生物治疗

非抗微生物治疗领域，有三种方法最有希望：急性呼吸衰竭时的无创通气、低氧血症的治疗和免疫调节。

（1）无创通气：持续气道正压（CPAP）被用于卡氏肺孢子虫肺炎的辅助治疗。在重症 CAP，用无创通气后似乎吸收及康复更快。将来的研究应弄清无创通气能在多大程度上避免气管插管，对疾病结果到底有无影响。

（2）治疗低氧血症：需机械通气治疗的重症肺炎患者低氧血症的病理生理机制是肺内分流和低通气区肺组织的通气 / 血流比例失调。

（3）免疫调节治疗：① G-CSF，延长中性粒细胞体外存活时间，扩大中性粒细胞的吞噬活力，增强呼吸爆发。促进 PMN 的成熟和肺内流。重组 G-CSF 在非粒细胞减少的肺炎球菌和假单胞菌肺炎动物使用显示可增加外周血 BALF 中白细胞数量，增强细菌的清除和动物成活率。754 例 CAP 住院患者皮下注射 300 μg/d × 10，外周白细胞增加 3 倍，但临床结果无改变。② IFN-γ，促进巨噬效应细胞的功能，包括刺激呼吸暴发，抗原提呈，启动巨噬细胞起源的 TNF 释放，增强巨噬细胞体外吞噬和抗微生物活力。对 PMN 有类似作用。在体内，IFN-γ 缺乏可造成肺对细胞内病原体的清除障碍。③ CD40L，促进 T 细胞和 B 细胞、DCs 细胞的有效作用，直接刺激 B 细胞。在清除细胞内细菌的细胞免疫反应和清除细胞外细菌的体液免疫反应中起作用。动物试验显示有增强肺清除 RSV 和防止卡氏肺孢子虫肺炎发展的作用。④ CpG 二核苷酸，选择性增强 NK 细胞活力，激活抗原提呈细胞，上调

CD40，启动Ⅰ型细胞因子反应，对外来抗原产生 CTL。

5. 激素的使用

皮质激素有广泛的抗感染作用：预防补体活化、减少 NO 的合成、抑制白细胞的黏附和聚集、减少血小板活化因子、TNF-α、IL-1 和前列腺素对不同刺激时的产生。大样本的、随机的研究和荟萃分析显示大剂量、短疗程的激素治疗不能降低 SEPTIC 患者的病死率。一项 300 个患者的随机对照、双盲研究，使用氢化可的松（50 mg 静脉滴注，6 小时 1 次）或氟氢可的松（50μg，口服，每天 1 次）7 天。肾上腺功能不全者，28 天存活率要显著高于安慰剂对照组。在肾上腺功能无法测试或出结果前，对升压药依赖、有败血性休克的机械通气和有其他器官功能障碍者，使用激素可能合理。

十、预防控制策略及展望

重症 CAP 的预防控制措施目前尚无定论，但分子生物学的发展，使得各种肺部感染常见病原体如肺炎链球菌疫苗的研制有了明显的进步，为肺部感染的防治开辟了一条新途径。肺炎球菌疫苗为 23 价多糖荚膜疫苗，可覆盖 90% 以上的侵袭性肺炎球菌，在免疫功能正常的成人中总有效率达 75%。尽管如此，对疫苗的有效性仍有争议，应用尚不广泛。目前新的肺炎球菌疫苗的研制主要向结合疫苗发展，将多糖与载体蛋白共价结合，增加多糖的免疫原性。而降低重症 HAP 高发病率、高病死率和高医疗资源消耗关键在于预防。在国际上被证明能有效降低 HAP 发病率的措施包括：医护人员洗手避免交叉污染；置患者于半卧位减少口咽部分泌物吸入；采用硫糖铝替代 H_2 受体阻滞剂、抗酸剂，以防治应急性消化道溃疡等经济而简便的措施，我国临床工作者应对此引起足够的重视和深入的研究。

目前备受关注的预防措施或研究还有：

（1）声门下可吸引气管导管和防定植导管，避免气囊上方分泌物潴留与吸入，以及减少细菌在导管壁的黏附与定植。

（2）气路设计湿热交换器，以防止冷凝水形成和反流进入气道，因为冷凝水是一个很危险的“细菌库”。

（3）呼吸道湿化提倡采用加温湿化器，而不用雾化器。前者颗粒大，不易进入肺泡，且经加温能杀灭多数病原菌，后者则不然。

（4）选择性消化道脱污染（SDD）。基于对消化道 GNB 易位和内源性感染机制的认识，20 世纪 80 年代初就提出 SDD 预防 HAP，即设计一种预防性抗生素应用方案（主要包括胃肠道不吸收的多粘菌素 E 和两性霉素 B），清除胃肠道和口咽部需氧 GNB 和真菌，避免其移行和易位。多数作者认为 SDD 能有效降低 HAP 发生率，但能否降低病死率不能肯定。SDD 作为一个重要技术措施，需进一步深入研究其适应证、方案标准化、防止耐药等。

（魏晓芬）

第三节　急性呼吸窘迫综合征

急性呼吸窘迫综合征（ARDS），是各种疾病或病理因素导致肺毛细血管损伤和通透性增高，从而引发的急性而严重的肺结构改变和肺衰竭的临床表现。其最显著的特点是顽固性的低氧血症。

ARDS 是一个连续发展的病理过程，早期阶段称为急性肺损伤（ALI），至晚期严重阶段则发展成 ARDS。ALI 和 ARDS 不是肺部孤立的病变，可引起或合并多个器官和脏器功能障碍和衰竭（MOF），近代观念更认为 ALI 和 ARDS 是感染和创伤等引起的全身炎症反应综合征（SIRS）在肺部的表现，即机体过度炎症反应引起全身多个脏器损伤，而 ALI 和 ARDS 只是其中一个脏器（肺）的表现，但有时可能是较为突出的表现。

一、发病原因与危险因素

80% ARDS 患者可以找出其发病的诱因，而且常是多因素所致，这些不同的产生 ARDS 的病因不论是通过呼吸道还是血液循环，其共同特点都是对肺实质的广泛损害。

发病危险因素是指与 ARDS 发病相关的因素，可以是对肺的直接损伤，也可以是肺外因素通过全身性炎症反应对肺产生的间接损伤。脓毒症、误吸胃内容物、大量输血、多发性骨折、胰腺炎、肺挫伤、溺水、弥漫性血管内凝血、心肺旁路术和低血压过久等都可成为 ARDS 发病的危险因素。其中，脓毒症 ARDS 发生率最高达 25% ~ 44%。脓毒症如发生在 ARDS 之前，感染源多位于腹部；如 ARDS 发生在脓毒症之前，感染源多为肺部。脓毒症在不同的地区可能由不同的病原体导致，如在巴西、泰国和印度等国家螺旋体病也是常见的诱因，但在美国和西欧较少见。细菌、病毒［包括严重急性呼吸综合征（SARS）病毒］及其他病原体都可引起严重肺部感染而导致 ARDS，大量输血、多发性创伤、误吸、严重肺部感染、心血管旁路术后，以及艾滋病及其并发卡氏肺孢子虫肺炎等时，ARDS 的患病率分别可达 40%、11%、25%、9% ~ 26.8%、28% ~ 30.3%、3.6% 和 24% 等。若同时具有 2 种或 3 种危险因素，ARDS 发病率分别可达 58% 和 86%，显著高于具有一种易患因素时。危险因素存在时间越久，ARDS 发病率就越高。在危险因素发生 24、48、72 小时时，ARDS 发病率分别为 76%、85%、93%，提示对存在危险因素者，应尽早地去除危险因素，以免诱发和加重呼吸衰竭。吸烟与 ARDS 没有独立的剂量 - 反应关系。平时是否饮酒与 ARDS 发生无关，但过量饮酒 ARDS 发生率和死亡率分别为 43% 和 65%，显著高于无饮酒史患者的 22% 和 36%，故慢性酒精中毒也是 ARDS 发病的危险因素。存在危险因素时的 PaO_2/FiO_2 并不能预测是否会发生 ARDS。性别差异对 ARDS 发病无显著影响。糖尿病患者发生 ARDS 的危险显著低于无糖尿病者。一般而言，急性肺损伤（ALI）指肺功能急性退变并可能导致结构损害，临床转归与干预密切相关；而 ARDS 则作为 ALI 的特殊发展阶段，是以显著弥漫性肺泡损害为特点的病理性形态改变，尤其作为多种病因相关气 - 血屏障破坏和气体交换严重障碍为基础的病理和病理生理改变，临床转归往往与干预是否有效无密切相关，表现出高临床病死率。我国上海地区 108 例 ARDS 患者的主要发病危险性因素为肺部感染（占 34.3%）和肺外原因导致的脓毒症（占 30.6%）。

当确定发生脓毒症时，有 20% 的患者已发生 ARDS，但在创伤发生时仅有很少比例的患者已发生 ARDS，可能与创伤容易判断，而脓毒症是一种全身性感染性炎性过程，需要一定时间发展到较严重程度有关。有些患者较迟发生肺损伤，可能与继发第 2 种危险因素有关，例如脓毒症后又并发创伤等。约 2/3 患者 ALI 或 ARDS 发生于入 ICU 3 天内，1/3 患者发生于入 ICU 3 天后，22% ALI 患者进展为 ARDS。发生 ALI 后的病程在各患者间差异较大，有些患者在发展成 ARDS 后 1 周内拔管撤机，逐渐好转，但因继发感染等原因，发生死亡。总的来看，从脓毒症、创伤和误吸等危险因素发生到形成 ARDS，50% 患者发生于 24 小时内，85% 发生于 72 小时内，尚有在几天后发生的。较迟发生肺损伤者可能与继发第 2 种危险因素有关，如败血症后又并发创伤等。

二、发病机制

ARDS 的发病机制是错综复杂的。但最近的研究表明，其发生可能是由于各种致病因素的作用使肺组织细胞发生休克，并进一步导致早期的肺衰竭，再加上后期的脓毒症等，致使肺功能进行性地衰竭，即 ARDS。

（一）体液系统的激活及其所致的反应

其中最重要的因素是补体系统，但它同其他体液系统如凝血、纤维蛋白溶解与血管舒缓素等有交互作用，并加强后几种因素在导致 ARDS 中的有害作用。

1. 补体系统激活后引起的不良反应

补体系统被激活后能释放具有血管活性和趋化性的过敏毒素肽类，如 C3a 与 C5a。两者一起先激活多形核中性粒细胞（PMN），而后具有趋化性的 C5a 把 PMN 吸引到补体激活处，使之去粒化，释放出各种物质并使 PMN 着边化，黏附在严重损伤的血管内皮细胞上，肺内 PMN 的淤滞是肺损伤的前奏。

2. 凝血 / 纤维蛋白溶解系统失衡

在临床和尸解中发现凝血、微栓子栓塞及纤维蛋白溶解系统的抑制与 ARDS 的产生有关。在用药减少肺内纤维蛋白沉积的治疗时，可降低 ARDS 的发病率和死亡率。沉积在肺内的纤维蛋白降解产物为小分子的肽类（D 片段）积存在肺内不易排出，直接损伤肺血管内皮细胞。由外伤和脓毒症所引起的 ARDS 患者，其纤维溶解系统受抑制，血中蛋白原含量增高，机体处于高凝状态，极易发生 DIC。其血中纤维蛋白降解产物“D 片段”的浓度显著增高，可导致肺毛细血管通透性的增高。

3. 血管舒缓素 – 激肽系统的激活

血管舒缓素是一种蛋白水解酶，它被激活后可以使激肽原转变为激肽类。激肽类是胰激肽Ⅰ、缓激肽和胰激肽Ⅱ及其他有关肽类的统称。它们均有扩张血管和降低血压的作用，还能加强炎症反应。

（二）血细胞系统激活所致的不良反应

补体被激活的裂解产物 C3a 与 C5a，特别是后者首先激活各种粒细胞，其次是血小板。各种粒细胞的激活及各种物质的释放：C3a 与 C5a 激活的粒细胞包括 PMN、单核细胞和吞噬细胞，并使之淤滞在肺血管内和黏附其壁上。这些被激活的粒细胞能释放出大量的溶酶体酶、蛋白酶、氧自由基、血小板激活因子（PAF）、花生四烯酸的级联产物，以及组织毒性剂等物质，损害肺毛细血管使其内皮细胞和肺泡上皮细胞屏障的通透性增高，产生一系列 ARDS 的病理改变。

1. 蛋白酶类的作用

PMN 被激活后所释放的蛋白酶酶类中有弹性硬蛋白酶、β 葡萄糖醛酸酶、组织蛋白酶及胶原酶等，这些强有力的蛋白溶解酶的作用点多半是血管基底膜中所含的Ⅳ型胶原、纤维结合素，以及肺实质中的弹力硬蛋白。这些蛋白溶解酶的作用又因 α 蛋白酶抑制物的氧化失活而加强。这样会进一步破坏血清调理素与黏糖蛋白纤维结合素，结果减弱了单核–吞噬细胞系统对纤维蛋白凝聚物及其降解物、凝聚和（或）破坏的粒细胞与血小板聚集物的清除作用，使这些有害物质能较长时间地循环于血液之中，从而加剧了对肺毛细血管的损伤，再加毒性过氧化物的联合作用，肺血管的损伤就更加严重。

2. 氧自由基的产生及其毒效

任何缺血、缺氧组织或脏器（如休克、心搏呼吸停止、体外循环中心、肺循环被阻断）在恢复正常灌注后，均能产生更多的氧自由基和羟基。氧自由基的定义是：在分子氧的外轨道上有一未配对的电子，故它不稳定，易于放掉或者捕获另一电子转化成 H_2O_2，此化合物稳定且易于弥散，再加一电子时则形成羟基（–OH）。这是个强有力的氧化剂，能使生物膜内的脂和蛋白成分过氧化合，导致细胞和组织损伤。由于 –OH 很不稳定，故它仅能损伤与其接近且能产生 OH^- 的组织。氧自由基的另一来源是被激活的粒细胞，氧自由基的来源是在缺 O_2 时仍需产生能量的情况下，ATP 依次降解为二磷酸腺苷→一磷酸腺苷→腺苷→肌苷→次黄嘌呤→黄嘌呤氧自由基，以及羟基。

上述氧自由基或羟基对肺毛细血管内皮细胞产生损伤，增高其通透性，已得到实验证实：用能破坏 H_2O_2 的过氧化氢酶、铁螯合物或羟基的清除剂治疗，对中性粒细胞的减少有保护作用。

3. 血小板激活因子

此因子由被激活的 PMN 释出，能激活血小板使之聚集、溶解释放凝血恶烷（血栓素）、组胺与 5– 羟色胺等物质。反过来聚集的血小板可增强 PMN 的聚集，两者共同使肺造成损伤。

4. 凝血恶烷（血栓素）

由被激活的血小板释放出后，它又成为强有力的血小板激活因子，以及强有力的血管和支气管收缩剂，这样凝聚的血小板团块可能将收缩的微血管堵塞，减少灌流，导致血管内膜损伤，通透性增高。

（三）肺表面活性物质丧失或失去活力的不利影响

肺表面活性物质是磷脂类表面活性物的一种，由肺泡壁Ⅱ型肺泡细胞所生成和分泌。在 ARDS 的患者不像新生儿 ARDS 那样，肺表面活性物质明显缺乏，但确有证据指明肺表面活性物质丧失或失去活力。

1. 肺表面活性物质丧失或失去活力的不利后果

（1）肺泡稳定性减弱。

（2）气体分布不均匀。

（3）肺泡内外压力不易维持。

（4）顺应降低。

2. 影响肺表面活性物质产生的各种病态及其抑制因子

（1）各种病态包括休克、缺氧、酸中毒、肺栓塞或充血、肺炎、肺不张、肺水肿。氧中毒，机械通气用高浓度氧能抑制肺泡Ⅱ型细胞对肺表活性物质的合成和向肺泡内的转移。

（2）抑制因子有血浆蛋白、细胞膜的脂质类、纤维蛋白单体。其对肺表面活性物质的抑制能力大于白蛋白者，能与肺表面活性物质的某些成分结合成为一个复合物以抑制其活性；由纤维蛋白酶诱发的肺泡内纤维蛋白原溶解的产物，能延长肺表面活性物质抑制因子的产生，可损害肺表面活性物质功能达数日之久。所幸的是，这种对肺表活性物质的抑制效应，可用外源性补充以提高肺泡内肺表面活性物的浓度使之减轻。这为临床应用外源性肺表面活性物质治疗新生儿呼吸窘迫综合征（NRDS）、ARDS 及肺移植后肺表面活性物质系统功能不全，提供了理论基础。

三、临床表现

呼吸窘迫是 ARDS 最常见的症状，主要表现为气急和呼吸次数增快，呼吸次数大多在 25 ~ 50 次 / 分。其严重程度与基础呼吸频率和肺损伤的严重程度有关，基础呼吸频率越快和肺损伤越严重，气急和呼吸次数增快越明显。

咳嗽、咳痰、烦躁和神志变化为另一些常见的症状。有学者报道 ARDS 患者可有不同程度的咳嗽甚至咯出血水样痰液或少量咯血，认为可构成 ARDS 的典型症状之一。但是咯血水样痰液时，应与充血性心力衰竭肺水肿的血性泡沫痰相区别。国内毛氏等报道，在他们观察的 159 例 ARDS 中，出现烦躁、神志恍惚或淡漠者达 82 例（占 51.6%），提示烦躁、神志恍惚或淡漠等症状也是 ARDS 常见的临床表现。

发绀是未经治疗 ARDS 患者的常见体征，除非有严重贫血或治疗纠正了低氧血症，否则很容易见到发绀。如果患者的病情较重，治疗不能纠正氧合功能障碍，发绀也可伴随着整个病程。

ARDS 患者也常出现呼吸类型改变，主要为呼吸浅快或潮气量变化。病变越严重这一改变越明显，甚至伴有吸气时鼻翼翕动及肋间隙、锁骨上窝、胸骨上窝凹陷等呼吸困难体征。在早期自主呼吸能力强时，常表现为深快呼吸，但是出现呼吸肌疲劳后，则表现为浅快呼吸。半数患者肺部可闻及干啰音、湿啰音或捻发音。

心脏听诊时可发现大多数患者有心率增快。其原因主要与低氧血症有关，心率增快的幅度依低氧血症的程度而定，也可受到临床用药的影响。

四、辅助检查

（一）影像学表现

ARDS 在影像学上的异常表现，与肺泡上皮受损或弥漫性肺泡壁的破坏导致含有大量蛋白质的水肿液漏出并充满肺泡腔有关，这也能解释影像学上通常表现为双肺弥漫分布的阴影。ARDS 的常见病因为间接性肺损伤，如创伤等，由触发因素引起全身性反应性炎症。但也可能是对肺的直接损害所致，故表现其基础疾病特征性的病理和影像学改变，常见于各种病原体所致的重症肺炎，其中病毒性肺炎更为多见。严重急性呼吸综合征（SARS）即是较好的例子。影像学上除了有 ARDS 的表现，在早期可见到 SARS 较为特征性的双肺外周分布为主的多发磨玻璃样、小斑片状或网状表现。

1. 胸片

ARDS 在胸片上的多样表现与疾病的不同发展阶段和不同病因有关。早期胸片表现可无明显异常或仅见血管纹理增多，边缘模糊，双肺散在分布的小斑片状阴影。此后伴随肺毛细血管膜通透性增强，以及间质和肺泡渗出加重，即可发展为两肺弥漫性渗出为主的改变。病灶可在短期内进展为分布更为广泛、弥漫的双肺片状阴影，通常分布不均匀。早期特征性的病变常分布于肺外周，但也可出现以肺门为中心分布的蝶翼样阴影。随着病情的进展，上述斑片状模糊阴影会进一步扩散，融合成大片状，或两肺密度均匀一致增加的磨玻璃样改变，伴支气管充气征，心脏边缘不清或消失，称为“白肺”。

随着 ARDS 进展到增生、纤维化阶段，实变将更为明显，边缘渐趋清晰。此后，病变形态多样，可见网状、条索状甚至蜂窝状阴影。部分患者病愈后影像学表现可恢复正常，但多数患者则表现为一些继发改变，如条索状、网格状阴影，肺气肿，胸膜下或肺内的小囊气腔。

与心源性肺水肿相比，ARDS 患者的心脏大小常在正常范围，Kerley 线可出现也可不出现，血管纹理增粗，有支气管充气征，叶间裂出现更为常见。

某些治疗可影响 ARDS 在胸片上的表现。俯卧位通气时，由于重力原因，原肺背侧阴影可转移至近前胸部。呼气末正压（PEEP）是一种常见的 ARDS 机械通气治疗策略，不同水平 PEEP 可对影像学表现产生不同影响。随着 PEEP 的提高，血管纹理变为稀少，肺间质气肿（小叶中心透亮区），血管周围透亮圈，气囊形成，胸膜下气肿。过高的 PEEP 可导致气压伤，出现气胸、纵隔气肿、皮下气肿。疾病早期，提高 PEEP 可使双肺阴影密度降低。

通常 ARDS 在胸片上最常见的表现是双肺广泛分布片状阴影，以外周为多，有时为不均匀分布的多发肺实变，其内可见支气管充气征。鉴别诊断需要考虑肺炎（包括吸入性肺炎）、弥漫性肺泡出血、其他原因引起的肺水肿。

2. CT

与胸片相比，胸部 CT 尤其是高分辨 CT（HRCT）可更为清晰地显示出 ARDS 的肺部病变分布、范围和形态，为 ARDS 的早期诊断提供帮助。

一些研究表明，ARDS 在 CT 上的表现并非与胸片上的表现一致。疾病早期，由于肺毛细血管膜通透性一致增高，可引起血管内液体渗出，呈现重力依赖性影像学变化，在液体渗出局限于肺间质时即可发现。随着病情进展，渗出液充满肺泡后，由于重力依赖性作用，渗出液易坠积在下垂的肺区域（仰卧时主要在背部）。在 CT 上表现为病变分布不均匀：①非重力依赖区（仰卧时主要在前胸部）正常或接近正常。②前部和中间区域呈磨玻璃样阴影。③重力依赖区呈实变影。这提示 ARDS 肺实质的实变是出现在受重力影响最明显的区域。无肺毛细血管膜损伤时，两肺斑片状阴影均匀分布，既不出现重力依赖现象，也无变换体位后的重力依赖性变化。这一特点有助于与肺部感染性疾病鉴别。

有研究统计了 74 例 ARDS 患者 CT 扫描的结果，双侧累及（100%），重力依赖区大片阴影（86%），斑片状阴影（42%），病变均匀分布（23%），磨玻璃样改变（8%），磨玻璃样与实变同时存在（27%），下叶基底段累及（68%），实变区可见支气管充气征（89%）。CT 扫描结果给 66%的患者提供了补充信息，直接影响 22%患者的治疗。合并 AIP 的 ARDS 患者较没有合并 AIP 者更易出现均匀对称的实变、蜂窝状改变（分别为 26%、8%），大多分布于基底段。不管哪种病因所致的 ARDS，胸腔积液和支气管充气征都很常见。

过去常认为 ARDS 患者较少出现胸腔积液，除非在疾病后期或出现肺栓塞和继发肺部感染。然而，随着 CT 在 ARDS 早期诊断中的应用，发现疾病早期即可有少量的胸膜渗出，Kerley 线则不常见。

ARDS 晚期，CT 在检测评价肺纤维化方面较胸片更为可靠，可见到支气管扭曲牵拉，肺段或肺叶体积缩小，出现网状影、条索状影、蜂窝影，严重者发展为蜂窝肺。

CT 可检测胸片上不能发现的微小或被 ARDS 广泛肺实变遮掩的病灶，如胸膜病变（气胸）、肺实质病变（结节、间质气肿等）、纵隔疾病（淋巴结肿大）。尤其对于发现气压伤的早期征象间质气肿方面，CT 较胸片更为敏感。间质气肿在 CT 上表现为小叶中央透亮区，血管、支气管周围有透亮影围绕，胸膜下大小不同的气腔。被 CT 检查发现的 40%气胸、80%纵隔气肿在胸片上可以没有明显征象。由于 ARDS 患者常需要机械通气治疗，CT 也有助于评价气管导管的位置。

CT 检查还可用于 ARDS 患者的随访。在患者出院后 6 ~ 10 个月，CT 检查发现 87%的患者肺部腹侧面的纤维化较背侧面更为常见。肺进行性纤维化与 ARDS 的严重程度、机械通气时高气道峰压（ > 30 mmHg）持续时间、高浓度氧疗（ > 70%）有关。

CT 也可用于对 ARDS 病理生理变化、新治疗策略的研究。如在研究俯卧位通气对 ARDS 的影响中，发现两肺近脊柱侧片状实变影在患者改为俯卧位后消失，而在两肺近胸骨侧迅速出现片状实变影，由此为俯卧位通气增加 ARDS 患者的氧合提供有力的依据。

总之，CT 显示 ARDS 病变形态、性质、范围较胸片更为敏感，能提供更多的影像学评价资料。大多数情况下这些改变并不具有太多的临床意义，主要在诊断是否继发肺部感染和临床高度怀疑气压伤，有无胸腔积液等方面，CT 可显示出其优越性。但是，将 ARDS 患者搬移 ICU 进行 CT 检查途中也要冒着极大的风险，这也限制了 CT 在 ARDS 患者中的应用。因而可以根据需要，对 ARDS 患者选择性地进行 CT 检查。

3. 其他

（1）核素扫描：用放射性核素 ^{67}镓、^{99}锝分别标记红细胞，测定 ARDS 患者肺毛细血管通透性，表明 ^{67}镓肺渗漏指数有助于鉴别 ARDS 和高静水压性肺水肿。

（2）正电子发射计算机断层显像（PET）：PET 通过测定肺毛细管逸脱速度（PTCER）、肺血管外密度（EVD）来评价肺血管通透性。ARDS 患者的 PTCER 和 EVD 较正常人群高，尤其在 ARDS 早期更为明显，同时在 EVD 恢复正常水平后，PTCER 仍继续上升。但这些尚在实验阶段，临床上还未常规应用。

（3）磁共振成像（MRI）：3D-MRI 能较为敏感地显示肺微血管床肺水的轻微改变。采用大分子量的对比剂进行增强 MRI 扫描，有利于鉴别高静水压性肺水肿和肺血管通透性增高所致的肺水肿。但这仅是实验研究结果，尚未应用于临床。

（二）实验室检查

1. 呼吸功能

ARDS 可引起呼吸力学、呼吸驱动和气体交换等多种呼吸功能变化，其中的特征性改变为严重氧合功能障碍。

（1）动脉血气：在潜伏期即可由于肺毛细血管内皮和（或）肺泡上皮损害形成间质肺水肿，引起肺毛细血管膜弥散距离加大，影响弥散功能。但由于二氧化碳弥散力较大（为氧的 21 倍），两者的肺泡和血液分压差不同（CO_2 为 6 mmHg，O_2 为 60 mmHg），所以主要影响氧合功能，表现为动脉血氧分压降低。到肺损伤期后，随着肺泡上皮和毛细血管内皮损伤的加重，肺间质特别是肺泡渗出引起的动 - 静脉分流效应，将出现难以纠正的低氧血症。其变化幅度与肺泡渗出和由肺不张形成的低通气或无通气肺区与全部肺区的比值有关，比值越大，低氧血症越明显。

二氧化碳的交换在早期即可出现异常。因为低氧血症经末梢化学感受器对呼吸中枢的反射性刺激，以及肺间质积液对毛细血管旁感觉器的刺激，均可兴奋呼吸中枢，增强呼吸驱动并增加肺泡通气量，引起 $PaCO_2$ 降低和 pH 值升高。因此，肺泡通气量增加和呼吸性碱中毒通常是 ARDS 发生的一个特征。这一现象反映了无效腔单位的增多，肺泡通气量 / 肺毛细血管总流血量比率增大，引起异常的二氧化碳交换。同时分流单位也增加，而肺泡通气量 / 肺毛细血管总流血量比率减少，引起动脉血氧分压减低。在 ARDS 潜伏期和肺损伤早期，肺泡通气量增加和呼吸性碱中毒改变的幅度与肺水肿和低氧血症程度有关，病变越重改变越明显。此外，还与呼吸肌收缩力及其对呼吸中枢命令执行的效率有关。简而言之，这些改变对呼吸中枢刺激越强，效应器工作效率越高，$PaCO_2$ 降低和 pH 升高即越明显。

这种改变通常是阶段性的，治疗后伴随着病变的改善，$PaCO_2$ 和 pH 也会恢复正常。如果病变继续进展，尽管呼吸中枢对效应器的指令继续增强，但出现呼吸肌疲劳后即会导致肺泡通气量减少，引起 $PaCO_2$ 升高和 pH 降低。此外，无效腔通气和呼吸做功增加，有效清除二氧化碳的能力减低，早期的呼吸性碱中毒转变为呼吸性酸中毒。异常二氧化碳的交换导致呼吸性酸中毒，可能是气体交换的主要异常形式。除了 $PaCO_2$ 升高，还有另一种原因可引起动脉血 pH 降低，即组织缺氧引起的代谢性酸中毒。这是由低氧血症和（或）心排血量减少后引起组织缺氧所致。

（2）呼吸力学变化：ARDS 发生后呼吸力学会出现明显改变，包括肺顺应性降低和呼吸道阻力增高，同时伴呼吸功明显增加。肺顺应性降低的发生机制主要与肺水肿、表面活性物质减少和肺不张有关。呼吸道阻力增高可能主要与支气管收缩介质的释放有关。

呼吸力学改变中，肺顺应性最明显，甚至可影响患者预后。在先前的研究中，它并没有独立的预测性。但是从机械性的观点来看，高死亡率的患者的呼吸道顺应性可能明显降低，因为患者有顺应性较小的肺，可能发生更严重的肺水肿及功能性肺表面活性物质浓度的减少。Mathay 等人发现当呼吸道顺应性用于 ARDS 早期来测量时，呼吸道顺应性也能预测死亡危险度的增加。

（3）无效腔 / 潮气比值变化：在 ARDS 的早期做评估时，还未发现单一的肺特异性变量（包括低氧血症的严重程度）可以独立预测死亡的危险。但是在 ARDS 的观察性研究中肺无效腔 / 潮气比值（V_D/V_T）是不断增加的，而且 V_D/V_T 的增加是 ARDS 早期的一种特征。

以往的观察性研究显示当 $V_D/V_T \geq 0.60$ 时可能与更严重的肺损伤相关。Mathay 等人在疾病的早期，系统地测量了 V_D/V_T 并估计它与死亡危险的可能性。他们选择了 179 例插管患者，事先测量了 V_D/V_T，在 ARDS 早期，平均 V_D/V_T 显著增加（0.58 ± 0.09），死亡患者的 V_D/V_T 比存活患者的还要高［（0.63 ± 0.10）比（0.54 ± 0.09），$P < 0.001$］。而且 V_D/V_T 是一个独立的死亡危险因子；该值每上升 0.05，死亡的可能性就上升 45%（OR 1.45；95% 可信区间 1.15 ~ 1.83；$P = 0.002$）。

2. 支气管肺泡灌洗

许多研究者探讨了 ARDS 患者肺部生化和细胞异常改变，以期预测 ARDS 的发生或预后。在 ARDS 患者的支气管肺泡灌洗液（BALF）中发现了细胞因子、氧自由基、血管假性血友病因子、白细胞三烯和激活的补体片段等炎症介质。有危险因素或早期 ARDS 患者 BALF 中细胞计数的分析显示了高的中性粒细胞计数。中性粒细胞的计数普遍超过了 BALF 中所有细胞总数的 60%（正常在 5% 以下），已有研究试图阐明不同的炎症细胞类型和与

ARDS 预后的关系。一般而言，当 ARDS 好转之后，中性粒细胞被肺泡巨噬细胞代替。尽管巨噬细胞被认为有助于急性炎症过程，它们却可能对肺损伤的治愈扮演重要角色。在严重的脓毒血症导致的 ARDS 患者，最终死亡的患者肺泡中中性白细胞持久增多，而那些能够生存的患者显示了中性粒细胞的减低和巨噬细胞的增加，间接支持了持续的肺泡炎症与不良预后相关。

令人感到有趣的是，BALF 中发现了一个众所周知的肺纤维化的标志物——溶胶原肽（PCP- Ⅲ）。激活的肺成纤维细胞分泌Ⅲ型胶原，首先表现为溶胶原的形式，其中一个片段被脱掉，生成胶原。脱掉的片段即为 PCP- Ⅲ。在 ARDS 病程中进行的一系列支气管镜检查研究中，在 BALF 中增加的 PCP- Ⅲ的浓度与死亡率明显相关。在 ARDS 病程中，肺纤维化的发生已被证明和不良预后相关，BALF 中的 PCP- Ⅲ可能反映了这种纤维化过程。

检测 PCP- Ⅲ的浓度已被实验性地用来判定高危患者对降低肺损伤后的纤维变化反应的治疗效果。

支气管镜检查时进行支气管肺泡灌洗是评估患者的一个主要依据，有经验的操作人员可以安全地完成大多数患者的操作。尽管 BALF 的成分诊断 ARDS 无特异性，但分析 BALF 可以排除其他急性过程。高数量的嗜酸性粒细胞的出现（ >白细胞计数的 15% ~ 20%）提示为急性嗜酸性细胞肺炎；淋巴细胞计数增高提示过敏性肺炎、闭塞性细支气管炎伴机化性肺炎（BOOP）、其他急性形式的间质性肺疾病；增多的红细胞，特别是出现充满含铁血黄素的巨噬细胞提示肺出血。同时应进行 BALF 的培养，以诊断所有可能的感染性成分。诊断卡氏肺孢子虫、恶性肿瘤、病毒包涵体依赖于临床背景和细胞学检查。在机械通气的患者中，经支气管肺活检通常是禁忌的。开放性的肺活检很少有帮助作用。

3. 其他

其他异常的实验室检查指标很少与 ARDS 有特异性联系，尽管在 ARDS 时有许多异常的实验室检查指标，但却不能作为诊断性标准。ARDS 患者出现的许多异常的实验室检测指标与潜在的疾病有关。因为 ARDS 通常伴随全身性的炎症，其他器官的功能异常是经常发生的，包括白细胞增多、白细胞减少和贫血在内的血液学异常是很常见的；血小板减少，一个反映潜在的全身性炎症和血管内皮损伤的指标；弥散性血管内凝血（DIC）通常仅见于脓毒症、严重创伤、头部外伤导致的 ARDS；由于肾脏灌流减少或急性肾小管坏死，肾功能可能异常；肝功能异常可能表现为以肝细胞性或胆汁瘀积性功能异常为主；多器官功能衰竭的发生可能完全与伴随 ARDS 出现的潜在的全身性炎症相关。

其他一些提示血管内皮功能损害的指标也被用来探索在 ARDS 中的诊断价值，其中包括血清中血管假性血友病因子和补体的水平，类似血清中的急性期反应物，例如血浆铜蓝蛋白和多种细胞因子（例如 TNF，IL-1，IL-6，IL-8），在存在 ARDS 风险因素或发生 ARDS 的患者血清中，可呈一种或几种联合增加的趋势。但这些预测性的指标在预测 ARDS 的发展、死亡率或指导诊断和治疗方面，还未证明有实用的临床价值。

五、诊断和鉴别诊断

由于 ARDS 的预后较差，目前多强调早期诊断、早期作预防性治疗，有可能降低其死亡率。其诊断主要靠汇集临床症状和体征，以及实验室检查作综合判断，其中动脉血气分析和肺功能的机械力学指标，对诊断的建立有实质性意义。

（一）诊断标准

1. 病史和体征

最重要的特点是在严重原发病发生后突然出现进行性呼吸困难。凡有严重创伤、休克、感染、大手术等的伤病员，且有大量输血和输液史，呼吸困难而频率在 36 次 / 分以上，伴有轻度中央性发绀，吸氧后无改善者，均系应引起警惕的信号。

2. 胸部 X 线

胸部 X 线可见广泛肺渗出的阴影，先是间质性，而后是肺泡性。但胸片所显示的异常要比病理改变晚 12 ~ 36 小时，故应多注意临床表现和血气分析结果。

3. 肺功能改变

（1）进行性低氧血症：一般氧疗不能纠正。其 PaO_2 < 9.3 kPa（70 mmHg）（FiO_2 为 0.4 时），PaO_2/FiO_2 < 300。

（2）肺功能残气量（FRC）减少。

（3）静息总肺顺应性 < 50 mL/cmH_2O，常低至 20 ~ 30 mL/cmH_2O。

（4）A-aDO_2 吸纯 O_2 时 > 26.7 kPa（200 mmHg），并逐步增高。

（5）呼吸道阻力：0.4 ~ 0.6 kPa。

（6）无效腔量与潮气量的比值（V_D/V_T）> 0.4。

（7）肺毛细血管楔压（PCWP）< 2.1 kPa（16 mmHg）。

（8）肺内动、静脉分流增加：正常人解剖分流为 2% ~ 4%，生理分流 3% ~ 5%。此分流达 20%时，机体仍可代偿。但当分流 > 40%，则症状显著，预后不良。测定分流的方法：密闭式给纯 O_2 15 分钟后，按 PaO_2 的高低计算分流量大小。PaO_2 的正常值为 93.3 kPa（700 mmHg），若 < 13.3 kPa（100 mmHg）则其分流量可能达 30% ~ 50%。

4. 病理解剖

分析死亡的患者，其病理解剖有下列特征：①肝样化的肺，重量 > 1000 g。②充血性不张。③透明膜形成。④广泛肺纤维化。⑤Ⅱ型肺细胞增生。上述诊断标准在有条件的医院均可获得。最近有人提出早期进行血中 C5a 和纤维蛋白降解产物的测定，可提高早期诊断率，这在大医院特别是教学医院应尽可能开展。另外，血液抵抗凝血酶Ⅲ和高水平的组织前纤维蛋白溶酶激活抑制物，可能提示 ARDS 的发生。

（二）原发病因的鉴别诊断

由于 ARDS 是一种病因各异而临床表现雷同的综合征，对它的诊断既要确定它的存在和病情程度，又要鉴别诊断其致病因。如是方能既指导治标又指导治本，以提高疗效。

1. 肺水肿

肺水肿是产生 ARDS 的常见原因之一，但产生肺水肿的病理生理机制有三：① ARDS 是由于肺毛细血管高通透性所致。②心源性肺水肿是由于肺毛细血管高滤过压而产生。③血液低渗透压性肺水肿是血液过度稀释（如休克大量液体复苏）造成的后果。

2. 脓毒血症

患者有感染灶或感染性并发症的存在，临床上有感染或脓毒血症的表现，血液培养多有革兰阴性菌生长。

3. 休克

休克包括创伤性、出血性、脓毒血症等休克。从受伤史、病史和体征不难区分。

4. 误吸

从发病史、下呼吸道吸出物为酸性胃内容物，以及胸部 X 线片显示肺部病变有一定的解剖分布等方面看，亦易辨认。

5. 脂肪栓塞综合征

有创伤史并有一个或多个有髓骨的骨折。ARDS 的症状出现较早，多在伤后 12 ~ 48 小时，其体征有：上半身和腋窝处有出血点，视网膜终末动脉微栓，偶见脂肪栓。

6. 创伤

最近有胸部创伤加误吸史，或大手术后特别是腹部手术后腹胀、呕吐导致大量误吸者，如再加脓毒血症则更易发生 ARDS。其特征包括各部外伤所产生的症状和体征。有误吸者肺部满布湿啰音。胸部 X 线片所见同于误吸者。

7. 大量输血

最近有大量输全血或成分输血史。其鉴别点有：①导致大输血的原因创伤或休克。② PCWP 正常。③肺内分流增加。④胸部 X 线片可见广泛渗出。

8. 体外循环下心内直视手术后所致的灌注肺

其特点有：①体外循环灌注时间较长。②血液破坏大。③术中、术后大量输血、输液。④可能伴有心功能不全特别是左心，PCWP 可升高。⑤胸部 X 片可见广泛渗出。

9. DIC

DIC 通常也是一种继发病，特别是在严重低心排血量、休克及脓毒血症、广泛创伤尤其是广泛血管内皮细胞创伤后。其临床特点除原发病因或病理状态外，可有播散性凝血、出血或血栓形成的表现。实验室检查：①其中有诊断意义者有纤维蛋白单体及其裂解产物含量增加；纤维蛋白肽含量升高；序列纤维蛋白原测定含量逐步下降。②非特异性地发现有凝血酶原时间（PT）和激活的部分凝血激酶时间（APTT）均延长；血小板计数进行性下降；周围血涂片可见红细胞呈棘形和破坏。

10. 神经源性肺水肿

有头部创伤史或大癫痫发作或脑卒中史。临床表现：神志不清、躁动、呼吸急促。体征包括外伤、中枢和周围神经阳性体征，以及颅内压升高的表现。胸部 X 线片有肺水肿表现。

11. 高山性肺水肿

在喷气机时代，人们可在短时间内由海拔很低的平原地带飞到高海拔区域（例如我国的西藏），易感的患者在 48 小时内可发生肺水肿，主要是由分布不均匀的强度血管收缩，以及肺毛细血管内皮损伤所致。其临床表现颇似一般 ARDS。一般吸 O_2 和休息即可缓解，重者可用 PEEP 模式进行机械通气治疗，见效甚快。

六、ARDS 的治疗

临床研究证实呼吸支持治疗是目前治疗 ALI/ARDS 最有效的措施，而且有相当成熟的经验。呼吸机使用越来越普及，新型呼吸机也设计提供了方便实用的新功能和实用的监测呼吸功能的指标，需要不断学习和更新相关知识。

（一）无创机械通气

无创机械通气（NIV）可以避免气管插管和气管切开引起的并发症，近年来得到了广泛的推广应用。NIV 在急性低氧性呼吸衰竭中的应用虽有争议，我们体会在急性肺损伤期，这种方法也可选择，实践证明是有效的。部分较轻的患者可以作为过渡性方法支持，改善极度缺氧的状态，待继有创气道的建立。但迄今为止，尚无足够的资料显示 NIV 可以作为 ALI/ARDS 导致的急性低氧性呼吸衰竭的常规治疗方法。我们观察到，当 ARDS 患者神志清楚、血流动力学稳定，并能够得到严密监测和随时可行气管插管时，可以尝试 NIV 治疗。如果预计患者的病情能够在 48 ~ 72 小时内缓解，可以考虑应用 NIV。

NIV 的模式有：

（1）控制 / 辅助通气：各种类型的呼吸机均可经面罩进行定容或定压机械通气，应用定容通气模式时需事先设定呼吸频率、潮气量，应用定压通气模式时，需事先设定吸气压力和吸气时间。定容模式中，V_E 由 V_T 和 f 的乘积决定。但这只是呼吸机送出的气体量，即使人机系统完全密封，也不能真正代表进入气道和肺泡的气体量。此外，因为口腔颊部的顺应性较大，可形成一定量的动态无效腔，呼吸机管道也有一定的顺应性，与气道压力成正相关，均可减少有效的潮气量。此外，呼吸机送气的过程中，还有一部分气体从面罩与面部皮肤接触处溢出或进入食管，又进一步减少了有效气体量。因此，面罩通气 V_T 的设定通常高于经人工气道机械通气。

（2）压力支持通气：同人工气道机械通气一样，经面罩压力支持通气适用于有一定自主呼吸能力的患者，允许患者进行一定程度的自主呼吸，同时由呼吸机补充不足的通气量。与控制通气比较，可降低气道峰压和气道平均压，同步性能好，易被患者耐受，但需带有压力支持通气模式的呼吸机，而且不能应用于呼吸驱动减弱或应用镇静剂、麻醉剂后自主呼吸受到抑制的患者，因为患者自主呼吸弱或被药物抑制后将无法触发机械通气，势必引

起低通气和 CO_2 潴留。

（3）存在的特殊问题及处理：由于经鼻或面罩机械通气存在人机系统密封难度大，另外气体要流经鼻和口咽部气道才能进入肺内等原因，易引起通气量不足、胃肠胀气和人机不配等问题。通气量不足的原因可能为气体经面罩与皮肤接触处溢出，气体进入胃肠道，或因呼吸道阻力过高后造成气道峰压高，超过报警范围提前中止吸气。人机不配也可提前中止呼吸机送气，造成通气不足和 CO_2 潴留。气体进入食管引起胃肠胀气最常见的原因为吸气流量过高或呼吸道阻力过高。通常，食管括约肌可抵抗 30 cmH_2O 左右的压力，气道峰压低于此值时气体不易进入胃内。但气道峰压高于此值时，即可产生较高的咽部、气道和食管压力迫使气体进入胃肠道。此外，患者呼吸道阻力高时，即使相同的气流量也可形成较高气道峰压，产生口咽和食管高气压，诱发气体流入胃肠道。但气流量太低时，将无法满足患者对吸气流量的需求，产生不适感、人机不配、低通气和 CO_2 潴留，增强呼吸驱动，引起吞咽动作将气体咽入胃肠道引起胃肠胀气。

在以下情况时不适宜应用 NIV：①神志不清。②血流动力学不稳定。③气道分泌物明显增加而且气道自洁能力不足。④因脸部畸形、创伤或手术等不能佩戴鼻面罩。⑤上消化道出血、剧烈呕吐、肠梗阻和近期食管及腹上区手术。⑥危及生命的低氧血症。

（二）有创机械通气

1. 机械通气的时机选择

ARDS 患者经高浓度吸氧仍不能改善低氧血症时，应气管插管进行有创机械通气，ARDS 患者呼吸功明显增加，表现为严重的呼吸困难，早期气管插管机械通气可降低呼吸功，减少氧耗，改善呼吸困难。早期气管插管对 ARDS 的治疗意义在于有效纠正低氧血症，降低呼吸功，缓解呼吸窘迫，并能够更有效地改善全身缺氧，防止肺外器官功能损害，防止多器官损伤和疾病的进一步加重。

2. 人工气道建立的选择

开始进行呼吸支持最难的并不是呼吸机的使用和选择，也不是通气模式的选择，而是开始时人工气道的建立。人工气道有创伤，也有风险，有时极为困难。特别是在疾病危重而患者神志仍清醒者，进行气管插管的风险更大。可能插管过程中会刺激咽喉迷走神经，诱发心搏骤停或气道痉挛，使得插管难以顺利进行。使用过多的麻醉药可能导致血压下降，自主呼吸停止等并发症。如果插管不顺利，会加重缺氧和呼吸循环不良反应，所以早期选择合理的人工气道方法最为重要。对于昏迷者，反应较轻者，插管比较稳妥。对于清醒者如果血压稳定，心率不过快，适当镇静后进行插管。极度烦躁者在面罩供养或无创呼吸机的帮助下进行局部麻醉经鼻经插管镜插管可显著减少刺激，在无法进行插管者，在无创机械通气保护下适当镇静，进行气管切开是较为稳妥的选择。

3. ARDS 机械通气模式

常规通气模式包括容量控制通气（VCV）、压力 - 控制通气（PCV），以及自主呼吸与控制通气并存的通气模式，如间歇指令通气（IMV）、同步间歇指令通气（SIMV）、分钟指令通气（MMV）等。由于 PCV 和 VCV 为其他通气模式的基础，故这里仅介绍 PCV 和 VCV，以及可以减少肺不张或改善氧合的呼吸末正压（PEEP）。

（1）容量控制通气：容量控制通气为用恒定的流量释放预先选择的潮气量，而不考虑气道压力。容量控制通气可保证通气时所需的潮气量。呼吸频率设定合理时，可保证每分通气量。但是，容量控制通气中气道压力是一个变量（或称为自由度），会随着呼吸道阻力和顺应性而变化。呼吸道阻力增加或肺顺应性减少时，气道压力即升高，存在着因气道压力升高引起气压伤的危险。应用容量控制机械通气时，应设定安全的压力限制报警。在成人中通常限制压力在 35 cmH_2O，这一压力限制减少了气压伤的危险。ARDS 时用尽可能低的峰压通气，可防止机械通气引起现存的肺损害加重，以及呼吸机相关肺损伤。

（2）压力控制通气：压力控制通气为在设定的时间内，呼吸机以恒定的压力将吸气气流送入肺内，即在全部吸气间期内，气道内将保持着预先选择的吸气压力。在吸气开始肺容量最低的时候，吸气流量最高。因为压力是恒定的，所以随着肺充盈的增加，气体流速也迅速减少，表现为“减速流量”。压力限制的优点是，①气道峰压恒定，因此可减少气压伤和气道损伤的危险。②可帮助气体分布不均的疾病有效地通气，递减的吸气流量结合压力限制可减少通气良好的“快”肺泡的过度充气，因此可相应改善通气差的“慢”肺泡的充气。③应用减速气流可改善气体交换。④压力控制通气特别适于有漏气丢失（瘘管、无气囊通气导管）等疾病，因为增加的气流可维持预先设定的压力，可自动在一定程度上补偿这些丢失。但只要有顺应性和阻力变化，潮气量即改变，如在呼吸道阻力突然升高时，送给患者的通气量即降低。所以，应用这一通气模式时，应设定警报密切监测通气量。压力控制通气适用于严重 ARDS 患者，最好能仔细设定吸气压力水平和压力增加的坡度，以便一方面达到选择的潮气量，另一方面最初的吸气流量不至于太高（< 2 L/s），同时应避免压力水平 > 35 cmH_2O。

4. 机械通气呼吸机与患者相互作用的程序与呼吸模式

呼吸机允许的通气类型以及吸气的方式有 3 种模式。①触发式、限制式和循环式。触发式即由呼吸机引发吸气，限制式是指吸气时限定参数（容量、压力和流量），循环式是当各项指标达到预定指标时终止吸气。与此相呼应，有 3 种类型的呼吸模式：指令性通气、辅助通气和自发通气。②指令性通气：又称持续控制通气（CMV），指呼吸机完全替代患者的自主呼吸，分容量和压力控制两种模式，其呼吸频率、潮气量、吸气流速和吸呼比均按预设值进行。此种模式可最大限度地降低呼吸功，使疲劳的呼吸肌得到休息。但清醒患者或者自主呼吸较强的患者很难与呼吸机协调。CMV 多用于严重呼吸衰竭的开始阶段。③辅助 / 控制通气（ACV）：是由患者自主呼吸触发的机械通气，分为压力和容量两种触发模式。ACV 是临床上最常使用的基本模式，优点是触发点调整适当时患者感受良好，协调容易，维持时间较长。④间歇指令通气（IMV）模式：是指呼吸机按预设指令对患者进行机械通气，两次指令之间让患者自主呼吸。此时分钟通气量由呼吸机和患者自主通气两部分组成。当呼吸机指令与患者呼吸同步时则为同步间歇指令通气（SIMV）。IMV可根据病情需要给患者提供。0 ~ 100%的通气支持，常用于呼吸肌的撤机过程中，能逐步减少患者对呼吸机的依赖。患者没有自主呼吸时，CMV、ACV、SIMV是等同的。辅助/控制通气时，若患者的每次呼吸均能触发呼吸机送气，容易导致呼吸性碱中毒、过度通气和肺泡内持续正压（PEEPi）。此时过度通气是由肺呼气时间相对较短所致。与ACV模式相比较，SIMV较少引起呼吸性碱中毒，但SIMV可能增加患者的呼吸功，故一般不用于呼吸衰竭的早期阶段。ACV和SIMV运用都很广泛，可根据个人偏好选择。⑤持续气道正压通气（CPM）和压力支持通气（PSV）。CPAP是在自主呼吸条件下，呼吸周期内呼吸机给予正压气流，使气道在吸/呼时气相均保持正压。CPAP的优点在于能使陷闭的肺泡开放，增加功能残气量，减少分流，改善氧合。PSV模式中，呼吸机在患者吸气触发后按预设压力提供通气支持，而流速方式、呼吸频率和吸呼比均由患者自行控制。PSV模式的优点在于能最大限度地发挥患者的自主呼吸功能，性能良好。PSV可与其他模式相联合，如SIMV以支持患者的自主呼吸。减少患者的呼吸功是机械通气的目的。CMV模式中呼吸机提供全部的呼吸功；IPAP模式则由患者提供全部的呼吸功。目前，关于机械通气的ARDS患者何为理想的呼吸功仍无定论。采用PSV通气模式，尤其是人－机同步较好时，患者的呼吸功耗与ACV、SIMV模式中相差无几。因此，选择何种呼吸模式需要根据临床各项指标综合制定，并在治疗过程中根据病情变化做相应调整。

5. ARDS呼吸支持治疗的几个特殊问题

（1）肺保护性通气：由于ARDS患者大量肺泡塌陷，肺容积明显减少。常规或大潮气量通气易导致肺泡过度膨胀和气道平台压过高，加重肺及肺外器官的损伤。气道平台压能够客观反映肺泡内压，其过度升高可导致呼吸机相关肺损伤。ARDS肺容积明显减少，为限制气道平台压，采用小潮气量措施。允许动脉血二氧化碳分压（$PaCO_2$）高于正常，即所谓的允许性高碳酸血症。允许性高碳酸血症是肺保护性通气小潮气量策略的结果。目前尚无明确的二氧化碳分压上限值，一般主张保持pH > 7.20，否则可考虑静脉输注碳酸氢钠。虽然小潮气量通气和允许性高碳酸血症（PHC）是最重要的肺保护性通气措施之一，但降低潮气量，则可能导致动脉二氧化碳分压（$PaCO_2$）升高，即PHC。一般情况下，潮气量 < 6 mL/kg时，允许$PaCO_2$增高到60 ~ 80 mmHg。pH达7.10 ~ 7.20时，患者通常能较好耐受。PHC可降低ARDS患者吸气末平台压（Pplat），避免肺泡过度膨胀，具有肺保护作用。吸气末Pplat反映肺泡跨壁压，当Pplat < 30 cmH_2O时，有利于防止VALI。实施PHC可防止肺泡过度膨胀，可避免肺损伤恶化和MODS，但主要适用于重度ARDS。

（2）肺开放策略：充分复张ARDS塌陷肺泡是纠正低氧血症和保证PEEP效应的重要手段。为限制气道平台压而被迫采取的小潮气量通气往往不利于ARDS塌陷肺泡的膨胀，而PEEP维持肺复张的效应依赖于吸气期肺泡的膨胀程度。临床常用的肺复张手法包括控制性肺膨胀、PEEP递增法及压力控制法（PCV法）。控制性肺膨胀采用恒压通气方式，一般吸气压为30 ~ 45 cmH_2O，持续时间30 ~ 40秒。临床研究证实肺复张手法能有效地促进塌陷肺泡复张，改善氧合，降低肺内分流。

（3）最佳 PEEP：ARDS 广泛肺泡塌陷不但可导致顽固的低氧血症，而且部分可复张的肺泡周期性塌陷开放而产生剪切力，会导致或加重呼吸机相关肺损伤。充分复张塌陷肺泡后应用适当水平 PEEP 防止呼气末肺泡塌陷，改善低氧血症，并避免剪切力，防治呼吸机相关肺损伤。因此，ARDS 应采用能防止肺泡塌陷的最低 PEEP。PEEP > 12 cmH_2O，尤其是 > 16 cmH_2O 时明显改善生存率。以肺静态压力 – 容积（PV）曲线低位转折点压力来选择 PEEP 较为稳妥。静态压力 – 容积（PV）曲线低位转折点法和最大氧输送法是选择最佳 PEEP 常用的临床方法，但实用性均较差。最近应用低流速法（ < 8 L/min）测定动态肺 PV 曲线，获得准静态压力 – 容积（PV）曲线。它与静态 PV 曲线高度相关，使床边选择最佳 PEEP 成为可能。一般以准静态 PV 曲线低位转折点压力高 2 ~ 3 cmH_2O 作为最佳 PEEP。

（4）特殊体位的机械通气：ARDS 患者合并 VAP 往往使肺损伤进一步恶化。机械通气患者平卧位易发生 VAP，低于 30° 的平卧位是院内获得性肺炎的独立危险因素，半卧位可显著降低机械通气患者 VAP 的发生。俯卧位通气通过降低胸腔内压力梯度、促进分泌物引流和促进肺内液体移动，明显改善氧合。俯卧位通气可通过逆转胸腔负压梯度和重力的作用扩张萎陷的肺泡，改善肺内气血分布和肺换气功能，消除因萎陷肺泡随呼吸机周期性开放和关闭造成的剪切力，从而有效地减少引起 VALI 的因素。俯卧位通气可明显改善 ARDS 患者氧合，采用俯卧位通气后病死率显著降低。因此对于常规机械通气治疗无效的重度 ARDS 患者，可考虑采用俯卧位通气。严重的低血压、室性心律失常、颜面部创伤及未处理的不稳定性骨折为俯卧位通气的相对禁忌证。当然，体位改变过程中可能发生如气管插管及中心静脉导管意外脱落等并发症，必须严密预防。

（5）有创 – 无创序贯呼吸支持，是采用先有创呼吸支持，待 ARDS 病情得到控制，但尚不能完全脱机而采取的一种过渡脱机的措施，可以减少插管维持时间，减少呼吸机相关肺炎的有效手段。还有液体通气等新的方式用于 ARDS，临床实施有诸多困难。

（6）镇静镇痛与肌松药使用：镇静镇痛剂可以缓解焦虑、躁动、疼痛，减少过度的氧耗，机械通气时应用目标和评估镇静效果的标准。根据镇静目标水平来调整镇静剂的剂量，每天均需中断或减少镇静药物剂量直到患者清醒，以判断患者的镇静程度和意识状态。危重患者应用肌松药后，可能延长机械通气时间，导致肺泡塌陷和增加 VAP 发生率，并可能延长住院时间。机械通气的 ARDS 患者应尽量避免使用肌松药物。

（7）体外膜氧合技术（ECMO）和液体通气是在上述治疗无效时采用的办法，临床实施也有相当难度，高额费用也是限制使用的问题。

（三）液体管理原则

因为高通透性肺水肿是 ALI/ARDS 的病理生理基础，液体控制与合理应用对 ALI/ARDS 患者具有重要的临床意义。液体负平衡与感染性休克患者病死率的降低显著相关，液体正平衡可增加病死率。利尿剂合理使用可减轻肺水肿，但要注意器官灌注保持良好状态。因此，ALI/ARDS 患者的液体管理必须考虑到二者的平衡，必须在保证脏器灌注前提下进行负平衡或利尿。基本原则是在维持循环稳定，保证器官灌注的前提下，限制性的液体管理策略对 ALI/ARDS 患者是有利的。

关于液体管理的另一个问题就是晶体还是胶体液进行液体复苏。研究表明使用白蛋白进行液体复苏，其疗效与生理盐水无明显差异。但已经证实，低蛋白血症是严重感染患者发生 ARDS 的独立危险因素，而且低蛋白血症可导致 ARDS 病情进一步恶化，并使机械通气时间延长，病死率也明显增加。对低蛋白血症的 ARDS 患者，有必要输入白蛋白或人工胶体，提高胶体渗透压。胶体溶液联合应用呋塞米，有助于实现液体负平衡，并改善氧合。

（四）糖皮质激素治疗

ALI/ARDS 发生和发展始终贯穿着全身炎症反应，血浆和肺泡灌洗液中的炎症因子浓度升高与 ARDS 病死率成正相关。临床应用糖皮质激素控制炎症反应。在我国预防和治疗 ARDS 似乎已成为临床基本常规。但大剂量糖皮质激素对 ARDS 的预防和早期治疗作用未得到临床研究的证实，如果有变应原因的 ARDS 患者，早期应用糖皮质激素治疗可能有效。感染性休克并发 ARDS 的患者，往往合并有肾上腺皮质功能不全，适合应用替代剂量的糖皮质激素。

虽然研究证实糖皮质激素有广泛的抗感染作用，但在 ARDS 的治疗上关于糖皮质激素使用的剂量和时间有不同的观点。临床资料表明皮质激素的使用并未改善死亡率，也不能预防 ARDS 发生，但实际在临床都在广泛使用。一般认为，早期、短期适当剂量（甲泼尼龙 40 ~ 120 mg/d）可能有益。晚期应用糖皮质激素能抑制 ARDS 晚期持续存在的炎症反应，并能防止过度的胶原沉积，从而有可能对晚期 ARDS 导致纤维化有保护作用。也有报告认为皮质激素可明显改善低氧血症和肺顺应性，缩短患者的休克持续时间和机械通气时间。但我国 2007 年 ARDS 指南不推荐皮质激素作为常规治疗方法。笔者认为，对于无特异治疗选择的危重患者，使用皮质激素对大多数 ARDS 的救治是可以选择和使用的，只是剂量和时间根据病情酌定。对于超过 2 周病情仍不能控制的患者，不推荐使用皮质激素，对纤维化形成并无抑制作用。虽有大剂量糖皮质激素治疗 ARDS 的报告，但多不主张使用超大剂量的皮质激素，时间也不宜过长，以避免皮质激素所带来的严重不良反应或并发症。

（五）肺泡表面活性物质替代治疗

新生儿呼吸窘迫综合征就是肺泡表面活性物质缺失，引起肺泡塌陷。肺泡表面活性物质能降低肺泡表面张力，减轻肺炎症反应，阻止氧自由基对细胞膜的氧化损伤。因此，补充肺泡表面活性物质可能成为 ARDS 的治疗手段。研究显示，大剂量使用肺泡表面活性物质有降低 ARDS 病死率的趋势，能够短期内改善 ARDS 患者的氧合，病死率下降。但是肺泡表面活性物质的应用仍存在许多问题亟待解决。这项治疗尚不能作为 ARDS 的常规治疗手段。

（六）其他治疗

多年来动物实验和临床报告探讨了 ARDS 的新的治疗途径，这些治疗方法在动物实验结果是有效的，但用于临床后情况就非常复杂，结论也不尽一致，以下是相关问题的简要叙述。

1. 一氧化氮（NO）吸入治疗

动物实验研究证实，NO 吸入可选择性扩张肺血管，显著降低肺动脉压，减少肺内分流，改善通气 / 血流比例失调，并且可减少肺水肿形成。临床研究显示，NO 吸入短期内可使 ARDS 患者氧合改善，肺动脉压、肺内分流明显下降，但对心排血量无明显影响。因此，吸入 NO 也不作为 ARDS 的常规治疗手段，可在一般治疗无效的严重低氧血症时试用。

2. 抗氧化剂治疗

动物实验证实，抗氧化剂 N- 乙酰半胱氨酸（NAC）对急性肺损伤有良好的保护作用，它和丙半胱氨酸通过提供合成谷胱甘肽（GSH）的前体物质半胱氨酸，提高细胞内 GSH 水平，依靠 GSH 氧化还原反应来清除体内氧自由基，从而减轻肺损伤。静脉注射 NAC 对 ALI 患者可以显著改善全身氧合和缩短机械通气时间。NAC 等抗氧化剂用于治疗 ARDS 有待进一步研究和确认。

3. 前列腺素 E_1 应用

前列腺素 E_1（PGE_1）是血管活性药物，还调节免疫，抑制巨噬细胞和中性粒细胞的活性，有广泛的抗感染作用。从机制上讲 PGE_1 用于治疗 ALI/ARDS 应该有效，但目前完成的研究报告表明效果并不理想。有研究报道吸入型 PGE_1 可以改善氧合，如果 ALI/ARDS 患者低氧血症难以纠正时，可以考虑采用吸入 PGE_1 治疗。

4. 细胞因子单克隆抗体或拮抗剂的应用

动物实验应用单克隆抗体或拮抗剂中和肿瘤坏死因子（TNF）、白细胞介素（IL）-1 和 IL-8 等细胞因子可明显减轻肺损伤。也有临床研究观察抗 TNF 单克隆抗体治疗严重感染的临床疗效，治疗组的病死率明显降低。该项治疗能否用于 ALI/ARDS 的治疗，目前尚缺乏推荐临床研究证据。

另外，国内报道使用血必净可改善 ALI/ARDS 氧合和缩短呼吸支持住 ICU 的时间，但缺乏大样本的 CRT 研究证据。也有报告引用乌司他丁抗感染作用治疗 ARDS，我们也对氧合难以纠正，全身炎症反应剧烈的患者或重症胰腺炎患者使用较大剂量的乌司他丁，观察疗效显著，但同样缺乏严格的 RCT 资料支持。有报道肠内应用鱼油，补充 EPA 和 γ- 亚油酸可以显著改善氧合和肺顺应性，明显缩短机械通气时间。对严重感染和感染性休克的临床研究显示，通过肠内营养补充 EPA、γ- 亚油酸和抗氧化剂，明显改善氧合，并可缩短机械通气时间与 ICU 住院时间，减少新发的器官功能衰竭，降低病死率。这种方法简单，费用不高的治疗可推荐使用。

5. 干细胞移植预防和治疗

ALI/ARDS 造血干细胞（HCS）和骨髓间充质干细胞（MSC）在一定条件下均可分化为支气管上皮细胞、肺泡上皮细胞等多个胚层来源的细胞，可用于肺损伤的预防和治疗。由于 HCS 和 MSC 具有取材容易、可体外大量扩增、免疫原性小和移植费用低廉等特点，采用 HCS 和 MSC 治疗 ALI/ARDS、间质性肺疾病及肺气肿等多种肺疾病是今年的研究热点。已有资料证实，给肺损伤的动物或患者移植自体 HCS 或 MSC 后，HCS 或 MSC 可在肺内分化为Ⅱ型肺泡上皮细胞，后者可进一步分化为Ⅰ型肺泡上皮细胞。也有人发现干细胞可直接分化为Ⅰ型肺泡上皮细胞。但对于急性、危重、正在急性呼吸机治疗的患者来讲，临床实用却有不小困难和待解决的问题。

（肖　岳）

第四节　慢性阻塞性肺疾病

慢性阻塞性肺疾病（COPD）简称慢阻肺，是以持续气流受限为特征的可以预防和治疗的疾病，其气流受限多呈进行性发展，与气道和肺组织对香烟烟雾等有害气体或有害颗粒的异常慢性炎症反应有关。肺功能检查可确定气流受限。在吸入支气管扩张剂后，第一秒用力呼气容积（FEV_1）/ 用力肺活量（FVC）（FEV_1/FVC）< 70%表明存在持续气流受限。

慢性支气管炎是指在除外慢性咳嗽的其他已知原因后，患者每年咳嗽、咳痰 3 个月以上并连续两年者。肺气肿是指肺部终末细支气管远端气腔出现异常持久的扩张，并伴有肺泡壁和细支气管的破坏，而无明显的肺纤维化。当慢性支气管炎、肺气肿患者肺功能检查出现持续气流受限时，则可诊断为 COPD；若患者无持续气流受限，则不能诊断为 COPD。一些已知病因或具有特征病理表现的疾病也可导致持续气流受限，如支气管扩张症、肺结核纤维化病变、严重的间质性肺疾病、弥漫性泛细支气管炎和闭塞性细支气管炎等，但均不属于慢阻肺。

一、诊断要点

1. 病史

（1）危险因素：吸烟史、职业性或环境有害物质接触史。

（2）既往史：包括哮喘史、过敏史、儿童时期呼吸道感染及其他呼吸系统疾病。

（3）家族史：慢阻肺有家族聚集倾向。

（4）发病年龄和好发季节：多于中年以后发病，症状好发于秋冬寒冷季节，常有反复呼吸道感染及急性加重史，随着病情进展，急性加重逐渐频繁。

2. 临床表现特点

COPD 的特征性症状是慢性和进行性加重的呼吸困难、咳嗽和咳痰。慢性咳嗽和咳痰常先于气流受限多年而存在。

（1）呼吸困难：是 COPD 最重要的症状，也是患者体能丧失和焦虑不安的主要原因。患者常描述为气短、气喘和呼吸费力等。早期仅在劳力时出现，之后逐渐加重，以致日常活动甚至休息时也感到气短。

（2）慢性咳嗽：通常为首发症状，初起咳嗽呈间歇性，早晨较重，以后早晚或整晚均有咳嗽，但夜间咳嗽并不显著，少数病例咳嗽不伴有咳痰，也有少数病例虽有明显气流受限但无咳嗽症状。

（3）咳痰：咳嗽后通常咳少量黏液性痰，部分患者在清晨较多，合并感染时痰量增多，常有脓性痰。

（4）喘息和胸闷：不是 COPD 的特异性症状，部分患者特别是重症患者有明显的喘息，听诊有广泛的吸气相或呼气相哮鸣音，胸部紧闷感常于劳力后发生，与呼吸费力和肋间肌收缩有关。

（5）其他表现；在 COPD 的临床过程中，特别是程度较重的患者可能会发生全身性症状，如体重下降、食欲减退、外周肌肉萎缩和功能障碍、精神抑郁和（或）焦虑等，长时间的剧烈咳嗽可导致咳嗽性晕厥。

（6）COPD 后期出现低氧血症和（或）高碳酸血症，可合并慢性肺源性心脏病和右心衰竭。

3. 辅助检查

（1）肺功能检查：是判断持续气流受限的主要客观指标。患者吸入支气管舒张剂后的 $FEV_1/FVC < 70\%$，可以确定为持续存在气流受限，是诊断 COPD 的必备条件。肺总量（TLC）、功能残气量（FRC）和残气量（RV）增高，肺活量（VC）减低，表明肺过度充气。

（2）胸部 X 线检查：对确定肺部并发症及与其他疾病（如肺间质纤维化、肺结核等）鉴别具有重要意义。COPD 早期 X 线胸片可无明显变化，以后出现肺纹理增多和紊乱等非特征性改变。

（3）胸部 CT 检查：不作为常规检查。但在鉴别诊断时，CT 检查有益，高分辨率 CT 对辨别小叶中心型或全小叶型肺气肿及确定肺大疱的大小和数量，有很高的敏感性和特异性。

4. 鉴别诊断

COPD 应与哮喘、支气管扩张症、充血性心力衰竭、肺结核和弥漫性泛细支气管炎等相鉴别，尤其要注意与哮喘进行鉴别。虽然哮喘与 COPD 都是慢性气道炎症性疾病，但两者的发病机制不同，临床表现及对治疗的反应性也有明显差别。大多数哮喘患者的气流受限具有显著的可逆性，这是其不同于 COPD 的一个关键特征。但是，部分哮喘患者随着病程延长，可出现较明显的气道重塑，导致气流受限的可逆性明显减小，临床很难与 COPD 相鉴别。COPD 多于中年后起病，而哮喘则多在儿童或青少年期起病；COPD 症状缓慢进展，逐渐加重，而哮喘则症状起伏较大；COPD 多有长期吸烟史和（或）有害气体和颗粒接触史，而哮喘常伴有过敏体质、过敏性鼻炎和（或）湿疹等，部分患者有哮喘家族史。COPD 和哮喘可以发生于同一位患者，且由于两者都是常见病、多发病，这种概率并不低。

5. COPD的评估

COPD评估是根据患者的临床症状、急性加重风险、肺功能异常的严重程度及并发症情况进行综合评估，其目的是确定疾病的严重程度，包括气流受限的严重程度、患者的健康状况和未来急性加重的风险程度，最终目的是指导治疗。

（1）症状评估：可采用改良版英国医学研究委员会呼吸困难问卷（mMRC问卷）对呼吸困难严重程度进行评估（表2–2）。

（2）肺功能评估：应用气流受限的程度进行肺功能评估，即以FEV_1占预计值百分比为分级标准。慢阻肺患者气流受限的肺功能分级分为4级（表2–3）。

表2–2　改良版英国医学研究委员会呼吸困难问卷

呼吸困难评价等级	呼吸困难严重程度
0级	只有在剧烈活动时感到呼吸困难
1级	在平地快步行走或步行爬小坡时出现气短
2级	由于气短，平地行走时比同龄人慢或者需要停下来休息
3级	在平地行走约100 m或数分钟后需要停下来喘气
4级	因为严重呼吸困难而不能离开家，或在穿脱衣服时出现呼吸困难

表2–3　气流受限严重程度的肺功能分级

肺功能分级	气流受限程度	FEV_1占预计值百分比
Ⅰ级	轻度	50%～79%
Ⅱ级	中度	30%～49%
Ⅲ级	重度	＜30%
Ⅳ级	极重度	≥80%

（3）急性加重风险评估：上一年发生≥2次急性加重史者，或上一年因急性加重住院1次，预示以后频繁发生急性加重的风险大。

（4）COPD的综合评估：综合评估（表2–4）的目的是改善COPD的疾病管理。目前临床上采用mMRC分级或采用COPD患者自我评估测试（COPD assessment test，CAT）问卷评分作为症状评估方法，mMRC分级＞2级或CAT评分≥10分表明症状较重，通常没有必要同时使用两种评估方法。临床上评估COPD急性加重风险也有两种方法。①常用的是应用气流受限分级的肺功能评估法，气流受限分级Ⅲ级或Ⅳ级表明具有高风险。②根据患者急性加重的病史进行判断，在过去1年中急性加重次数＞2次或上一年因急性加重住院≥1次，表明具有高风险。当肺功能评估得出的风险分类与急性加重史获得的结果不一致时，应以评估得到的风险最高结果为准，即就高不就低。

表 2-4　慢阻肺的综合评估

组别	特征		肺功能分级（级）	急性加重（次/年）	呼吸困难分级（级）	CAT 评分（分）
	风险	症状				
A组	低	少	Ⅰ～Ⅱ	＜2	＜2	＜10
B组	低	多	Ⅰ～Ⅱ	＜2	≥2	≥10
C组	高	少	Ⅲ～Ⅳ	≥2	＜2	＜10
D组	高	多	Ⅲ～Ⅳ	≥2	≥2	≥10

6. COPD 的病程分期

COPD 的病程可分为急性加重期和稳定期：①急性加重期，患者呼吸道症状超过日常变异范围的持续恶化，并需改变药物治疗方案，在疾病过程中，患者常有短期内咳嗽、咳痰、气短和（或）喘息加重，痰量增多，脓性或黏液脓性痰，可伴有发热等炎症明显加重的表现。②稳定期，患者的咳嗽、咳痰和气短等症状稳定或症状轻微，病情基本恢复到急性加重前的状态。

7. COPD 急性加重期

慢阻肺急性加重是指患者以呼吸道症状加重为特征的临床事件，其症状变化程度超过日常变异范围并导致药物治疗方案改变。

（1）COPD 急性加重的原因：最常见的有气管、支气管感染，主要为病毒、细菌感染。部分病例急性加重的原因难以确定，一些患者表现出急性加重的易感性，每年急性加重≥2 次，被定义为频繁急性加重。环境、理化因素改变，稳定期治疗不规范等均可导致急性加重。肺炎、充血性心力衰竭、心律失常、气胸、胸腔积液和肺血栓栓塞症等的症状酷似慢阻肺急性发作，需要仔细加以鉴别。

（2）COPD 急性加重的诊断和严重程度评价：COPD 急性加重的诊断主要依靠患者急性起病的临床过程，其特征是呼吸系统症状恶化超出日间的变异，并由此需要改变其药物治疗。主要表现有气促加重，常伴有喘息、胸闷、咳嗽加剧、痰量增加、痰液颜色和（或）黏度改变及发热等，也可出现全身不适、失眠、嗜睡、疲乏、抑郁和意识不清等症状。当患者出现运动耐力下降、发热和（或）胸部影像学异常时也可能为 COPD 急性加重的征兆。气促加重，咳嗽、痰量增多及出现脓性痰常提示有细菌感染。

COPD 急性加重的评价基于患者的病史、反映严重程度的体征及实验室检查。病史包括慢阻肺气流受限的严重程度、症状加重或出现新症状的时间、既往急性加重次数（总数/住院次数）、并发症、目前治疗方法和既往机械通气使用情况。与急性加重前的病史、症状、体征、肺功能测定、动脉血气检测结果和其他实验室检查指标进行对比，对判断慢阻肺急性加重及其严重程度评估甚为重要。对于严重慢阻肺患者，意识变化是病情恶化和危重的指标，一旦出现需及时送医院救治。是否出现辅助呼吸肌参与呼吸运动，胸腹矛盾呼吸、发绀、外周水肿、右心衰竭和血流动力学不稳定等征象，也有助于判定慢阻肺急性加重的严重程度。急性加重期间不推荐进行肺功能检查，因为患者无法配合且检查结果不够准确。动脉血气分析示 PaO_2 < 60 mmHg 和（或）$PaCO_2$ > 50 mmHg，提示有呼吸衰竭。如 PaO_2 < 50 mmHg，$PaCO_2$ > 70 mmHg，pH < 7.30 提示病情严重，需进行严密监护或入住 ICU 行无创或有创机械通气治疗。

二、治疗要点

（一）COPD 稳定期的处理

目标是：①减轻当前症状，包括缓解症状、改善运动耐量和改善健康状况。②降低未来风险，包括防止疾病进展、防止和治疗急性加重及减少病死率。

1. 戒烟

教育和劝导患者戒烟，避免或防止吸入粉尘、烟雾及有害气体等。

2. 药物治疗

药物治疗用于预防和控制症状，减少急性加重的频率和严重程度，提高运动耐力和生命质量。根据病情的严重程度不同，选择的治疗方法也有所不同。COPD 稳定期分级治疗药物推荐方案见表 2–5。

表 2–5　慢阻肺稳定期起始治疗药物推荐方案

组别	首选方案	次选方案	替代方案
A 组	SAMA（需要时）或 SABA（需要时）	LAMA 或 LABA 或 SAMA 和 SABA	茶碱
B 组	LAMA 或 LABA	LAMA 和 LABA	SABA 和（或）SAMA 茶碱
C 组	ICS + LABA 或 LAMA	LAMA 和 LABA	PDE–4 抑制剂 SABA 和（或）SAMA 茶碱
D 组	ICS + LABA 或 LAMA	ICS 和 LAMA 或 ICS + LABA 和 LAMA 或 ICS + LABA 和 PDE–4 抑制剂 或 LAMA 和 LABA 或 LAMA 和 PDE–4 抑制剂	羧甲司坦 SABA 和（或）SAMA 茶碱

注：SAMA—短效抗胆碱药；SABA—短效 β_2 受体激活剂；LAMA—长效抗胆碱药；LABA—长效 β_2 受体激活剂；ICS—吸入激素；PDE–4—磷酸二酯酶 –4；替代方案中的药物可单独应用或与首选方案和次选方案中的药物联合应用，各栏中药物并非按照优先顺序排序。

（1）支气管舒张剂：支气管舒张剂可松弛支气管平滑肌、扩张支气管、缓解气流受限，是控制 COPD 症状的主要治疗措施。短期按需应用可缓解症状，长期规则应用可预防和减轻症状，增加运动耐力，但不能使所有患者的 FEV_1 得到改善。与口服药物相比，吸入剂的不良反应小，因此多首选吸入治疗。联合应用不同作用机制与作用时间的药物可以增强支气管舒张作用，减少不良反应。联合应用 β_2 受体激动剂、抗胆碱药物和（或）茶碱，可以进一步改善患者的肺功能与健康状况。① β_2 受体激动剂：主要有沙丁胺醇和特布他林等，为短效定量雾化吸入剂，数分钟内起效，15 ~ 30 分钟达到峰值，疗效持续 4 ~ 5 小时，每次剂量 100 ~ 200 μg（每喷 100 μg），24 小时内不超过 8 ~ 12 喷。其主要用于缓解症状，按需使用。福莫特罗为长效定量吸入剂，作用持续 12 小时以上，较短效 β_2 受体激动剂更有效且使用方便。吸入福莫特罗后 1 ~ 3 分钟起效，常用剂量为 4.5 ~ 9 μg，每日 2 次。茚达特罗是一种新型长效 β_2 受体激动剂，2012 年 7 月已在我国批准上市。该药起效快，支气管舒张作用长达 24 小时，每日 1 次吸入 150 或 300 μg 可以明显改善肺功能和呼吸困难症状。②抗胆碱药：短效制剂有异丙托溴铵气雾剂，定量吸入，起效较沙丁胺醇等短效 β_2 受体激动剂慢，但其持续时间长，30 ~ 90 分钟达最大效果，可维持 6 ~ 8 小时，使用剂量为 40 ~ 80 μg（每喷 20 μg），每日 3 ~ 4 次，不良反应小。噻托溴铵是长效抗胆碱药，可以选择性作用于 M1 和 M2 受体，作用长达 24 小时以上，吸入剂量为 18 μg，每日 1 次。③茶碱类药物：茶碱缓释或控释片，0.2 g，每 12 小时 1 次；氨茶碱 0.1 g，每日 3 次。

（2）激素：对高风险 COPD 患者（C 组和 D 组患者），长期吸入激素与长效 β_2 受体激动剂的联合制剂可增加运动耐量、减少急性加重发作频率、提高生活质量。目前常用剂型有氟地卡松 / 沙美特罗、布地奈德 / 福莫特罗。不推荐对 COPD 患者采用长期口服激素及单一吸入激素治疗。

（3）祛痰药：常用药物有盐酸氨溴索 30 mg，每日 3 次，N- 乙酰半胱氨酸 0.2 g，每日 3 次，或羧甲司坦 0.5 g，每日 3 次。

（4）中医治疗：某些中药具有祛痰、支气管舒张和免疫调节等作用，可用于 COPD 治疗。

3. 氧疗

长期氧疗的目的是使患者在静息状态下达到 $PaO_2 \geqslant 60$ mmHg 和（或）使 SaO_2 升至 90%。COPD 稳定期患者进行长期家庭氧疗（LTOT），可以提高有慢性呼吸衰竭患者的生存率，对血流动力学、血液学特征、运动能力、肺生理和精神状态都会产生有益的影响。LTOT 应在极重度慢阻肺患者中应用，具体指征：① $PaO_2 \leqslant 55$ mmHg 或 $SaO_2 \leqslant 88\%$，有或无高碳酸血症。② PaO_2 为 55 ~ 60 mmHg 或 $SaO_2 < 89\%$，并有肺动脉高压、心力衰竭水肿或红细胞增多症（血细胞比容 > 0.55）。LTOT 一般是经鼻导管吸入氧气，流量 1.0 ~ 2.0 L/min，每日吸氧持续时间 > 15 小时。

4. 通气支持

无创通气已广泛用于极重度慢阻肺稳定期患者。无创通气联合长期氧疗对某些患者，尤其是在日间有明显高碳酸血症的患者或许有一定益处。无创通气可以改善生存率，但不能改善生命质量。慢阻肺合并阻塞性睡眠呼吸暂停综合征的患者，应用持续正压通气在改善生存率和住院率方面有明确益处。

5. 康复治疗

康复治疗对进行性气流受限、严重呼吸困难而很少活动的慢阻肺患者，可以改善其活动能力，提高生命质量。康复治疗包括呼吸生理治疗、肌肉训练、营养支持、精神治疗和教育等多方面措施。

6. 其他措施

（1）免疫调节剂：该类药物对降低 COPD 急性加重的严重程度可能具有一定作用，但尚未得到确证，不推荐作为常规使用。

（2）疫苗：流行性感冒（流感）疫苗有灭活疫苗和减毒活疫苗，应根据每年预测的流感病毒种类制备。该疫苗可降低慢阻肺患者的严重程度和病死率，可每年接种 1 次（秋季）或 2 次（秋、冬季）。肺炎球菌疫苗含有 23 种肺炎球菌荚膜多糖，虽已用于慢阻肺患者，但尚缺乏有力的临床观察资料。

（二）COPD 急性加重期的处理

COPD 急性加重的治疗目标为最小化本次急性加重的影响，预防再次急性加重的发生。根据急性加重期的原因和病情严重程度，决定患者院外治疗或住院治疗。多数患者可以使用支气管舒张剂、激素和抗生素在院外治疗。COPD 急性加重可以预防，减少急性加重及住院次数的措施有戒烟、接种流感和肺炎疫苗、掌握吸入装置用法等与治疗有关的知识、吸入长效支气管舒张剂或联合应用吸入激素、使用 PDE–4 抑制剂。

1. 院外治疗

COPD 急性加重早期、病情较轻的患者可以在院外治疗，但需注意病情变化，及时决定送医院治疗的时机。院外治疗包括适当增加以往所用支气管舒张剂的剂量及频度，单一吸入短效 β_2 受体激动剂或联合应用吸入短效 β_2 受体激动剂和短效抗胆碱药物。对较严重的病例可给予较大剂量雾化治疗数日，如沙丁胺醇 2500 μg、异丙托溴铵 500 μg，或沙丁胺醇 1000 μg 加用异丙托溴铵 250 ~ 500 μg 雾化吸入，每日 2 ~ 4 次。症状较重及有频繁急性加重史的患者除使用支气管舒张剂外，还可考虑口服激素，泼尼松龙 30 ~ 40 mg/d，连用 10 ~ 14 天，也可用激素联合 SABA 雾化吸入治疗。慢阻肺症状加重，特别是有脓性痰液时应积极给予抗生素治疗。抗生素的选择应依据患者急性加重的严重程度及常见的致病菌，结合患者所在地区致病菌及耐药菌的流行情况，选择敏感的抗生素，疗程为 5 ~ 10 天。

2. 住院治疗

病情严重的慢阻肺急性加重患者需要住院治疗，到医院就医或住院治疗的指征：①症状明显加重，如突然出现静息状况下呼吸困难。②重度慢阻肺。③出现新的体征或原有体征加重（如发绀、意识改变和外周水肿）。④有严重的伴随疾病（如心力衰竭或新近发生的心律失常）。⑤初始治疗方案失败。⑥高龄。⑦诊断不明确。⑧院外治疗无效或条件欠佳。COPD 急性加重患者收入 ICU 的指征：①严重呼吸困难且对初始治疗反应不佳。②意识障碍（如嗜睡、昏迷等）。③经氧疗和无创机械通气低氧血症（PaO_2 < 50 mmHg）仍持续或呈进行性恶化，和（或）高碳酸血症（$PaCO_2$ > 70 mmHg）无缓解甚至恶化，和（或）

严重呼吸性酸中毒（pH < 7.30）无缓解，甚至恶化。

（1）低流量吸氧：氧流量调节以改善患者的低氧血症、保证 88% ~ 92%氧饱和度为目标，氧疗 30 ~ 60 分钟后应进行动脉血气分析，以确定氧合满意而无二氧化碳潴留或酸中毒。

（2）抗菌药物。抗菌药物治疗的指征：①呼吸困难加重、痰量增加和脓性痰是 3 个必要症状。②脓性痰在内的 2 个必要症状。③需要有创或无创机械通气治疗。临床上应用何种类型的抗菌药物要根据当地细菌耐药情况选择，对于反复发生急性加重、严重气流受限和（或）需要机械通气的患者应进行痰培养。药物治疗途径（口服或静脉给药）取决于患者的进食能力和抗菌药物的药代动力学特点，最好给予口服治疗。呼吸困难改善和脓痰减少提示治疗有效。抗菌药物的治疗疗程为 5 ~ 10 天。临床上选择抗生素要考虑有无铜绿假单胞菌感染的危险因素。①近期住院史。②经常（ > 4 次 / 年）或近期（近 3 个月内）抗菌药物应用史。③病情严重（FEV_1 占预计值百分比 < 30%）。④应用口服甾体激素（近 2 周服用泼尼松 > 10 mg/d）。

初始抗菌治疗的建议：①对无铜绿假单胞菌危险因素者，主要依据急性加重严重程度、当地耐药状况、费用和潜在的依从性选择药物，病情较轻者推荐使用青霉素、阿莫西林加或不加用克拉维酸、大环内酯类、氟喹诺酮类、第 1 代或第 2 代头孢菌素类抗生素，一般可口服给药，病情较重者可用 β – 内酰胺类 / 酶抑制剂、第 2 代头孢菌素类、氟喹诺酮类和第 3 代头孢菌素类。②有铜绿假单胞菌危险因素者如能口服，则可选用环丙沙星，需要静脉用药时可选择环丙沙星、抗铜绿假单胞菌的 β – 内酰胺类，不加或加用酶抑制剂，同时可加用氨基糖苷类药物。③应根据患者病情的严重程度和临床状况是否稳定选择使用口服或静脉用药，静脉用药 3 天以上，如病情稳定可以改为口服。

（3）支气管舒张剂：药物同稳定期。短效支气管舒张剂雾化吸入治疗较适用于慢阻肺急性加重期的治疗，对于病情较严重者可考虑静脉滴注茶碱类药物。联合用药的支气管舒张作用更强。

（4）激素：住院的慢阻肺急性加重患者宜在应用支气管舒张剂基础上，口服或静脉滴注激素，激素剂量要权衡疗效及安全性，建议口服泼尼松 30 ~ 40 mg/d，连续用 10 ~ 14 天后停药，对个别患者视情况逐渐减量停药；也可以静脉给予甲泼尼龙 40 ~ 80 mg，每日 1 次，3 ~ 5 天后改为口服。

（5）辅助治疗：在监测出入量和血电解质的情况下适当补充液体和电解质，注意维持液体和电解质平衡，注意补充营养，对不能进食者需经胃肠补充要素饮食或给予静脉高营养；对卧床、红细胞增多症或脱水的患者，无论是否有血栓栓塞性疾病史，均需考虑使用肝素或低分子量肝素抗凝治疗。此外，还应注意痰液引流，积极排痰治疗（如刺激咳嗽、叩击胸部、体位引流和湿化气道等），识别及治疗并发症（如冠心病、糖尿病和高血压等及其并发症，如休克、弥散性血管内凝血和上消化道出血等）。

（6）机械通气：可通过无创或有创方式实施机械通气，在此条件下，通过药物治疗消除慢阻肺急性加重的原因，使急性呼吸衰竭得到逆转。进行机械通气的患者应有动脉血气监测。

无创通气：COPD 急性加重期患者应用无创通气可降低 $PaCO_2$，降低呼吸频率、呼吸困难程度，减少呼吸机相关肺炎等并发症和住院时间，更重要的是降低病死率和插管率。适应证：具有下列至少 1 项，①呼吸性酸中毒［动脉血 pH ≤ 7.35 和（或）$PaCO_2$ ≥ 45 mmHg］。②严重呼吸困难且具有呼吸肌疲劳或呼吸功增加的临床征象，或两者皆存在，如使用辅助呼吸肌、腹部矛盾运动或肋间隙凹陷。禁忌证（符合下列条件之一）：①呼吸抑制或停止。②心血管系统功能不稳定（低血压、心律失常和心肌梗死）。③嗜睡、意识障碍或患者不合作。④易发生误吸（吞咽反射异常、严重上消化道出血）。⑤痰液黏稠或有大量气道分泌物。⑥近期曾行面部或胃食管手术。⑦头面部外伤，固有的鼻咽部异常。⑧极度肥胖。⑨严重胃肠胀气。

有创通气：在积极的药物和无创通气治疗后，患者的呼吸衰竭仍进行性恶化，出现危及生命的酸碱失衡和（或）意识改变时，宜用有创机械通气治疗，待病情好转后，可根据情况采用无创通气进行序贯治疗，具体应用指征，①不能耐受无创通气，或无创通气失败，或存在使用无创通气的禁忌证。②呼吸或心搏骤停。③呼吸暂停导致意识丧失或窒息。④意识模糊、镇静无效的精神运动性躁动。⑤严重误吸。⑥持续性气道分泌物排出困难。⑦心率 < 50 次 / 分且反应迟钝。⑧严重的血流动力学不稳定，补液和血管活性药无效。⑨严重的室性心律失常。⑩危及生命的低氧血症，且患者不能耐受无创通气。在决定终末期慢阻肺患者是否使用机械通气时，还需充分考虑到病情好转的可能性，患者本人及家属的意愿，以及强化治疗条件是否许可。使用最广泛的 3 种通气模式包括同步间歇指令通气（SIMV）、压力支持通气（PSV）和 SIMV 与 PSV 联合模式。由于慢阻肺患者广泛存在内源性呼气末正压，导致吸气功耗增加和人机不协调，因此，可常规加用适度的外源性呼气末正压，压力为内源性呼气末正压的 70% ~ 80%。

（于国华）

病例 1　乙型流感病毒性肺炎合并金黄色葡萄球菌肺炎

一、基本信息

姓名：赵 ×　　　性别：男　　　年龄：49 岁

过敏史：无。

主诉：咳嗽、咳痰 10 天，加重伴胸痛、发热 4 天。

现病史：家禽饲养专业户。患者于 2017 年 12 月 5 日入院。患者 10 天前进行“桑拿浴”后出现咳嗽、咳痰，初为少量白痰，后咳嗽逐渐加重，痰色由白转为棕红色，后转为咯血，伴有发热，最高体温可达 39.4℃。并逐渐出现呼吸困难，在社区卫生室输注克林霉素 2 天，无效，到当地县医院就诊，行胸部 CT 检查示，双肺多发斑片影。为求进一步诊治，来我院。

既往史：既往体健，有饮酒史 10 年，半斤 / 天；无吸烟史。

二、查体

体格检查：体温 37.5℃，脉搏 115 次 / 分，呼吸 30 次 / 分，血压 124/90 mmHg；神志清，精神差，喘息貌，双肺呼吸音粗，可闻及散在湿啰音。心率 115 次 / 分，律齐，无杂音。全腹无明显压痛及反跳痛，肝脾未及，双下肢无水肿。

辅助检查：血气分析示，PaO_2 56 mmHg，$PaCO_2$ 34 mmHg，pH 7.44，FiO_2 37%，氧合指数 151；血常规示，WBC 5.89×10^9/L，RBC 4.74×10^{12}/L，HGB 158 g/L，PLT 107×10^9/L，L 5.6%，嗜酸性粒细胞 0；血生化示，谷丙转氨酶 56.6 U/L，谷草转氨酶 58.8 U/L，白蛋白 43.9 g/L，球蛋白 22.1 g/L，肌酸激酶 719.7 U/L，CRP 30.31 mg/L，Na 131.9 mmol/L；尿常规示，Pr 2 +；PCT 52.57 ng/mL。2017 年 12 月 5 日胸部 CT 示，双肺多发片状影，伴有渗出（图 2–1）。2017 年 12 月 6 日咽拭子检查示，乙型流感病毒核酸检测（+）。2017 年 12 月 6 日在 ICU 行电子支气管镜检查（图 2–2），镜下见到大量灰白色坏死物附着。2017 年 12 月 6 日 BALF 革兰染色图片示，找到大量阳性球菌（图 2–3）。BALF 细胞分类计数示，细胞总数极度升高，中性粒细胞明显升高；BALF 液 GM 试验示，0.22（小于 0.8 为阴性）。

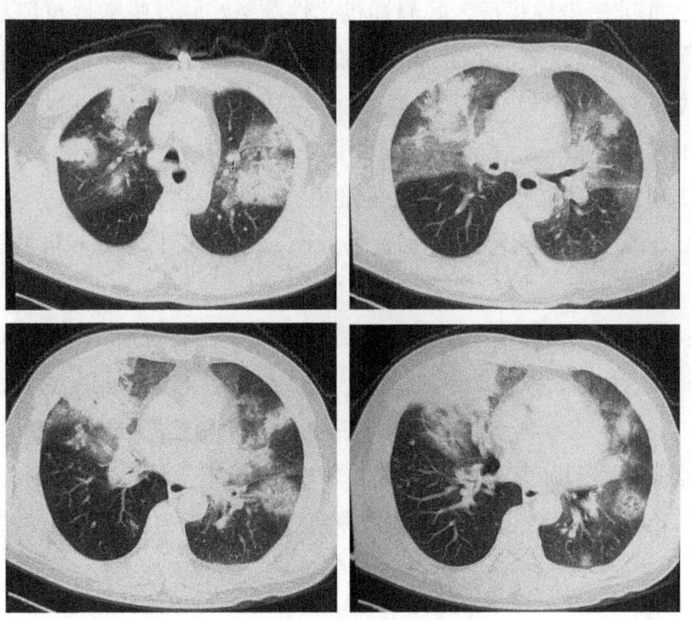

图 2–1　2017 年 12 月 5 日胸部 CT 检查

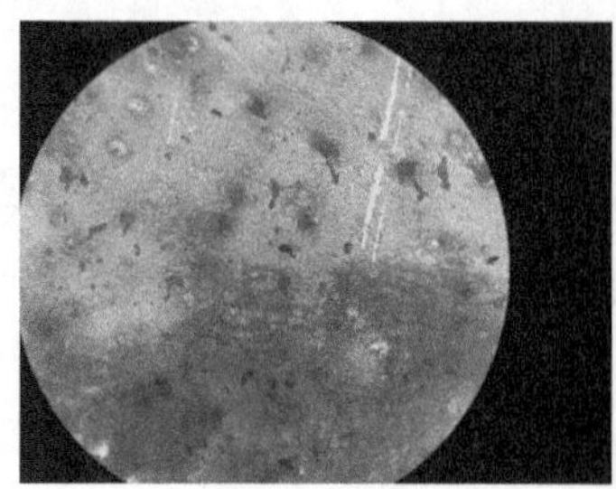
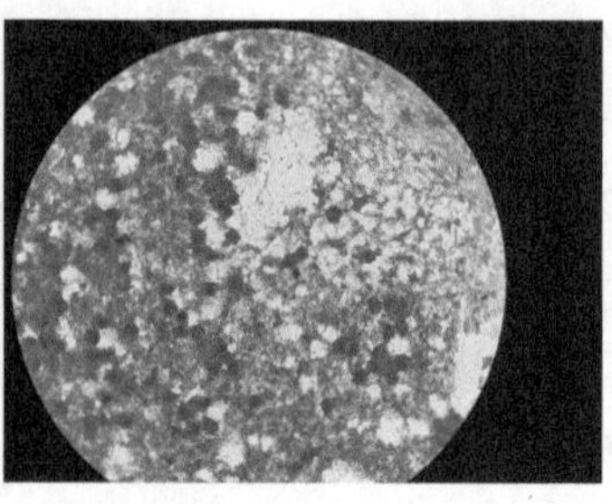

图 2-2 电子支气管镜检查

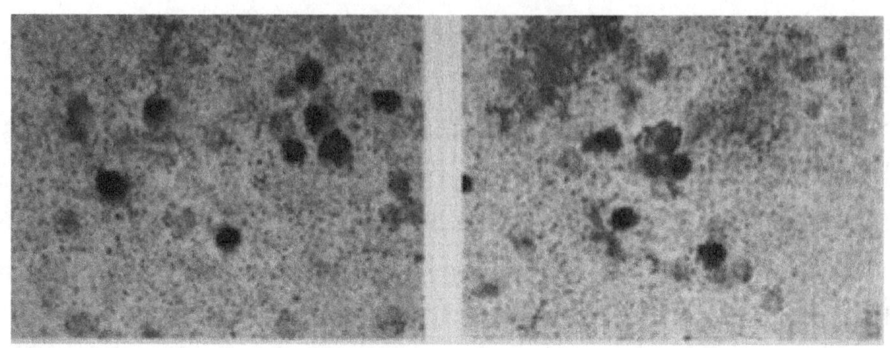

图 2-3 革兰染色片（见彩插 1）

三、诊断

初步诊断：①非感染性疾病，隐源性机化性肺炎？急性嗜酸性粒细胞肺炎？急性肌炎、皮肌炎的肺部改变？②感染性疾病，重症肺炎？病毒性肺炎？军团菌肺炎？细菌性肺炎？真菌性肺炎？

重症肺炎的诊断标准：

符合下列 1 项主要标准或≥ 3 项次要标准可诊断为重症肺炎。

主要标准：①需要气管插管行机械通气治疗。②脓毒症休克经积极液体复苏后仍需要血管活性药物。

次要标准：①呼吸频率≥ 30 次 / 分。②氧合指数≤ 250 mmHg。③多肺叶浸润。④意识障碍和定向障碍。⑤血尿素氮≥ 7.14 mmol/L。⑥收缩压小于 90 mmHg 需要积极液体复苏。

完善甲流、乙流、腺病毒、CMV 病毒核酸检测、军团菌尿抗原、核酸、肺炎链球菌尿抗原、肺炎支原体 DNA、肺炎衣原体 DNA、支气管镜检查。

最终诊断：①重症肺炎。②金黄色葡萄球菌肺炎。③乙型流感病毒性肺炎。

四、诊疗经过

诊疗思路：①中年男性，既往体健，家禽饲养专业户，流感季节突然起病。②咳嗽、咳痰、发热、咯血为主要症状，最高体温39.4℃，并逐渐出现呼吸困难。③起病前进行"桑拿洗浴"。④胸部CT检查示，双肺多发片状影，伴有渗出。⑤辅助检查示，氧合指数151；白细胞正常，淋巴细胞绝对值$< 0.8\times10^9$/L；CRP、PCT（52.57 ng/mL）明显升高；转氨酶、肌酶升高；尿蛋白2 +。

治疗：头孢哌酮舒巴坦3.0 g，静滴q8 h +莫西沙星0.4 g，静滴，qd；奥司他韦150 mg，bid，口服；地塞米松5 mg，st，iv。

2017年12月6日上午进行支气管镜检查，下午进行多学科会诊（MDT）。讨论目的：①患者是否存在曲霉菌感染？②阳性球菌是否为MRSA？③抗生素的选择？结果：①除外曲霉菌感染。②抗生素选择为利奈唑胺+莫西沙星静滴。

2017年12月7日06：30，患者咯血加重，呼吸困难加重，给予无创呼吸机辅助通气，继续给予利奈唑胺+莫西沙星+奥司他韦治疗。患者存在较为严重的呼吸困难，经口进食困难，给予鼻饲流质饮食，嘱患者进食鱼汤、牛奶、大虾等营养食物，同时静滴脂肪乳、复方氨基酸。复查血常规、肝肾功、降钙素原、血气分析等检查。2017年12月7日支气管镜BALF培养示，金黄色葡萄球菌（图2-4）。

2017年12月8日复查实验室检测。血常规检查示，WBC 12.56×10^9/L，淋巴细胞百分比17.6%，绝对值2.21×10^9/L；PCT 22.73 ng/mL；CRP 25.65 mg/L；谷丙转氨酶274.3 U/L，谷草转氨酶254.4 U/L；心肌酶降至正常，肾功能正常；ESR 87 mm/h；血气分析检查示，$PaCO_2$ 70 mmHg，PaO_2 79 mmHg，FiO_2 53%，氧合指数149。停用莫西沙星，加用异甘草酸镁保肝降酶，再次使用地塞米松5 mg。继续利奈唑胺+奥司他韦治疗，无创呼吸机辅助通气，营养支持。

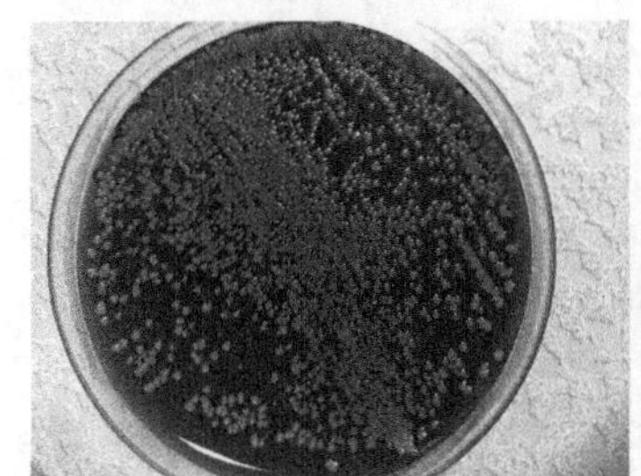
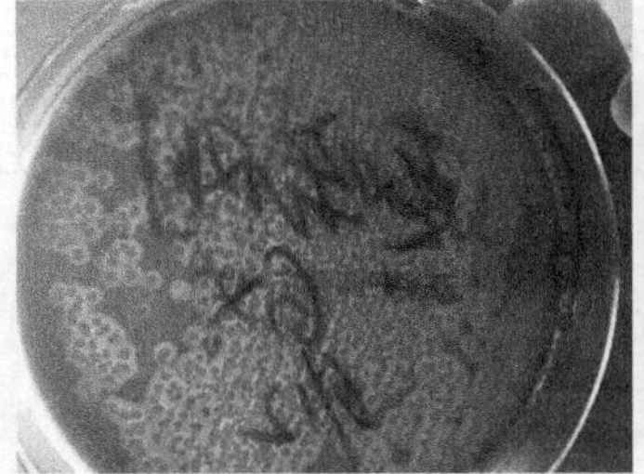
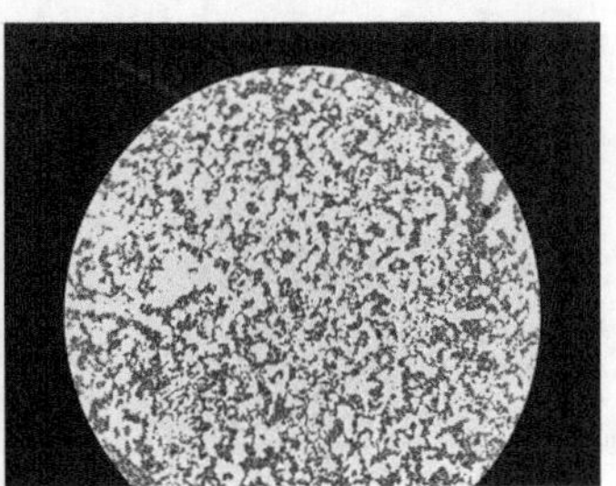

图2-4　支气管镜BALF培养

2017年12月9日痰致病菌培养药敏试验检查示，耐甲氧西林的金黄色葡萄球菌（MRSA）。患者在12月9日（利奈唑胺使用3天后）再次出现发热，体温最高可达38.2℃，12月10日抽取血培养。2017年12月11日血常规检查示，WBC 23.92×10^9/L，淋巴细胞百分数4.0%，绝对值0.95×10^9/L；ESR 87 mm/h，CRP 28.17 mg/L；谷丙转氨酶

111.8 U/L，白蛋白 39.5 g/L，肾功能（－），PCT 4.45 ng/mL；血气分析检查示，$PaCO_2$ 43 mmHg，PaO_2 99 mmHg，FiO_2 61%，氧合指数 162。停用利奈唑胺，抗生素更换为万古霉素 0.5 g 静滴，q6 h ＋莫西沙星 0.4 g 口服，qd。万古霉素＋莫西沙星方案使用 1 天，患者体温降至正常。复查实验室检查：血气分析检查示，氧合指数 194；乙流核酸（－）；奥司他韦口服，150 mg，bid，共口服 7 天，7 天后停用。

患者体温检测数据见图 2–5。

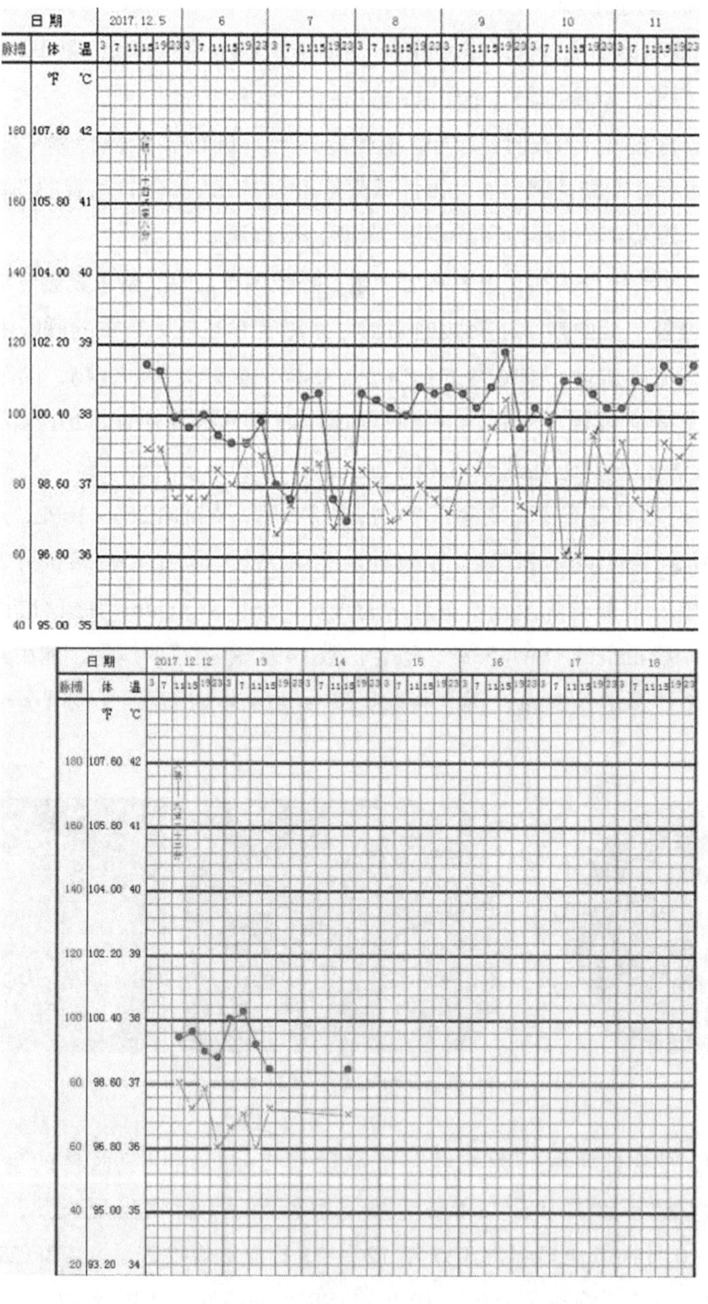

图 2–5　体温检测记录

2017 年 12 月 12 日复查胸部 CT 示：双肺多发空洞，磨玻璃影，渗出减少（图 2–6）。患者经万古霉素 + 莫西沙星治疗病情逐渐好转，氧合指数变化：12 月 12 日血压 194 mmHg。

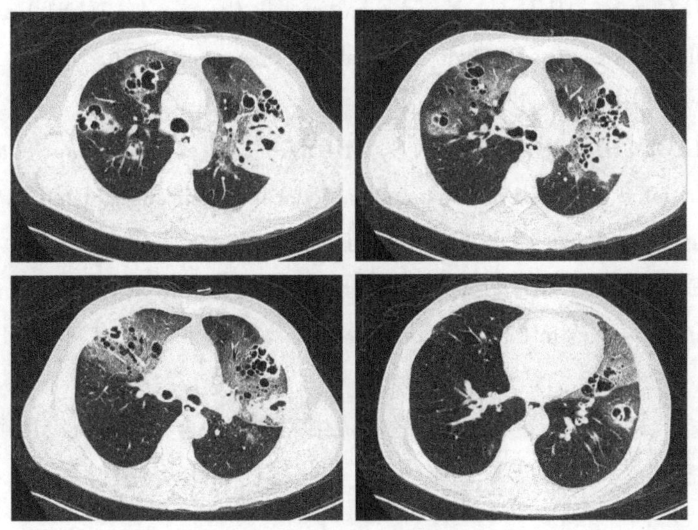

图 2–6　2017 年 12 月 12 日胸部 CT 检查

12 月 13 日血压 221 mmHg；12 月 14 日血压 258 mmHg；12 月 14 日复查血常规示，WBC 15.46×10^9/L，淋巴细胞百分比 8%，绝对值 1.26×10^9/L。患者 12 月 13 日停病重，14 日停心电监护，停鼻饲流质饮食，改为普通饮食。12 月 15 日血培养回报（ – ）。2017 年 12 月 18 日患者病情好转，出院，出院带药：莫西沙星 0.4 g，qd，po。

五、讨论

社区获得性 MRSA 肺炎又称为 CA–MRSA 肺炎。目前我国台湾地区 CAP 患者分离出 MRSA 的比例为 4.3%，日本情况类似，为 3.3%，而美国则有 6% ~ 9%。大陆地区 CA–MRSA 肺炎仅见于儿童及青少年的少量病例报道。2009—2010 年进行的中国成人社区获得性呼吸道感染病原菌耐药性监测未发现 CA–MRSA。在流感流行的季节，流感患者有继发 MRSA 感染的可能。

CA–MRSA 的易感人群包括与 MRSA 感染者或携带者密切接触者，流感病毒感染者，监狱服刑人员，竞技类体育运动员，服兵役人员男性同性性行为者，经静脉吸毒人员，蒸气浴使用者等。CA–MRSA 病情进展迅速，临床症状包括高热、咳嗽、胸痛皮疹，严重者可出现咯血、意识模糊、急性呼吸窘迫综合征、休克和多器官衰竭等，还可并发酸中毒、弥散性血管内凝血、气胸、脓胸和肺脓肿等。

金黄色葡萄球菌容易导致肺组织坏死，抗菌药物疗程可延长至 14 ~ 21 天。

六、参考文献

［1］CHUNG D R，HUH K. Novel pandemic in fluenza A（H1N1）and community-associated methicillin-resistant Staphylococcus aureus pneumonia［J］. Expert Review of Anti-infective Therapy，2015，13（2）：197-207.

［2］YAMAGUCHI T，OKAMURA S，MIURA Y，et al. Molecular characterization of community-associated methicillin-resistant Staphylococcus aureus isolated from skin and pus samples of outpatients in Japan［J］. Microbial Drug Resistance，2015，21（4）：441-447.

［3］NIVEDITHA N，SUJATHA S. Existence of multiple SCCmec elements in clinical isolates of methicillin-resistant Staphylococcus aureus［J］. Journal of Medical Microbiology，2019，68（5）：720-727.

［4］黄进宝，翁恒，张宏英，等. 乙型流感病毒感染合并社区获得性耐甲氧西林金黄色葡萄球菌重症肺炎及血流感染一例［J］. 中华结核和呼吸杂志，2017，40（9）：715-716.

［5］FRIDKIN S K，HAGEMAN J C，MORRISON M，et al. Methicillin-resistant Staphylococcus aureus disease in three communities［J］. New England Journal of Medicine，2005，352（14）：1436-1344.

［6］TURNER N A，SHARMA-KUINKEL B K，MASKARINEC S A，et al. Methicillin-resistant Staphylococcus aureus：an overview ofbasic and clinical research［J］. Nature Reviews Microbiology，2019，17（4）：203-218.

［7］JERNIGAN J A，HATFIELD K M，WOLFORD H，et al. Multidrug-resistant bacterial infections in U.S. hospitalized patients，2012-2017［J］. New England Journal of Medicine，2020，382（14）：1309-1319.

［8］GUO Y，ZHU D M，WANG F，et al. 2005-2014 年 CHINET 中国细菌耐药性监测网 5 种重要临床分离菌的耐药性变迁［J］. 胡付品，译. 中国感染与化疗杂志，2017，17（1）：93-99.

［9］ACREE M E，MORGAN E，DAVID M Z. S. aureus infections in Chicago，2006-2014：increase in CA MSSA and decrease in MRSA incidence［J］. Infection Control & Hospital Epidemiology，2017，38（10）：1226-1234.

（于国华）

病例 2　重症奴卡菌肺炎

一、基本信息

姓名：袁 ×　　　性别：男　　　年龄：70 岁

主诉：反复咳嗽、喘息 30 年，加重 6 天。

现病史：患者于 2016 年 12 月 21 日入住当地县医院。患者入院后给予舒普深 + 阿奇霉素抗感染，甲强龙 40 mg/d 平喘，雾化吸入等治疗，病情较平稳，5 天后阿奇霉素更换为左氧氟沙星，喘息、呼吸困难逐渐减轻。2016 年 12 月 31 日患者出现发热，最高体温可达 38.8℃，伴寒战。复查实验室检查示，CRP 242.4 mg/L，PCT 2.62 ng/mL，WBC 28.76×10^9/L，中性粒细胞 89.1%。患者家属要求出院，于 2017 年 1 月 2 日转入我院呼吸与危重症医学科。

既往史：患者既往有肺结核病史，服药治疗 1 年，治愈后停药；有吸烟史 20 年，20 支 / 天，已戒烟 20 年。

二、查体

体格检查：体温 38.2℃，血压 143/86 mmHg，老年男性，神志清，口唇无发绀，桶状胸，双肺呼吸音粗，可闻及散在干、湿性啰音。心率 130 次 / 分，律齐，无杂音。全腹无明显压痛及反跳痛，肝脾未及，双下肢无水肿。

辅助检查：血气分析检查示，PaO_2 61 mmHg，$PaCO_2$ 32 mmHg，pH 7.49，FiO_2 29%；血常规检查示，WBC 27.06×10^9/L，HGB 132 g/L，中性粒细胞 92.9%；ESR 6 mm/h，D- 二聚体 286 ng/mL；血生化检查示，谷丙转氨酶 99 IU/L，白蛋白 31.8 g/L，肾功能（ – ）。NT–pro–BNP 351.3 pg/mL，PCT 15.12 ng/mL，CRP 214.1 mg/L。2016 年 12 月 12 日胸部 CT 检查示，双肺小叶中心性肺气肿，多发肺大疱，树芽征（图 2–7）。诊断为慢性阻塞性肺疾病急性加重，细支气管炎。

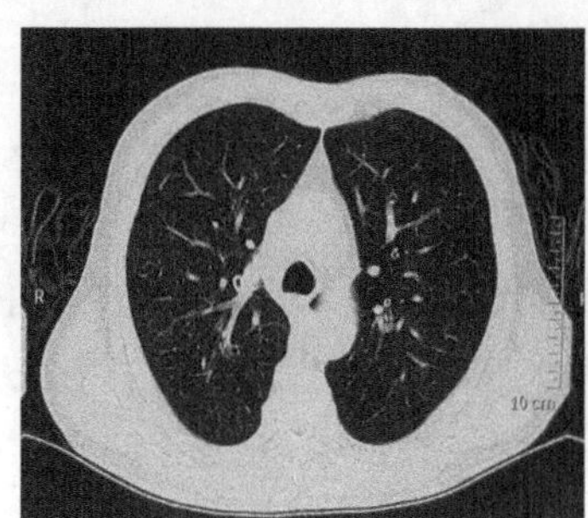

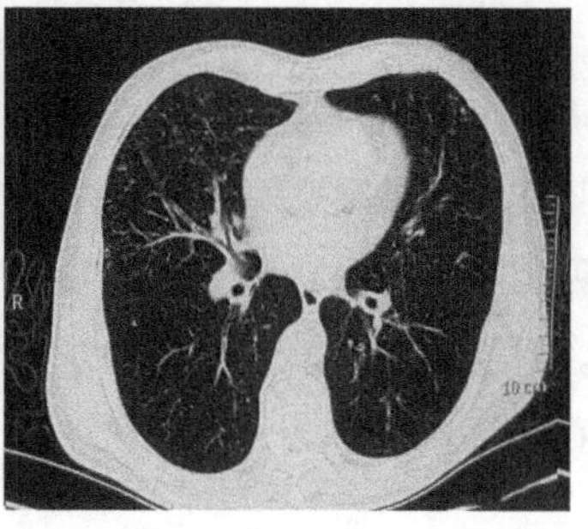

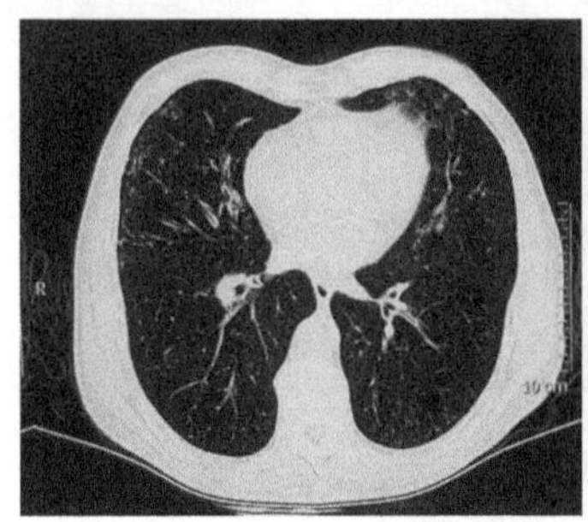
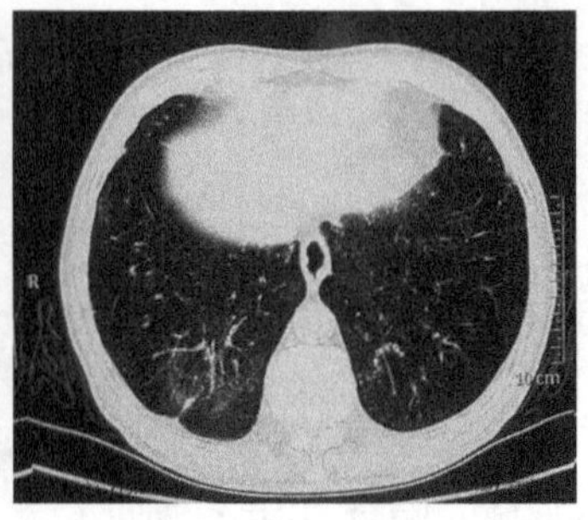

图 2-7　2016 年 12 月 12 日胸部 CT 检查

三、诊断

入院诊断：①慢性阻塞性肺疾病急性加重伴下呼吸道感染。②发热原因待诊。

引起发热的原因：①感染性疾病：病毒感染，非典型致病菌感染，结核曲霉菌感染，葡萄球菌感染。②非感染性疾病：淋巴瘤，白血病，血管炎。

四、诊疗经过

诊疗思路：①老年男性，因咳嗽、喘息 30 年，加重半月，发热 3 天入院。②有吸烟史 20 年，20 支 / 天。③胸部 CT 检查示，双肺肺气肿，肺大疱，多发树芽征。④实验室检查中 WBC、中性粒细胞、PCT、CRP 明显升高。⑤应用头孢哌酮舒巴坦、左氧氟沙星、阿奇霉素抗感染无效，同时较长时间使用糖皮质激素。

治疗：可必特 + 普米克令舒雾化 /bid；万古霉素 0.5 g，q8 h，静滴 + 伊曲康唑口服液 0.2 g，bid；氨溴索、多索茶碱等药物。同时完善胸部 CT、支气管镜术前检查、痰培养、血培养、GM 试验、T-SPOT 等检查。

2017 年 1 月 3 日复查胸部 CT：病灶较 2016 年 12 月 22 日 CT 进展，伴有空洞形成（图 2-8）。治疗方案为，万古霉素静滴 + 伊曲康唑口服方案，应用 3 天，患者体温仍然没有明显下降，最高体温可达 38.8℃。实验室结果回报：痰培养未见致病菌生长。血 GM 试验：0.44（< 0.5 阴性，0.5 ~ 0.8 可疑，> 0.8 阳性）。方案调整：认为患者曲霉菌感染可能性大，停用万古霉素，加用伏立康唑（静滴）、两性霉素 B（泵入 + 雾化）。

2017 年 1 月 6 日行电子支气管镜检查（图 2-9）：会厌声门未见异常。气管软骨环存在，通畅。左侧支气管黏膜肥厚充血，左下叶支气管见脓性分泌物，各叶段支气管通畅，所视范围内未见明显异常。右侧支气管黏膜肥厚充血，右下叶支气管见脓性分泌物，各叶段支气管道畅。所视范围内未见明显异常。伏立康唑 + 两性霉素 B 应用 2 天，体温下降，最高体温 37.2℃。

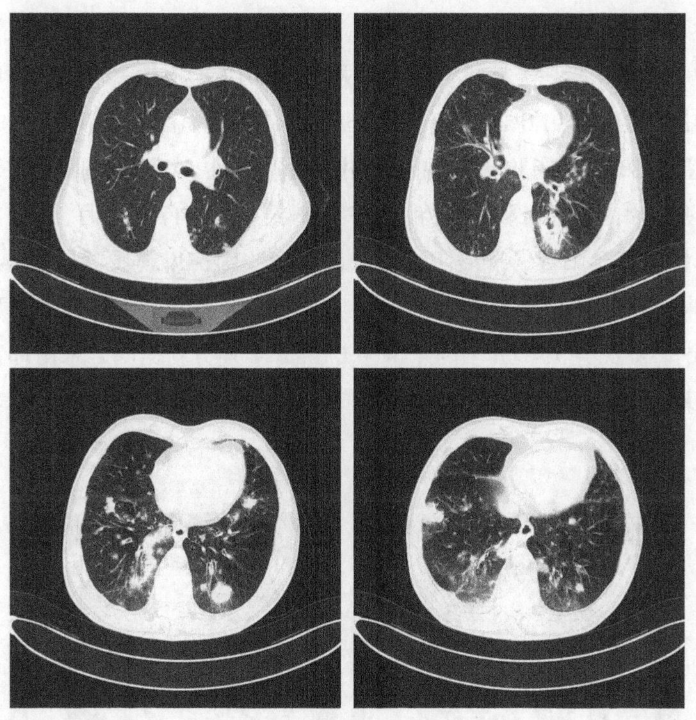

图 2-8　复查胸部 CT

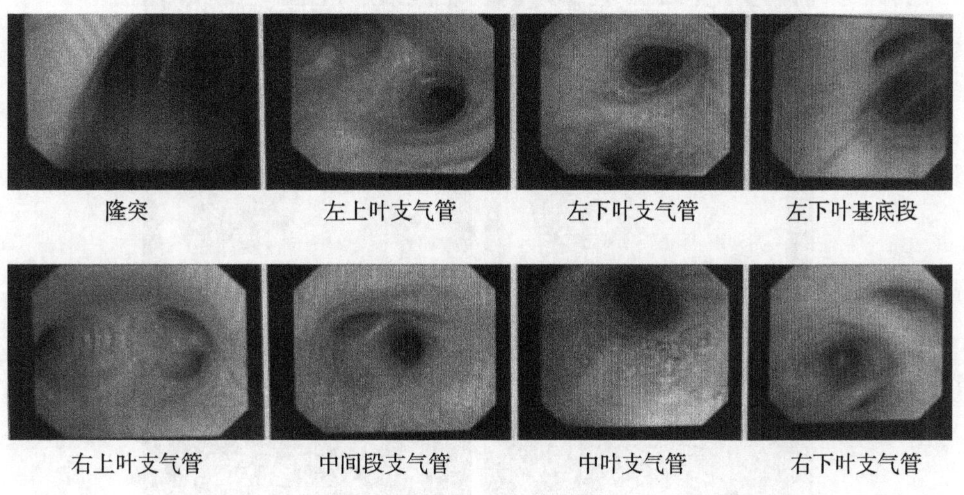

图 2-9　电子支气管镜检查

2017 年 1 月 7 日复查实验室检查示，WBC 18.18×10^9/L，中性粒细胞 93.6%；PCT 2.15 ng/mL；谷丙转氨酶 196.2 IU/L。因患者转氨酶升高，加用异甘草酸镁保肝降酶。患者 2017 年 1 月 8 日至 1 月 9 日连续出现高热，体温达到 39℃，再次复查胸部 CT。2017 年 1 月 11 日胸部 CT 检查示（图 2-10），病灶较 2017 年 1 月 3 日胸部 CT 范围扩大，空洞增多，并出现胸腔积液。病灶进展的原因：①曲霉菌感染的“类赫氏反应”？②其他病原微生物感染？③血管炎？于是复查实验室检查，2017 年 1 月 12 日血常规检查示，WBC 14.84×10^9/L，中性粒细胞 91.6%，PCT 8.86 ng/mL，谷丙转氨酶 32.7 IU/L，白蛋白 23.2 g/L。加用人血清白蛋白 10 g/d，脂肪乳、氨基酸静滴，优质蛋白饮食，加强营养支持治疗，同时加用复方新诺明 2 片，98 h 口服，等待 BALF 培养结果。2017 年 1 月 13 日 BALF 培养回报（图 2-11），找到革兰阳性、抗酸阳性丝状菌，经法国梅里埃质谱仪 DNA 比对，符合豚鼠耳奴卡菌，未找到真菌。血 ANCA（ - ）。方案调整：停用伏立康唑静滴及两性霉素 B，应用头孢曲松钠（罗氏芬）4 g/d ＋阿米卡星 0.6 g/d ＋复方新诺明＋米诺环素，4 联抗奴卡菌；口服伊曲康唑口服液。同时复查痰培养，完善 CT 引导下肺穿刺（组织学培养），排除曲霉菌感染。

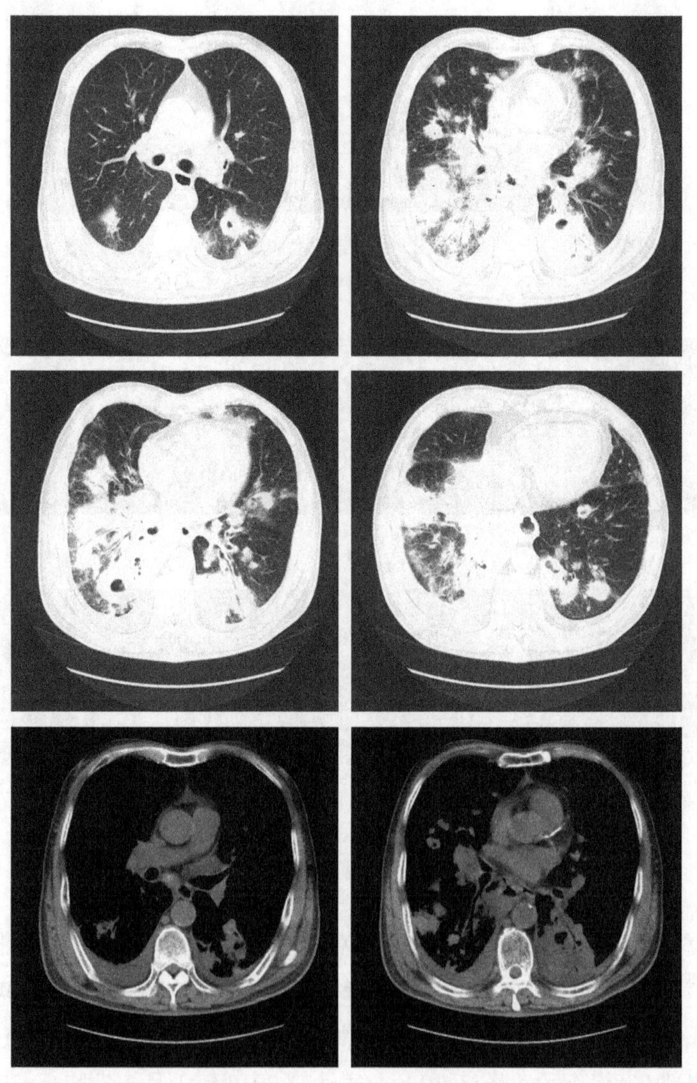

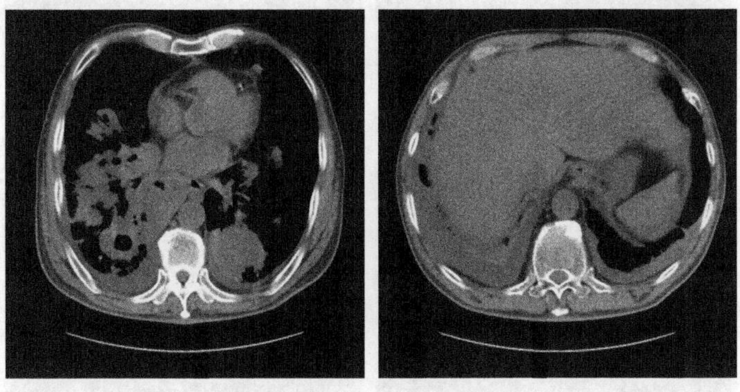

图 2-10　2017 年 1 月 11 日胸部 CT 检查

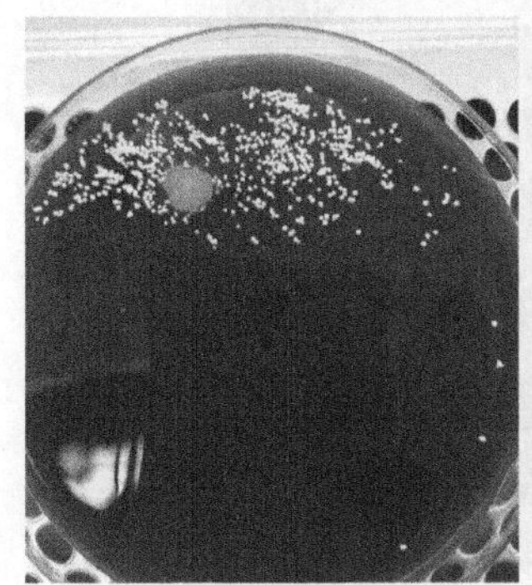

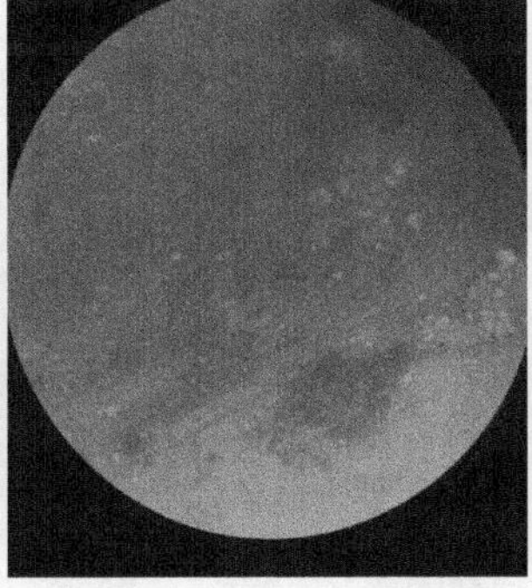

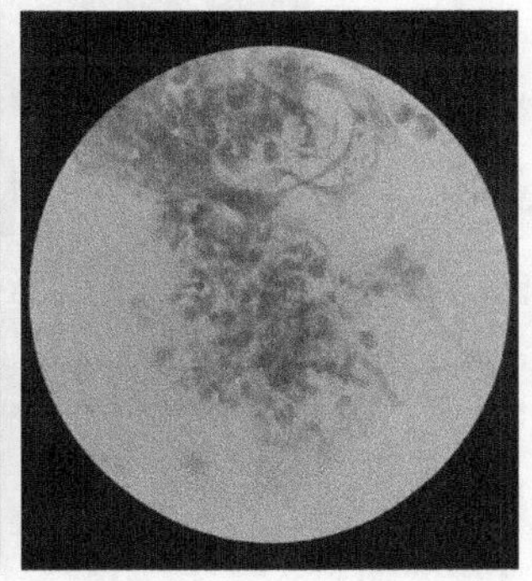

图 2-11　BALF 培养回报

患者于 2017 年 1 月 14 日在 CT 引导下行肺穿刺检查。患者状态每况愈下，呼吸困难加重，但体温降至正常。2017 年 1 月 16 日通知病重，使用储氧面罩吸氧，因患者呼吸困难，无法经口进食，给予鼻饲流质饮食，建议患者进食鱼汤、大虾、牛奶等高蛋白饮食。复查实验室检查示，BUN 11.7 mmol/L，CR 128.6 μ mol/L。营养支持：人血清白蛋白 10 g/d，20％脂肪乳 500 mL/d；复方氨基酸 250 mL/d。患者 Padua 评分表达到 6 分，VTE 风险高危，出血风险低，加用依诺肝素 4000 U，IH，qd 预防 VTE 发生；因患者出现肾功能损害，停用阿米卡星；同时应用利尿剂改善水肿及心功能。2017 年 1 月 16 日痰培养示，豚鼠耳奴卡菌，未找到曲霉菌。方案调整：停用伊曲康唑口服，应用亚胺培南西司他丁（泰能）＋复方新诺明＋米诺环素抗奴卡菌。2017 年 1 月 18 日复查胸部 CT 检查示，病灶较 2017 年 1 月 11 日胸部 CT 再次进展（图 2-12）。2017 年 1 月 19 日复查实验室检查。血常规检查示，WBC 30.59×10^9/L，HGB 105 g/L，中性粒细胞 95％；肝肾功能检查示，谷丙转氨酶 78.4 IU/L，谷草转氨酶 293.6 IU/L，白蛋白 23.3 g/L，BUN 19.7 mmol/L，CR 171.2 μ mol/L，PCT 48.62 ng/mL。胸部影像学及实验室检查均较前恶化（图 2-13）。

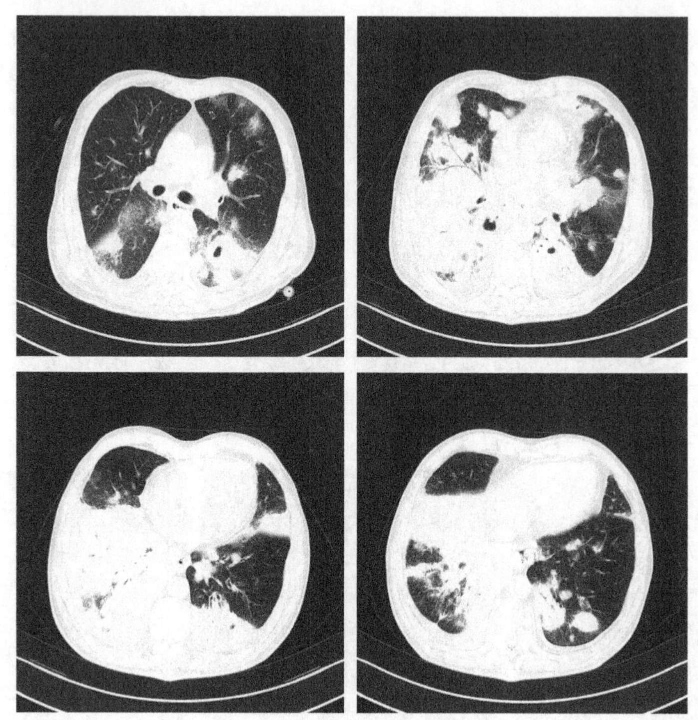

图 2-12　2017 年 1 月 18 日复查胸部 CT

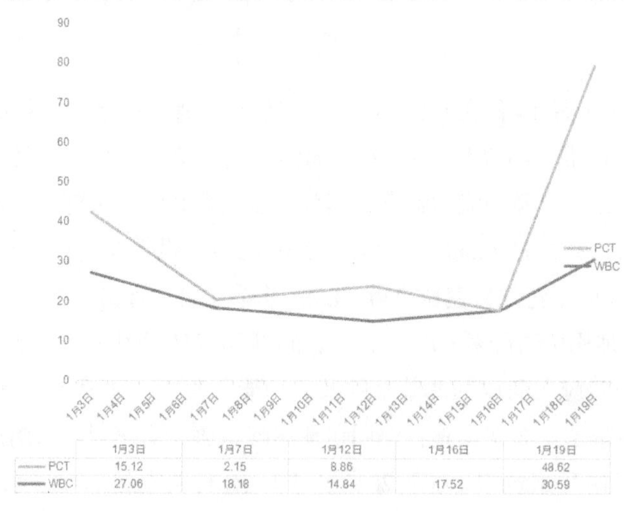

	1月3日	1月7日	1月12日	1月16日	1月19日
PCT	15.12	2.15	8.86		48.62
WBC	27.06	18.18	14.84	17.52	30.59

图 2-13　实验室检查

1 月 3 日：万古霉素，伊曲康唑；1 月 7 日：伏立康唑两性霉素 B；1 月 12 日：伏立康唑，两性霉素 B，复方新诺明；1 月 16 日：头孢曲松，米诺环素，复方新诺明；1 月 19 日：泰能，米诺环素，复方新诺明。

2017 年 1 月 22 日肺穿刺组织培养示（图 2-14）：豚鼠耳奴卡菌，未找到曲霉菌。继续使用亚胺培南 + 复方新诺明 + 米诺环素抗奴卡菌，加强营养支持治疗。

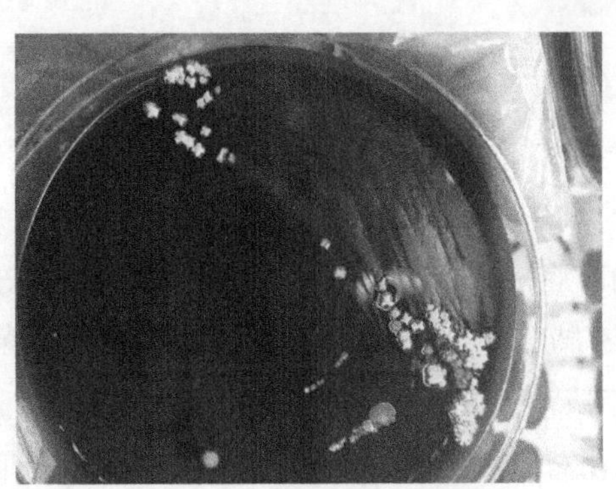

图 2-14 肺穿刺组织培养

2017 年 1 月 30 日复查实验室检查。血常规检查示，WBC 22.21 × 10^9/L，HGB 80 g/L，中性粒细胞 83%；肝肾功检查示，谷丙转氨酶 30.7 IU/L，谷草转氨酶 29.8 IU/L，白蛋白 29 g/L，BUN 9.0 mmol/L，CR 83.3 μ mol/L；PCT 2.88 ng/mL。患者病情明显好转，呼吸困难明显缓解，鼻导管吸氧 2 L/min，SpO_2：95%，患者停病重。

2017 年 2 月 2 日复查胸部 CT 示，病灶较 2017 年 1 月 18 日胸部 CT 略有吸收（图 2-15）。患者于 2017 年 2 月 2 日 19：02 突然出现胸闷、心悸，心电监护示：ST-T 缺血性改变，请心内科会诊，给予吗啡 5 mg，ih，后患者呼吸、心率逐渐浅慢，给予心肺复苏等抢救 30 分钟无效，患者死亡。

死亡原因：①心源性猝死？②肺栓塞？

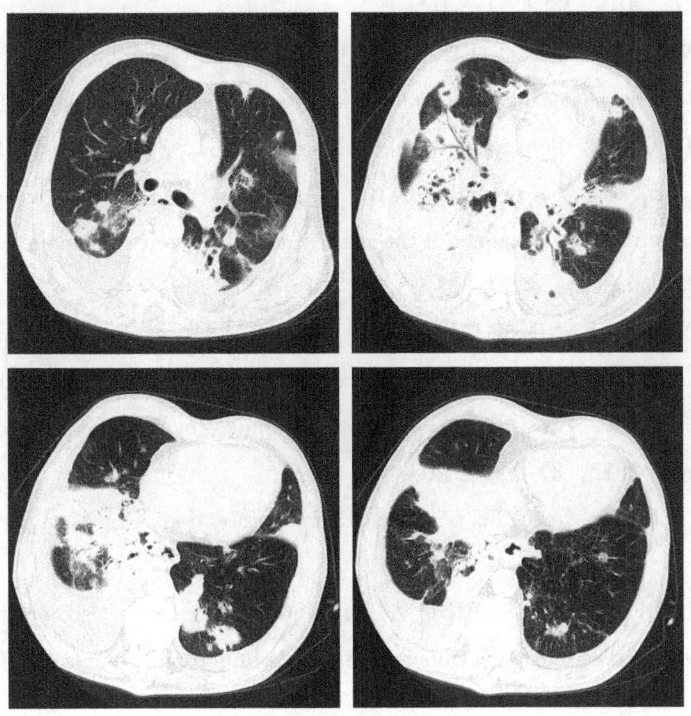

图 2-15 2017 年 2 月 2 日复查胸部 CT

五、讨论

奴卡菌一般生活在土壤和有机质中，可以通过皮肤、呼吸道和消化道侵入人体。其感染往往多见于免疫力低下（HIV 感染，器官移植，长期服用糖皮质激素）等，或者是有肺部基础病（慢阻肺，肺隔离症，肺泡蛋白沉积症，囊性纤维化）等患者。

大多数奴卡菌病都伴有肺部病变，其次受累的脏器是脑。奴卡菌肺炎病灶一般位于上肺，容易出现空洞，需要与肺结核、肺脓肿、肺曲霉菌病、肺癌等疾病相鉴别。其典型培养可以发现革兰阳性，或抗酸染色弱阳性的纤细分枝状菌丝。治疗的首选药物是磺胺嘧啶，其次是米诺环素。阿米卡星、头孢哌酮舒巴坦、亚胺培南、头孢曲松对其均有效，疗程一般为 3 ~ 6 个月。

六、参考文献

[1] BROWN-ELLIOTT B A，BROWN J M，CONVILLE P S，et al. Clinical and laboratory features of the Nocardia spp. based on current molecular taxonomy [J]. Clinical Microbiolopy Reviews，2006，19（2）：259-282.

[2] 黄慧，陆志伟，徐作军. 诺卡菌感染 26 例临床特点分析 [J]. 中华结核和呼吸杂志，2010，33（9）：651-655.

[3] HUANG L，CHEN X，XU H，et al. Clinical features，identification，antimicrobial resistance patterns of nocardia species in China：2009-2017 [J]. Diagnostic Microbiology & Infectious Disease，2019，94（2）：165-172.

[4] LIU W L，LAI C C，KO W C，et al. Clinical and microbiological characteristics of infections caused by various nocardia species in Taiwan：a multicenter study from 1998 to 2010 [J]. Europcan Journal of Clinical Microbiology Infectious Disease，2011，30（11）：1341-1347.

[5] VALDEZATE S，GARRIDO N，CARRASCO G，et al. Epidemiology and susceptibility to antimicrobial agents of the main Nocardia species in Spain [J]. Journal of Antimicrobial Chemotherapy，2017，72（3）：754-761.

[6] KANNE J P，YANDOW D R，MOHAMMED T-L H，et al. CT Findings of Pulmonary Nocardiosis [J]. American Journal of Roentgenology，2011，197（2）：W266-W272.

[7] WILSON J W. Nocardiosis：updates and clinical overview （review） [J]. Mayo Clinic Proceedings，2012，87（4）：403-407.

[8] LERNER P I. Nocardiosis [J]. Clinical Infectious Disease，1996，22（6）：891-903.

[9] SCHLABERG R，FISHER M A，HANSON K E，et al. Susceptibility profiles of nocardia isolates based on current taxonomy [J]. Antimicrobial Agents and Chemotherapy，2014，58（2）：795-800.

[10] LIU C，FENG M，ZHU J，et al. Severe pneumonia due to Nocardia otitidiscaviarum

identified by mass spectroscopy in a cotton farmer: a case report and literature review [J]. Medicine, 2017, 96 (13): e6526.

(于国华)

病例 3 重症肺炎

一、基本信息

姓名：苗 × 性别：男 年龄：54 岁

主诉：发热、咳嗽、喘息 10 天。

现病史：于 2018 年 1 月 29 日入住我院呼吸与危重症医学科。患者于 10 天前受凉后出现发热、咳嗽、喘息，最高体温可达 39℃。到当地县医院住院治疗，行胸部 CT 检查示：双肺多叶多段磨玻璃影，伴有空腔形成，左肺为著，提示肺炎。给予静滴头孢吡肟 2.0 g，bid + 左氧氟沙星 0.6 g，qd + 甲泼尼龙 40 mg，bid × 2 天，患者咳嗽、喘息无明显缓解。后患者药物调整为比阿培南 0.3 g，q12 h + 氟康唑 0.2 g，bid + 帕拉米韦 0.6 g，qd + 奥司他韦 75 mg，bid + 甲泼尼龙 80 mg，bid × 2 天，复查胸部 CT，影像学较前明显进展，为求进一步诊治，来我院。

既往史：既往体健，患者有吸烟史 30 年，每日 20 支；有饮酒史 30 年，每日半斤；未戒烟戒酒。

家族史：否认家族性遗传病史。

二、查体

体格检查：体温 36.8℃，血压 96 次 / 分，呼吸 30 次 / 分，血压 136/88 mmHg，神志清，口唇无发绀，颈静脉无怒张，双肺呼吸音粗，可闻及散在干、湿性啰音。心率 96 次 / 分，律齐，无杂音。右下腹阑尾区压痛，无反跳痛，肝脾未及，双下肢无水肿。

辅助检查：血常规检查示，WBC 30.83×10^9/L，RBC 4.99×10^{12}/L，HGB 156 g/L，PLT 270×10^9/L，N 87.9%，L 3.1%，E 0。血生化检查示，谷丙转氨酶 191.4 U/L，谷草转氨酶 111.9 U/L，白蛋白 36.3 g/L，BUN 6.7 mmol/L，CR 87.7 mmol/L。CRP 42.59 mg/L，PCT 0.023 ng/mL。血气分析检查示，$PaCO_2$ 34 mmHg，PaO_2 55 mmHg，pH 7.50，FiO_2 29%，氧合指数 189 mmHg。2018 年 1 月 26 日胸部 CT 检查示，双肺多叶多段磨玻璃影，伴有小空腔形成

（图 2–16）。2018 年 1 月 29 日胸部 CT 检查示，双肺磨玻璃影较前减轻，树芽征、结节影较前增多（图 2–17）。

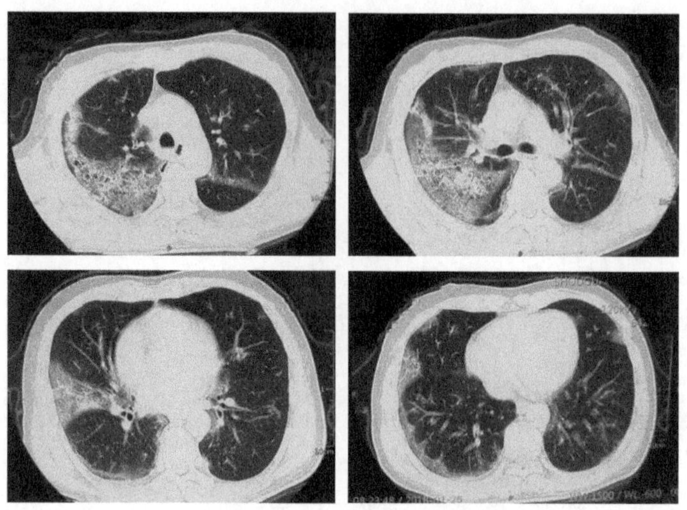

图 2–16　2018 年 1 月 26 日胸部 CT 检查

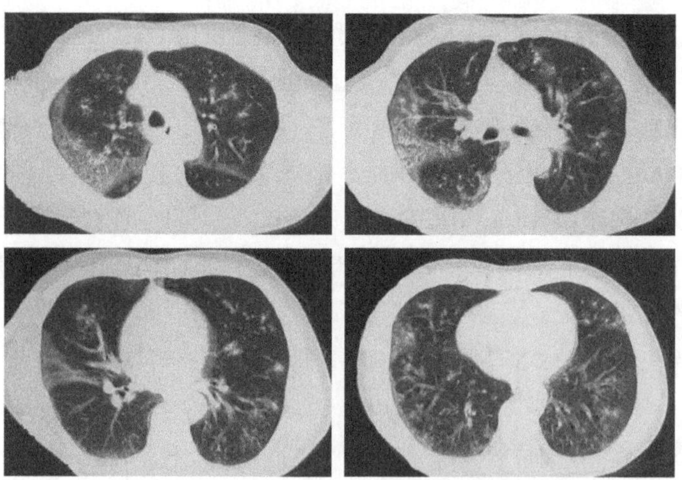

图 2–17　2018 年 1 月 29 日胸部 CT 检查

三、诊断

肺部病变可能的诊断：

（1）非感染性疾病：①急性嗜酸性粒细胞肺炎。② CTD–ILD。

（2）感染性疾病：①流感病毒感染？②细菌感染？③曲霉菌感染？④军团菌感染？⑤肝功能不全。⑥急性阑尾炎？

完善胸部 CT、痰致病菌培养、支气管镜 BALF 病原学检测、病毒检测、军团菌、肺炎链球菌尿抗原、腹部超声等检查。

重症肺炎的诊断标准：

符合下列 1 项主要标准或≥ 3 项次要标准可诊断为重症肺炎。

（1）主要标准：①需要气管插管行机械通气治疗。②脓毒症休克经积极液体复苏后仍需要血管活性药物。

（2）次要标准：①呼吸频率≥ 30 次 / 分。②氧合指数≤ 250 mmHg。③多肺叶浸润。④意识障碍和定向障碍。⑤血尿素氮≥ 7.14 mmol/L。⑥收缩压小于 90 mmHg 需要积极液体复苏。

修正诊断：①重症肺炎。②甲型流感病毒性肺炎。③肺曲霉菌病。④急性阑尾炎。

四、诊疗经过

诊疗思路：①中年男性，既往体健，有吸烟、饮酒嗜好，流感季节发病。发热、咳嗽、喘息 10 天入院，最高体温可达 39℃。②应用头孢吡肟、比阿培南、左氧氟沙星、氟康唑、帕拉米韦、奥司他韦治疗，疗效不佳，影像学明显进展。曾应用大量糖皮质激素。③查体示，双肺可闻及明显干、湿性啰音，右下腹阑尾区压痛明显，无反跳痛。④辅助检查示，WBC 30.83×10^9/L，N 87.9%，L 3.1%，谷丙转氨酶 191.4 U/L，谷草转氨酶 111.9 U/L，CRP 42.59 mg/L，PCT 0.023 ng/mL。血气分析示，$PaCO_2$ 34 mmHg，PaO_2 55 mmHg，pH 7.50，FiO_2 29%，氧合指数 189 mmHg。

治疗措施：帕拉米韦 600 mg，qd，静滴；头孢哌酮舒巴坦 3.0 mg，q8 h，静滴；异甘草酸镁注射液 150 mg，qd，静滴。

2018 年 1 月 30 日电子支气管镜检查：主气管及右主气管白色物质附着，双侧气管大量脓性分泌物（图 2-18）。腹部超声检查示，右下腹异常回声，考虑阑尾炎（图 2-19）。通知病重，给予心电监护，请普外科会诊，认为患者可进流质饮食，遂给予鼻饲流质饮食，同时静滴脂肪乳、氨基酸进行营养支持。支气管镜 BALF 液示，甲型流感病毒 DNA（+）。军团菌尿抗原、肺炎链球菌尿抗原（-）。2018 年 1 月 31 日血 GM 试验检查示，2.41，BALF 液的 GM 试验示，5.01（0 ~ 0.5）。认为肺曲霉菌感染可能性大。

2018 年 2 月 1 日加用两性霉素 B 泵入，25 mg/d，并每日增加 5 mg，总量至 0.7 mg/（kg · d）。NS 5 mL + 剩余两性霉素 B 雾化吸入。2018 年 2 月 1 日胸部 CT 示：双肺片状影中空腔较前增大、增多（图 2-20）。BALF 液培养到烟曲霉 + 黄曲霉（图 2-21）。治疗为鼻饲流质饮食，鼓励患者下床活动，进行肺康复及胃肠康复锻炼；帕拉米韦 + 头孢哌酮舒巴坦 + 两性霉素 B。2018 年 2 月 4 日患者右侧腹部出现瘀斑（图 2-22），完善腹部超声、血常规、淀粉酶、血凝五项等检查。患者右侧腹壁瘀斑考虑腹腔少量出血渗漏腹壁间隙所致，并于 2018 年 2 月 4 日、2018 年 2 月 6 日连续 2 次行血、尿淀粉酶均为（-）。PLT 及 PT、APTT 均为正常。2018 年 2 月 4 日帕拉米韦使用 5 天后停用。2018 年 2 月 5 日因患者不能耐受两性霉素 B 雾化吸入停用，仍保留静脉两性霉素 B。2018 年 2 月 6 日阑尾彩色多普勒超声示，右下腹阑尾区未探及明显肿胀阑尾回声（图 2-23）。2018 年 2 月 7 日复查血常规示：WBC 3.12×10^9/L，患者腹痛消失，无明显咳痰，头孢哌酮舒巴坦使用9天，停用。转氨酶降至正常，停用异甘草酸镁。白蛋白21.5 g/L，输注人血清白蛋白10 g/d×5天。患者出现持续高热，每天需要多次应用退热药物缓解。患者频繁出现发热，每隔8小时需要使用退热药物干预，留取血培养，可以除外两性霉素B引起的发热。认为发热与肺曲霉菌病相关。2018年2月16日胸部CT示：双肺病灶，较2018年2月8日明显进展（图2–24）。2018年2月17日患者咳痰较前增多，呼吸困难加重，胸部影像学加重，认为患者同时混合细菌感染，加用莫西沙星静滴治疗细菌感染，伏立康唑（国产）静滴联合两性霉素B治疗曲霉菌感染。目前抗生素使用：两性霉素B＋伏立康唑＋莫西沙星，继续鼻饲流质饮食，鼓励患者下床活动，预防VTE治疗，促进胃肠蠕动，改善食欲。经两性霉素B＋伏立康唑＋莫西沙星联合治疗，2018年2月26日复查胸部CT较前好转（图2–25）。2018年3月14日胸部CT较前明显好转（图2–26）。患者体温记录单见图2–27。

2018年3月15日复查实验室检查：WBC 7.79×10^9/L，HGB 113 g/L，PLT 218×10^9/L；PCT 0.088 ng/mL；肝肾功、电解质（–），白蛋白35 g/L。患者于2018年3月15日出院，出院带药：伏立康唑0.2 g，po，bid。2018年5月4日复查胸部CT（图2–28）。

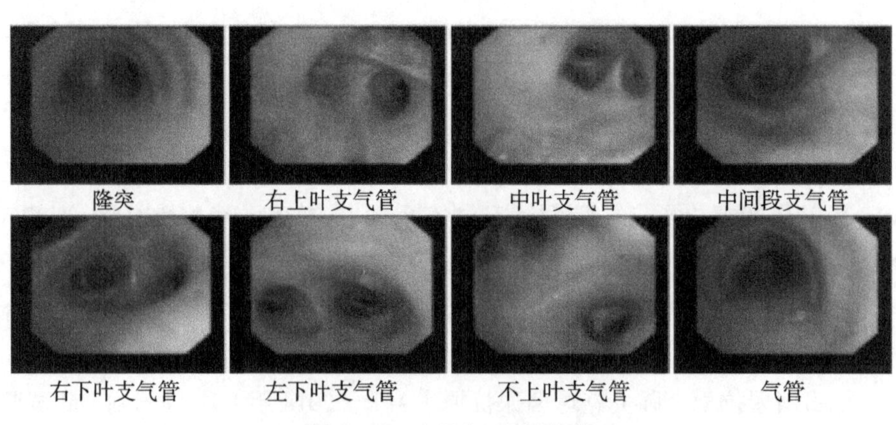

图2–18　电子支气管镜检查

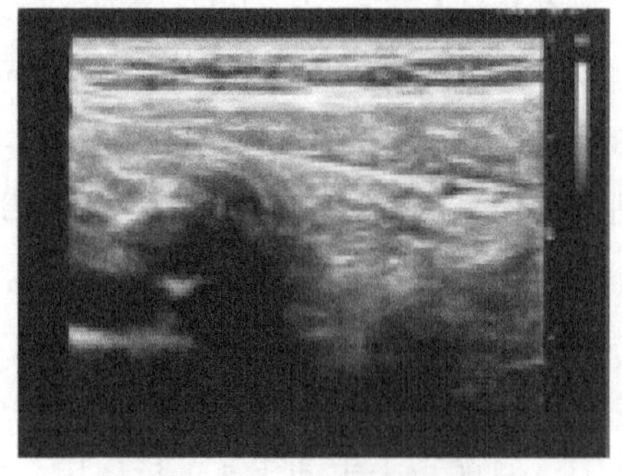

图2–19　腹部超声检查

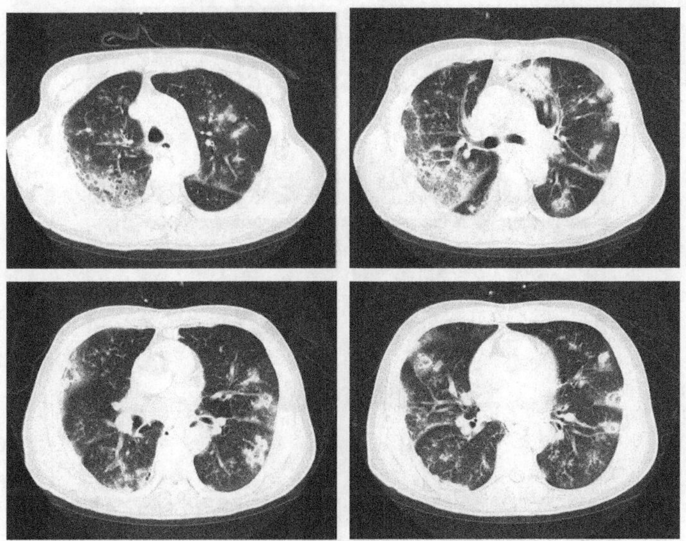

图 2-20　2018 年 1 月 30 日胸部 CT 检查

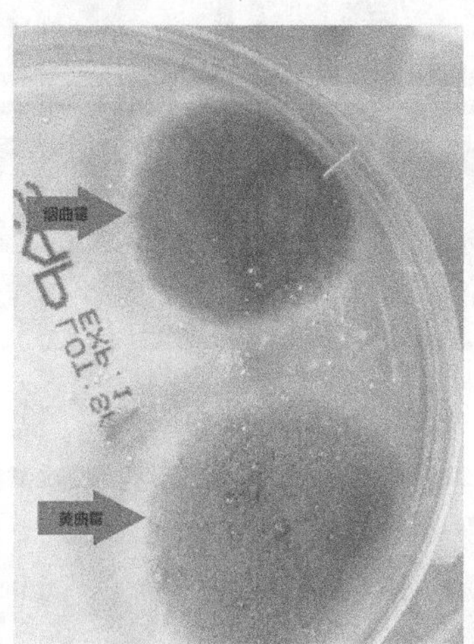

图 2-21　BALF 液培养

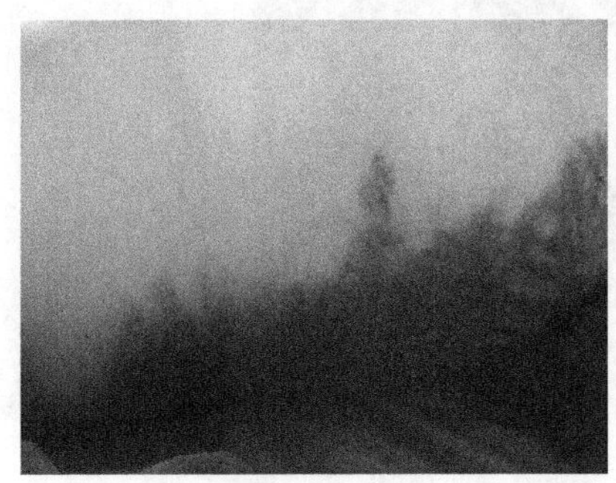

图 2-22　瘀斑

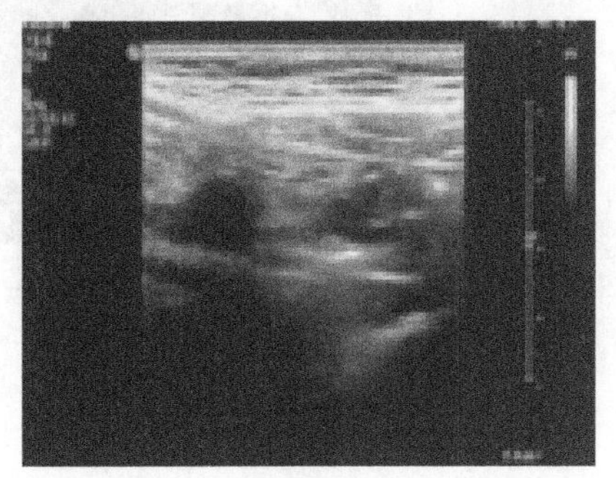

图 2-23　阑尾彩色多普勒超声检查

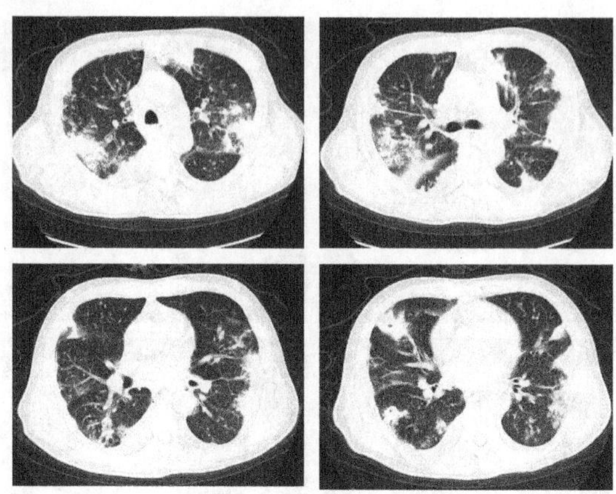

图 2-24　2018 年 2 月 16 日胸部 CT 检查

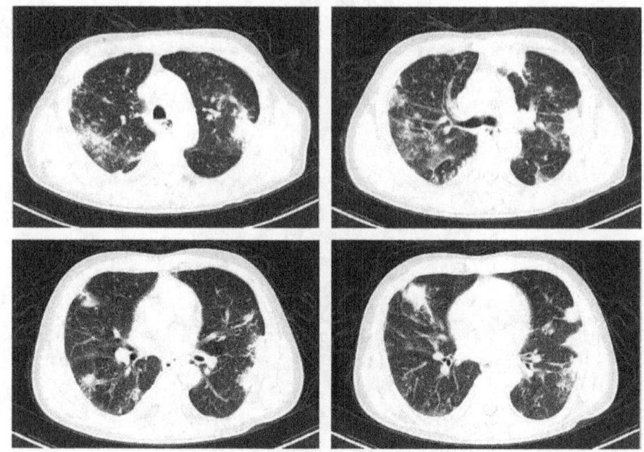

图 2-25　2018 年 2 月 26 日胸部 CT 复查

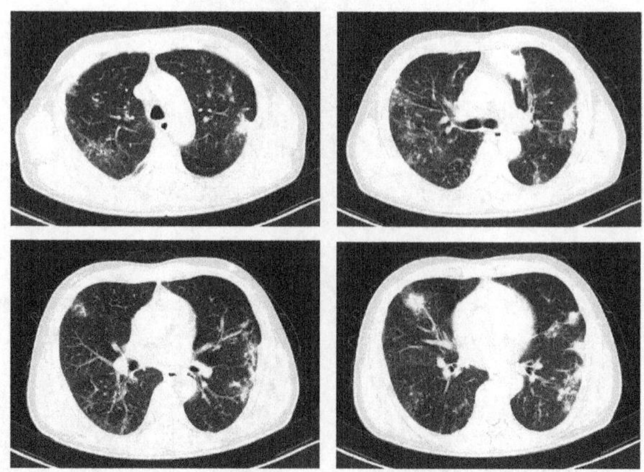

图 2-26　2018 年 3 月 14 日胸部 CT 检查

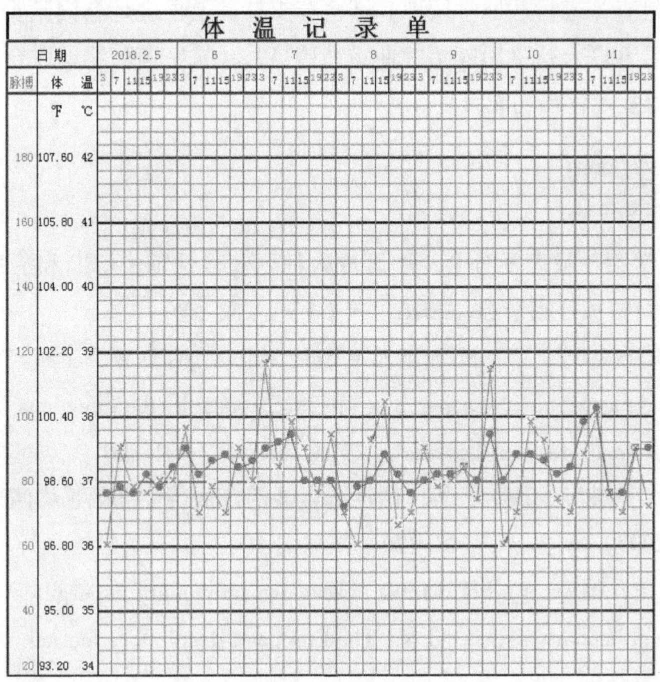

图 2-27　患者体温记录单

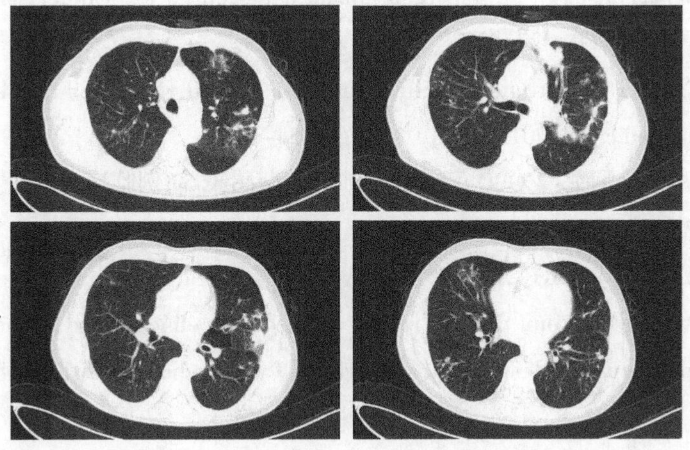

图 2-28　2018 年 5 月 4 日胸部 CT 复查

五、讨论

肺曲霉菌病是一种严重的肺部感染性疾病，死亡率可达 70%。本例患者肺曲霉菌感染为甲型流感病毒肺部感染后继发，同时患者又合并了急性阑尾炎及腹腔出血，4 种严重疾病同时出现在一例患者，给治疗带来了巨大困难。最终患者治疗成功，并且以上治疗都是在普通病房完成，并未进入 ICU 治疗。本例患者的成功治疗，我们总结了 5 条经验：①及早进行支气管镜检查，进行病原学留取。②营养支持，及早进行鼻饲流质饮食及静脉营养治疗。③两性霉素 B 联合伏立康唑治疗曲霉菌感染。④抗细菌药物的联合使用。⑤坚持下床活动，促进肺康复及胃肠功能康复。

六、参考文献

[1] 中华医学会呼吸病学分会. 中国成人社区获得性肺炎诊断和治疗指南（2016 年版）[J]. 中华结核和呼吸杂志，2016，39（4）：253–279.

[2] PATTERSON T F，THOMPSON G R 3rd，DENNING D W，et al. Practice guidelines for the diagnosis and management of aspergillosis：2016 update by the Infectious Diseases Society of America [J]. Clinical Infectious Diseases，2016，63（4）：el–e60.

[3] 马小军，李桂萍，周炯，等. 两性霉素 B 治疗侵袭性真菌感染回顾性研究 [J]. 中华内科杂志，2007，46（9）：718–720.

[4] BULPA P，DIVE A，SIBILLE Y. Invasive pulmonary aspergillosis in patients with chronic obstructive pulmonary disease [J]. The European Respiratory Journal，2007，30（4）：782 – 800.

[5] ADER F，NSEIR S，LE BERRE R，et al. Invasive pulmonary aspergillosis in chronic obstructive pulmonary disease：an emerging fungal pathogen [J]. Clinical Microbiology and Infection，2005，11（6）：427–429.

[6] PERFECT J R. Efficiently killing a sugar–coated yeast（editorial）[J]. New England Journal of Medicine，2013，368（14）：1354–1356.

[7] 黄隽敏，徐爱晖. COPD 患者继发肺部真菌感染 57 例临床分析 [J]. 临床肺科杂志，2008，13（1）：46–47.

[8] DREYFUSS D，RICARD J D，GAUDRY S. Amphotericin B deoxycholate for candidiasis in intensive care unit patients revisited：medical，ethical，and financial implications [J]. American Journal of Respiratory and Critical Care Medicine，2013，187（6）：661–663.

[9] 仵菲斐，孙慧，甘思林，等. 恶性血液病合并侵袭性真菌感染 76 例临床观察 [J]. 中华内科杂志，2013，52（3）：218–220.

[10] 李军体，孟凡义，孙竞，等. 恶性血液病合并侵袭性真菌感染 73 例治疗分析 [J]. 中国实用内科杂志，26，26（5）：376–378.

（于国华）

病例 4　重症肺炎合并 ARDS

一、基本信息

姓名：陈 ×× 　　性别：男　　年龄：75 岁

过敏史：无。

主诉：发热、气促 12 小时，胸痛 5 小时。

现病史：2021 年 8 月 31 日急诊收入院。患者入院前 12 小时前无明显诱因出现发热、气促，伴畏寒，自测体温 37.9℃，无咳嗽、咳痰，无鼻塞、流涕，无腹痛、腹泻，5 小时前出现胸痛、冷汗，自服“救心丹、阿莫西林”，遂由家属送至我院发热门诊就诊，考虑“肺炎”，予“头孢哌酮舒巴坦”抗感染、无创呼吸机辅助通气治疗后，患者气促无好转并出现低氧血症，考虑病情危重，急诊拟“重症肺炎”收住我科。患者自起病以来，精神、食欲缺乏，大便未解，小便减少。

既往史：有高血压病史 10 年，有规律服药，具体不详。否认肝炎史、疟疾史、结核史，否认冠心病史，否认糖尿病史、脑血管病史、精神病史，否认手术史、外伤史，否认输血史，否认过敏史，预防接种史不详。

个人史：否认发病前 14 天有国内外有新型冠状病毒病例报告社区的旅行史或居住史；否认发病前 14 天内与新型冠状病毒感染者（核酸检测阳性者）有接触史；否认发病前 14 天内曾接触过来自国内外有新型冠状病毒病例报告社区发热或有呼吸道症状的患者；否认有聚集性发病（2 周内在小范围如家庭、办公室、学校班级等场所，出现 2 例及以上发热和 / 或呼吸道症状的病例）。否认嗜酒史、吸烟史、常用药物嗜好、麻醉药品嗜好。无工业毒物接触史、粉尘接触史、放射性物质接触史，否认冶游史，无性病。

二、查体

体格检查：体温 38.0℃，脉搏 140 次 / 分，呼吸 32 次 / 分，血压 157/93 mmHg。SpO_2 87%，神志清，对答切题，双侧瞳孔等大等圆，直径约 2.0 mm，对光反射迟钝；心率 140 次 / 分，心律齐，各瓣膜听诊区未闻及杂音，未闻及心包摩擦音，腹部软，腹部无明显压痛，肠鸣音正常。四肢肌力、肌张力正常。生理反射存在，病理反射未引出。

专科检查：胸廓对称，无局部隆起或者凹陷、压痛，肋间隙稍宽，呼吸促，呼吸 32 次 / 分；胸壁静脉无曲张。呼吸运动对称，有节律，胸式呼吸为主。呼吸动度对称，双侧触觉语颤检查不配合，无胸膜摩擦感，无皮下捻发感。双肺叩诊清音，双肺下界移动度检查不配合。双肺呼吸音粗，可闻及湿性啰音，无胸膜摩擦音。

辅助检查：2021 年 8 月 31 日血细胞分析示，白细胞 19.4×10^9/L，中性粒细胞比率

85.4%，血红蛋白 160 g/L，红细胞比容 46.3%，血小板 245 × 10^9/L。2021 年 8 月 31 日凝血功能示，PT 13.3 s，APTT 30.7 s。2021 年 8 月 31 日肌钙蛋白 I 0.012 ng/mL，BNP 65 pg/mL。2021 年 8 月 31 日动脉血气示，pH 7.44，二氧化碳分压 32 mmHg，PO_2 52 mmHg，氧合指数 128 mmHg（无创呼吸机正压通气）。2021 年 8 月 31 日肾功能示，Cr 98.6 μ mol/L。2021 年 8 月 31 日电解质示，K 2.91 mmol/L，Na 129 mmol/L。2021 年 8 月 31 日 C- 反应蛋白 7.74 mg/L。2021 年 8 月 31 日新型冠状病毒 IgG 抗体检测、新型冠状病毒 IgM 抗体检测均阴性。2021 年 8 月 31 日新型冠状病毒核酸阴性。2021 年 8 月 31 日胸部 CT 检查见图 2-29。2021 年 9 月 2 日胸部 X 线检查见图 2-30。2021 年 9 月 3 日胸部 X 线检查见图 2-31。2021 年 9 月 14 日胸部 CT 检查见图 2-32。2021 年 9 月 16 日胸部 X 线检查见图 2-33。2021 年 9 月 23 日支气管镜检查见图 2-34。2021 年 10 月 15 日胸部 CT 检查见图 2-35。

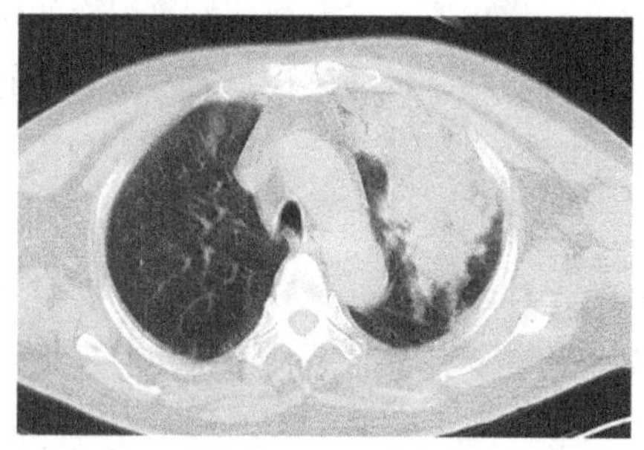

图 2-29　2021 年 8 月 31 日胸部 CT 检查

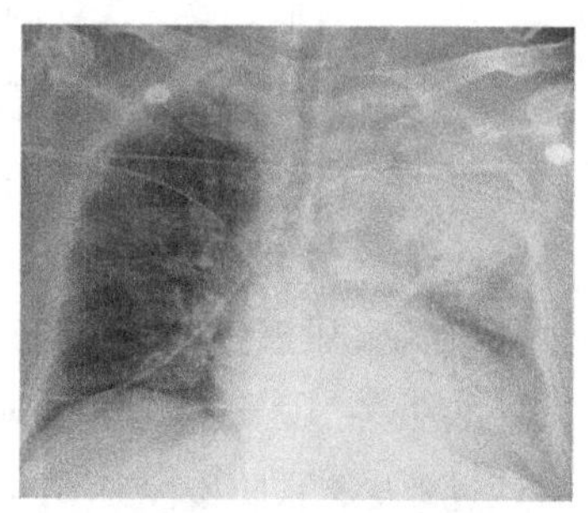

图 2-30　2021 年 9 月 2 日胸部 X 线检查

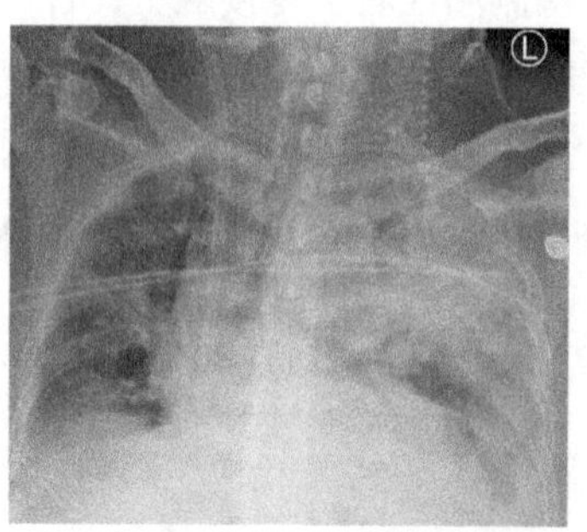

图 2-31　2021 年 9 月 3 日胸部 X 线检查

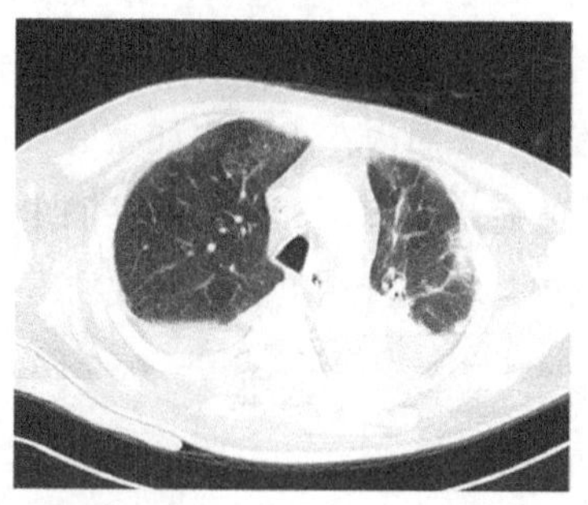

图 2-32　2021 年 9 月 14 日胸部 CT 检查

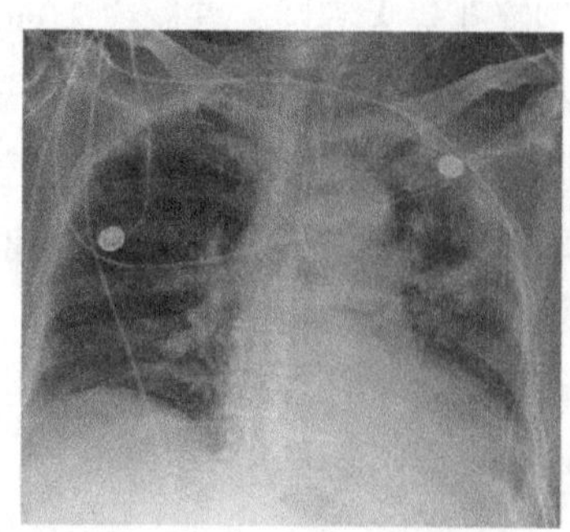

图 2-33　2021 年 9 月 16 日胸部 X 线检查

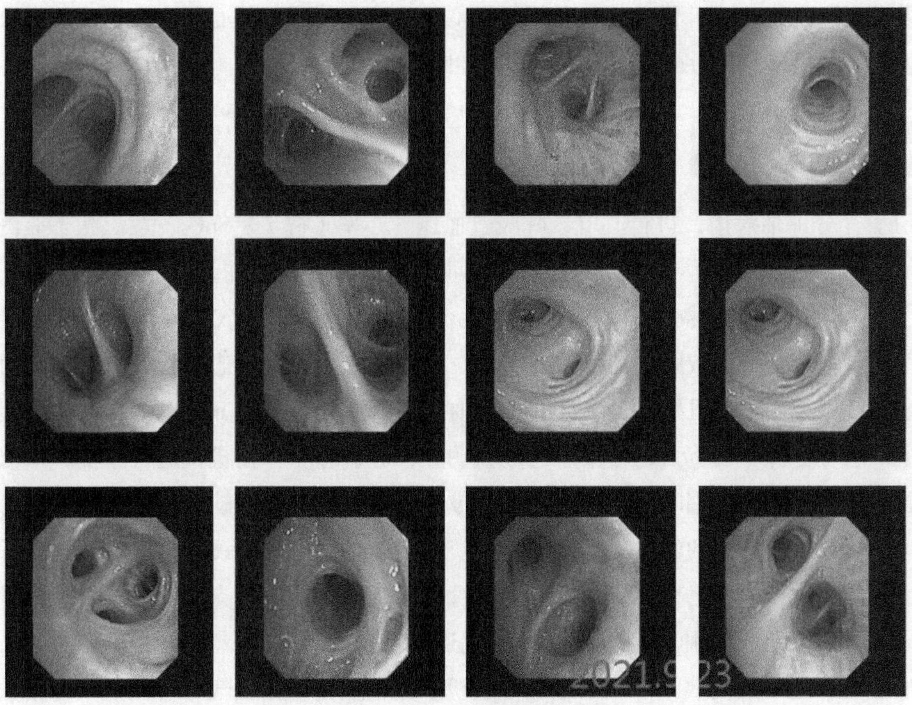

图 2-34　支气管镜检查

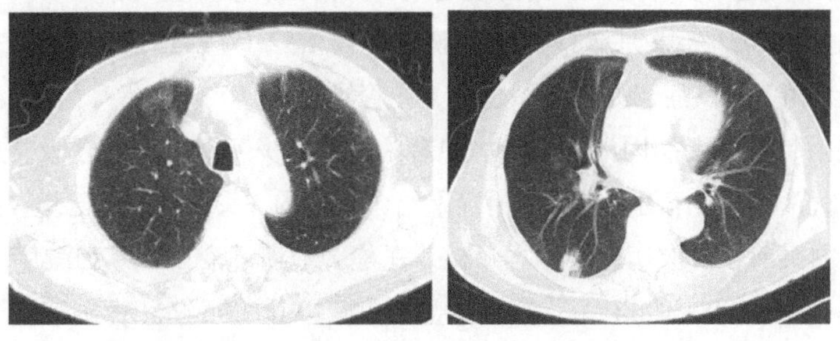

图 2-35　2021 年 10 月 15 日胸部 CT 检查

三、诊断

初步诊断：①急性呼吸窘迫综合征。②重症肺炎。

鉴别诊断：心源性肺水肿。

最终诊断：①急性呼吸窘迫综合征。②重症肺炎。

诊断依据：根据患者病史、症状、体征及相关检查，考虑诊断重症肺炎、急性呼吸窘迫综合征。

诊断 ARDS 依据：①老年男性，急性起病，表现为发热、畏寒、气促，迅速进展为呼吸困难。②呼吸急促，双肺可闻及湿啰音。③胸部 CT 提示双肺渗出，左肺部分实变。④无创呼吸机正压通气，SpO_2低，血气分析提示低氧血症。⑤既往无心脏病史，查体心脏无异常，肌钙蛋白稍高，经动态复查后排除心源性因素。

四、诊疗经过

（1）充分评估病情，进行心电、呼吸、血压、心率（律）、SpO_2、意识状态监测，监测循环，建立中心静脉置管及有创血压监测，监测每小时入量、尿量。

（2）入院后紧急抢救生命、积极维持生命体征稳定。对于该患者，重症肺炎导致的急性呼吸窘迫综合征是威胁生命的首要因素。入住 ICU 后患者神志尚清，且血流动力学稳定，尝试使用无创呼吸机辅助通气，并加强血气分析监测。入住 ICU 约 3 小时后气促进行性加重，患者自诉呼吸费力，呼吸窘迫症状明显，考虑患者存在机械通气指征，采取气管插管建立人工气道并使用呼吸机通气，以开放和保护气道，改善缺氧和通气不足，稳定患者的生命体征，为后续的救治工作争取时间。同时，加用镇静、镇痛治疗后，患者呼吸窘迫症状较前稍改善，但仍存在，且纤维支气管镜主支气管及各段支气管内均可见中量白色黏痰，支气管黏膜稍红肿、糜烂，予加强气道管理及痰液引流。入院 1 天后患者仍有呼吸窘迫症状，且气道内痰液多，予上调呼吸机参数，监测动脉血气分析提示氧合指数呈下降趋势，复查胸片提示双肺病变仍弥漫性渗出。多次复查动脉血气分析提示氧合指数 < 100 mmHg，考虑经机械通气、肺复张、俯卧位通气、严格控制液体量等治疗后病情无改善，有行 ECMO 的指征，2021 年 9 月 2 日行体外膜氧合器治疗（VV–ECMO）。ECMO 治疗期间严格监测患者无相关并发症，如出血、感染、导管异位等。

（3）入院后针对患者病因治疗，考虑患者为重症肺炎所致的急性呼吸窘迫综合征，致病病原菌不明确，考虑细菌可能性大，治疗上给予广谱的“头孢哌酮舒巴坦”抗感染治疗。在使用抗感染方案前，留取病原学标本送检，送检肺泡灌洗液二代基因测序。2021 年 9 月 1 日白介素 –6 > 5000.00 pg/mL ↑；降钙素原检测 > 100.00 ng/mL；血细胞分析：白细胞 13.4×10^9/L ↑，中性粒细胞比率 86.6%。经抗感染治疗后，患者仍有反复高热，抗感染方案改为“亚胺培南西司他丁 + 万古霉素”，2021 年 9 月 3 日痰培养：鲍曼不动杆菌，继续“亚胺培南西司他丁”抗感染。2021 年 9 月 5 日血培养结果无细菌生长。2021 年 9 月 5 日停用“万古霉素”，感染控制后，2021 年 9 月 14 日降阶梯使用“哌拉西林他唑巴坦”抗感染治疗。

（4）一般治疗：积极予降温、适量补液、肠内喂养、器官功能支持、维持电解质和酸碱平衡等治疗。

转归：经 ECMO 及机械通气治疗后，患者氧合改善，复查肺部病变较前明显好转，2021 年 9 月 16 日顺利行 ECMO 撤除术，2021 年 9 月 19 日顺利拔除气管插管并停用呼吸机，改为鼻导管吸氧。患者自主咳痰能力可，呼吸稍促，血氧正常，转呼吸内科进一步治疗后康复出院。2021 年 10 月 15 日门诊复诊患者肺部情况恢复良好。

五、出院情况

患者偶有咳嗽、咳痰，痰少，气促较前缓解，无寒战、发热、胸痛。查体：体温36.9℃，脉搏 74 次 / 分，呼吸 21 次 / 分，血压 139/71 mmHg，SpO_2 98%。神志清楚，呼吸尚平稳，胸廓无畸形，肋间隙无增宽或变窄，双肺呼吸音粗，双肺未闻及干、湿啰音；心律齐，各瓣膜听诊区未闻及杂音，未闻及心包摩擦音，腹稍胀，腹部软，无明显压痛、反跳痛；双下肢无水肿。

六、讨论

（1）对于重症肺炎导致的急性呼吸窘迫综合征，积极治疗原发病至关重要，在未明确病原菌之前，应根据患者致病菌的高危因素，选择恰当的抗感染方案，使用抗感染方案前尽早完善病原学检查。

（2）对于急性呼吸窘迫综合征，可根据柏林标准评估严重程度，轻度 ARDS 可尝试高流量给氧或者无创机械通气，重度 ARDS 患者应考虑建立人工气道行有创机械通气。使用机械通气过程中，注意小潮气量并限制平台压。定期评估肺可复张性，以复张塌陷肺泡，改善肺内分流及低氧血症。肺复张后注意呼气末正压（PEEP）的应用。

（3）对于病因可逆的 ARDS 患者，经常规治疗效果不佳时尽早考虑 ECMO 治疗。

七、参考文献

杨毅，邱海波．急性呼吸窘迫综合征救治：需要遵循的十大原则［J］．中华重症医学电子杂志，2015，1（1）：33–38.

（肖　岳）

病例 5　Ondine’s curse 综合征

一、基本信息

姓名：徐 ×　　　性别：男　　　年龄：70 岁

主诉：反复咳嗽、咳痰 2 年，加重 5 天。

现病史：于 2020 年 5 月 31 日入院。患者于 2 年前逐渐出现咳嗽、咳痰，咳白色黏痰，每日咳痰量10余口，病情反复发作。1年前，患者逐渐出现嗜睡，行动减少，5天前，患者上述症状较前加重，到当地医院住院治疗，行 $PaCO_2$ 82 mmHg。后患者病情加重，出现昏迷，测 $PaCO_2$ 172 mmHg，并转入ICU行气管插管，有创呼吸机辅助通气治疗，后成功拔管脱机。为求进一步诊治，转入我院。

既往史：既往有双侧腹股沟斜疝病史，并行手术治疗。无烟酒嗜好。

二、查体

专科检查：体温36.7℃，脉搏96次/分，呼吸20次/分，血压145/85 mmHg；神志清，谵妄状态，双肺呼吸音粗，可闻及散在痰鸣音。心率96次/分，律齐，无杂音。双下肢无水肿。

辅助检查：血气分析检查示，PaO_2 102 mmHg，$PaCO_2$ 81 mmHg，pH 7.35，FiO_2 29%，乳酸1.2 mmol/L，氧合指数351 mmHg。血常规检查示，WBC 8.23×10^9/L，HGB 152 g/L，PLT 126×10^{12}/L。N 88.1%，L 6.3%。ESR 7 mm/H。2020年5月25日胸部CT检查示，双肺慢性支气管炎（图2-36）。

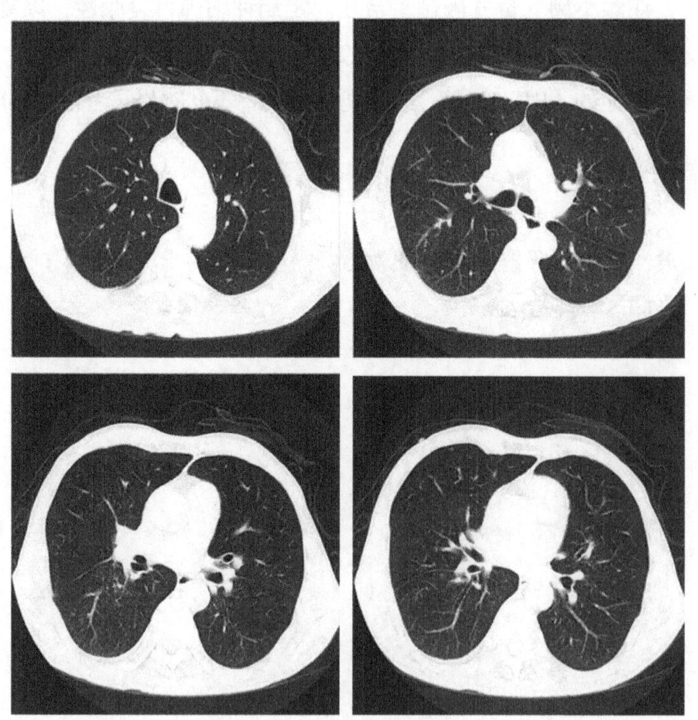

图2-36　胸部CT检查

三、诊断

初步诊断：①慢性阻塞性肺疾病急性加重伴下呼吸道感染。②Ⅱ型呼吸衰竭。

最终诊断：①肺炎。②Ⅱ型呼吸衰竭。③缺氧缺血性脑病。④谵妄状态。⑤ Ondine’s curse 综合征。

四、诊疗经过

诊疗思路：①患者老年男性，70 岁，因“反复咳嗽、咳痰 2 年，加重 5 天”入院。② 1 年前，患者逐渐出现嗜睡状态。5 天前，患者咳嗽、咳痰较前加重，到当地医院住院治疗，行 $PaCO_2$ 82 mmHg。后患者出现昏迷，测 $PaCO_2$ 172 mmHg，并转入 ICU 行气管插管，有创呼吸机辅助通气治疗，后成功拔管脱机。③入院查体，体温 36.7℃，脉搏 96 次 / 分，呼吸 20 次 / 分，血压 145/85 mmHg；神志清，谵妄状态，双肺呼吸音粗，可闻及散在痰鸣音。心率 96 次 / 分，律齐，无杂音。双下肢无水肿。④血气分析检查示，PaO_2 102 mmHg，$PaCO_2$ 81 mmHg，pH 7.35，FiO_2 29 %，乳酸 1.2 mmol/L，氧合指数 351 mmHg。⑤胸部 CT 检查示，双肺慢性支气管炎。

治疗：无创呼吸机辅助通气；哌拉西林他唑巴坦 4.5 g，98 h 静滴抗感染；泼尼松 30 mg/d 抗炎；复方甲氧那明，平喘止咳；噻托溴铵（天晴速乐）、信必可 320 吸入；依诺肝素皮下注射预防 VTE；临时使用地塞米松 5 mg 加强抗炎，缓解气道痉挛。于是通知患者病重，完善痰培养、血培养、心电图、血凝五项、病毒检测、血生化、BNP、胸部 CT、肺功能等检查。

患者入院当晚病情加重，频繁出现烦躁不安，多次行血气分析检查（图 2–37）。给予患者间断使用无创呼吸机辅助通气，但患者出现间断的烦躁不安，不能配合治疗，酌情使用小剂量地西泮镇静。

患者出现 $PaCO_2$ 过山车式变化，短时间内忽高忽低，甚至出现低碳酸血症，为什么？是慢阻肺呼吸衰竭，还是呼吸中枢病变？

2020 年 6 月 2 日 15：00 患者呼吸困难进一步加重，双肺大量痰，不易咳出，严重时导致“哑肺”，无法触发无创呼吸机，考虑患者存在痰液阻塞，行床旁支气管镜检查示，符合支气管炎症镜下表现。继续给予无创呼吸机辅助通气、哌拉西林他唑巴坦抗感染、噻托溴铵、信必可 320 吸入、泼尼松口服等治疗。2020 年 6 月 2 日 17：00 复查血气分析示，$PaCO_2$ 71 mmHg，pH 7.34。2020 年 6 月 3 日 00：40，患者再次出现明显呼吸困难，双肺呼吸音低，未闻及明显干、湿性啰音。无法触发呼吸机。给予肾上腺素 0.33 mg 皮下注射，静滴多索茶碱 0.3 g，再次使用地塞米松 5 mg，扩张气道，缓解支气管痉挛，并嘱其家属采用提颌法，兴奋患者呼吸。患者于 2020 年 6 月 3 日 11：00，再次出现烦躁不安，不能配合治疗，复查血气分析示，$PaCO_2$ 48 mmHg，pH 7.47，乳酸 3.8 mmol/L，考虑患者烦躁不安为糖皮质激素副作用，停用泼尼松口服，同时不再临时使用地塞米松。继续无创呼吸机辅助通气、抗感染，吸入噻托溴铵、信必可 320 治疗，择日再次行床旁支气管镜检查。2020 年 6 月 4 日 12：00 患者再次行床旁支气管镜检查，仍吸出大量黄痰，但痰量较前明显减少，黏稠度降低。2020 年 6 月 4 日行颅脑 CT 示，双侧基底节区多发局限性低密度，腔隙性脑梗死？软化灶？额部软组织肿胀并见点状高密度。胸部 CT 检查示，双肺炎性病变，双侧胸腔积液。考虑左侧支气管内痰栓。2020 年 6 月 4 日胸部 CT 检查示，双肺炎症，双侧胸腔积液（图 2–38）。2020 年 6 月 6 日 14：00，患者烦躁不安，出现幻觉及被害妄想，并出现畏光，从病房跑出，躲到走廊阴暗地方。患者家属述患者 19 年前被狗咬伤，狂犬疫苗 5 针只注射 3 针，未能完成治疗。仔细询问病史，患者可进食水及稀饭，可以除外狂犬病。后请外院精神专科医师会诊，认为患者为：缺氧缺血性脑病后继发谵妄状态，建议加用奥氮平 5 mg，bid 口服。患者口服奥氮平治疗 7 天，被害妄想及畏光减轻，但仍存在烦躁不安，无法配合使用无创呼吸机及吸入噻托溴铵、信必可，且患者存在食欲缺乏、乏力，日渐消耗，再次告知患者家属，存在死亡风险。

患者述左下肢肿胀，伴有疼痛，查体：左下肢腓肠肌肿胀明显，伴有挤压痛。行 D–二聚体检查示，1.617 μ g/mL。患者入院后 Padua 评分 6 分，VTE 高危，依诺肝素 4000 U IH qd 抗凝治疗。立即行床旁下肢静脉超声检查，未见明显静脉血栓，可见左下肢腓肠肌水肿明显，考虑患者存在软组织损伤。

2020 年 6 月 18 日患者口服奥氮平治疗第 10 天，患者意识转清，未再出现烦躁及被害妄想、畏光，能够配合使用无创呼吸机辅助通气，初步掌握噻托溴铵及信必可吸入技巧，在家人帮助下每日可下床行走 500 步。2020 年 6 月 18 日血气分析示，$PaCO_2$ 81 mmHg，PaO_2 183 mmHg，pH 7.35，FiO_2 33%。

患者病情逐渐好转，每日坚持下床行走，熟练掌握噻托溴铵、信必可吸入技巧，食欲较前增加，每日可下床行走 1500 步，患者停病重。2020 年 6 月 19 日患者复查胸部 CT 示，双肺肺炎好转，胸腔积液消失（图 2–39）。

2020 年 6 月 25 日血气分析检查示，$PaCO_2$ 57 mmHg，PaO_2 74 mmHg，pH 7.39，FiO_2 21%。2020 年 6 月 25 日血常规检查示，WBC 7.07×10^9/L，HGB 127 g/L，PLT 257×10^{12}/L。N 59.8%，L 29.4%。2020 年 6 月 26 日患者行肺功能检查示，肺通气功能正常。2020 年 6 月 26 日患者病情好转，每日可下床行走 3000 步，已经熟练掌握噻托溴铵及信必可吸入方法，无明显咳嗽、咳痰，患者出院。出院用药：噻托溴铵 1 吸 /1 次；信必可 320 1 吸 /2 次。嘱患者出院一月后复查。

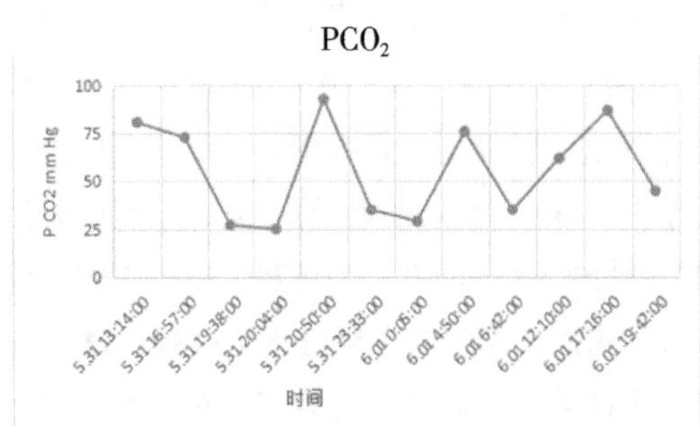

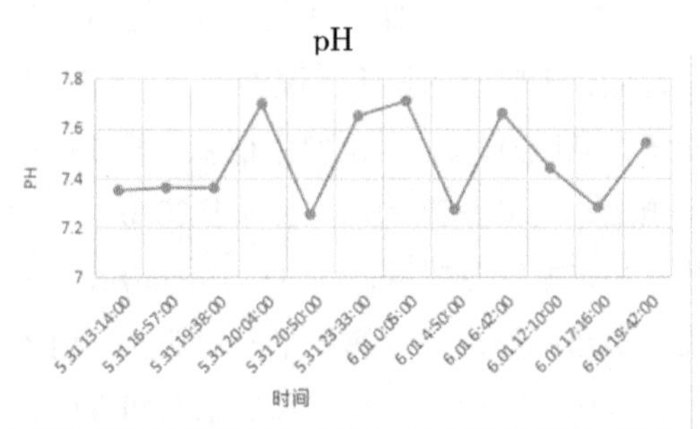

图 2–37　血气分析

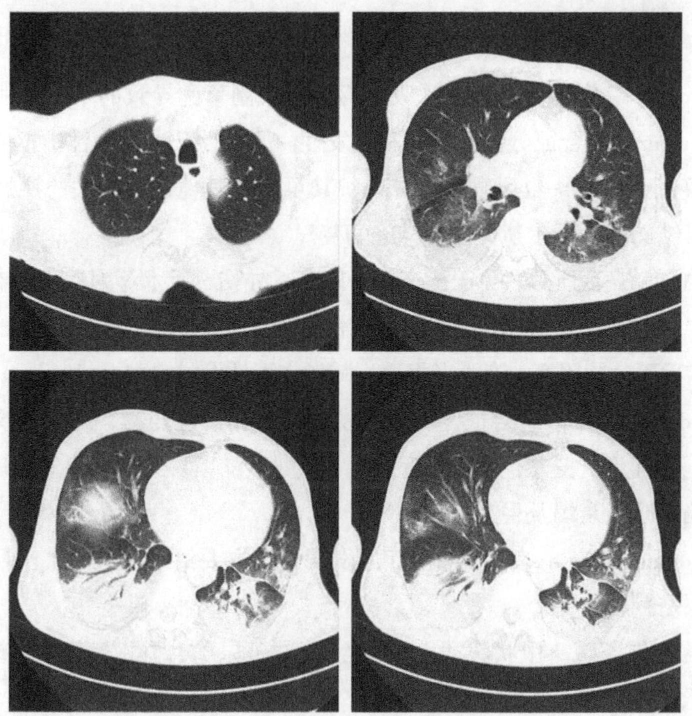

图 2-38　2020 年 6 月 4 日胸部 CT 检查

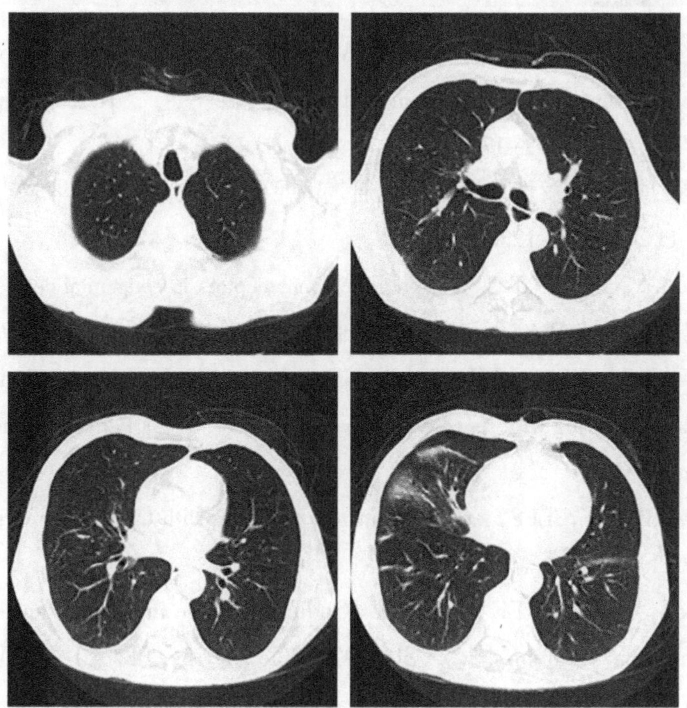

图 2-39　复查胸部 CT

五、讨论

Ondine' s curse 综合征是一种由呼吸中枢调节机制紊乱导致的中枢性睡眠呼吸暂停综合征。Ondine' s curse 综合征分为原发性和继发性。原发性又称先天性中枢低通气综合征，病因未明，大多见于婴儿，也可发生于成人，其可合并其他遗传相关的疾病，如神经母细胞瘤、先天性巨结肠及勒伯尔遗传性视神经病变。

继发性可由延髓病变所致，见于脑卒中、感染、外伤、手术等因素所致疾病。延髓背外侧或合并小脑半球的梗死，是成人继发性中枢性肺泡通气不足综合征最常见的病因，多见于一侧或双侧小脑后下动脉闭塞。有学者报道，肺炎亦可诱发或加重 Ondine' s curse 综合征。

继发性 Ondine' s curse 综合征，可伴有发病前服用镇静药物，之后出现睡眠呼吸暂停甚至完全停止，伴有意识丧失，血气分析提示二氧化碳潴留。经机械通气治疗，意识恢复，快速停机再次陷入呼吸衰竭及昏迷。

继发性 Ondine' s curse 综合征除治疗原发病外，主要给予机械通气。目前，尚无中枢性化学感受器兴奋剂可应用。

有学者认为，氨茶碱、甲状腺素、咖啡因、水杨酸、黄体酮等药物可增强中枢化学感受器对 CO_2 的敏感性，也可酌情使用该药物。

六、参考文献

[1] STRAUS C，TRANG H，BECQUEMIN M H，et al. Chemosenitivity recovery in Ondine' s curse syndrome under treatment with desogestrel [J]. Respiratory Physiology & Neurobiology，2010，171：171–174.

[2] 张运周. 成人继发性中枢性肺泡通气不足综合征 [J]. 中华老年心脑血管病杂志，2013，15（11）：1231–1232.

[3] PEREZ I A，KEENS T G. Peripheral chemoreceptors in congenital central hypoventilation syndrome [J]. Respiratory Physiology & Neurobiology，2013，185（1）：186–193.

[4] HUANG L C，CHANG J H，WANG N L. Congenital central hypoven–tilation syndrome in a full–term baby presenting with repeated extubation failure [J]. Pediatrics and Neonatology，2012，53（1）：72–74.

[5] LIU Z，HE Y Y，LI S，et al. Brainstem tethering with Ondine' s curse [J]. World Neurosurgety，2011，76（6）：592.

[6] KIM K J，JI Y Y，LEE J Y，et al. Ondine' s curse in Anti–Ri anti–body associated paraneoplastic brainstem syndrome [J]. Sleep Medicine，2013，14（4）：380–386.

[7] HECKMANN J G，ERNST S. Central alveolar hypoventilation（Ondine' s curse）caused by megadolichobasilar artery [J]. Journal of Stroke and Cerebrovascular Diseases，2014，23（2）：390–392.

[8] MENDOZA M，LATORRE J G. Reversible Ondine' s curse in a case of lateral medullary infarction [J]. Neurology，2013，80（2）：e13–e16.

[9] GIANGASPERO F，SCHIAVINA M，STURANI C，et al. Failure of auto-matic control of ventilation（Ondine' s curse）associated withviral encephalitis of the brainstem：A clinicopathologic study of one case [J]. Clinical Neuropathology，1988，7（5）：234–237.

（于国华）

病例 6　脓毒性肺栓塞

一、基本信息

姓名：林 ×　　　性别：女　　　年龄：35 岁

主诉：咳嗽、咳痰、胸闷伴发热 1 月余。

现病史：患者于 2018 年 11 月 27 日入院，患者于 1 月前因受凉后出现咳嗽及咳痰，为阵咳，咳少量黄白色黏痰，胸闷、气短，伴发热，体温最高达 39.5℃，发热无明显规律性，无寒战盗汗，无恶心呕吐，无咯血及胸痛，至当地人民医院住院治疗，予以“哌拉西林他唑巴坦、左氧氟沙星、伏立康唑、利奈唑胺”等药物治疗，患者症状略有好转，仍有发热，体温最高达 38.4℃，现为进一步诊治入院。

既往史：1 年前剖宫产手术。

个人史：无吸毒史，无烟酒等不良嗜好，邻居饲养鸽子，有接触史。

婚育史：26 岁结婚，育有 2 子。

家族史：否认家族性遗传病史。

二、查体

体格检查：体温 38.0℃，脉搏 104 次 / 分，呼吸 22 次 / 分，血压 122/92 mmHg。神志清，无皮疹，颜面红斑，无口腔、舌体溃疡等。口唇无发绀，颈静脉无怒张。双肺呼吸音清，未闻及干、湿性啰音。心率 104 次 / 分，心律齐，未闻及病理性杂音。腹软，无压痛、反跳痛，无肝区叩痛。双下肢无水肿。

辅助检查：血常规检查示，白细胞 9.26×10^9/L，血红蛋白 115 g/L，血小板 263×10^9/L，中性粒细胞百分比 81.0%，淋巴细胞百分比 13.1%。ESR 64 mm/h，PCT 0.051 ng/mL，CRP

44.71 mg/L。CEA 0.20 μg/L，NSE 10.79 ng/mL，CA-211 0.711 ng/mL。血凝五项检查示，PT 11.0 s，INR 0.92，APTT 42.9 s，D- 二聚体 0.061 μg/mL（0 ~ 0.05）。HIV-ab（ - ），HCV-ab（ - ），TP-ab（ - ）。TB-SPOT 阴性。2018 年 11 月 23 日胸部 CT 检查示（图 2-40）：我院 CT 室会诊意见：双肺多发结节，伴有空洞形成，考虑感染性病变。右肺上叶局限性实变，考虑感染后机化，建议穿刺活检。

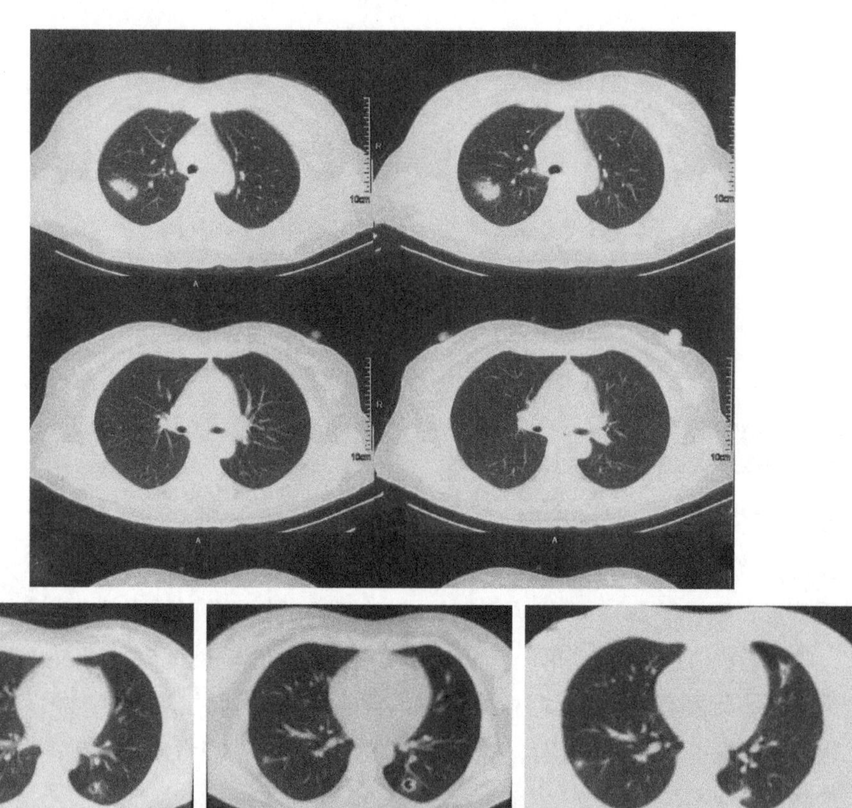

图 2-40　胸部 CT 检查

三、诊断

可能的诊断：

（1）感染性疾病：肺炎，细菌感染？结核感染？真菌感染？

（2）非感染性疾病：①血管炎？②机化性肺炎？

四、诊疗经过

诊疗思路：①青年女性，因“咳嗽、咳痰、胸闷伴发热 1 月余”入院。②患者最高体温可达 39.5℃。③静滴哌拉西林他唑巴坦、左氧氟沙星、伏立康唑、利奈唑胺治疗，体温下降不明显。④白细胞 9.26×10^9/L，中性粒细胞百分比 81.0%，ESR 64 mm/h，PCT 0.051 ng/mL，CRP 44.71 mg/L，D- 二聚体 0.061 μg/mL（0 ~ 0.05）。⑤胸部 CT 检查示，双肺多发结节，伴有空洞形成，考虑感染性病变。右肺上叶局限性实变，考虑感染后机化，建议穿刺活检。

完善胸部强化 CT，准备穿刺；完善抗核抗体谱、ANCA；隐球菌荚膜抗原、支气管镜、血培养等检查。选择莫西沙星抗感染。

2018 年 11 月 29 日行胸部强化 CT 检查，见图 2-41。胸部螺旋 CT 平扫 + 增强示，考虑双肺感染性病变可能大，建议进一步检查。肺动脉主干充盈缺损，请结合临床建议进一步检查（图 2-42）。

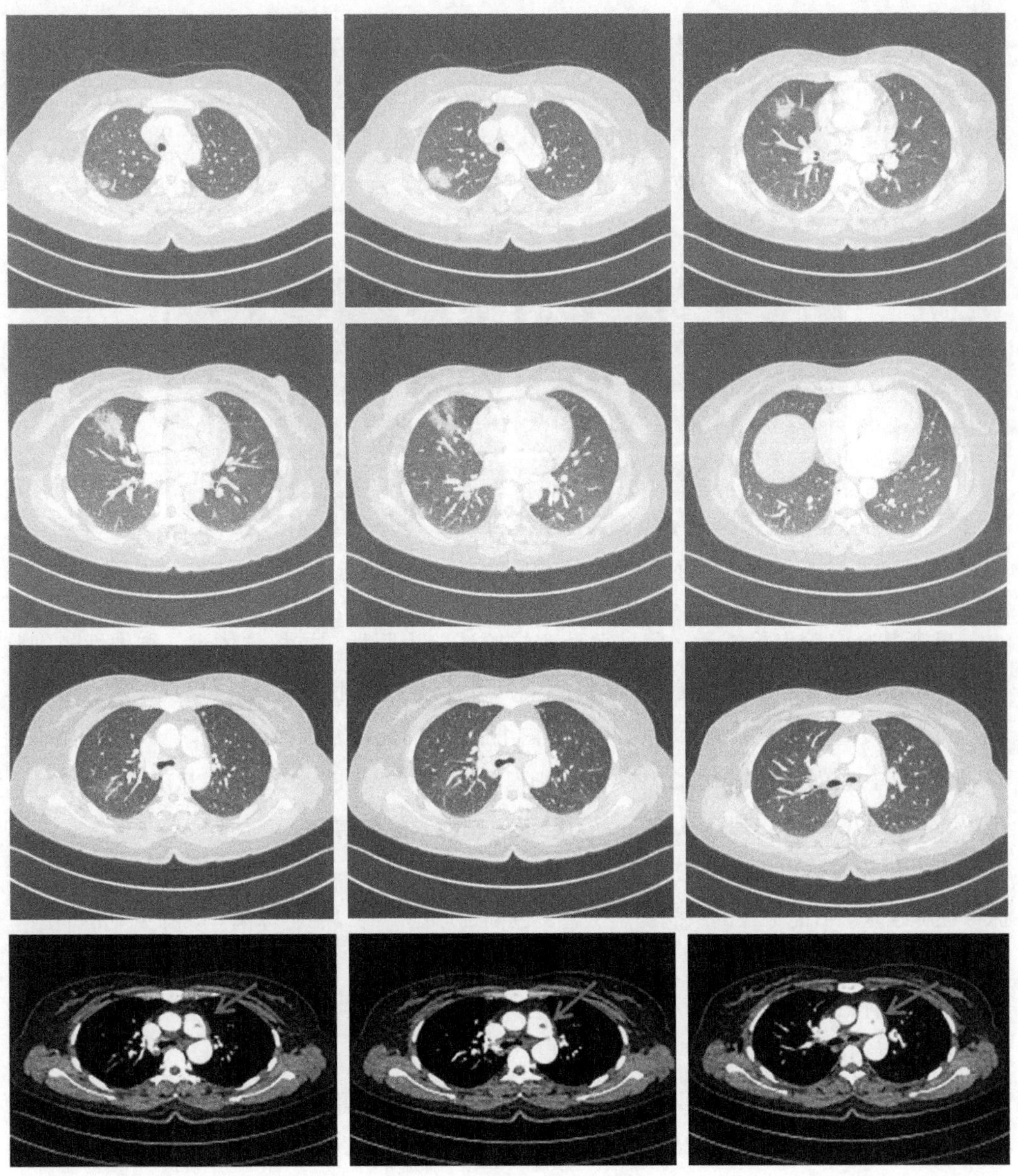

图 2-41 胸部强化 CT 检查

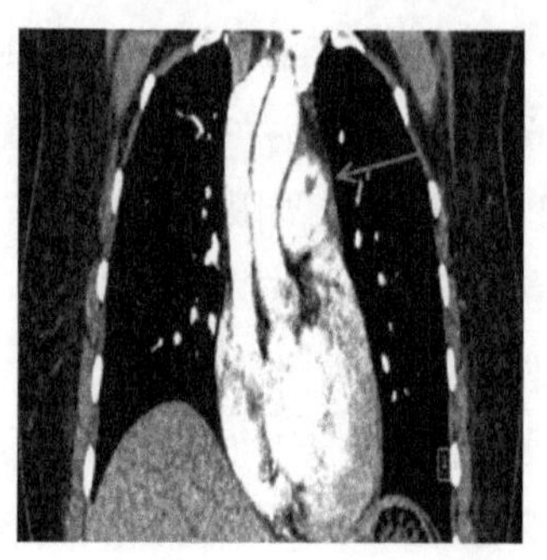

图 2-42 胸部螺旋 CT 平扫 + 增强检查

结合患者发热、咳嗽、咳痰病史，以及胸部强化 CT 表现，认为患者肺动脉主干阴影性质存在的可能：①细菌性栓子。②肺动脉黏液瘤。③血栓。患者 D- 二聚体不高，同时追问患者病史，发病前 15 天有龋齿脱落，认为患者存在肺动脉菌栓可能性大。

2018 年 11 月 29 日行下肢静脉超声及心脏超声检查示（图 2-43），主动脉瓣反流（轻度）；二尖瓣反流（轻度）；双下肢未见明显血栓形成。

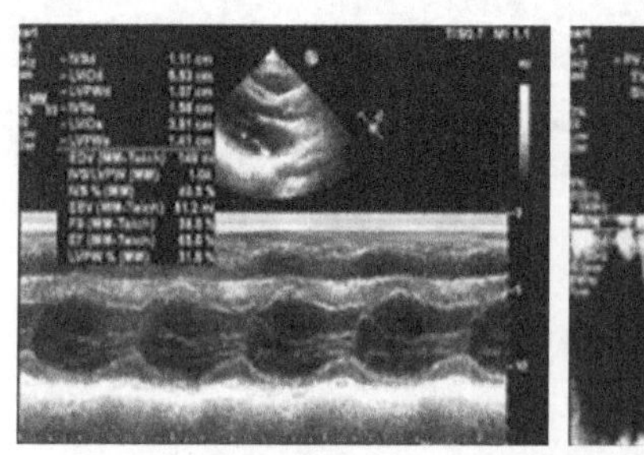

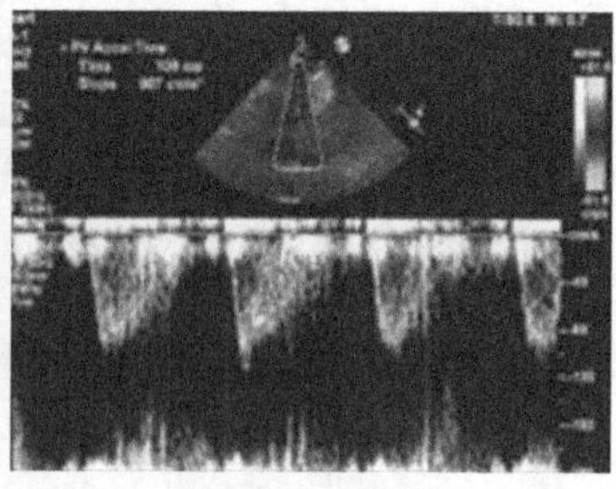

图 2-43 下肢静脉超声及心脏超声检查

患者其余实验室检查示，隐球菌荚膜抗原试验为阴性。抗核抗体谱、抗中性粒细胞胞浆抗体谱均为阴性。继续莫西沙星抗感染，患者体温控制不佳，连续出现发热，最高体温 38.5℃。复查实验室检查，血常规示，白细胞 12.68×10^9/L，血红蛋白 113 g/L，血小板 223×10^9/L，中性粒细胞百分比 82.7%，淋巴细胞百分比 11.4%。ESR 30 mm/h，PCT 0.036 ng/mL，CRP 24.74 mg/L。D- 二聚体 0.077 μg/mL。肝肾功能未见异常。

患者龋齿脱落史，胸部 CT 多发结节 - 空洞演变史，以及肺动脉阴影，考虑患者存在脓毒性肺栓塞。可能存在的致病菌：①金黄色葡萄球菌。②口腔链球菌。③肺炎克雷伯菌。

抗生素：停莫西沙星，予以头孢哌酮舒巴坦 3.0 g，q8 h + 万古霉素 0.5 g，q8 h 抗感染治疗。并复查 CTPA 检查，于 2018 年 12 月 5 日、2018 年 12 月 6 日两次留取血培养。择日完善电子支气管镜检查。

2018 年 12 月 11 日胸部 CTPA 检查，见图 2-44。2018 年 12 月 12 日电子支气管镜检查示，支气管黏膜炎症（图 2-45）。BALF 化验回报示，隐球菌荚膜抗原试验阴性。真菌涂片阴性。涂片检菌查到革兰氏阴性杆菌。抗酸杆菌毛刷阴性。G 试验阴性。GM 试验阴性。

灌洗液致病菌培养阴性。BALF 液细胞计数分类示，细胞总数 0.60×10^4/mL，中性粒细胞、淋巴细胞比例增高；含铁血黄素细胞偶见，占 1.20%（图 2–46）。复查实验室检查，血常规检查示，白细胞 5.41×10^9/L，血红蛋白 103 g/L，血小板 226×10^9/L，中性粒细胞百分比 84.1%，淋巴细胞百分比 11.6%。ESR 60 mm/h，PCT 0.029 ng/mL，CRP 28.73 mg/L。D–D 0.077 μg/mL。肝肾功未见异常。患者连续 3 次血培养均未见致病菌。

患者体温及抗生素使用情况见表 2–6。

2018 年 12 月 16 日复查胸部 CT 示，双肺多发片状影逐渐消失，空洞融合（图 2–47）。患者于 2018 年 12 月 28 日病情好转出院。

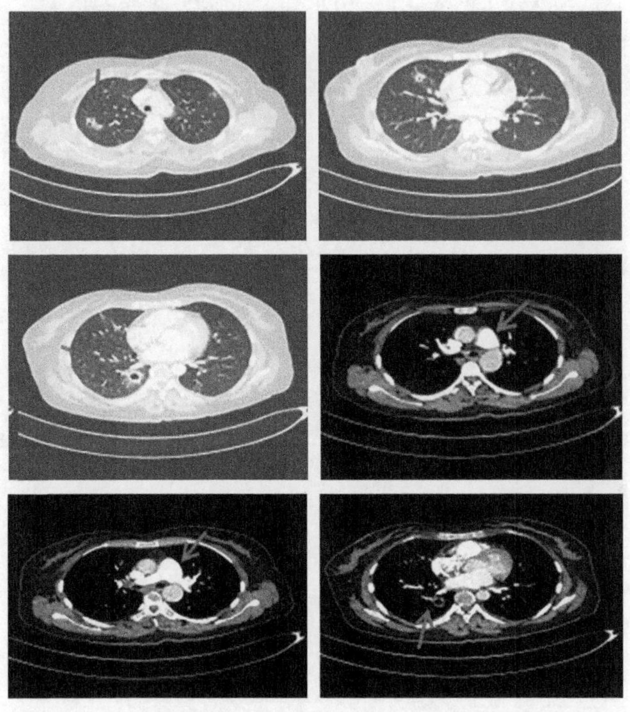

图 2–44 胸部 CTPA 检查

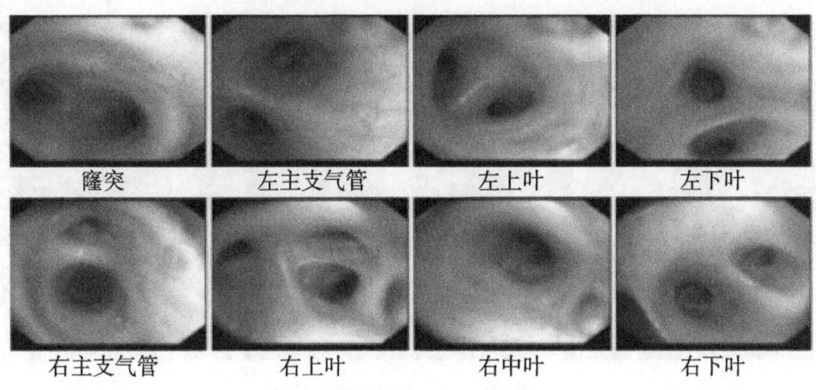

图 2–45 电子支气管镜检查

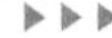

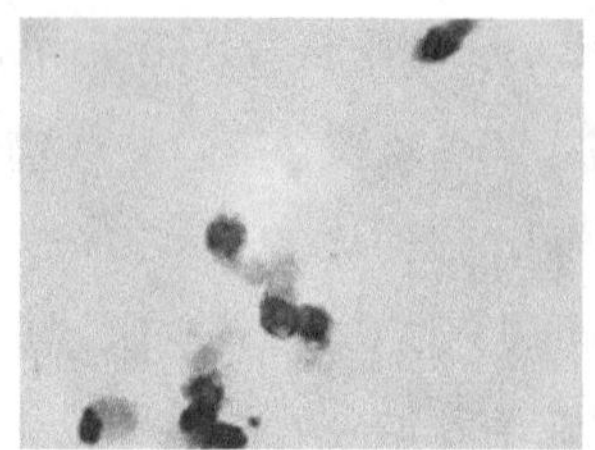
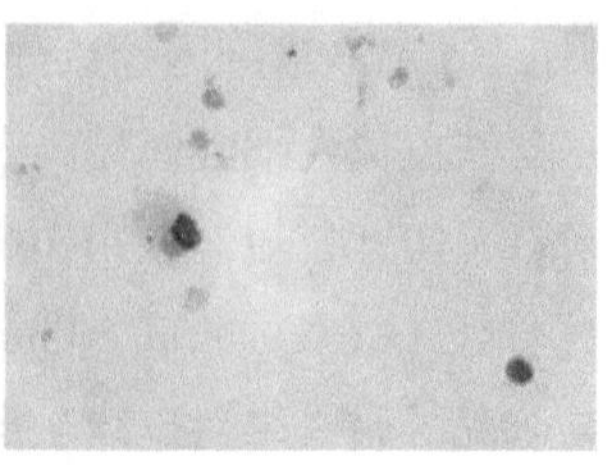

图 2-46　BALF 液细胞计数分类（见彩插 2）

表 2-6　体温及抗生素使用情况

日期	体温（℃）	WBC（$\times 10^9$/L）	N%	PCT	抗感染
11 月 27 日	38.4	9.26	81%	0.051	莫西沙星注射液
11 月 28 日	37.1				
11 月 29 日	37.0				
11 月 30 日	36.5				
12 月 1 日	36.6				
12 月 2 日	36.3				
12 月 3 日	36.1				
12 月 4 日	36.8				
12 月 5 日	38.5	12.68	82.7%	0.036	舒普深 + 利奈唑胺 + 氟康唑
12 月 6 日	38.4				
12 月 7 日	37.8				
12 月 8 日	37.4				
12 月 9 日	37.2				
12 月 10 日	36.6				
12 月 11 日	36.4	5.41	84.1%	0.029	
12 月 12 日	36.5				
12 月 13 日	36.7				

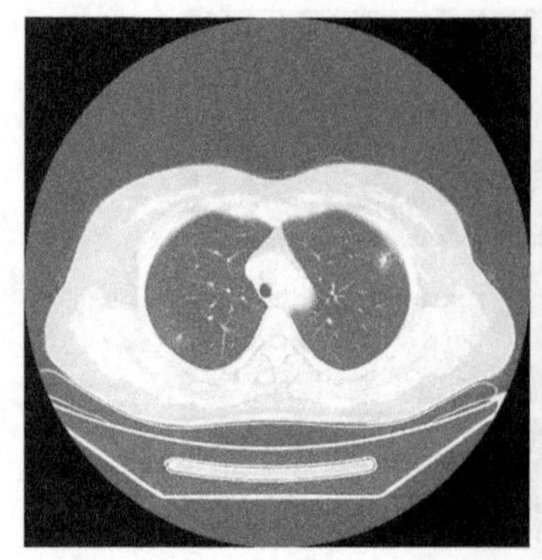
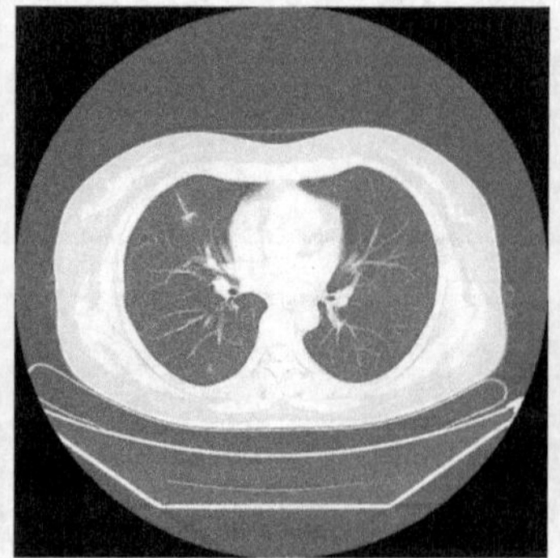
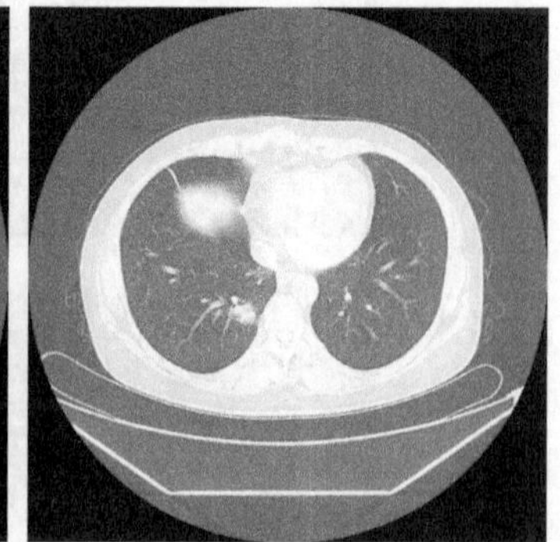

图 2-47　复查胸部 CT

五、讨论

脓毒性肺栓塞（septic pulmonary embolism，SPE），是一种特殊类型的感染性肺栓塞，是指含有细菌或真菌病原体的栓子脱落后随血流进入肺动脉系统而导致肺小动脉栓塞（或梗死）和局灶性肺脓肿。SPE 是一种临床并不常见的疾病，其临床表现没有特异性，临床医师有可能会漏诊或误诊。

引起 SPE 的原因很多，包括三尖瓣感染性心内膜炎、外周性的脓毒性血栓静脉炎、中心静脉置管感染、Lemierre 综合征、肝脓肿、肾周脓肿、牙源性感染、静脉应用毒品成瘾、骨髓炎，以及免疫机能受损。

目前 SPE 尚无明确诊断标准，多采用 Cook 等提出的 SPE 诊断依据，必须同时具备以下 4 项：①肺栓塞合并局灶或多灶性肺浸润影。②存在可形成脓毒性栓子的肺外来源。③排除其他可能引起肺浸润影的疾病。④经恰当抗生素治疗，浸润影吸收。本例患者以上 4 条标准均符合。

国外文献报道 SPE 的血培养阳性率 23.7% ~ 45.2%，阳性率低可能与血培养前已行抗生素治疗、抽血时机的掌握和细菌培养技术不完善相关。

控制感染是 SPE 治疗的关键。SPE 不能应用抗凝治疗，因为感染性栓子局部可能诱发出血风险增加。SPE 的致病菌以葡萄球菌菌属最为常见，建议以抗葡萄球菌为主的联合抗生素治疗，待血培养及药敏结果出来后进一步调整。对于 SPE 的治疗，早期诊断更有效的抗菌药物应用至少 4 周以上。

六、参考文献

[1] NABER C K，ERBEL R. Infective endocarditis with negative blood cultures [J]. International Journal of Antimicrobial Agents，2007，30（supplement）：532-536.

[2] HORSTKOTTE D. Guidelines on prevention，diagnosis and treatment of infective endocarditis executive summary; the task force on infective endocarditis of the European opean society of cardiology [J]. European Heart Journal，2004，25（3）：267-276.

[3] 颜卫峰，许文兵. 脓毒性肺栓塞诊疗进展 [J] 滨州医学院学报，2009，32（2）：131-133.

[4] 左六二，郭苏. 静脉应用毒品致脓毒性肺栓塞的临床特点与治疗 [J]. 中华结核和呼吸杂志，2007，30（8）：569-573.

[5] COOK R J，ASHTON R W，AUGHENBAUGH G L，et al. Septic pulmonary embolism：presenting features and clinical course of 14 patients [J]. Chest，2005，128（1）：162-166.

[6] IWASAKI Y，NAGATA K，NAKANISHI M，et al. Spiral CT findings in septic pulmonary emboli [J]. European Journal of Radiology，2001，37（3）：190-194.

[7] EVANGELISTA A, GONZALEZ-ALUJAS M T. Echocardiography in infective endocarditis [J]. Heart, 2004, 90 (6): 614-617.

[8] LAMAS C C, EYKYN S J. Blood culture negative endocarditis: analysis of 63 cases presenting over 25 years [J]. Heart, 2003, 89 (3): 258-262.

[9] ALEXIOU C, LANGLEY S M, STAFFORD H, et al. Surgical treatment of infective mitral valve endocarditis: priedictom of early and late outcome [J]. Journal of Heart Valve Disease, 2000, 9 (3): 327-334.

[10] WONG K S, LIN T Y, HUANG Y C, et al. Clinical and radio graphic spectrum of septic pulmonary embolism [J]. Archives of Disease in Childhood, 2002, 87 (4): 312-315.

（于国华）

病例 7　甲状腺功能亢进，辅助生殖技术，产后肺栓塞

一、基本信息

姓名：× ×　　　性别：女　　　年龄：32 岁

主诉：发热、胸闷、呼吸困难 3 天。

现病史：患者于 2018 年 3 月 2 日入院，患者自述入院前 3 天受凉后出现发热，最高体温可达 38.4℃，伴有寒战，并逐渐出现胸闷、呼吸困难，不能平卧，在外口服头孢克肟治疗，效果不佳，遂来我院。患者入院前 20 天顺产 1 女婴，此女婴为辅助生殖技术（ART）助孕。孕期使用孕酮注射液 20 mg/d × 16 周，绒促性素注射液 1000 U，qod × 8 周，补佳乐（戊酸雌二醇）1 mg/d × 16 周。

既往史：既往有甲状腺功能亢进病史，长期口服丙硫氧嘧啶治疗，妊娠期间停药。

二、查体

体格检查：体温 37.2℃，脉搏 143 次 / 分，呼吸 30 次 / 分，血压 120/88 mmHg；神志清，端坐呼吸，双肺呼吸音粗，可闻及散在湿啰音，无明显哮鸣音。心率 143 次 / 分，律齐，无杂音。双下肢无水肿。

辅助检查：血气分析检查示，PaO_2 93 mmHg，$PaCO_2$ 37 mmHg，pH 7.43，FiO_2 29%，

乳酸 1.1 mmol/L，氧合指数 320 mmHg。血常规检查示，WBC 9.12×10^9/L，HGB 125 g/L，PLT 186×10^{12}/L。N 80.7%，L 12.6%。ESR 40 mm/h。心电图检查示，$S_{I}Q_{III}T_{III}$，V_1 ~ V_4 T 波倒置（图 2–48）。

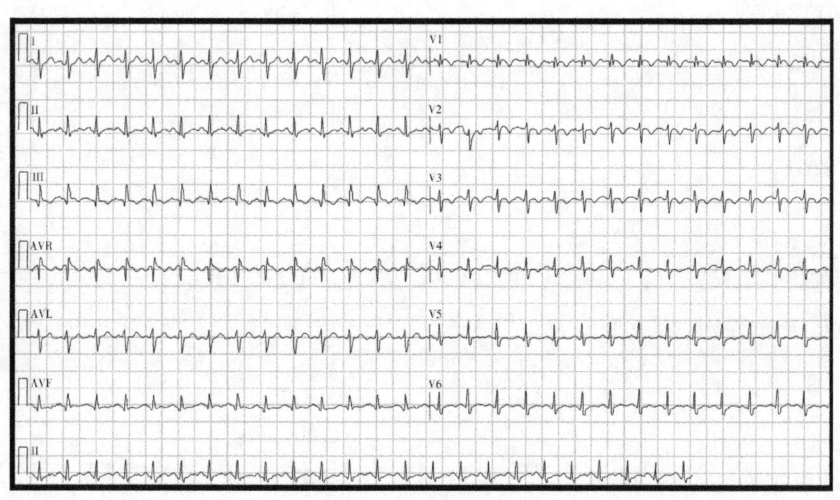

图 2–48　心电图检查

三、诊断

初步诊断：①肺栓塞？②重症肺炎？③病毒性肺炎？④细菌性肺炎？⑤菌血症？

最终诊断：①肺栓塞（中高危，SPESI=1 分）。②甲状腺功能亢进。③流感病毒感染？

四、诊疗经过

①流感季节，青年女性，32 岁，因发热、胸闷、呼吸困难 3 天于 2018 年 3 月 2 日入院。②最高体温可达 38.4℃，伴有寒战，逐渐出现胸闷、呼吸困难，不能平卧。③既往有甲状腺功能亢进病史，长期口服丙硫氧嘧啶治疗，妊娠期间停药。④患者入院前 20 天顺产 1 女婴，此女婴为辅助生殖技术（ART）助孕。孕期使用黄体酮注射液 20 mg/d × 16 周，绒促性素注射液 1000 U，qod × 8 周，补佳乐（戊酸雌二醇）1 mg/d × 16 周。⑤血气分析检查示，PaO_2 93 mmHg，$PaCO_2$ 37 mmHg，pH 7.43，FiO_2 29%，乳酸 1.1 mmol/L，氧合指数 320 mmHg。⑥血常规检查示，WBC 9.12×10^9/L，HGB 125 g/L，PLT 186×10^{12}/L。N 80.7%，L 12.6%。⑦心电图检查示，$S_{I}Q_{III}T_{III}$，V_1 ~ V_4 T 波倒置。

急性肺栓塞临床可能性评分见表 2–7。

表 2-7　急性肺栓塞临床可能性评分表

简化版 Wells 评分	分值
PTE 或 DVT 病史	1
4 周内制动或手术	1
活动性肿瘤	1
心率≥ 100 次 / 分	1
咯血	1
DVT 症状或体征	1
其他鉴别诊断的可能性低于 PTE	1
临床可能性	
低度可能	0 ~ 1
高度可能	≥ 2

Wells 评分 2 分，急性肺栓塞临床可能性高度可能。

完善血培养、咽拭子病毒核酸检测、心电图、血凝五项、CTPA、下肢静脉超声、超声心动图、甲状腺功能、生化等检查。血凝五项检查示，PT 11.9 s，APTT 26.7 s，D- 二聚体 3.344 μg/mL；肝功能（－），心肌酶（－），尿素氮（BUN）7.9 mmol/L，肌酐（CR）103.2 μmol/L；NT-proBNP 5551.00 pg/mL；C- 反应蛋白（CRP）45.16 mg/L；甲状腺功能检查示，T_3 9.99 pmol/L，T_4 29.41 pmol/L，TSH 0.016 μIU/mL。

2018 年 3 月 2 日 CTPA 检查示，左肺多发斑片影，边缘模糊，以胸膜下间质分布为主。左肺动脉主干，右肺上动脉、双肺下动脉可见多发充盈缺损（图 2-49）。2018 年 3 月 2 日超声心动图检查（图 2-50）示，右室增大，RV 35.5 mm，左室 LV 37.6 mm，估测肺动脉收缩压（SPAP）示 32 mmHg，RV/LV=0.944。2018 年 3 月 2 日下肢静脉超声双侧髂总、髂内、髂外、股总、股浅、腘、胫后静脉未见明显阻塞。

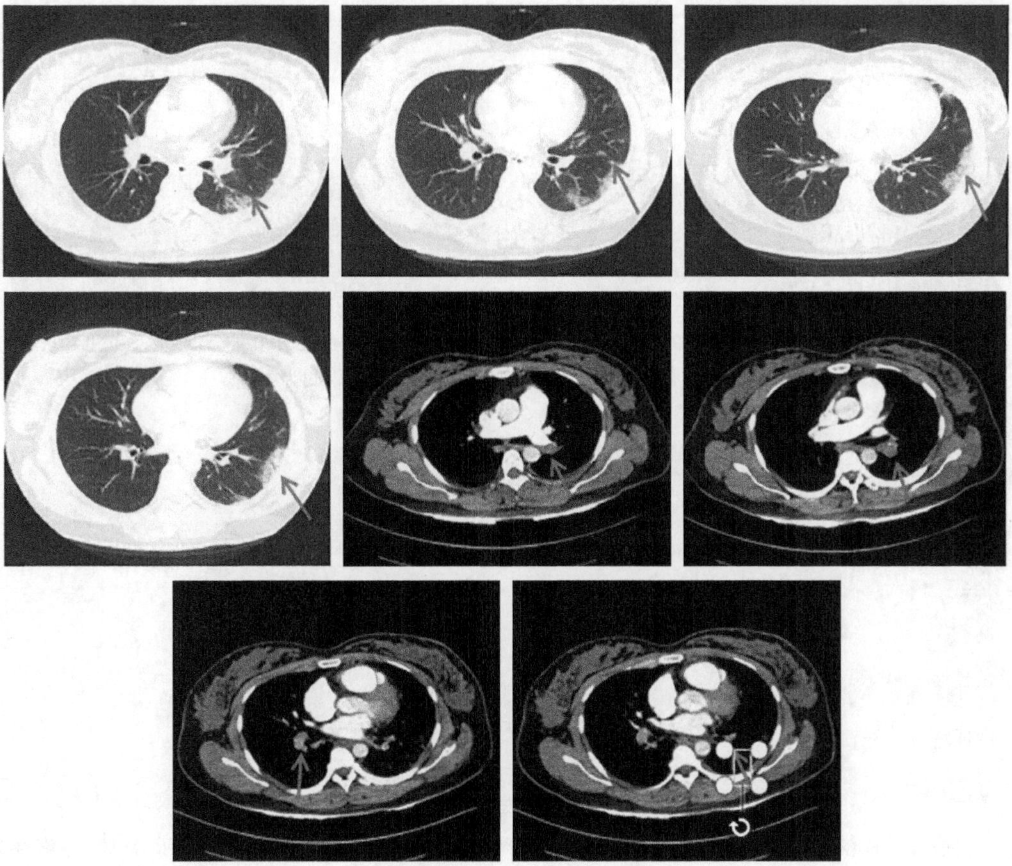

图 2-49　CT 及 CTPA 检查

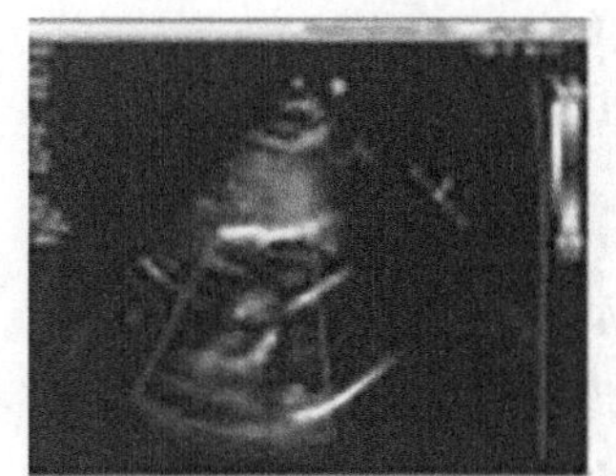

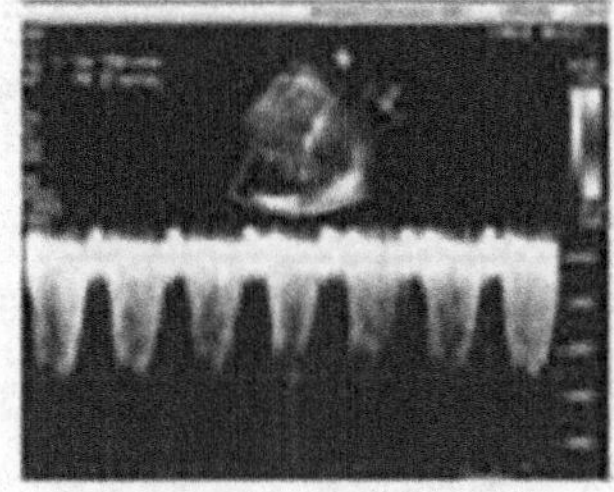

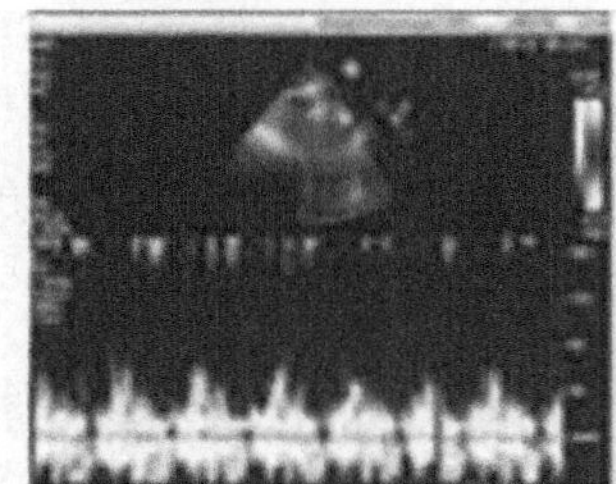

图 2-50　CTPA 检查

简化版肺栓塞严重指数（SPESI）见表 2-8。肺血栓栓塞症危险分层见表 2-9。

表 2-8　简化版肺栓塞严重指数（SPESI）

指标	分值
年龄 > 80 岁	1 分
癌症	1 分

续表

指标	分值
慢性心力衰竭或慢性肺部疾病	1 分
脉搏≥ 110 次 / 分	1 分
收缩压 < 100 mmHg	1 分
动脉血氧饱和度 < 90%	1 分

注：0 分 =30 天内死亡率 1.0%，≥ 1 分 = 30 天内死亡率 10.9%，SPESI=0 分，低危；SPESI ≥ 1 分，中危；若 SPESI=0 分，但伴有 RVD 和（或）心脏生物学标志物升高，则归为中危。

表 2-9　肺血栓栓塞症危险分层

危险分层	休克或低血压	影像学（右心室功能不全）[a]	实验室指标（心脏生物学标志物升高）[b]
高危	+	+	+/–
中高危	–	+	+
中低危	–	+/–[e]	–/+[e]
低危	–	–	–

注：a. 右心功能不全（RVD）的诊断标准：影像学证据包括超声心动图或 CT 提示 RVD，超声检查符合下述表现：①右心室扩张（右心室舒张末期内径 / 左心室舒张末期内径 > 1.0 或 0.9）。②右心室游离壁运动幅度减低。③三尖瓣反流速度增快。④三尖瓣环收缩期位移减低（ < 17 mm）。CTPA 检查符合以下条件也可诊断 RVD，四腔心层面发现的右心室扩张（右心室舒张末期内径 / 左心室舒张末期内径 > 1.0 或 0.9）。b. 心脏生物学标志物包括心肌损伤标志物（心脏肌钙蛋白 T 或 I）和心衰标志物（BNP，NT-proBNP）。e. 影像学和实验室指标两者之一阳性。

治疗：依诺肝素（克赛）6000 U，q12 h，ih；奥司他韦 75 mg，bid，po。

辅助检查：完善抗核抗体谱、ANCA、类风湿三项、狼疮抗凝物、抗凝血酶Ⅲ、抗心磷脂抗体、抗 β_2- 糖蛋白 1 抗体、血浆蛋白 C、血浆蛋白 S、肿瘤标志物、血凝五项等检查。

患者经积极抗凝、抗病毒等治疗后，于 2018 年 3 月 2 日夜间，呼吸困难进一步加重。体温 36.8℃，脉搏 138 次 / 分，呼吸 40 次 / 分，血压 108/70 mmHg，SpO_2 89%（FiO_2 29%）；神志清，端坐呼吸，颈静脉充盈，双肺呼吸音粗，未闻及干、湿性啰音。心率 138 次 / 分，律齐，无杂音。血气分析检查示，PaO_2 58 mmHg，$PaCO_2$ 35 mmHg，pH 7.44，FiO_2 29%，血氧饱和度乳酸 1.1 mmol/L，氧合指数 200 mmHg。

患者病情进一步恶化，呼吸困难加重，氧合指数降低，SPESI 评分 =2 分。患者存在溶栓适应证，无明显禁忌证，经患者家属同意，进行溶栓治疗。尿激酶 20 000 U/kg 溶栓法：

患者体重 65 kg。NS 20 mL + 尿激酶 50 万 U，静推；NS 100 mL + 尿激酶 80 万 U，静滴（2 小时内）。经上述治疗后，患者呼吸困难逐渐缓解。溶栓后 4 小时复查血凝五项，序贯依诺肝素抗凝治疗。

辅助检查结果：抗核抗体谱、ANCA、类风湿三项、狼疮抗凝物、抗凝血酶Ⅲ、抗心磷脂抗体、抗 β_2- 糖蛋白 1 抗体、血浆蛋白 C、血浆蛋白 S、肿瘤标志物。以上检查均为（ – ）。

同时行上肢静脉、上腔静脉、下腔静脉、颈内静脉超声，均未见血栓形成。

患者停用依诺肝素序贯利伐沙班 20 mg/d 治疗，病情好转，出院。2018 年 7 月 1 日复查 CTPA 示，肺动脉血栓完全消失（图 2–51）。

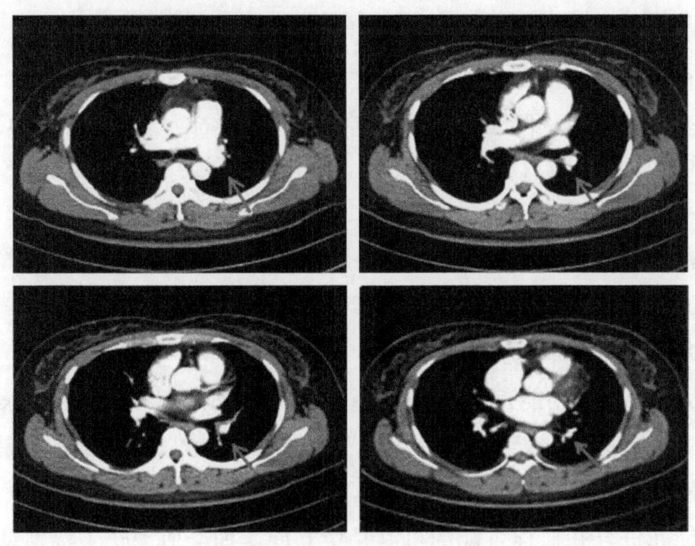

图 2–51 复查 CTPA

五、讨论

全世界约有五百万个孩子由辅助生殖技术（ART）助孕出生，但人类辅助生殖技术就像一把双刃剑，在造福千千万万个家庭的同时，也带来一系列并发症。体外受精 – 胚胎移植（IVF–ET）是人类辅助生殖技术（ART）的关键组成部分。大量外源性促性腺激素的应用，体内激素水平在短时间内大幅度上升，成为 ART 实施过程中出现血栓栓塞性疾病的潜在风险。

随着辅助生殖技术在临床应用的逐渐增多，血栓事件报道逐渐增加，血栓的形成常伴有卵巢过度刺激综合征（Ovarian hyperstimulation syndrome，OHSS），是一种外源性促性腺激素控制性促排卵所导致的医源性疾病，血栓多发生在妊娠的 7 ～ 10 周，也可以发生在卵巢过度刺激综合征（OHSS）缓解后的数周。血栓既可以累及动脉系统，又可以累及静脉系统。约 1/3 的血栓为动脉血栓，以发生在颅内动脉多见，2/3 的血栓为静脉血栓，以上肢和颈内静脉常见，易并发肺栓塞。

这与常见肺栓塞易合并下肢静脉血栓不同，需引起临床医师重视，在发现 ART 后肺栓塞病例，进行下肢静脉超声筛查的同时，注意筛查上肢及颈内静脉超声。

妊娠期女性由于存在高凝状态、静脉淤滞、血管损伤等特殊的生理变化，VTE 发生风险增高，约为同年龄非妊娠妇女的 4 ~ 5 倍，发生率为 0.05% ~ 0.2%。VTE 形成风险从孕早期即开始逐渐升高，一般产后 6 周恢复至正常水平。产后高于产前，尤以产后第 1 周发生风险最高，相对危险度较非妊娠女性增加近 20 倍。

妊娠期母体处于相对高凝状态，为了预防分娩过程中胎盘剥离，产后出血，女性母体促凝系统逐渐活化，凝血酶生成增多，蛋白 S 抗凝活性减低，蛋白 C 抗凝活性反馈性升高，抗凝系统活性减低。同时纤溶系统活性降低，这些改变导致妊娠女性处于高凝状态。

妊娠期血容量增加，增大的妊娠子宫压迫盆腔静脉使血液回流不畅，下肢静脉压升高，静脉扩张，下肢水肿，静脉曲张，均导致静脉血流淤滞，尤以孕 36 周达高峰。分娩过程中可能损伤盆腔血管，造成血管内皮损伤。此外，产褥期由于长期卧床或并发感染，血栓形成风险进一步增加。

近年来，国内外已有研究显示甲亢患者的外周血中存在明显的止凝血指标异常，甲亢患者血管内皮细胞功能紊乱并易罹患血管性疾病，而内皮细胞的功能紊乱是凝血、抗凝血，以及纤溶系统功能异常的重要诱发因素。

有研究显示，甲状腺功能亢进可改变一级和二级止血，其机制即与内皮损伤引发的止凝血紊乱有关。近年来的研究证实，甲亢对于止凝血各系统最显著的影响是血管内皮细胞功能紊乱及其潜在的血栓风险，且与患者 FT_3 水平相关。

甲状腺功能亢进合并血栓可能的机制是甲亢能增加凝血因子（特别是Ⅷ因子）水平和静脉系统的血液淤滞状态；体内多种自身抗体，产生免疫反应，损伤血管壁，导致血栓形成。

六、参考文献

[1] 邹薇薇，曹云霞. 辅助生殖技术的并发症及预防策略 [J]. 生殖医学杂志，2014，23（3）：183-186.

[2] JAMES A. Practice bulletin no. 123：thromboembolism in pregnancy [J]. Obstet Gynecol，2011，118（3）：718-729.

[3] CHAN W S. The "ART" of thrombosis：a review of arterial and venous thrombosis in assisted reproductive technology [J]. Current Opinion in Obstetrics & Gynecology. 2009，21（3）：207-218.

[4] 光晓燕，于琳，李璟. 卵巢过度刺激综合征并发深静脉血栓临床研究并文献复习

[J]. 医学综述，2013，19（10）：1910-1912.

[5]李红蔚，吴琦. 关注妊娠期静脉血栓栓塞症[J]. 临床荟萃，2016，31（04）：359-362.

[6]MODZELEWSKA A，SZELACHOWSKA M，ZONENBERG A，et al. Selected markers of endothelial dysfunction in patients with subclinical and oven hypothyroidism[J]. Endokrynologia Polska，2006，57（3）：202-210.

[7]许欣，杜军. 急性肺栓塞症的诊治进展[J]. 临床荟萃，2013，28（06）：699-702.

[8]TANG A W，GREER I. A systematic review on the use of new anticoagulants in pregnancy[J]. Obstetric Medicine，2013，6（2）：64-71.

[9]GAL G L，KERCRET G，YAHMED K B，et al. Diagnostic value of single complete compression ultrasonography in pregnant and postpartum women with suspected deep vein thrombosis：prospective study[J]. The British Medical Journal，2012，344（16）：e2635.

[10]STEIN P D，FOWLER S E，GOODMAN L R，et al. Multidetector computed tomography for acute pulmonary embolism[J]. New England Journal of Medicine，2006，354（22）：2317-2327.

（于国华）

病例 8　慢性阻塞性肺疾病Ⅳ级

一、基本信息

姓名：田××　　性别：女　　年龄：74 岁

过敏史：无。

主诉：胸闷、呼吸困难伴食欲缺乏半月，加重伴全身乏力 2 天。

现病史：半月前患者无明显诱因出现胸闷、呼吸困难伴食欲缺乏，在某县人民医院心内科以“心力衰竭”给予药物治疗，治疗 11 天后好转出院，2 天前患者再次出现上述症状并出现全身乏力，以“低钾血症，低钠血症”为诊断给予药物治疗，效果差，患者出现烦躁，四肢无力，病情危重，遂转入我科进一步治疗。我院急诊科进行生化检查。血常规示，病情危重，急诊科遂以“慢性阻塞性肺疾病，电解质紊乱”为诊断收入我科。发病以来，神志意识模糊，精神差，进食差，睡眠一般，乏力，大小便正常。

既往史：平素体健，发现慢性阻塞性肺疾病 40 年，间断发作，治疗后好转；发现高血压 4 年，间断口服降压药，具体血压控制情况不详；发现冠心病 6 年，长期口服五福心脑康，4 粒，每日 3 次，间断心慌、胸闷，治疗后好转。否认糖尿病、肾炎病史；否认肝炎、结核等传染病史；否认外伤史，否认手术史，无输血史，系统回顾无其他异常，预防接种随当地进行。

二、查体

体格检查：体温 36.6℃，脉搏 84 次 / 分，呼吸机辅助呼吸，血压 115/71 mmHg。发育正常，营养中等，神志意识模糊，自动体位，平车推入病房，查体不合作。全身皮肤黏膜无黄染、出血点、蜘蛛痣及皮疹，全身浅表淋巴结无肿大及压痛。头部无畸形，眼睑无水肿、下垂及闭合不全，巩膜无黄染，结膜无充血水肿，角膜透明，双侧瞳孔等大等圆，直径约为 2.5 mm，对光反射灵敏，耳郭正常，无畸形，外耳道通畅，无异常分泌物，鼻外形正常，无畸形，无鼻翼翕动，双侧鼻腔通畅，无异常分泌物及出血，口唇红润，无皲裂及色素沉着，口腔黏膜无异常，扁桃体无肿大，咽部无充血水肿，咽反射正常。颈软，无抵抗，未见颈静脉怒张，颈动脉搏动正常，未闻及明显血管杂音，气管居中，甲状腺正常，无肿大，未触及明显震颤，未见包块。桶状胸，胸骨无压痛，肋间隙变宽，呼吸运动两侧对称，未触及胸膜摩擦感，两肺呼吸音粗，双肺可闻及痰鸣音。心前区无隆起，心尖冲动不能明视，未触及震颤，心率 84 次 / 分，心律规则，心音正常，心脏各瓣膜听诊区未闻及病理性杂音。腹部平坦，全腹柔软，全腹无压痛及反跳痛，未触及腹部包块，肝脾肋下未触及，双肾区无叩痛，移动性浊音阴性，肠鸣音消失。肛门与直肠及生殖器未见异常。脊柱生理弯曲存在，无病理性畸形，活动度正常。四肢无畸形，双下肢无明显水肿。生理反射存在，病理反射未引出。

辅助检查：2021 年 6 月 30 日本院血气分析检查示，pH 值 7.48，动脉血氧分压 182 mmHg，二氧化碳分压 55 mmHg，碳酸氢根 41.0 mmol/L，标准碳酸氢根 36.7 mmol/L，红细胞外液剩余碱 17.5 mmol/L，全血剩余碱 15.0 mmol/L，肺泡动脉氧分压差 35 mmHg，钾 2.7 mmol/L，钠 132 mmol/L，离子钙 1.00 mmol/L，糖 7.1 mmol/L，乳酸 0.6 mmol/L。2021 年 6 月 30 日本院 N 端 –B 型钠尿肽前体 $<$ 18 pg/mL。2021 年 6 月 30 日本院降钙素原 $<$ 0.01 ng/mL。2021 年 6 月 30 日本院血常规检查示，中性粒细胞百分比 69.9%，白细胞 11.88×10^9/L，淋巴细胞百分比 19.6%，红细胞 4.04×10^{12}/L，血红蛋白 131 g/L，红细胞比容 40.3%，血小板 287×10^9/L，中性粒细胞计数 8.3×10^9/L。2021 年 6 月 30 日本院生化检查示，总蛋白 68.2 g/L，白蛋白 38.0 g/L，球蛋白 30.20 g/L，直接胆红素 7.5 μmol/L，总胆红素 17.1 μmol/L，间接胆红素 9.60 μmol/L，谷丙转氨酶 13.0 U/L，谷草转氨酶 31.0 U/L，肌酐 48.4 μmol/L，尿素氮 1.69 mmol/L，钾 3.14 mmol/L，钠 133.0 mmol/L，氯 92.0 mmol/L，钙 2.14 mmol/L。2021 年 6

月 30 日本院 CT 检查示，右侧基底节区腔隙灶，老年脑改变，鼻窦炎，气管插管术后，双肺少许炎性改变，心影增大、肺动脉高压，双侧胸膜增厚。

三、诊断

初步诊断：①慢性阻塞性肺疾病Ⅳ级。②肺气肿。③慢性肺源性心脏病。④低钾血症。⑤低钠血症。⑥肺部感染。⑦高血压。⑧冠状动脉粥样硬化性心脏病。

鉴别诊断：

（1）支气管哮喘：多在儿童或青少年期起病，以发作性喘息为特征，发作时两肺布满哮鸣音，常有家庭或个人过敏史，症状经治疗后可缓解或自行缓解。哮喘的气流受限多为可逆性，其支气管舒张试验阳性。某些患者可能存在慢性支气管炎合并支气管哮喘，在这种情况下，表现为气流受限不完全可逆，从而使两种疾病难以区分。

（2）支气管扩张：有反复发作咳嗽、咳痰特点，常反复咯血。合并感染时咯大量脓性痰。查体常有肺部固定性湿性啰音。部分胸部 X 片显示肺纹理粗乱或呈卷发状，高分辨 CT 可见支气管扩张改变。

（3）肺结核：可有午后低热、乏力、盗汗等结核中毒症状，痰检可发现抗酸杆菌，胸部 X 线片检查可发现病灶。

（4）弥漫性泛细支气管炎：大多数为男性非吸烟者，几乎所有患者均有慢性鼻窦炎；X 胸片和高分辨率 CT 显示弥漫性小叶中央结节影和过度充气征，红霉素治疗有效。

（5）支气管肺癌：刺激性咳嗽、咳痰，可有痰中带血，或原有慢性咳嗽，咳嗽性质发生改变，胸部 X 线片及 CT 可发现占位病变、阻塞性肺不张或阻塞性肺炎。痰细胞学检查、纤维支气管镜检查以至肺活检，可有助于明确诊断。

（6）其他原因所致呼吸气腔扩大：肺气肿是一病理诊断名词。呼吸气腔均匀规则扩大而不伴有肺泡壁的破坏时，虽不符合肺气肿的严格定义，但临床上也常习惯称为肺气肿，如代偿性肺气肿、老年性肺气肿、唐氏综合征中的先天性肺气肿等。临床表现可以出现劳力性呼吸困难和肺气肿体征，但肺功能测定没有气流受限的改变，即 $FEV_1/FVC \geq 70\%$，与 COPI 不同。

（7）慢性阻塞性肺疾病（COPD）：多见于中老年人，有慢性咳嗽史，喘息长年存在，有加重期。患者多有长期吸烟或接触有害气体的病史。有肺气肿体征，两肺或可闻及湿啰音。但临床上严格将 COPD 和哮喘区分有时十分困难，用支气管舒张剂和口服或吸入激素做治疗性试验可能有所帮助。COPD 也可与哮喘合并同时存在。

最终诊断：①慢性阻塞性肺疾病Ⅳ级。②肺气肿。③慢性肺源性心脏病。④低钾血症。⑤低钠血症。⑥肺部感染。⑦高血压。⑧冠状动脉粥样硬化性心脏病。

四、诊疗经过

入院后给予气管插管，呼吸机辅助呼吸，模式 SIMV + PSV，参数：PS 10 cmH_2O，PEEP 4 cmH_2O，FiO_2 60%，f 15 次 / 分，SpO_2 97%；定时给予抗炎、祛痰、营养支持治疗等；定时给予翻身叩背、湿化吸痰等肺部护理；患者低钠血症，给予静脉补充浓氯化钠纠正低钠血症；患者低钾血症，给予静脉补充 10%氯化钾注射液纠正低钾血症等治疗，患者病情逐渐好转出院。

五、出院情况

患者 SpO_2 95%；定时给予抗炎、祛痰、营养支持治疗等；定时给予翻身叩背、鼓励咳痰等肺部护理。查体：体温 36.6℃，脉搏 74 次 / 分，呼吸 21 次 / 分，血压 118/60 mmHg，患者神志清，桶状胸，肋间隙变宽，双肺呼吸音清，双肺未闻及干、湿性啰音，腹平软，肠鸣音弱，双下肢无水肿，生理反射存在，双侧病理征阴性。

六、讨论

（1）纠正低氧血症：慢性阻塞性肺病急性加重可以由多种因素促成，最常见诱因是呼吸道感染。入住 ICU 的患者多为重度，同时合并呼吸衰竭，应首先纠正低氧血症并尽快评估本次加重是否危及生命而决定后续治疗，具体给予控制性氧疗、经鼻高流量湿化氧疗、无创通气、有创通气等。入住 ICU 的患者往往出现危及生命的酸碱失衡和意识改变，咳痰能力差，宜启动有创通气。

（2）抗生素应用：慢阻肺往往反复应用多种类型的抗生素，多重耐药菌感染的概率较大，经验性选择抗生素时应尽量覆盖可能的病原菌，同时送检痰培养、血培养，条件允许的可送检宏基因检测，等待培养结果，转为目标性治疗。

（3）营养支持治疗：危重患者应尽早给予肠内营养，必要时肠内营养、肠外营养同时进行，提高机体的免疫力，咳痰有力，提高自身防御能力。

（4）脏器支持治疗：低氧血症可造成多脏器功能损害，如胃肠道、肾脏、肝脏等，治疗原发病的同时，脏器支持治疗同样很重要。

（5）内环境稳定：稳定的内环境是细胞赖以生存的最基本的条件。

（6）肺部护理：给予翻身叩背、湿化吸痰，促进痰液引流，有条件的医院可给予气管镜治疗。

（葛保国）

病例 9 哮喘 – 慢性阻塞性肺疾病重叠急性发作

一、基本信息

姓名：姜 × 性别：女 年龄：46 岁

主诉：发作性咳嗽、喘息 1 年，加重 2 天。

现病史：患者于 2017 年 5 月 30 日入院。患者于 1 年前逐渐出现咳嗽、喘息，接触冷空气及刺激性气体后发作，伴有喷嚏、流涕，可自行缓解，缓解后仍有胸闷症状。病情反复发作，曾到当地医院诊断为“支气管哮喘、过敏性鼻炎”，未规范治疗。2 天前，患者喘息再次发作，无法正常出门，不能自行缓解，到当地医院住院治疗，给予解痉平喘治疗，呼吸困难无明显缓解，为求进一步诊治，来我院。

既往史：患者既往有胆囊结石病史，并行手术治疗；无吸烟史，有长期生物燃料接触史。

家族史：否认家族性遗传病史。

二、查体

第一次入院查体：

体格检查：体温 36℃，脉搏 120 次 / 分，呼吸 40 次 / 分，血压 122/83 mmHg；中年女性，意识模糊，喘憋貌，口唇发绀，双肺呼吸音粗，可闻及广泛哮鸣音。心率 120 次 / 分，律齐，无杂音。双下肢无水肿。

第一次辅助检查：血气分析检查示，PaO_2 73 mmHg，$PaCO_2$ 115 mmHg，pH 6.99，钾 4.2 mmol/L，钠 137 mmol/L，FiO_2 29%，氧合指数 251 mmHg。血常规检查示，WBC 16.3×10^9/L，RBC 3.46×10^{12}/L，HGB 94 g/L，PLT 271×10^9/L，嗜酸性粒细胞 0.4%。2017 年 5 月 18 日胸部 CT 检查示，双肺多发马赛克灌注，支气管壁增厚，炎性改变（图 2–52）。

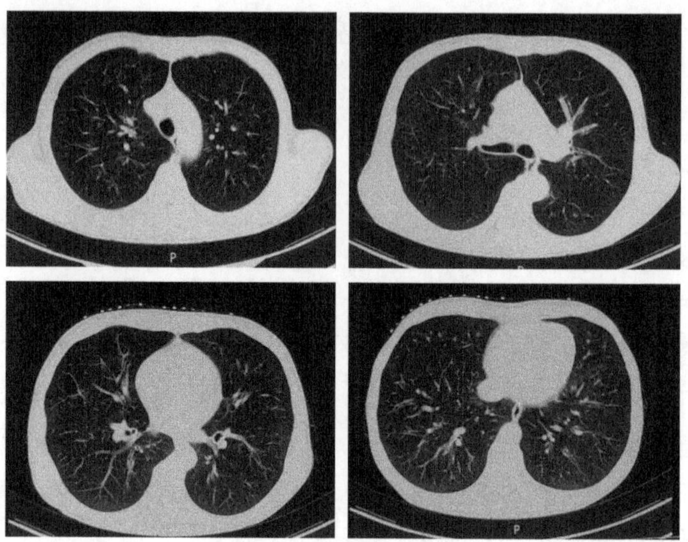

图 2-52　胸部 CT 检查

第二次入院查体：

体格检查：体温 36.5℃，神志清，口唇无发绀，双肺呼吸音粗，可闻及广泛哮鸣音。心率 118 次 / 分，律齐，无杂音。

第二次辅助检查：血气分析检查示，PaO_2 64 mmHg，$PaCO_2$ 38 mmHg，pH 7.43，FiO_2 29%，氧合指数 220 mmHg；血常规检查示，WBC 12.77 × 10^9/L，RBC 3.85 × 10^{12}/L，HGB 105 g/L，PLT 329 × 10^9/L，嗜酸性粒细胞 26%。D- 二聚体 0.09 μg/mL，肝肾功（－）。胸部 DR 示，支气管炎改变。

第三次入院查体：

体格检查：神志清，双肺呼吸音粗，可闻及散在哮鸣音。

辅助检查：血常规检查示，WBC 9.22 × 10^9/L，RBC 3.68 × 10^{12}/L，HGB 97 g/L，PLT 358 × 10^9/L，嗜酸性粒细胞 15.4%。血气分析检查示，PaO_2 65 mmHg，$PaCO_2$ 42 mmHg，pH 7.42，FiO_2 29%，氧合指数 224 mmHg；ESR 68 mm/h。

第四次入院查体：

体格检查：双肺呼吸音低，可闻及散在哮鸣音。

辅助检查：血常规检查示，WBC 12.55 × 10^9/L，RBC 4.12 × 10^{12}/L，HGB 116 g/L，PLT 331 × 10^9/L，E 31.0%。肝肾功（－），ESR 46 mm/h，ANCA（－）。

第五次入院查体：

体格检查：双肺呼吸音粗，可闻及大量哮鸣音。

辅助检查：血常规检查示，WBC 9.64 × 10^9/L，RBC 3.93 × 10^{12}/L，HGB 111 g/L，PLT 371 × 10^9/L，E 36.9%。血气分析检查示，PaO_2 59 mmHg，$PaCO_2$ 36 mmHg，FiO_2 21%，氧合指数 280 mmHg。ESR 75 mm/h，尿常规（－），ANCA（－）。

三、诊断

第一次诊断：

第一次初步诊断：①支气管哮喘急性发作期（危重）。②肺性脑病。③Ⅱ型呼吸衰竭。④失代偿性呼吸性酸中毒。⑤肺部感染。⑥过敏性鼻炎。

第一次最终诊断：①哮喘－慢阻肺重叠急性发作。②肺性脑病。③Ⅱ型呼吸衰竭。④失代偿性呼吸性酸中毒。⑤肺部感染。⑥过敏性鼻炎。

第二次诊断：

第二次初步诊断：①哮喘－慢阻肺重叠急性发作。②低氧血症。

第二次最终诊断：①哮喘－慢阻肺重叠急性发作。②低氧血症。

第三次诊断：①嗜酸性肉芽肿性多血管炎（EGPA）。②慢性阻塞性肺疾病。

第四次诊断：嗜酸性肉芽肿性多血管炎（EGPA）复发。

第五次诊断：①嗜酸性肉芽肿性多血管炎（EGPA）复发。②慢性阻塞性肺疾病。③Ⅰ型呼吸衰竭。

四、诊疗经过

第一次诊疗经过：

诊疗思路：①中年女性，以发作性咳嗽、喘息为主要症状，接触冷空气、油烟等刺激性气体发作，可自行缓解，缓解后仍有胸闷、气短症状。②曾在当地医院诊断为“支气管哮喘、过敏性鼻炎”，未规范诊疗。③无吸烟史，但有长期生物燃料接触史，无家族史。④血气分析检查示，PaO_2 73 mmHg，$PaCO_2$ 115 mmHg，pH 6.99，钾 4.2 mmol/L，钠 137 mmol/L，FiO_2 29%，氧合指数 251 mmHg。⑤血常规检查示，WBC 16.3×10^9/L。⑥胸部 CT 检查示，双肺多发马赛克灌注，炎性改变。⑦患者 MMRC 分级 4 级。肾上腺素 0.3 mg 皮下注射，缓解气道痉挛；静滴碳酸氢钠 50 mL 纠正酸中毒；使用无创呼吸机辅助通气；静滴甲泼尼龙 40 mg 抗炎、平喘；静滴哌拉西林他唑巴坦抗感染。

经上述治疗后，患者神志转清，语言流利，2 小时后复查血气分析示，PaO_2 247 mmHg，$PaCO_2$ 64 mmHg，pH 7.25，FiO_2 41%。其余实验室检查示，N-proBNP 576 pg/mL；PCT 0.976 ng/L；ESR 64 mm/h；D－二聚体 0.033 μg/mL；肝肾功示，（－）；尿常规（－）。

患者病情好转后，喘息仍然明显，双肺听诊存在大量哮鸣音，气道痉挛不易缓解，给予甲泼尼龙 40 mg，q8 h，静滴；孟鲁司特 10 mg，qn，口服；吸入天晴速乐＋信必可 320；普米克令舒＋特布他林雾化；继续无创呼吸机辅助通气。

同时继续完善血清总 IgE、变应原检测、ANCA、胸部 CT、诱导痰细胞分类计数、痰培养、FENO、肺功能检测等检查。

2017 年 6 月 1 日胸部 CT 示，双肺多发马赛克灌注，支气管壁增厚，肺纹理增粗，炎性改变（图 2–53）。

2017 年 5 月 31 日诱导痰细胞分类计数示，嗜酸性粒细胞比例明显增高（图 2–54）。其余辅助检查示，FeNO 185 ppb；ANCA（–）；血清总 IgE 示，385.1 KU/L，烟曲霉 IgE 抗体（–）。肺功能及支气管舒张试验示，FEV_1 改善 480 mL，改善率 39.3%，舒张后 FEV_1/FVC=48.79%，达到慢阻肺诊断标准。CAT 评分 25 分。患者存在支气管哮喘病史，且肺功能达到慢阻肺诊断标准（表 2–10），存在哮喘 – 慢阻肺重叠？

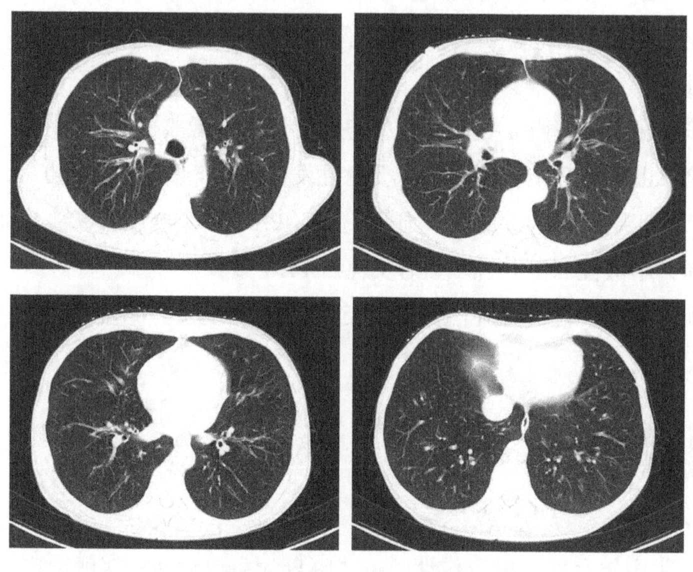

图 2–53　胸部 CT 检查

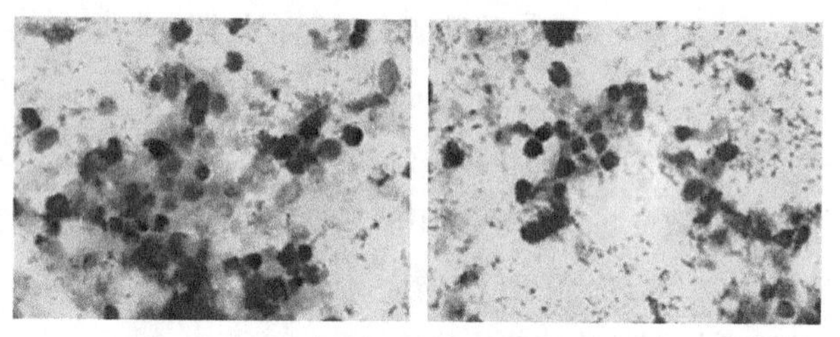

图 2–54　诱导痰细胞分类计数（见彩插 3）

表 2–10　慢阻肺诊断标准

特征：如果可以提出建议	哮喘	COPD
发病年龄	20 岁之前	40 岁之后
症状	□ 按分钟、小时或天变化 □ 晚上或早晨情况更糟糕 □ 引发的原因：锻炼、情绪波动包括大喜、灰尘或暴露在变应原中	□尽管治疗了仍然持续 □时好时坏，但每天均有劳累型呼吸困难 □慢性咳嗽痰液先于呼吸困难发作，且与变应原无关

续表

特征：如果可以提出建议	哮喘	COPD
肺功能	□ 记录变化的气流限量（呼吸量测定法或流量峰值）	□记录持续气流限制（扩张气管后 $FEV_1/FVC < 0.7$）
肺功能症状	正常	不正常
病史和家族史	□ 先前医师诊断为哮喘 □ 家族哮喘史和其他过敏条件（过敏性鼻炎或湿疹）	□曾被诊断为 COPD、慢性支气管炎或肺气肿 □严重暴露在危险因素中：吸烟、生物燃料
进展	□ 症状不随时间加重，但随季节或年份变化 □ 在几星期内针对支气管扩张或 ICS 可以改善自发或立刻响应	□症状随着时间慢慢加重（进度需要几年） □快速支气管扩张剂治疗只起到有限的作用
胸部 X 光片	正常	严重恶化

注：如果存在这些特征，就很好地区分了哮喘和 COPD。有多个（3 个或更多）积极的特征可做出哮喘或 COPD 诊断。如果有一样多的哮喘和 COPD 指征，则建议诊断为哮喘慢阻肺重叠综合征（ACOS）。

2012 年西班牙慢阻肺专家共识提出了 ACOS 诊断标准：慢阻肺患者如果具有以下 2 项主要指标，或 1 项主要指标 + 2 项次要指标，则强烈提示为 ACOS。

（1）主要标准：①显著的支气管舒张试验阳性，即吸入支气管舒张剂后 FEV_1 较基础值改善增加率≥ 15% 且 FEV_1 绝对值增加≥ 400 mL。②痰嗜酸性粒细胞增多。③ 40 岁前有哮喘史。

（2）次要标准：①总 IgE 升高。②有过敏疾病史。③ 2 次及以上支气管舒张试验阳性（FEV_1 较基础值改善增加≥ 12% 和 FEV_1 绝对值增加≥ 200 mL）。

患者病情逐渐好转，停用抗生素、糖皮质激素及无创呼吸机，熟练掌握天晴速乐及信必可吸入技巧。患者住院 10 天，顺利出院。出院用药：天晴速乐 1 吸，qd；信必可 320，1 吸，bid；孟鲁司特 10 mg，qn，po；雷诺考特 1 喷，bid 喷鼻。

第二次诊疗经过：

患者自上次出院后，在家一直规律吸入天晴速乐 + 信必可 320，口服孟鲁司特，雷诺考特喷鼻。2017 年 6 月 17 日因喘息再次发作入院。患者入院后给予吸氧，天晴速乐 + 信必可 320 吸入，普米克令舒 + 特布他林雾化，孟鲁司特口服，雷诺考特喷鼻，甲泼尼龙 40 mg/d 静滴抗炎平喘。患者同时再次行诱导痰细胞分类计数检查。2017 年 6 月 20 日诱导痰细胞分类计数：嗜酸性粒细胞比例明显增高（图 2–55）。

患者经上述治疗 10 天，病情好转出院。出院用药：天晴速乐 1 吸，qd；信必可 320，1 吸，bid；孟鲁司特 10 mg，qn，po；雷诺考特 1 喷，bid，喷鼻。

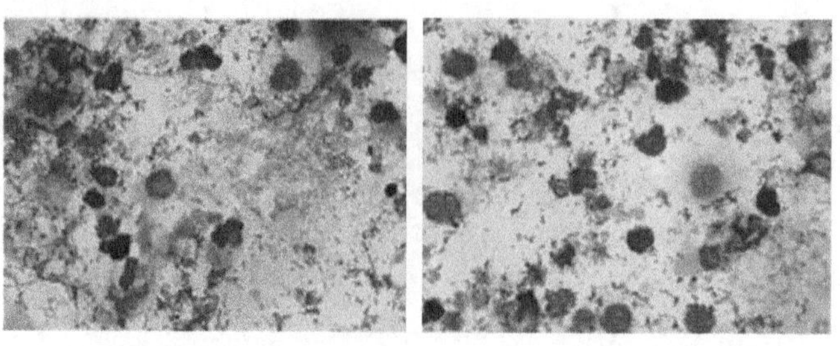

图 2-55　诱导痰细胞分类计数（见彩插 4）

第三次诊疗经过：

患者 2017 年 7 月 9 日因喘息再次发作入院，并出现咳痰，少许白痰。左下肢出现麻木。2017 年 7 月 10 日胸部 CT 检查示，双肺多发点片状影，渗出影增多，支气管壁增厚，肺纹理增粗（图 2-56）。

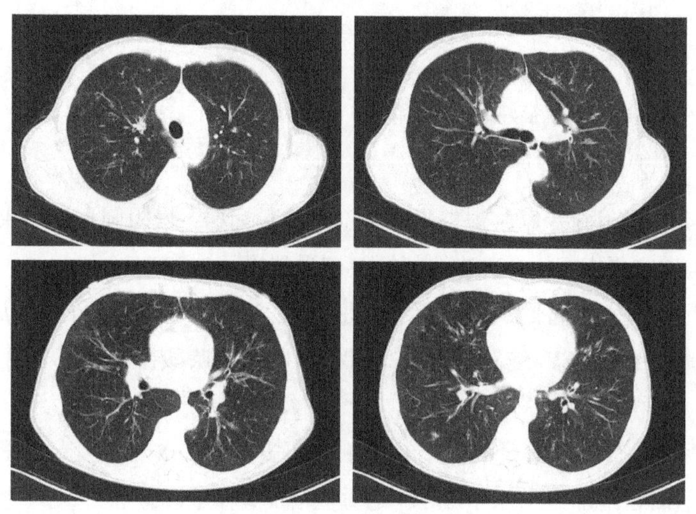

图 2-56　胸部 CT 检查

患者哮喘 - 慢阻肺重叠诊断明确，经正规吸入治疗，症状频繁发作，无持续性危险因素接触。还需要除外曲霉菌感染、（变应性支气管肺曲霉菌病）ABPA、（嗜酸性肉芽肿性血管炎）EGPA。

完善鼻窦 CT、支气管镜、GM 试验、血清总 IgE 及变应原检测、肺组织活检、BALF 细胞学分类、FeNO、肺功能、ANCA 等检查。给予普米克令舒 + 特布他林雾化；天晴速乐 1 吸，qd；信必可 320，1 吸，q6 h；口服孟鲁司特 10 mg，qn；泼尼松 20 mg，bid，po；雷诺考特 1 喷 bid 喷鼻。入院其余实验室检查示，血清 GM 试验 0.25（ < 0.5 阴性）；FeNO 检测 201 ppb；尿常规示（ – ）；血清总 IgE 326.1 KU/L；烟曲霉 IgE 抗体（ – ）；ANCA（ – ）。

2017 年 7 月 12 日鼻窦 CT 示，双侧上颌窦、蝶窦、筛窦慢性炎症（图 2-57）。2017

年 7 月 14 日支气管镜检查示，支气管黏膜炎症（图 2–58）。支气管镜黏膜活检病理：（右肺下叶）黏膜纤维组织增生伴多量淋巴细胞、浆细胞、嗜酸性粒细胞浸润（图 2–59）。BALF 液细胞分类计数示，中性粒细胞比例增高，嗜酸性粒细胞比例明显增高（图 2–60）。BALF 液培养：未找到明显致病菌。BALF 液 GM 试验：0.3（ < 0.5 阴性）。

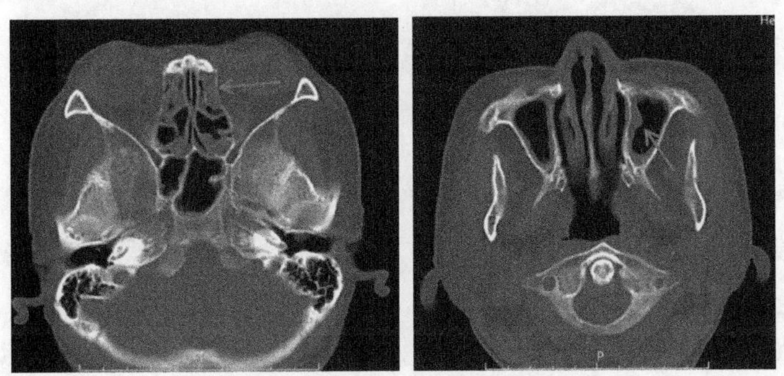

图 2–57　鼻窦 CT 检查

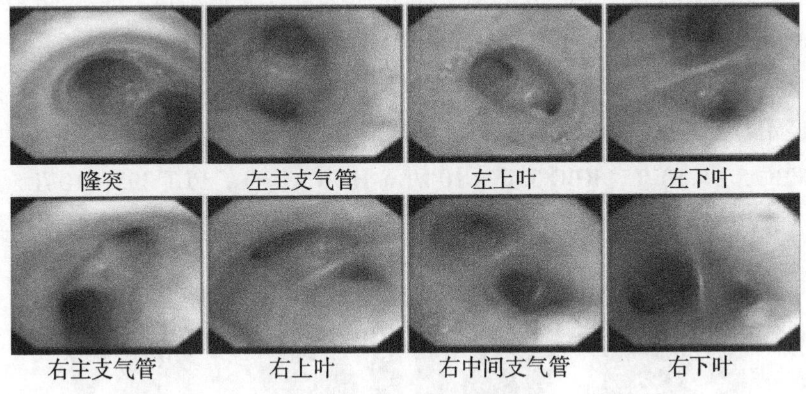

图 2–58　支气管镜检查

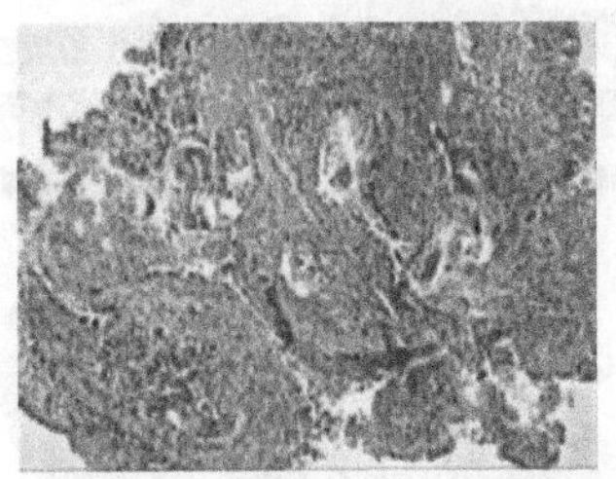

图 2–59　支气管镜黏膜活检病理结果（见彩插 5）

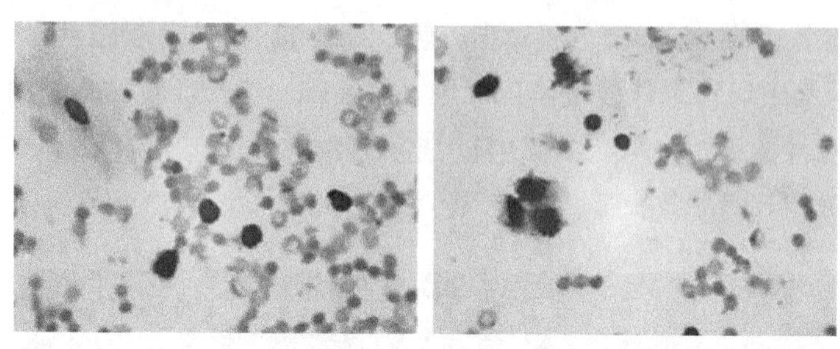

图 2-60　BALF 液细胞分类计数图（见彩插 6）

1990 年美国风湿病协会 EGPA 诊断标准：①支气管哮喘。②外周血嗜酸性粒细胞增多 > 10%。③单发性或多发性神经病变。④游走性或一过性肺浸润。⑤鼻旁窦病变。⑥血管外嗜酸性细胞浸润。

该标准的敏感性和特异性分别为：85% 和 99.7%。本例患者①、②、⑤、⑥条符合。法国血管炎研究组织提出 5 因素分级评分（FFS）来判断疾病严重程度，该患者评分 0 分，单用糖皮质激素控制病情，未使用免疫抑制剂。治疗：给予泼尼松 1 mg/（kg · d）口服，天晴速乐 + 信必可 320 吸入，雷诺考特喷鼻。

2017 年 7 月 19 日复查胸部 CT：双肺点片影、渗出影消失，支气管壁变薄（图 2-61）。经治疗后复查 FENO 降至 153 ppb；ESR 20 mm/h。2017 年 7 月 20 日血常规检查示，WBC 5.1×10^9/L，RBC 3.56×10^{12}/L，HGB 97 g/L，PLT 395×10^9/L，嗜酸性粒细胞 0.2%。

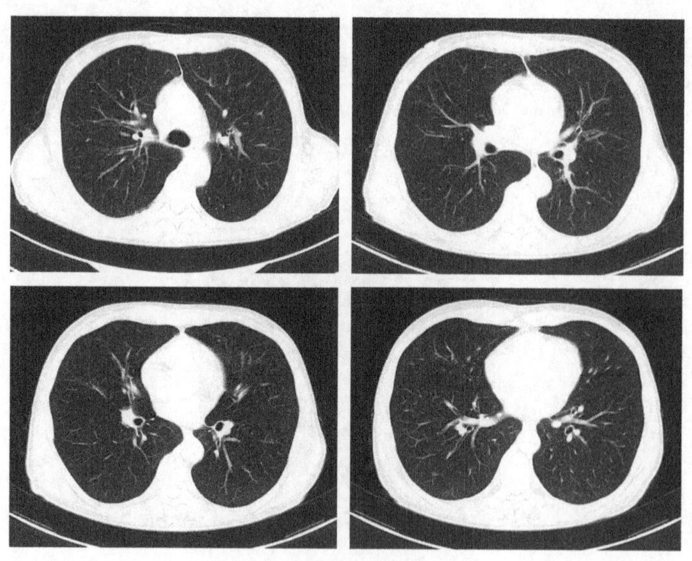

图 2-61　复查胸部 CT

患者病情好转，出院。出院用药：泼尼松 1 mg/（kg · d），po；天晴速乐 1 吸，qd；信必可 320 1 吸，bid；雷诺考特，喷鼻 1 喷，bid。嘱患者坚持服药，每月复诊 1 次。患者出院后，未及时复诊，口服泼尼松 5 月后，自行停药。只保留天晴速乐、信必可 320 及雷诺考特治疗。

第四次入院诊疗经过：

2018 年 2 月 26 日患者再次因咳嗽、喘息入院。2018 年 2 月 28 日诱导痰细胞分类计数：嗜酸性粒细胞比例明显增高（图 2–62）。2018 年 2 月 28 日胸部 CT：双肺散在树芽征，支气管壁增厚，肺纹理增粗（图 2–63）。结合患者病史及查体，认为患者本次咳嗽、喘息发作的主要原因为血管炎复发，给予泼尼松 50 mg/d 口服，因患者为复发性 EGPA，故使用糖皮质激素的同时，加用环磷酰胺 0.8 g/kg 静滴，联合治疗 EGPA。患者经上述治疗后，病情很快好转，出院。出院后环磷酰胺坚持使用 2 月后自行停药，泼尼松每月递减 5 mg/d，使用 8 个月后自行停药，一直未来医院复诊。

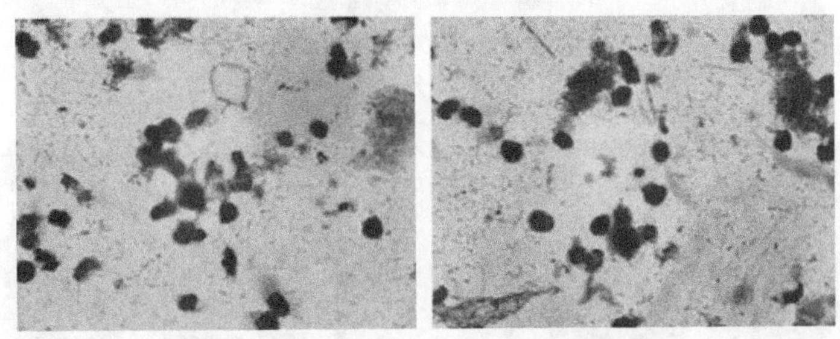

图 2–62　诱导痰细胞分类计数（见彩插 7）

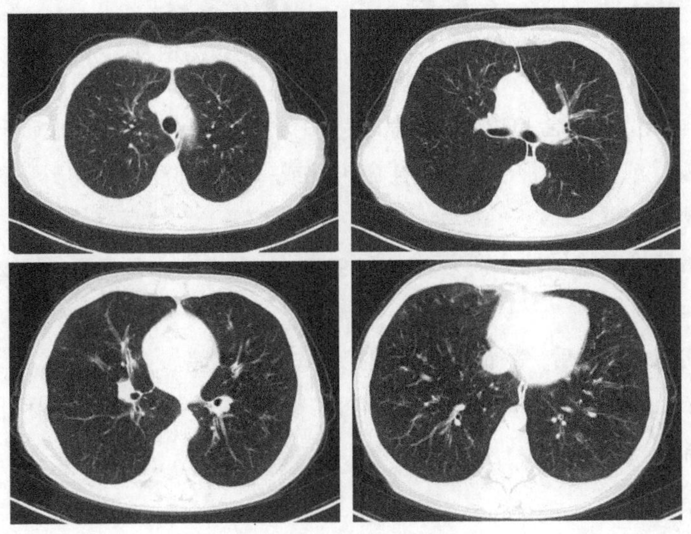

图 2–63　胸部 CT 检查

第五次入院诊疗经过：

患者糖皮质激素停药 1 月后，一直规律使用天晴速乐、信必可 320 及雷诺考特，于 2018 年 11 月 22 日，因咳嗽、喘息、发热，再次入院，最高体温可达 39.5℃，伴有左下肢麻木。2018 年 11 月 23 日诱导痰细胞分类计数：中性粒细胞、淋巴细胞比例增高，嗜酸性粒细胞比例明显增高（图 2–64）。

治疗方案：泼尼松 50 mg/d 口服；环磷酰胺 0.8 g/m^2 静滴；天晴速乐，1 吸，qd；信必可 320 1 吸，bid；雷诺考特，喷鼻，1 喷，bid。

2018 年 11 月 12 日胸部 CT 检查见图 2–65。2018 年 12 月 5 日胸部 CT 检查见图 2–66。

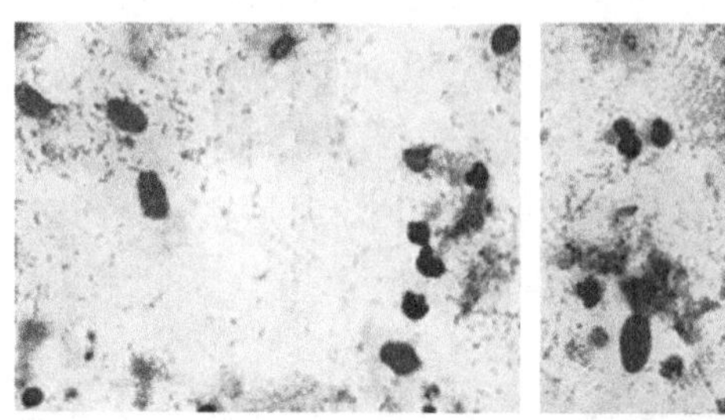
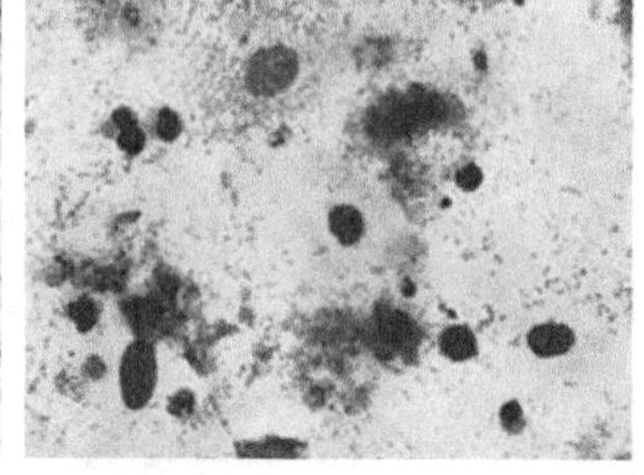

图 2–64　诱导痰细胞分类计数（见彩插 8）

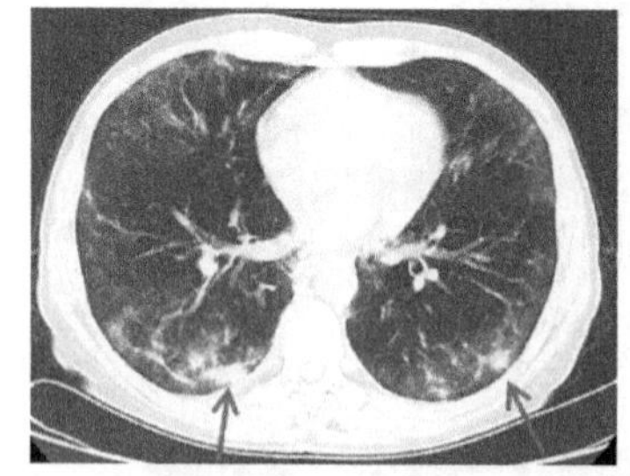

图 2–65　2018 年 11 月 12 日胸部 CT 检查

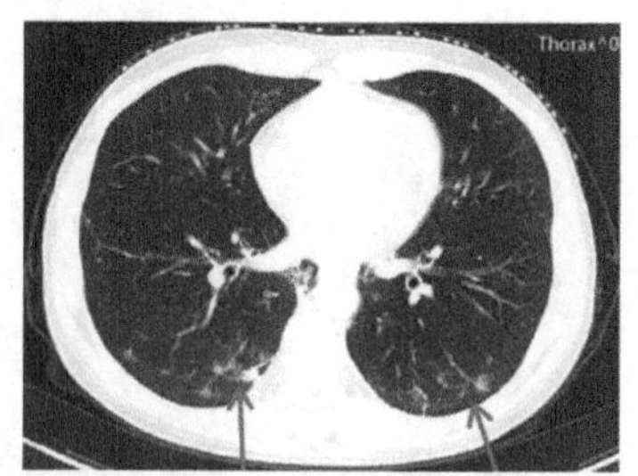

图 2–66　2018 年 12 月 5 日胸部 CT 检查

1990 年美国风湿病协会 EGPA 诊断标准：①支气管哮喘。②外周血嗜酸性粒细胞增多 > 10%。③单发性或多发性神经病变。④游走性或一过性肺浸润。⑤鼻旁窦病变。⑥血管外嗜酸性细胞浸润。

该标准的敏感性和特异性分别为 85% 和 99.7%。到此，本例患者①、②、④、⑤、⑥条符合。

患者经上述综合治疗后，病情很快得到控制，好转出院。

患者目前依从性良好，按时使用药物，每月按时复查，喘息、呼吸困难未再发作，左下肢麻木逐渐消失。

五、讨论

嗜酸性肉芽肿性多血管炎（EGPA），原称变应性肉芽肿性血管炎（Churg–Strauss 综合征，CSS），是一类病因不明，主要累及中小动脉的系统性坏死性血管炎。

CSS 在 2012 年更名为 EGPA，典型 EGPA 具有三联综合征：重度哮喘；肺和肺外脏器有中小动脉及坏死性肉芽肿；周围血嗜酸性粒细胞增高。

典型病理表现：嗜酸性粒细胞浸润，血管外肉芽肿形成，坏死性血管炎；三者有时不同时出现。

临床特点：早期常出现多种过敏性疾病症状，以呼吸道表现为主，包括变应性鼻炎、鼻息肉、哮喘；随着疾病进展，可伴有全身症状，如全身不适、消瘦、发热、腿部肌肉痉挛性疼痛（尤其是腓肠肌）。

EGPA 的影像学特点：CT 常表现为胸膜下磨玻璃影或实变，沿小叶分布，小叶中心性结节，气管壁增厚，小叶间隔增厚。也可见纵隔、肺门淋巴结肿大，胸腔积液和心包积液。

法国血管炎研究组织提出 5 因素分级评分（FFS）来判断疾病严重程度，以下 5 点存在 1 点计 1 分：①蛋白尿 > 1 g/d。②消化道出血、穿孔、梗死或胰腺炎。③肾功能不全。④心肌病。⑤中枢神经系统受累。患者无以上危险因素存在（如 FFS=0），可单用激素治疗；当患者有 1 个或 1 个以上危险因素时，必须使用激素 + 免疫抑制剂治疗。复发性 EGPA 建议加用免疫抑制剂治疗。糖皮质激素泼尼松剂量为 0.5 ~ 1.5 mg/（kg · d），6 ~ 12 周，逐渐减量。

严重肺泡出血、眼部病变、暴发性的多发性单神经炎等可危及生命和（或）导致严重功能障碍，尽管这些表现未被列入 5 因子评分评价体系，但仍建议联合免疫抑制剂（如环磷酰胺）治疗。对于复发的 EGPA 患者也要考虑加用免疫抑制剂。

EGPA 具有和哮喘相似的呼吸道表现和病理生理特点，需要同时给予局部治疗，通常按照重症哮喘的治疗方案（GINA4 ~ 5 级）治疗：推荐高剂量 ICS + LABA 治疗，还可以联合白三烯受体拮抗剂、茶碱缓释制剂、抗胆碱药物（如噻托溴铵）等。

六、参考文献

［1］SOLER-CATALUNA J J，COS O B，IZQUIERDO J L，et al. Consensus document on the overlap phenotype COPD-asthma in COPD［J］. Archivos Bronconeumologia. 2012，48（9）：331-337.

［2］MASI A T，HUNDER G G，LIE J T，et al. The American College of Rheumatology 1990 criteria for the classification of Churg-Strauss syndrome（allergic granulomatosis and angiitis）［J］. Arthritis Rheumatol. 1990，33（8）：1094-1100.

［3］HOLLE J U，GROSS W L. Treatment of ANCA-associated vasculitides（AAV）［J］. Autoimmunity Reviews. 2013，12（4）：483-486.

［4］董亮. EGPA：隐藏在哮喘中的疾病［C］. // 中国医师协会第十四届中国呼吸医师论坛论文集，2015：47-56.

［5］张清玲. 嗜酸性肉芽肿性多血管炎诊治规范多学科专家共识［J］. 中华结核和呼吸杂志，2018，41（07）：514-521.

［6］蔡后荣，李惠萍. 实用间质性肺疾病［M］. 北京：人民卫生出版社，2010.

[7] 陈婧，李菁，杨云娇，等. 嗜酸性肉芽肿性多血管炎 146 例患者临床特征分析[J]. 中华内科杂志，2020（5）：360-365.

[8] FURUTA S，IWAMOTO T，NAKAJIMA H. Update on eosinophilic granulomatosis with polyangiitis [J]. Allergology International. 2019，68（4）：430-436.

（于国华）

病例 10　大动脉炎（肺动脉型）

一、基本信息

姓名：吉 ×　　　性别：女　　　年龄：26 岁

主诉：活动后胸闷气短 3 年，咯血 2 年，加重 2 天。

现病史：患者于 2016 年 7 月 4 日入院。患者于 3 年前逐渐出现胸闷、气短，活动后加重，初未在意，病情反复发作。2 年前，患者出现咯血，到当地医院诊断为肺炎，给予对症治疗，病情好转。患者胸闷、气短逐渐加重，到当地医院行心脏超声检查示：估测肺动脉收缩压 107 mmHg，考虑肺动脉高压。给予口服“呋塞米、螺内酯、华法林、西地那非”等药物治疗。2 天前，患者再次出现咯血，呈鲜红色，量不大。平地行走 100 米即可出现明显呼吸困难，需要停下来休息。为求进一步诊治，来我院。

既往史：患者既往体健，无烟酒嗜好，无吸毒史，否认家族性遗传病史。

二、查体

体格检查：体温 36.9℃，脉搏 102 次 / 分，呼吸 24 次 / 分，血压 100/74 mmHg；神志清，口唇发绀，颈静脉无怒张，双肺呼吸音粗，未闻及干、湿性啰音。心率 102 次 / 分，律齐，胸骨左缘及下缘可闻及收缩期吹风样杂音。双下肢轻度水肿。

辅助检查：外院超声心动图检查示，LA 29 mm，LV 31 mm，RA 61 mm，RV 28 mm，LVEF 77%，诊断为右心大，三尖瓣关闭不全并大量反流，估测肺动脉压 107 mmHg。血常规检查示，WBC 6.3×10^9/L，RBC 4.4×10^{12}/L，HGB 111 g/L，PLT 198×10^9/L。血气分析检查示，PaO_2 55 mmHg，$PaCO_2$ 29 mmHg，pH 7.5，FiO_2 29%，氧合指数 189 mmHg。

三、诊断

初步诊断：①肺动脉高压。②慢性血栓性肺动脉高压？③低氧性肺动脉高压？④特发性肺动脉高压？⑤肺静脉闭塞症（PVOD）？⑥肺毛细血管瘤样增生（PCH）？⑦Ⅰ型呼吸衰竭。⑧慢性肺源性心脏病。⑨心功能Ⅲ级。

最终诊断：①大动脉炎（肺动脉型）。②肺动脉高压。③慢性肺源性心脏病。④心功能Ⅲ级。⑤Ⅰ型呼吸衰竭。

四、诊疗经过

诊断思路：①年轻女性，慢性起病，因“活动后胸闷气短 3 年，咯血 2 年，加重 2 天”入院。②外院超声心动图示：LA 29 mm，LV 31 mm，RA 61 mm，RV 28 mm，LVEF 77%，诊断为右心大，三尖瓣关闭不全并大量反流，估测肺动脉压 107 mmHg。③血气分析检查示，PaO_2 55 mmHg，$PaCO_2$ 29 mmHg，pH 7.5，FiO_2 29%，氧合指数 189 mmHg。④患者既往体健，无烟酒嗜好，无吸毒史，否认家族性遗传病史。

完善心电图、心脏超声、CTPA、血凝五项、肺功能、右心声学造影；抗核抗体谱、ANCA、类风湿三项、肺动脉造影、HIV、易栓症、血生化、BNP 等检查；给予对症治疗。

实验室检查结果：血凝五项检查示，PT 46.5 s（9 ~ 15），APTT 49 s（23 ~ 45），INR 4.77，D- 二聚体 1048 μg/L；（口服华法林抗凝）。抗核抗体谱（－）、ANCA（－）、类风湿三项（－）；肝肾功（－）；ESR 2 mm/h，CRP 2.23 mg/L；BNP 2083 ng/L；HIV（－），血浆蛋白 C、S，狼疮抗凝物，抗性磷脂抗体、抗凝血酶Ⅲ（－）。

2016 年 7 月 4 日超声心动图检查（图 2-67）示，二尖瓣反流（轻度），三尖瓣反流（重度），肺动脉高压（重度），冠状静脉窦增宽，右心增大，心包积液。估测肺动脉收缩压 105 mmHg。腹部彩色多普勒超声检查（图 2-68）示，肝静脉扩张；胆囊壁增厚，毛糙改变。胰、脾、双肾超声未见明显异常。肺功能检查示，FVC 占预计值为 69%，FEV_1 占预计值：67%，FEV_1/FVC=82%，DLCO/VA=71%，提示轻度混合性肺通气障碍，弥散功能中度下降。心电图检查（图 2-69）示，左后分支传导阻滞，Ⅱ、Ⅲ、AVF 导联 T 波低平。2016 年 7 月 5 日 CTPA 检查见图 2-70。印象：①左肺动脉多发狭窄、闭塞，右肺动脉自起始部闭塞，肺动脉壁增厚。②右心房室增大，继发肺动脉高压。③双肺内多发索条影，磨玻璃影。④右侧胸腔积液、心包积液。2016 年 7 月 5 日 CTPA 检查见图 2-71。

2016 年 7 月 7 日超声右心声学造影。经上肢静脉注入右心声学对比剂后，右心可见显影，静息状态下 5 个心动周期，左心内可见微泡，嘱患者做 Valsalva 动作增加腹压后，左心内微泡明显增多（＞ 10 个 / 帧，Ⅱ级）。印象：右心声学造影阳性。考虑卵圆孔重新开放，存在右向左分流。

2016 年 7 月 10 日患者行肺动脉造影术。穿刺路径：右侧颈内静脉。导管路径：右侧颈内静脉→上腔静脉→右心房→右心室→肺动脉。测量参数：PAP（肺动脉压）114/19/57 mmHg；PAWP（肺毛细血管楔压）11/12/10 mmHg；血氧饱和度监测上腔静脉 53.6%，右心房 50.2%，右心室 49.3%，肺动脉 48.8%。术中见：右肺动脉自开口闭塞，左肺上叶尖后段及左肺舌叶开口闭塞，左肺下叶动脉干开口狭窄。尝试用导丝导入右肺动脉，反复尝试，未能成功。

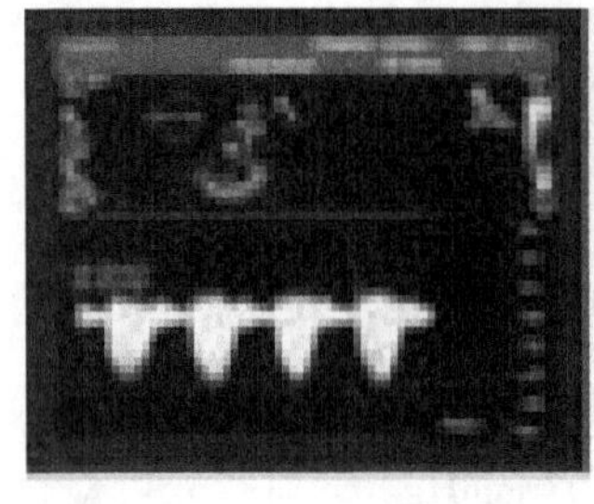
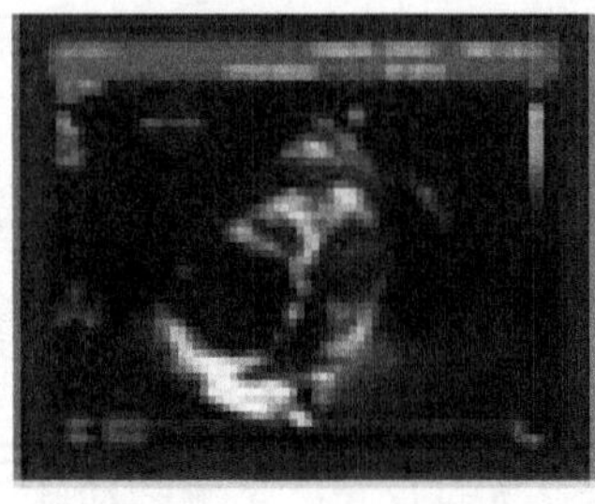
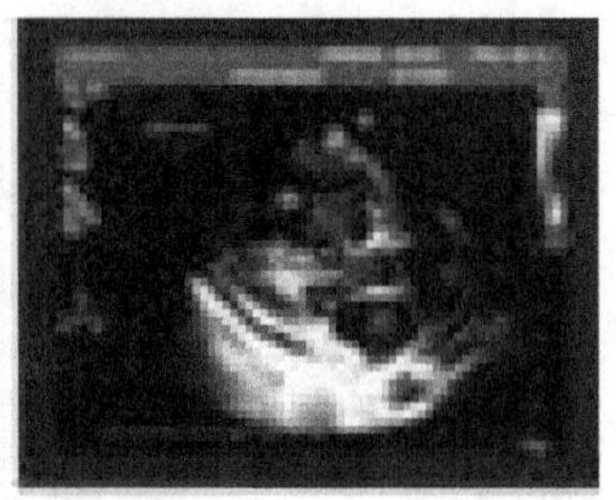

图 2-67　超声心动图

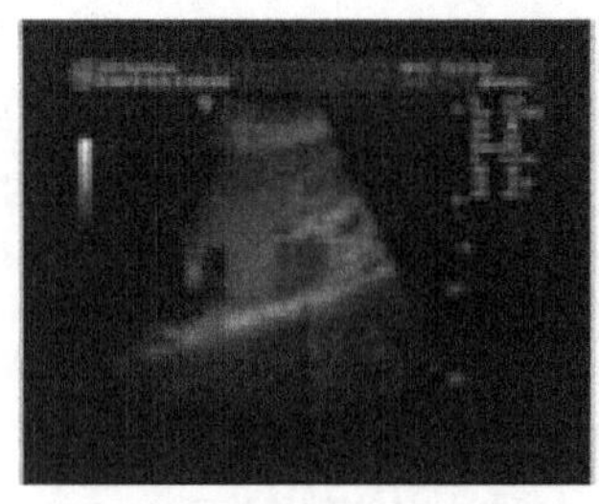
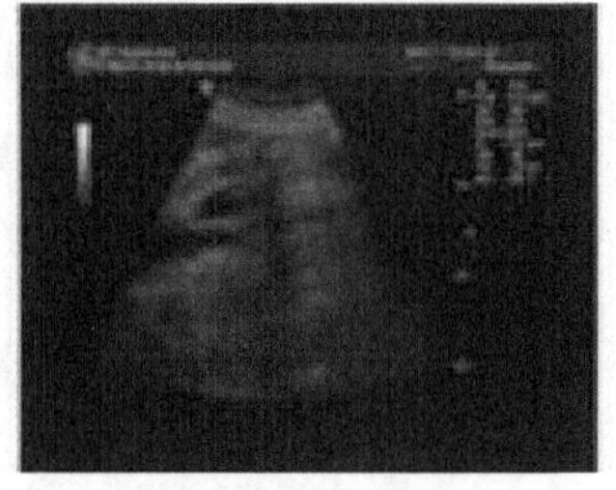

图 2-68　腹部彩色多普勒超声检查

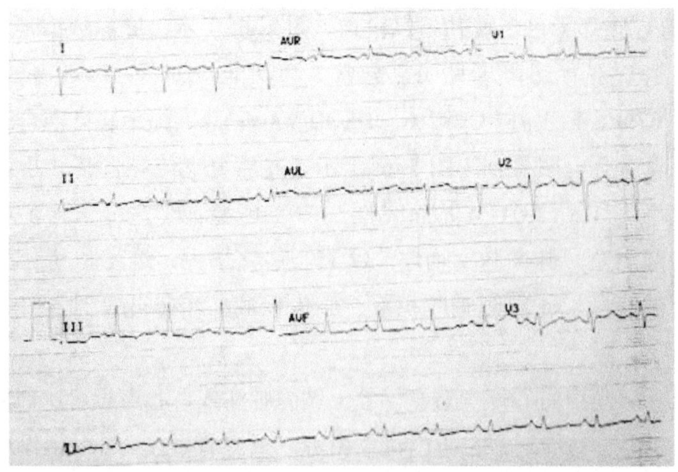

图 2-69　心电图

诊疗思路：①青年女性，出现肺动脉高压。② CTPA 示，右肺动脉主干闭塞，左肺多支肺动脉狭窄，肺动脉血管壁增厚。③肺动脉造影检查示，导丝不能穿过右肺动脉开口。

可能的诊断：①先天性肺动脉发育不全。②肺动脉肉瘤。③肺血管炎。

2012 年 Chapel Hill 血管炎分类见表 2–11。

1990 年美国风湿病学会（ACR）大动脉炎诊断标准：①发病年龄≤ 40 岁。②患肢间歇性跛行。③一侧或者双侧肱动脉搏动减弱。④双上肢收缩压差＞ 10 mmHg。⑤锁骨下动脉或主动脉杂音。⑥动脉造影异常，除外动脉硬化或者其他原因。

符合上述 6 条中的 3 项者可诊断本病。Ⅰ型，头臂动脉型；Ⅱ型，胸腹主动脉型；Ⅲ型，广泛型；Ⅳ型，肺动脉型。ACR 分类标准敏感度和特异度达 90.5% 和 97.8%。

本例患者符合诊断标准的①、④、⑤、⑥条，患者诊断为大动脉炎。

治疗：泼尼松 1 mg/（kg · d）+ 环磷酰胺 0.6 g，q2 w，静滴；利伐沙班 20 mg/d；氢氯噻嗪 25 mg，bid；螺内酯 20 mg，bid；地高辛 0.25 mg/d；西地那非 20 mg，tid。

治疗前后超声心动图对比：2016 年 7 月 4 日心脏彩超示，二尖瓣反流（重度），三尖瓣反流（轻度），肺动脉高压（重度），冠状动脉窦增宽，右心增大，心包积液。2017 年 7 月 23 日心脏彩超示，二尖瓣反流（重度），三尖瓣反流（轻度），肺动脉高压（重度），冠状动脉窦增宽，右心增大，心包积液。治疗后超声心动图见图 2–72。

患者出院后曾到外医院就诊，诊断为“大血管炎”，并行肺动脉球囊扩张成形术，未能成功。靶向药物调整为：安立生坦 5 mg/d，他达拉非 20 mg/d。建议患者行肺移植治疗。患者于 2017 年 2 月死亡。

表 2–11　2012 年 Chapel　Hill 血管炎分类

大血管炎	大动脉炎、巨细胞动脉炎
中等血管炎	结节性多动脉炎、川崎病
小血管炎	ANCA 相关性血管炎（AAV）、肉芽肿性多血管炎（GPA）、显微镜下多血管炎（MPA）、嗜酸性肉芽肿性多血管炎（EGPA）
多血管炎	白塞氏病
单器官血管炎	皮肤动脉炎、孤立性主动脉炎
系统性疾病相关性血管炎	狼疮性血管炎、类风湿性血管炎、结节病性血管炎

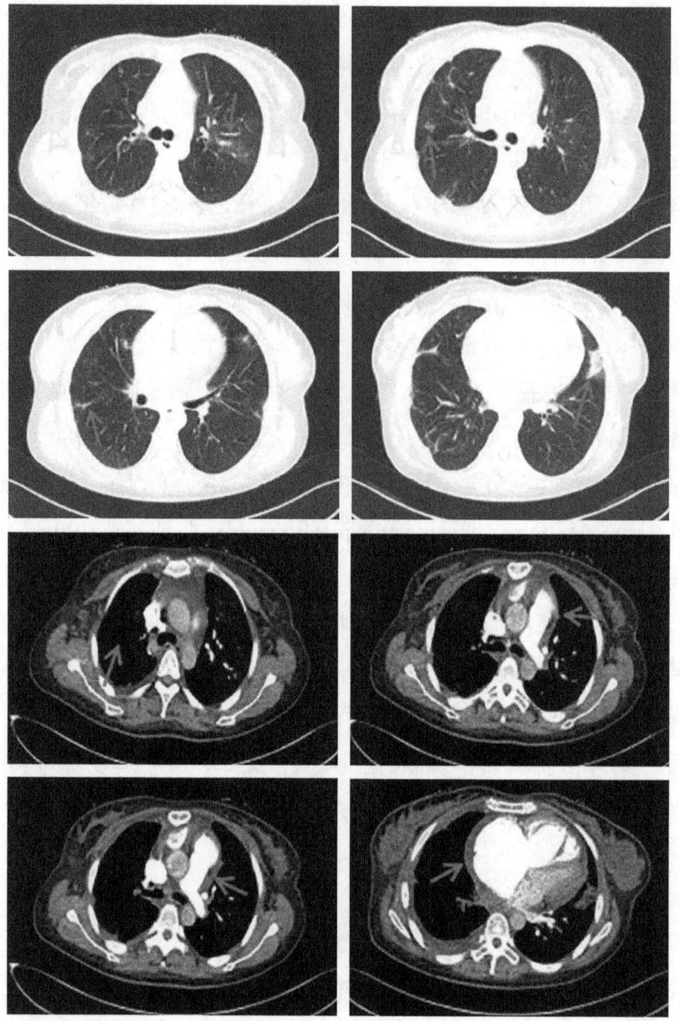

图 2-70　CTPA 检查（1）

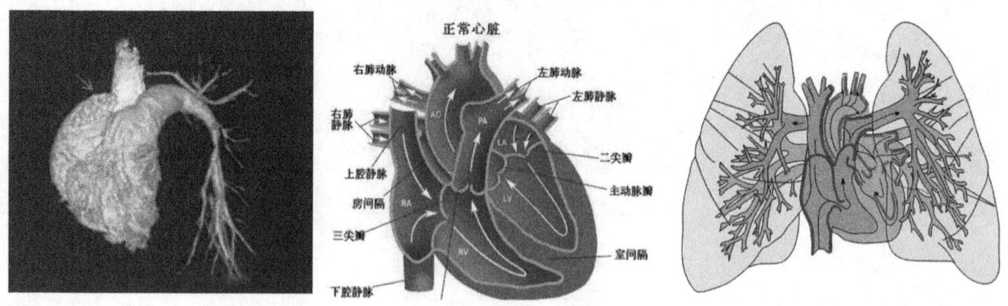

图 2-71　CTPA 检查（2）

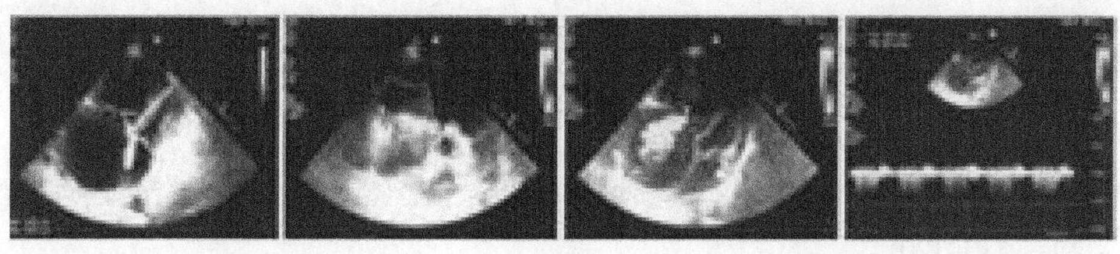

图 2-72 治疗后超声心动图

五、讨论

大动脉炎（Takayasu's arteritis，TA）是一种原发性、免疫性、慢性炎症性动脉疾病，主要累及主动脉及其分支，日本眼科教授 Takayasu 于 1908 年首次报道，大动脉炎的主要病理表现为受累动脉的全层慢性炎症及中内膜弹力纤维和平滑肌的广泛破坏，动脉管壁继之出现广泛的不规则纤维化或继发血栓形成，导致动脉管腔内形成不规则狭窄甚至闭塞。单独累及肺动脉的发生率仅为 4%。

大动脉炎累及肺动脉时，随着病情进展，肺动脉因病变加重而产生狭窄或闭塞，从而导致肺动脉压力增高，右心室后负荷增加，右心腔扩大，室间隔向左移位，左心室呈“D”型，左心室舒张受限。

大动脉炎多发于 40 岁以下年轻女性，也可见于男性及其他年龄段人群。男女比例约 1 ∶ 8。全身症状主要有发热、关节痛、盗汗、体重减轻等。病情活动时常有白细胞、血沉，以及 C 反应蛋白升高。

大动脉炎累及肺动脉时，在肺动脉造影检查中，会发现肺动脉呈鼠尾状变细、闭塞改变，远端分支不显影。肺动脉走形不自然，僵硬、扭曲变形，管腔多发狭窄，分支纤细。

大动脉炎累及肺动脉的治疗包括药物、介入和手术治疗，活动期的患者应先口服激素治疗，病变处于稳定期后再考虑行介入治疗。

大多数患者使用糖皮质激素或糖皮质激素联合免疫抑制剂能很好地控制病情。重要部位严重血管狭窄，药物治疗效果差，当肺动脉炎性病变稳定后，可行肺动脉介入治疗（球囊扩张或支架置入）。对于重症肺动脉高压患者，很小的诱因就可能诱发右心功能不全，导致休克而死亡，应尽早行肺移植等手术治疗。

六、参考文献

[1] FUJITA K，NAKASHIMA K，KANAI H，et al. A successful surgical repair of pulmonary stenosis caused by isolated pulmonary Takayasu's arteritis [J]. Heart Vessels，2013，28 (2)：264-267.

[2] 窦静波，龚娟妮，马展鸿，等. 大动脉炎累及肺动脉的临床分析 [J]. 中华结核

和呼吸杂志，2016，39（8）：603-607.

［3］熊长明，柳志红，何建国，等. 41例肺血管炎临床分析［J］. 中国循环杂志，2010，25（1）：44-46.

［4］中华医学会风湿病学分会. 大动脉炎诊断及治疗指南［J］. 中华风湿病学杂志，2011（2）：119-120.

［5］NAKAJIMA N，MASUDA M，IMAMAKI M，et al. Tanabe N，Kuriyama T. A case of pulmonary artery bypass surgery for a patient with isolated Takayasu pulmonary arteritis and a review of the literature［J］. Annals of Thoracic Cardiovascular Surgery，2007，13（4）：267-271.

［6］郑德裕，刘力生，刘庆红，等. 372例大动脉炎的随诊观察［J］. 北京医学，1985（4）：200-203.

［7］KISSIN E Y，MERKEL P A. Diagnostic imaging in Takayasu arteritis［J］. Current Opinion in Rheumatology. 2004；16（1）：31-37.

［8］PAUL J F，FIESSINGER J N，SAPOVAL M，et al. Follow-up electron beam CT for the management of early phase Takayasu arteritis［J］. Journal of Computer Assisted Tomography，2001，25（6）：924-931.

［9］薛静，周炜，于孟学，等. 112例大动脉炎临床分析［J］. 临床内科杂志，2004（2）：109-111.

［10］ZHENG D，FAN D，LIU L. Takayasu arteritis in China：a report of 530 cases［J］. Heart and Vessels，1992，（7）：32-36.

（于国华）

病例 11　右肺假性动脉瘤破裂咯血

一、基本信息

姓名：张 ×　　性别：女　　年龄：67 岁

主诉：咯血 20 天。

现病史：患者于 2021 年 3 月 23 日入院，患者于 20 天前无明显诱因出现咯血，每日咯血量约 100 mL，在当地医院静滴“头孢曲松钠、酚磺乙胺”等药物治疗 20 天，咯血略有减轻，为求进一步诊治，来我院。

既往史：高血压病史，最高可达 160/85 mmHg，未治疗。

个人史、家族史：无异常。

二、查体

体格检查：体温 36.8℃，脉搏 76 次 / 分，呼吸 20 次 / 分，血压 150/96 mmHg，老年女性，口唇无发绀，双肺呼吸音粗，未闻及干、湿性啰音。心率 76 次 / 分，律齐，无杂音。全腹无明显压痛及反跳痛，肝脾未及，双下肢无水肿。

辅助检查：血常规检查示，WBC 5.22×10^9/L，RBC 3.35×10^{12}/L，HGB 97 g/L，PLT 388×10^9/L。血气分析检查示，$PaCO_2$ 45 mmHg，PaO_2 94 mmHg，pH 7.49，FiO_2 29%，氧合指数 324 mmHg。D- 二聚体示 3.310 μg/mL，PT 9.8 s，APTT 24.7 s。PCT 0.035 ng/mL，CEA 4.23 μg/L，ESR 12 mm/h，肝肾功（－）。2021 年 3 月 23 日胸部 CT 检查示，双肺多发结节影，慢性支气管炎，右肺中叶支气管新生物，右肺中叶肺不张（图 2–73）。超声心动图检查（图 2–74）示，未见明显肺动脉高压。

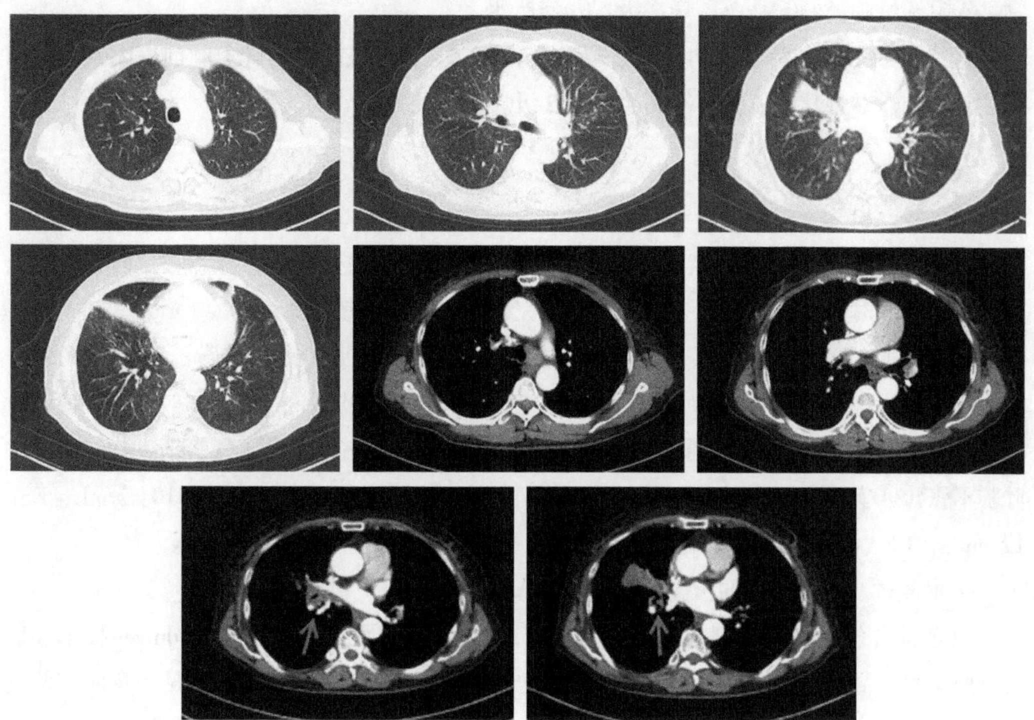

图 2–73　胸部 CT 检查

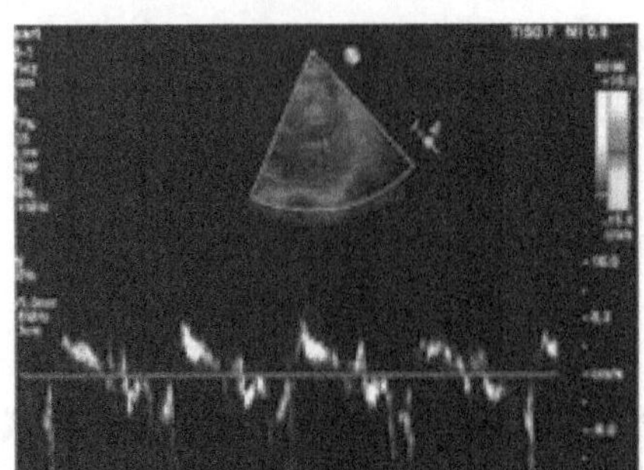
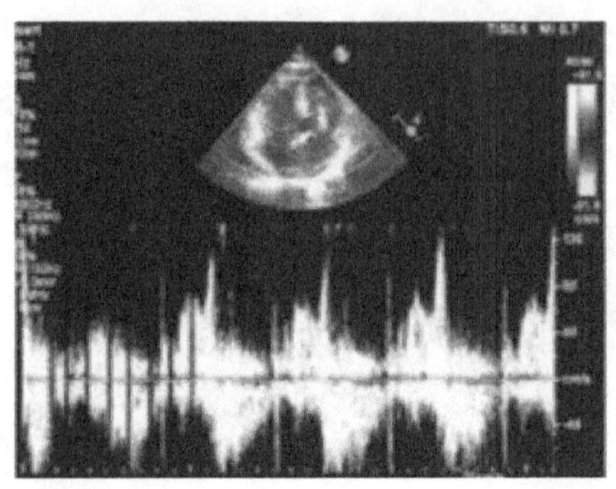

图 2-74 超声心动图

三、诊断

初步诊断：①咯血原因待诊。②右肺中叶支气管新生物。③肺癌？④肺结核？⑤支气管异物？⑥阻塞性肺炎。⑦右肺中叶肺不张。⑧高血压病 2 级。

再次修正诊断：①右肺动脉假性动脉瘤破裂出血。②支气管结核。③右肺上叶前段闭锁。④阻塞性肺炎。⑤高血压病 2 级。⑥脑梗死。

最终诊断：①右肺假性动脉瘤破裂咯血。②支气管结核。③右肺上叶前段闭锁。④阻塞性肺炎。⑤Ⅱ型呼吸衰竭。⑥高血压病 2 级。⑦脑梗死。

四、诊疗经过

入院后给予垂体后叶激素、酚妥拉明、巴曲酶、云南白药止血，静滴哌拉西林他唑巴坦抗感染，同时行支气管动脉栓塞术，择日完善电子支气管镜检查。

诊疗思路：①老年女性，咯血 20 天入院，静滴头孢曲松钠、酚磺乙胺治疗无效。②入院查体示，老年女性，双肺呼吸音粗，未闻及干、湿性啰音。心率 76 次 / 分，律齐，无杂音。③胸部 CT 示，双肺多发结节影，慢性支气管炎，右肺中叶支气管新生物，右肺中叶肺不张。④实验室检测示，WBC 5.22×10^9/L，HGB 97 g/L，D- 二聚体 3.310 μg/mL，ESR 12 mm/h，CEA 4.23 μg/L。⑤既往存在高血压病史，最高可达 160/85 mmHg。

手术经过、术中出现的情况及处理：

患者仰卧位，常规穿刺部位消毒、铺巾，2%利多卡因局部麻醉后 Seldinger 技术穿刺右侧股动脉，置入动脉鞘，引入导管并超选至右侧支气管动脉，动脉造影见一弯曲右侧支气管动脉与肋间动脉主干从主动脉发出（图 2-75），发出侧支明显供应右肺病灶，见动脉期末造影剂浓集，用微导管（ASAHI Masters PARKWAY SOFT）分别超选进入侧支动脉远端，栓塞微球（MERIT，300 ~ 500 μm）栓塞动脉，复查造影，见远端血流消失后，停止栓塞；导管继续寻找可疑供血动脉，见一粗大左侧支气管动脉、右侧支气管动脉、右侧膈下动脉分别从主动脉发出，动脉造影见动脉期明显造影剂，用微导管（ASAHI Masters PARKWAYSOFT）超选进入动脉远端，用 PVA 颗粒（COOK，300μm）栓塞动脉，复查造影，见远端血流消失后，停止栓塞；导管继续寻找可疑供血动脉，见右侧胸廓内动脉从右侧锁骨下动脉发出，发出侧支明显供应右肺病灶，动脉造影见动脉期明显造影剂，用微导管（ASAHI Masters PARKWAY SOFT）超选进入侧支动脉远端，用 PVA 颗粒（COOK，300μm）栓塞动脉，复查造影，见远端血流消失后，停止栓塞。术毕，拔管加压包扎穿刺点，触及右足背动脉搏动良好，患者未诉明显不适，安返病房。

术中一共可见 3 条动脉供应右肺中叶支气管病灶，分别给予栓塞。

电子支气管镜检查示，支气管镜中间段管口可见新生物，疑似血管瘤（图 2-76）。支气管镜灌洗液 Xpert（+）。

治疗：加用 4 联抗结核药物抗结核治疗，其余继续哌拉西林他唑巴坦抗感染、蛇毒巴曲酶、酚磺乙胺、云南白药止血治疗。

患者经积极支气管动脉栓塞、抗结核、抗感染、止血等治疗后，仍存在间断咯血，呈鲜红色。

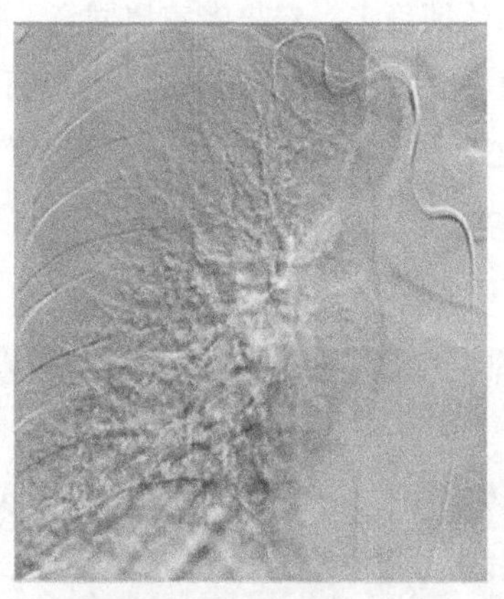

图 2-75 动脉造影

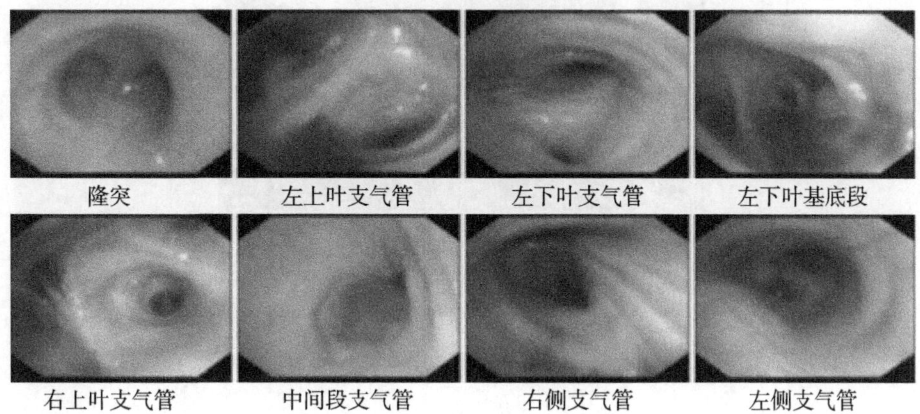

图 2-76 电子支气管镜检查

2021 年 4 月 5 日 19：30 患者突然再次出现咯血，量约 100 mL，伴有呼吸困难，大汗淋漓，并出现右上肢无力。请神经科会诊，建议行颅脑检查，除外脑梗死。2021 年 4 月 6 日行颅脑 CT 及再次胸部强化 CT 检查示，左侧基底节区、双侧放射冠区多发腔隙性脑梗死（图 2–77）。2021 年 4 月 6 日胸部强化 CT 检查示，右下肺假性动脉瘤，与 2021 年 3 月 23 日 CT 片对比明显增大，右中叶支气管阻塞并中叶肺不张，右侧胸腔积液（图 2–78）。2021 年 3 月 23 日胸部 CT 检查见图 2–79。2021 年 4 月 6 日胸部 CT 检查见图 2–80。

患者病情重，随时存在肺动脉假性动脉瘤破裂大咯血风险。经介入科、胸外科、呼吸科、放射科多学科 MDT 会诊，认为可行的治疗方案：①介入封堵肺动脉假性动脉瘤。②手术切除右全肺。③内科保守治疗。经多学科 MDT 讨论后，认为患者行介入封堵肺动脉假性动脉瘤，需绕行心脏完成介入手术，难度大，风险高，且我院无相关经验。手术切除右全肺，手术量大，术后恢复困难。以上 2 种方案均被否定，决定行内科药物保守治疗。患者经积极内科保守治疗，病情一度好转，咯血减轻，右上肢肌力改善。2021 年 4 月 9 日 01：50，患者突然再次大咯血，量约 800 mL，SpO_2 低至 66%，BP 低至 84/41 mmHg，患者处于病危状态，气管插管成功后转入 ICU 继续治疗。进入 ICU 后，输注悬浮红细胞 2 U，去甲肾上腺素维持血压，待患者生命体征稳定，经患者家属同意，行 DSA 引导下肺动脉造影并肺动脉瘤介入栓塞术（图 2–81）。手术历时 2 小时，成功进行右肺动脉假性动脉瘤弹簧圈封堵，并在动脉瘤外放置巴德支架，手术操作完美，术后患者咯血停止。术后患者顺利转出 ICU，转入呼吸科普通病房继续治疗，患者右上肢肌力完全恢复，2021 年 4 月 27 日患者顺利出院，回家继续抗结核治疗。

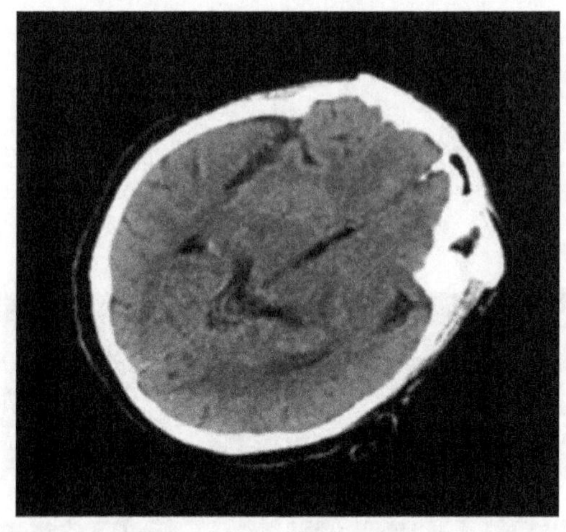

图 2–77　颅脑 CT

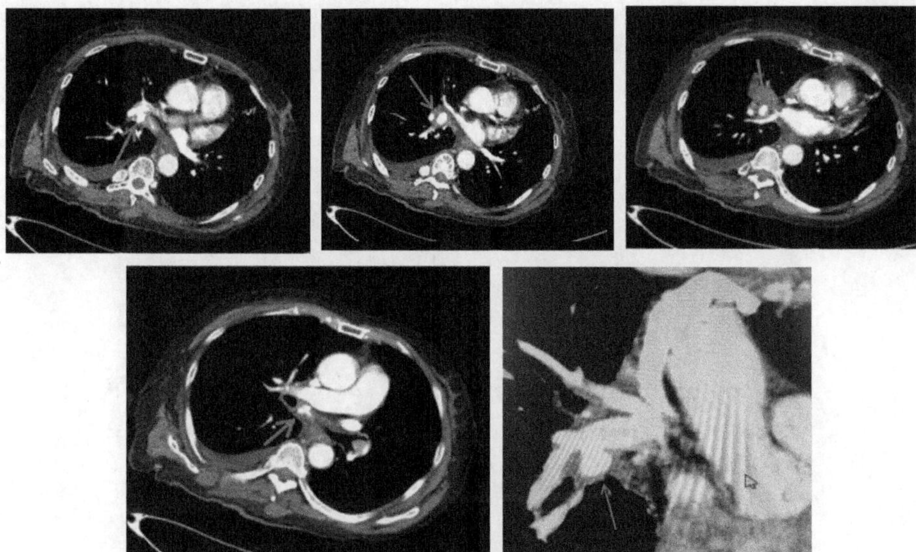

图 2-78　胸部强化 CT 检查

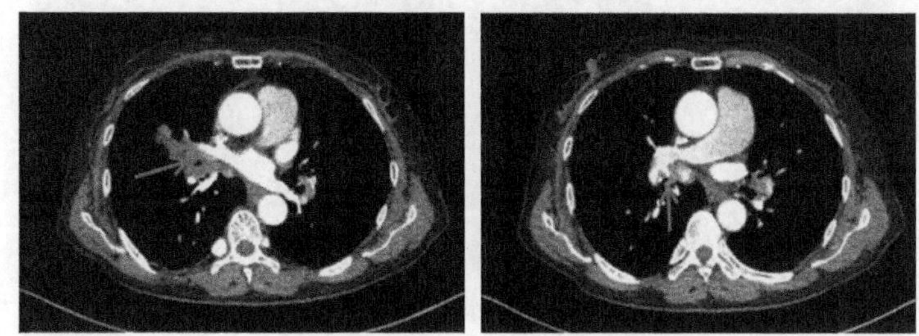

图 2-79　胸部 CT 检查

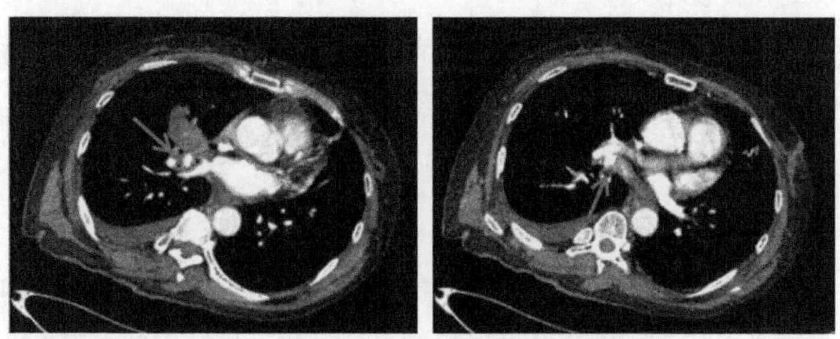

图 2-80　2021 年 3 月 23 日胸部 CT 检查

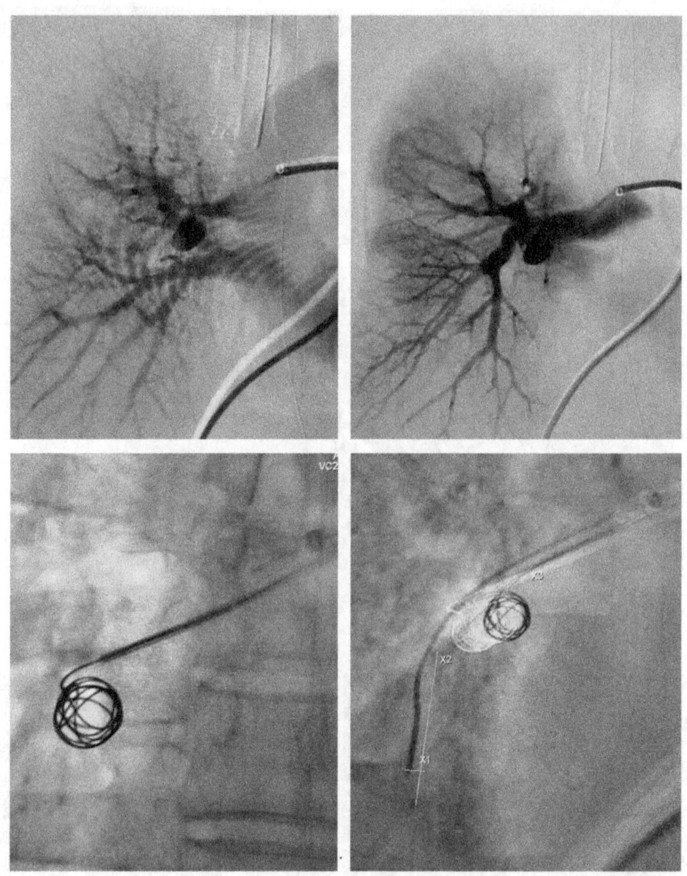

图 2-81　2021 年 4 月 6 日 DSA 引导下肺动脉造影并肺动脉瘤介入栓塞术

本例患者考虑为支气管结核累及肺动脉导致肺动脉假性动脉瘤形成，患者咯血与肺动脉假性动脉瘤形成并破裂相关。

本病例治疗的关键点有三点：①判断患者咯血的原因为肺动脉假性动脉瘤破裂。②成功进行肺动脉假性瘤栓塞术。③后期的抗结核治疗。

五、讨论

根据肺动脉血管壁的受累情况，肺动脉瘤也分为肺真性动脉瘤和假性动脉瘤两类。

（1）肺动脉真性动脉瘤表现为肺动脉局部血管扩张，累及全部三层血管壁。主要病理变化为血管壁中膜结构功能的弱化。超过 50% 的先天性动脉瘤患者合并有先天性心脏疾病，常见为动脉导管未闭、室间隔缺损和房间隔缺损等左向右分流性心脏病。

（2）肺动脉假性动脉瘤并非累及血管壁的全部三层，在组织学上仅表现为一层纤维结缔组织的外层血管壁，具有最大的破裂风险。

肺动脉假性动脉瘤血供类型模式图见图 2-82。

A 型，肺动脉主干造影可见假性动脉瘤，无支气管动脉 – 肺动脉分流；B 型，选择性肺动脉造影见假性动脉瘤，有支气管动脉 – 肺动脉分流；C 型，肺动脉造影未见假性动脉瘤，体循环造影经支气管动脉 – 肺动脉分流假性动脉瘤显影；D 型，肺动脉和体循环动脉造影假性动脉瘤均不显影。

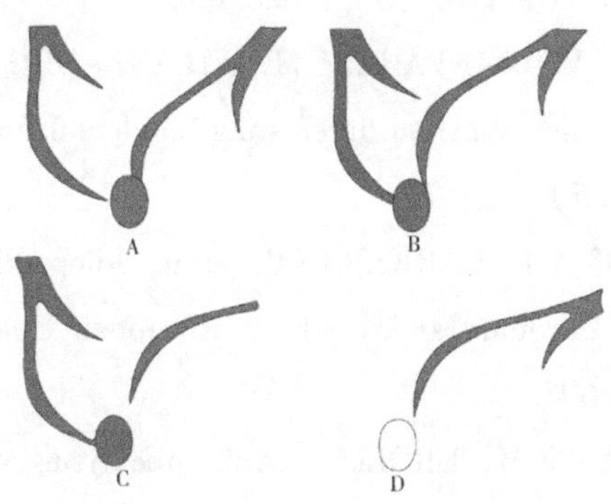

图 2-82 肺动脉假性动脉瘤血供类型模式

正常情况下，支气管动脉末梢毛细血管与肺动脉毛细血管在呼吸性细支气管水平相互沟通，感染性病变可累及血管，破坏血管壁弹力纤维在高压体循环和低压肺循环压力差的作用下，逐渐形成假性动脉瘤。结核性动脉瘤，尸检发现动脉瘤的形成是由于肺动脉的弹性纤维由外向内逐渐被肉芽组织破坏和替代。

总之，肺动脉瘤并非少见，临床表现多样，从无症状到致命性，大咯血均可发生，这也导致了肺动脉瘤容易被误诊。目前咯血患者通常接受了支气管动脉栓塞治疗，肺动脉源性咯血被忽视，临床上需要重视肺动脉瘤的诊断与治疗。

六、参考文献

[1] VOIRIOT G，PARROT A，ANTOINE M，et al. Transcatheter embolotherapy of pulmonary artery aneurysms as emergency trealment of hemoptysis inbehcet patients：experiency of a referral center and a review of the literature [J]. Internal and Emergency Medicine，2018，13（4）：491-500.

[2] 北京医师协会呼吸内科专科医师分会咯血诊治专家共识编写组. 咯血诊治专家共识 [J]. 中国呼吸与危重监护杂志，2020，19（1）：1-11.

[3] SHIN S，SHIN T B，CHOI H，et al. Peripheral pulmonary arterial pseudoaneurysms：therapeutic implications of endovascular treatment and angiograic classifications [J]. Radiology，2010，256（2）：656-664.

[4] BARNEY D，BROWN C，DAS D，et al. Pulmonary artery aneurysm [J]. Journal of Emergency Medicine，2015，48（5）：605-606.

[5] ERCAN S, DOGAN A, ALTUNBAS G, et al. Giant pulmonary artery aneurysm: 12 years of follow-up [J]. Thoracic Cardiovascular Surgeon, 2014, 62 (5): 450-452.

[6] DERK G, LAKS H, ABOULHOSN J. Hybrid Melody pulmonary valve replacement in an adult with severe pulmonary hypertension and pulmonary artery aneurysm [J]. Catheterization Cardiovascular Interventions, 2013, 82 (5): 828-832.

[7] FAZLINEJAD A, VOJDANPARAST M, JAFARZADEH ESFEHANI R, et al. Giant idiopathic pulmonary artery aneurysm: an interesting incidental finding [J]. Case Reports in Vascular Medicine, 2014 (25): 13-73.

[8] LI C H, BARROS A J, CARRERAS F, et al. Idiopathic pulmonary artery aneurysm compressing the left main coronary artery [J]. European Heart Journal—Cardiovascular Imaging, 2012, 13 (8): 696.

[9] KREIBICH M, SIEPE M, KROLL J, et al. Aneurysms of the pulmonary artery [J]. Circulation, 2015, 131 (3): 310-316.

（于国华）

第三章 心血管内科急危重症

第一节 心源性猝死

心源性猝死（SCD）是指急性症状发作1小时后以意识突然丧失为特征的、由心脏原因引起的死亡。无论是否有心脏病，死亡时间和形式都未能预料。WHO规定发病后6小时内死亡为猝死，而多数专家主张定为1小时，但也有学者将发病后24小时内死亡归入猝死之列。在美国，每年有30万～40万人死于心源性猝死，占猝死总人数的88%，而且以20～60岁的男性为首位死因。北京地区的流行病学研究表明，急性冠心病事件发生后24小时内死亡者占总死亡者的75%，其中1小时内SCD占死亡人数的1/3，24小时内死亡者占院外死亡的93.1%，占院内死亡的近1/2。

一、病因及发病机制

发生SCD患者常有以下几种病因。

（一）获得性心脏病

1. 冠心病

冠状动脉疾病是造成猝死的主要原因。例如，原来心脏正常的患者，大冠状动脉的急性闭塞在导致心肌梗死的一瞬间发生室颤，这些情况较为多见；另外，陈旧性心肌梗死的患者，梗死后的瘢痕提供了折返性室速的解剖基础，导致血流动力学紊乱。对大多数冠心病的患者，猝死的直接原因在这两者之间。他们有多支的血管病变、陈旧心肌梗死形成的瘢痕在该区域，以不规则的心律失常为主。在促发因素的作用下，如缺血、自主神经功能紊乱、电解质紊乱、药物毒性等，猝死容易发生。尸检和临床研究已经揭示了这种复杂性。冠状动脉血栓或斑块破裂，以及弥散性、不规则的冠状动脉内膜溃疡可以在高达50%的猝死患者中发现。冠状动脉的其他病变为猝死的少见原因。冠状动脉起源异常可以引起心肌瘢痕，导致心动过速或者因急性间歇性缺血导致心律失常。造成患者猝死的相似机制还有冠状动脉痉挛等。

2. 心肌病

（1）肥厚型心肌病：猝死多发生于原来无心脏症状的年轻、家族性肥厚性心肌病患者，以剧烈运动时居多。猝死的危险因素包括猝死的家族史、反复发作的不能解释的晕厥、非持续性室速及严重的左心室肥厚。多形性室性心动过速或室颤被认为是心搏骤停时初发的表现。由于严重的肥厚和传导异常，患者有因为房室阻滞或室上性心动过速而发生猝死的危险，任何产生明显缺血的节律改变，均可以产生致命的心律失常。

（2）扩张型心肌病：非缺血性扩张性心肌病占猝死的10%，猝死占该病所有死亡者的50%。与肥厚性心肌病的情况相反，扩张性心肌病的患者猝死发生相对比较晚。在心功能不全症状出现一段时间后，各种心律失常就会出现，如单形性和多形性室速，当单形性室速发生时，特别在原有室内传导阻滞时，应考虑是希普系统折返室速的一种特殊类型。在晚期心力衰竭的患者，50%心搏骤停的患者存在缓慢性心律失常。

3. 瓣膜病

瓣膜性心脏病猝死常发生于心力衰竭和心室肥厚的晚期。虽然有症状的房性或者室性心律失常常见于二尖瓣脱垂的患者，除非并发症存在（如长QT综合征、电解质紊乱或者药物毒性），真正致命性的心律失常较为罕见。肺动脉高压患者猝死可以发生于血流动力学紊乱及心律失常。

（二）先天性心脏病

大多数先天性心脏病患者在无严重心力衰竭、心室肥厚或低氧血症时，突然因心律失常猝死并不常见。在法洛四联症进行了成功的外科修补以后，在右心室切除的部位，或室间隔修补的一侧，可发生心律失常，进而有可能发生因心律失常而猝死。

（三）遗传家族性疾病

1. 先天性长QT综合征

该综合征为一家族性疾病，体表心电图表现为Q–T间期延长，有发展为多形性室速或变成室颤的倾向。电解质不平衡、心动过缓或心脏暂停，以及突然的交感神经刺激药物的作用都可以进一步延长这些患者心脏的复极，引起室性心动过速。某些抗心律失常药物可以加重这种心律失常。

2. Brugada综合征

该综合征为引起猝死的另一家族性疾病。患者有完全或不完全的右束支阻滞，伴有V_1、V_2导联S–T段抬高，发生自发性的多形性室性心动过速和室颤，通常发生于睡眠时。相似的心律失常也可以在电生理检查时诱发。虽然这些综合征由单基因突变引起，仅仅占人群猝死的小部分，但当它们合并其他心脏病或在异常的生理负荷下，基因的多态性可以具有猝死的遗传倾向。

3. 致心律失常型右心室发育不良

本病在定义上指以右心室弥散性和（或）局限性的收缩异常、结构改变，进行性的心肌细胞纤维脂肪变性、复极异常、epsilon 波、左束支阻滞型室速为特征的家族性发病的心肌病。在西欧，年轻人猝死中其发病率较高，是猝死的重要病因。

（四）药物毒性

药物毒性也可引起猝死。药物可以影响心脏电生理，导致致命心律失常。所有的抗心律失常药物都可以有致心律失常作用，如Ⅰ类药物（奎尼丁、普鲁卡因胺和丙吡胺）能够引起 Q-T 间期延长，导致单形性和多形性室速（尖端扭转性室速）。Ⅰc 类药物（氟卡尼和普罗帕酮）引起典型的心律失常为宽 QRS 型的持续性室速。在Ⅲ类药物中，索他洛尔和多非利特可引起尖端扭转型室速。胺碘酮偶尔也可引起尖端扭转型室速，持续性室速和心动过缓也可见于胺碘酮治疗时。大多数非心脏药物也能引起潜在的致命性心律失常，因为它们通常具有阻滞内流钾通道 Ikr 成分的作用，如吩噻嗪、苄普地尔、西沙比利，非镇静性的抗组胺药物特非那定、阿司咪唑、红霉素、喷他脒，许多治疗流感的喹诺特类药物、抗真菌药物、抗精神病药物，在体外也显示有延长 Q-T 间期的作用，造成心律失常，发生猝死。

（五）电解质紊乱

严重的电解质紊乱如液体蛋白摄入过少、低钾、低镁及高钾等，都可能引起 SCD 的发生。

二、病理

冠状动脉粥样硬化是最常见的病理表现。病理研究显示，在心源性猝死患者急性冠状动脉内血栓形成的发生率为 15% ~ 64%，但有急性心肌梗死表现者仅为 20%左右。

陈旧性心肌梗死亦是常见的病理表现，心源性猝死患者也可见左心室肥厚，左心室肥厚可与急性或慢性心肌缺血同时存在。

三、临床表现

心源性猝死的临床经过可分为 4 个时期，即前驱期、终末事件期、心搏骤停与生物学死亡。不同患者各期表现有明显差异。

1. 前驱期

在猝死前数天至数月有些患者可出现胸痛、气促、疲乏、心悸等非特异性症状。但亦可无前驱表现，瞬即发生心搏骤停。

2. 终末事件期

终末事件期指心血管状态出现急剧变化到心搏骤停发生前的一段时间，自瞬间至持续 1 小时不等。由于猝死原因不同，终末事件期的临床表现也各异。典型的表现包括严重胸痛、急性呼吸困难、突发心悸或眩晕等。若心搏骤停瞬间发生，事先无预兆，则绝大部分是心源性。在猝死前数小时或数分钟内常有心电活动的改变，其中以心率加快及室性异位搏动增加最为常见。因室颤猝死的患者，常先有室性心动过速。另有少部分患者以循环衰竭发病。

3. 心搏骤停

心搏骤停后脑血流量急剧减少，可导致意识突然丧失，伴有局部或全身性抽搐。心搏骤停刚发生时脑中尚存少量含氧的血液，可短暂刺激呼吸中枢，出现呼吸断续，呈叹息样或短促痉挛性呼吸，随后呼吸停止。皮肤苍白或发绀，瞳孔散大，由于尿道括约肌和肛门括约肌松弛，可出现二便失禁。

4. 生物学死亡

从心搏骤停至发生生物学死亡时间的长短取决于原发病的性质，以及心搏骤停至复苏开始的时间。心搏骤停发生后，大部分患者将在 4 ~ 6 小时内开始发生不可逆脑损害，随后经数分钟过渡到生物学死亡。心搏骤停发生后立即实施心肺复苏和尽早除颤，是避免发生生物学死亡的关键。心脏复苏成功后死亡的最常见原因是中枢神经系统的损伤，其他常见原因有继发感染、低心排血量及心律失常复发等。

四、心搏骤停及其相关处理

心搏骤停（CA）是指心脏射血功能的突然终止。导致心搏骤停的最常见原因为快速型室性心律失常（室颤和室速），其次为缓慢性心律失常或心室停顿，较少见的为无脉性电活动（PEA）。心搏骤停发生后，由于脑血流突然中断，10 s 左右患者即可出现意识丧失，经及时救治可获存活，否则将发生生物学死亡，罕见自发逆转者。

心搏骤停的生存率很低，根据不同的情况，其生存率在 5% ~ 60%。抢救成功的关键是尽早进行心肺复苏（CPR）。

（吴　巧）

第二节　急性心力衰竭

一、急性左心衰竭

（一）概述

急性左心衰竭是指由于心脏病变在短期内发生左心室心肌收缩力明显降低和（或）左心室负荷突然增加，导致心排血量急剧下降，肺循环急性瘀血和组织灌注不足的一种临床综合征，主要表现为急性肺水肿和心源性休克。

急性心力衰竭是继发于心功能异常的急性发作，可伴有或不伴有基础心脏疾病，可表现为急性起病或慢性心力衰竭急性失代偿。

（二）病因和发病机制

心脏解剖或功能的突发损害，导致心排血量急剧下降和肺静脉压突然升高，组织低灌注、肺毛细血管楔压（PCWP）增加和组织充血。心功能不全包括收缩性或舒张性心功能不全（主要由缺血和感染引起）、急性瓣膜功能不全、心脏压塞、心律失常或前/后负荷失常。

1. 急性收缩性或舒张性心功能不全

大面积心肌梗死、严重的风湿性心肌炎、暴发型病毒性心肌炎、原发性扩张性或限制性心肌病等引起弥散性心肌损害致急性心肌收缩力降低和舒张功能障碍，心排血量急剧减少，左心室舒张压显著增高。

2. 急性压力负荷过重

严重高血压、主动脉瓣狭窄、肥厚梗阻性心肌病等致左心室压力负荷过重，左心室排血受阻，左心室左心房压力增高。严重的二尖瓣狭窄、左心房黏液瘤或巨大血栓嵌顿二尖瓣口，左心室舒张期充盈减少，左心室排血量降低，左心房压、肺静脉及肺毛细血管压力增高，当体力活动、情绪激动等因素使体循环回心血量增多、左心室排血量低于右心室排血量时，即发生急性左心衰竭。

3. 急性容量负荷过重

急性心肌梗死、感染性心内膜炎等所致乳头肌功能不全、腱索断裂、瓣膜穿孔而引起急性瓣膜反流，主动脉窦瘤破入心室、室间隔穿孔，以及输血输液过多过快或由于肾衰竭、内分泌疾病导致的排泄过少，或由于感染、甲状腺功能亢进、贫血、Paget 病引起的高心排血量状态，从而引起前负荷增加。

4. 急性心室舒张受限

急性心包积液或积血引起的急性心脏压塞致心室舒张受限，心排血量急剧减少，肺循环瘀血。快速性心律失常致左心室舒张期缩短，肺静脉血液不能充分回流，引起肺静脉、肺毛细血管压力急剧升高。

（三）病理生理

急性心力衰竭最后的共同点是重度心肌收缩无力，心排血量不足以维持末梢循环的需要。

（1）各种病因致左心室舒张压迅速升高，左心房、肺静脉和肺毛细血管压力依次迅速升高，血清渗入细胞间隙致肺间质瘀血；严重时血清通过肺泡上皮或终末小支气管侵入肺泡，致急性肺水肿。

（2）肺部感染、高儿茶酚胺血症等，使肺间质液体增加，肺弹性降低，肺泡容量减少；肺泡表面活性物质受损，肺顺应性降低；肺换气不足和肺内动静脉分流，导致血氧饱和度降低。

（3）渗出液阻塞气道、支气管黏膜水肿、缺氧诱发的支气管痉挛，均使呼吸道阻力增加和通气功能下降。

（4）组织缺氧，产生过多乳酸，出现代谢性酸中毒，加重心力衰竭，引发休克、严重室性心律失常。

（四）临床表现

1. 症状

突发严重呼吸困难，呼吸浅快，每分钟可达 30 ~ 40 次，强迫体位，面色灰白、发绀、大汗、烦躁、频繁咳嗽，咳粉红泡沫痰。极重者神志模糊。

2. 体征

开始时血压升高，随病情加重，血压下降。听诊时两肺满布湿啰音和哮鸣音，心尖部第一音减弱，频率快，闻及舒张期奔马律，肺动脉第二音亢进。

3. 肺水肿发展过程

（1）发病初期：患者觉得呼吸急促，焦虑不安，查体心率加快，皮肤苍白，X 线示肺门有典型阴影。

（2）间质水肿期：呼吸困难进一步加重，但无泡沫痰，有端坐呼吸，皮肤苍白，发绀，心率快，肺部有哮喘音，有时伴细小湿啰音。

（3）肺泡水肿期：肺水肿高峰期，极度呼吸困难，严重发绀，口吐白色或粉红色泡沫痰，查体双肺满布水疱音和哮鸣音，除心率快外，还有奔马律等。

（4）休克期：水肿高峰期如没有及时救治，患者血压下降，进入休克期。

（5）临终期：昏迷，休克，严重心律失常，濒于死亡。

4. 急性左心衰竭 Killip 分级

（1）Ⅰ级：无心衰征象，但肺毛细血管楔压（PCWP）可升高，病死率为 0 ~ 5%。

（2）Ⅱ级：轻至中度心力衰竭，中下肺野湿啰音，可有第三心音奔马律、持续性窦性心动过速或其他心律失常，静脉压升高，有肺瘀血的 X 线表现，病死率为 10% ~ 20%。

（3）Ⅲ级：重度心力衰竭，出现急性肺水肿，满肺湿性啰音，病死率为 35% ~ 40%。

（4）Ⅳ级：出现心源性休克，收缩压小于 90 mmHg，尿少于每小时 20 mL，皮肤湿冷，发绀，呼吸加速，脉率大于 100 次 / 分，病死率为 85% ~ 95%。

（五）实验室及辅助检查

1. 心电图

心电图可确定心律，帮助确诊急性心力衰竭的病因并评估心脏的负荷状态，可以描述出急性左心室 / 右心室或左心房 / 右心房劳损、心包炎及先前存在的左心室和右心室肥大或扩张型心肌病。12 导联心电图和持续心电监护可以发现心律失常。

2. X 线检查

X 线检查可评估先前的心肺情况（心脏的形状和大小）和肺充血，用于诊断、疾病进展的随访或确定对治疗的反应。胸片可以鉴别心力衰竭来源于炎症还是肺部感染。

间质性肺水肿：肺野透过度下降呈云雾状，肺纹理增多、增粗、模糊，可见 Kerley B 线。

肺泡性肺水肿：肺门大片蝴蝶形云雾阴影，向周围呈放射状分布。肺野广泛分布大小不等点片状阴影，边缘可融合大片。肺部 CT 可确定肺的病理改变和诊断大的肺栓塞或主动脉夹层。

3. 超声心动图

多普勒－心脏超声可评估局部或左心室和右心室功能、瓣膜结构和功能、可能存在的心包病变、急性心肌梗死的机械并发症及观察占位性病变。可通过主动脉多普勒成像或肺时间速度轮廓测定评估心排血量。多普勒－心脏超声亦可以用于评估肺动脉压（通过三尖瓣反流血量）和测量左心室前负荷。急性心力衰竭除基础疾病外，可见左心房和左心室扩大、心室壁运动幅度明显减低、左心室射血分数降低等。

4. 动脉血气分析

动脉血气分析可评估氧含量（PaO_2）、呼吸是否充分（PCO_2）、酸碱平衡（pH）和碱缺乏。

5. 肺毛细血管楔压（PCWP）

床边测定 PCWP > 18 mmHg，是确定心源性肺水肿的金标准，尤其是 PCWP > 25 mmHg 时，强烈提示急性肺水肿。

6. 血浆 B 型脑钠肽（BNP）

心室释放 BNP 是血管张力和容量负荷升高的反映，增高的程度与心力衰竭的严重程度呈正相关。BNP > 400 pg/mL，提示心力衰竭；BNP < 100 pg/mL，提示心力衰竭可能性很小。急性心力衰竭已确诊，则血浆 BNP 浓度升高将会提示预后。但在“闪电性”肺水肿时，BNP 可正常。

（六）诊断与鉴别诊断

诊断包括定性诊断和病因诊断。根据症状和临床表现即可诊断急性心力衰竭，同时一些适当的检查如心电图、胸片、生化标志物和多普勒－心脏超声亦支持诊断。

鉴别诊断主要包括一些其他原因引起的呼吸困难。

1. 非心源性肺水肿

存在感染、过敏、吸入有毒气体、DIC、尿毒症等病史，咳粉红色泡沫痰及端坐呼吸不明显，无心脏增大及奔马律，无四肢湿冷及脉细速，胸片肺门不大，肺野周围片状阴影。PCWP 常 < 12 mmHg，如急性呼吸窘迫综合征、高原性肺水肿、神经源性肺水肿、麻醉剂过量肺水肿、电复律后肺水肿等。

2. 晕厥

发病时无明显心动过缓过速或心律失常，一般无心脏病基础。

3. 支气管哮喘

长期哮喘病史，高调哮鸣而湿啰音不明显。无粉红色泡沫痰和心尖部舒张期奔马律。X 线肺野清晰或肺气肿表现。

4. 肺动脉血栓栓塞

大手术、长期卧床制动史及深部静脉血栓。呼吸困难但不伴大量泡沫痰，可咯血、胸痛，肺动脉三维增强，CT 显示肺动脉充盈缺损。

5. 气胸

呼吸困难伴胸痛，患侧呼吸音减弱或消失，肺 CT 显示肺压缩。

（七）急诊救治

综合救治以减轻心脏负荷、增加心排血量、缓解肺瘀血、改善和维持组织的充分供氧为目的，目标是改善症状和稳定血流动力学状态，同时避免或减少心肌损害。

1. 急救措施

（1）体位：端坐位，同时双腿下垂，有利于减少回心血量，减轻心脏前负荷。

（2）纠正缺氧：尽快有效纠正低氧状态，保证患者的氧饱和度（SaO_2）在正常范围（95% ~ 98%）。改善缺氧有以下几种方式。

1）鼻导管吸氧或开放面罩吸氧：氧流量开始为 2 ~ 3 L/min，可增至 6 ~ 8 U/min。50%的乙醇放入氧气滤瓶中，以消除气管内泡沫，改善肺顺应性和肺泡通气。

2）无创通气：包括持续正压通气（CPAP）和双水平正压通气（BiPAP），有助于心源性肺水肿患者氧合，降低呼吸做功，改善肺的顺应性，促进氧的弥散，胸腔内压升高使回心血量减少，减轻左心室前负荷。

CPAP：自主呼吸条件下，整个呼吸周期气道均保持正压，常以面罩给氧，压力一般为 5 ~ 15 cmH_2O。

BiPAP：患者自主呼吸、鼻管或面罩，预设呼吸频率 16 次 / 分，在呼气和吸气时给予不同压力通气，逐渐升压，吸气压（IPAP）8 ~ 20 cmH_2O，呼气压（EPAP）4 ~ 8 cmH_2O。

适应证：患者神志清楚，经面罩给氧后氧分压仍低于 60 mmHg 且症状未改善者。

禁忌证：①血流动力学不稳定、心跳呼吸骤停者。②气道分泌物多、阻塞气道者。③不能控制的呕吐、消化道出血患者。④不合作、不耐受面罩者。

3）气管插管机械通气：呼吸模式为同指令通气（SIMV）或压力支持通气（PSV）+ 呼吸末正压（PEEP）模式，PEEP 5 ~ 10 cmH_2O 为宜。

适应证：①急性呼吸衰竭对血管扩张剂、氧疗和（或）应用 CPAP 或 NIPPV 无反应时应用。② S-T 段抬高的急性冠状动脉综合征引起的肺水肿。

2. 药物治疗

（1）吗啡：镇静，减轻患者躁动和焦虑状态，降低心肌耗氧量，同时轻度扩张静脉和动脉，对抗交感神经兴奋，减慢心率。静脉注射吗啡 3 ~ 5 mg/ 次，视患者的改善状况可重复应用。伴有颅内出血、神志障碍、休克、慢性阻塞性肺疾病或支气管哮喘时禁用，老年体弱者慎用。

（2）利尿药：通过排水、排钠减轻心脏的容量负荷，左、右心室充盈压降低，减轻外周充血和肺水肿。襻利尿药静脉注射还具有血管扩张作用。通过静脉血管扩张和快速利尿作用减少循环血量，减轻心脏前负荷。

常用利尿药：呋塞米 20 ~ 100 mg 静脉注射；布美他尼 1 ~ 4 mg，托拉塞米 100 mg 静脉注射。

持续滴注呋塞米或托拉塞米达到靶剂量比单独大剂量应用更有效。襻利尿药联合应用多巴酚丁胺、多巴胺或硝酸酯比单纯增加利尿药剂量更有效，并产生较少的不良反应。

（3）血管扩张剂：血管扩张剂在大多数急性心力衰竭中作为一线治疗药物，可开通末梢循环及降低前负荷，但前提是血压正常，仍有低灌注、充血的体征并有少尿。①硝酸酯类，在急性左心衰竭特别是伴有急性冠状动脉综合征的患者，硝酸酯可以缓解肺充血而不降低每搏量或增加心肌需氧量。小剂量时只扩张静脉，剂量逐渐增加时可扩张动脉，包括冠状动脉。扩张静脉使回心血量减少，前负荷降低，减轻肺水肿；扩张小动脉，降低后负荷，增加心排血量，改善心功能，增加脏器灌注血量。②硝酸甘油，硝酸甘油片舌下含服，每次 0.5 mg，每 5 分钟一次，可连续 5 ~ 7 次。静脉滴注时，10 μg/min，每 10 分钟调整一次，达目标血压。③硝酸异山梨酯或单硝酸异山梨酯，初始剂量可以从 1 ~ 2 mg/h 开始，然后根据患者需要调整剂量，最大剂量为 8 ~ 10 mg/h，个别病例可达 50 mg/h。④硝普钠，直接作用于血管平滑肌，均衡扩张小动脉和静脉，作用强，起效快，持续时间短。初始量 15 ~ 30 μg/min，以后根据血压和症状调整，最大剂量可达 300 ~ 400 μg/min。在急性冠状动脉综合征引起的急性心力衰竭中，更常用硝酸酯，因为 SNP 可引起“冠状动脉窃血综合征”。⑤ α 受体阻断药，a. 酚妥拉明，主要扩张小动脉，也扩张静脉，适用有肺水肿伴外周阻力增高的患者，尤其是嗜铬细胞瘤、瓣膜反流所致的左心衰竭。初始量为 0.1 mg/min，后根据反应调整剂量。注意该药可引起心率增快。b. 乌拉地尔，具有外周和中枢双重降压作用。外周作用主要阻断突触后 α_1 受体，使血管扩张，显著降低外周阻力，同时也有较弱的突触前 α_2 阻滞作用，阻断儿茶酚胺的收缩血管作用。中枢作用主要通过激动 5- 羟色胺 -1α（5-HT1α）受体，降低延髓心血管中枢的交感反馈调节而降压。本品一般不会引起反射性心动过速。将 250 mg 溶于输液 500 mL 中，开始滴速为 6 mg/min，维持剂量滴速平均为 120 mg/h。⑥重组人 B 型脑钠肽（BNP），奈西立肽，具有扩张静脉、动脉和冠状动脉作用，利尿利钠，有效降低心脏前、后负荷，抑制肾素 – 血管紧张素系统（RAS）和交感神经系统等作用。通常的剂量为 0.01 ~ 0.03 μg/（kg · min），持续静脉注射。

（4）正性肌力药物：①洋地黄制剂，主要功效是正性肌力、降低交感神经活性、负性传导和负性频率。适合伴有快速房颤、房扑并已知有心室扩大伴左心室收缩功能不全者。可用毛花苷 C 0.4 mg 或毒毛花苷 K 0.25 mg 稀释后缓慢静脉推注，必要时 2 ~ 4 小时重复一次。重度瓣膜狭窄、肥厚梗阻性心肌病应用洋地黄制剂可使原来的血流动力学障碍加重，急性心肌梗死引起的急性心力衰竭者应用洋地黄制剂可产生更多的肌酸激酶，引起致死性心律失常，均应禁忌。②儿茶酚胺类，a. 多巴胺，小剂量多巴胺［1 ~ 2μg/（kg·min）］仅作用于外周多巴胺受体，使肾、内脏、冠状动脉和脑血管床扩张，肾血流量及肾小球滤过率增加，尿量及钠排泄量增多，并加强对利尿药的反应性。小到中等剂量［2 ~ 5μg/（kg·min）］能直接激动 β_1 受体及间接促使去甲肾上腺素自储藏部位释放，对心肌产生正性肌力作用，使心肌收缩力及每搏输出量增加，心排血量增加，收缩压升高，脉压增大，舒张压无变化或有轻度升高，外周总阻力常无改变，冠状动脉血流及耗氧增加。大剂量时［> 10μg/（kg·min）］可激动 α 受体，导致周围血管阻力增加，肾血管收缩，肾血流量及尿量反而减少，收缩压及舒张压均增高。b. 多巴酚丁胺可刺激 β_1 和 β_2 受体产生剂量依赖性正性肌力和正性变时作用，反射性降低交感神经张力，降低血管阻力。小剂量多巴酚丁胺产生微弱的扩张动脉作用，降低后负荷，增加每搏输出量；大剂量多巴酚丁胺收缩血管。多巴酚丁胺增加心率的剂量依赖性较多巴胺小。有效剂量为 2 ~ 20μg/（kg·min），应逐渐减量后停药。滴注时间延长（> 24 小时）可引起耐药性，使用多巴酚丁胺可增加房性或室性心律失常的发生率。③磷酸二酯酶抑制剂，具有明显的正性肌力和外周血管扩张作用，从而增加心排血量和每搏输出量，同时伴有肺动脉压、肺楔压、全身血管阻力和肺血管阻力的下降。①米力农，首次剂量为 25μg/kg，10 ~ 20 分钟内静脉推注完，再以 0.375 ~ 0.75μg/（kg·min）维持滴注。②依诺西蒙，首剂量为 0.25 ~ 0.75 mg/kg 静脉注射，再以 1.25 ~ 7.5μg/（kg·min）维持滴注。③茶碱类（磷酸二酯酶抑制剂）对心肌缺血原因导致的急性左心衰竭伴心律失常者应慎用，以免增加恶性心律失常的发生率。④钙离子增敏剂：左西孟旦具有钙敏感蛋白的正性肌力和平滑肌 K^+ 通道开放引起的外周血管扩张作用。药物作用半衰期长达 80 小时。但大剂量可能引起心动过速等心律失常及低血压。首剂 12 ~ 24μg/kg 静脉推注（> 10 分钟），随后 0.05 ~ 0.1μg/（kg·min）持续静脉滴注。它的血流动力学作用具有剂量依赖性，灌注频率可逐渐滴定至最大剂量 0.4 ~ 0.6μg/（kg·min）。

（5）肾上腺皮质激素：具有解除支气管痉挛、降低肺毛细血管楔压和毛细血管通透性、减少渗出、稳定细胞溶酶体和线粒体、促进利尿等作用。

（6）具有潜在抗急性左心衰竭优势的新药：①心肌肌球蛋白激活剂，能促进激活的肌球蛋白与肌动蛋白牢固结合，抑制 ATP 裂解，减少 ATP 损耗，且提高其机械做功效应，在不增加细胞内 Ca^{2+} 浓度的情况下，增强心肌收缩力。② Istaroxime，一种新型、具有抑制 Na^+-K^+-ATP 酶和激动肌浆网钙泵双重作用的抗心力衰竭药。本品除抑制 Na^+-K^+-ATP 酶、增加细胞内 Ca^{2+} 浓度以增强正性肌力效应外，尚可刺激肌纤维膜钙泵，促使肌浆网摄取钙，进而改善心肌松弛功能。③利钠肽，奈西立肽是重组人脑钠肽，卡培立肽和乌拉立肽是重组人钠尿肽，三者均具较强的扩血管效应，可促进尿钠排泄，并可改善及保护肾脏功能。④腺苷拮抗剂，腺苷作用于肾脏腺苷 α_1 受体，导致肾小球入球小动脉收缩、肾小球后血管扩张，并参与肾小管、肾小球的反馈机制，进而降低肾小球滤过率（GFR）。腺苷拮抗剂尤适于利尿药抵抗及心肾综合征患者的治疗。⑤血管升压素受体拮抗剂，考尼伐坦为 V_1 和 V_2 双受体拮抗剂，托伐普坦及利希普坦为选择性 V_2 受体拮抗剂。血管升压素受体拮抗剂可在不影响其心脏供血或其他血流动力学参数的情况下，增加排尿量并明显降低 PCWP 及右心房压力。

（7）急性心力衰竭时心律失常的治疗：①室颤或无脉搏性室速，200–300–360 J 除颤。若无反应则静脉注射肾上腺素 1 mg 或血管升压素 40 IU 和（或）胺碘酮 150 ~ 300 mg。②室速，若患者不能自行转复，则给予胺碘酮或利多卡因达到药物转复，胺碘酮和 β 受体阻滞剂可以预防室颤或室速再发。③窦速或室上速，当临床和血流动力学可以耐受时，应使用 β 受体阻滞剂。美托洛尔 5 mg 缓慢静脉注射（若耐受可重复）。艾司洛尔先 0.5 ~ 1.0 mg/kg 静脉注射（＞ 1 分钟），然后以 50 ~ 300 μg/（kg·min）静脉滴注。拉贝洛尔 1 ~ 2 mg 快速静脉注射，1 ~ 2 mg/min 再缓慢静脉滴注，总量达 50 ~ 200 mg。在宽 QRS 波群心动过速中，可尝试静脉用腺苷以终止心律失常。胺碘酮可以减慢房室传导或折返性心律失常，必要时可以应用。急性心力衰竭有低血压时，应在镇静时对室上速进行电复律。④房颤或房扑，乙酰毛花苷 C 或 β 受体阻滞剂或胺碘酮可以减慢房室传导，必要时可应用，若可能则重复。胺碘酮药物转复无引起左心室血流动力学损害的作用。急性心力衰竭伴房颤的患者需抗凝。当房颤为阵发性，在最初的诊断检查和稳定后，要考虑进行药物复律或电复律。如果房颤超过 48 小时，在复律前，患者应进行抗凝治疗和应用药物控制心率 3 周时间。如果患者血流动力学不稳定，临床应进行紧急复律，但在复律前应通过经食管心脏超声排除心房血栓。在急性房颤时，应避免应用维拉帕米和地尔硫䓬，因两者可以加重心力衰竭并引起三度房室传导阻滞。⑤缓慢性心律失常，阿托品 0.5 ~ 1 mg 静脉推注，必要时重复。房室分离伴心室低反应时可以静脉滴注异丙肾上腺素 2 ~ 20 μg/min，但有心肌缺血时不能应用。房颤时缓慢心室率可以通过胆茶碱或氨茶碱 0.2 ~ 0.4 mg/（kg·h）静脉滴注。药物治疗无效时可安装临时起搏器。植入起搏器之前或之后应尽快治疗心肌缺血。

3. 腹膜超滤、血液超滤和血液透析

对严重的肾功能不全和难治性液体潴留的顽固性肺水肿患者，通过超滤清除体内过多液体，降低前负荷，减轻肺水肿。肾功能丧失特别是有低钠血症、酸中毒和有明显难以控制液体潴留表现的患者须透析治疗。

4. 病因治疗

在治疗急性左心衰竭的同时，积极明确基础心脏疾病并做病因治疗。如急性心梗，再灌注可以显著改善或预防急性心力衰竭，在早期即应进行急诊 PCI 或手术，如较长时间后才可进行，则应早期溶栓治疗。有心内膜炎的患者，治疗首先应慎重选用抗生素。高血压引起的左心衰竭，应迅速控制高血压等。

5. 消除诱因

大多数急性左心衰竭的患者可找出诱发因素，如快速心律失常、输液过快过多、感染、过劳、情绪激动等，应尽快找出并做出相应处理。

二、急性右心衰竭

（一）概述

急性右心衰竭是由于各种原因使心脏在短时间内发生急性功能障碍，以急性右心排血量降低和体循环瘀血为主要表现的临床综合征。单纯的右心衰竭很少见。其可继发于急性左心衰竭或慢性右心衰竭。

（二）病因及发病机制

引起急性右心衰竭的病因常见的有以下几种。

1. 急性肺栓塞

右心或周围静脉系统内栓子脱落，回心后突然阻塞肺动脉，使肺血流减少50%以上，造成肺循环阻力急剧升高，引起右心室迅速扩张，发生急性右心衰竭。

2. 急性右心室心肌梗死

当急性心肌梗死累及右心室时，右心室充盈压急速升高，超过其代偿能力，即发生急性右心衰竭。

3. 特发性肺动脉高压

此病有广泛的肺肌型动脉及细动脉管腔狭窄和阻塞，导致肺循环阻力明显升高，右心室后负荷增加，右心室肥厚、扩张，病情加剧即可出现急性右心衰竭。

4. 慢性肺心病急性加重

慢性阻塞性肺疾病（COPD）时，由于乏氧性肺动脉痉挛、血管重构、继发性红细胞增多等原因，引起肺动脉高压、右心室肥大和扩张。在慢性肺心病的基础上，有合并感染等诱因，则出现急性右心衰竭。

5. 心脏移植术后急性右心衰竭

由于离体心脏的损伤，体外循环对心肌、肺血管的影响，植入的心脏不适应相对或绝对的肺动脉高压，肺血管阻力增高，引起急性右心衰竭。

（三）临床表现

临床上有急性右心衰竭及其原发病的表现。

1. 症状

（1）胸痛、胸闷、急性呼吸困难等。

（2）肝及胃肠道瘀血症状：上腹胀痛、食欲缺乏、恶心、呕吐等。

（3）周围性水肿：易出现下肢、腰骶部凹陷性水肿，重者水肿渐及全身。

（4）发绀：最早出现在指端、口唇和耳郭。

（5）神经系统症状：失眠、嗜睡等，重者精神错乱。

（6）原发病相关的症状。

2. 体征

（1）颈静脉怒张，有肝颈回流征，即压迫充血肿大的肝脏时颈静脉怒张更明显。

（2）剑突下可见收缩性搏动，三尖瓣区闻及吹风样收缩期杂音，肺动脉区第二心音亢进、分裂。

（3）肝脏肿大有压痛。

（4）外周水肿。

（四）实验室及辅助检查

1. 实验室检查

（1）D- 二聚体明显升高对肺栓塞诊断为高度敏感的指标，亦可作为筛查指标。

（2）脑钠肽（BNP）浓度测定右心室负荷增重、右心衰竭时升高。

（3）动脉血气分析动脉血氧分压、血氧饱和度降低、二氧化碳分压亦降低，提示肺动脉栓塞。

2. 心电图

（1）多有右心房肥大，肺型 P 波，右心室肥大改变。

（2）可有 $S_{Ⅰ}Q_{Ⅲ}T_{Ⅲ}$，提示肺栓塞。

（3）右胸导联 S-T 段抬高，可提示右心室心肌梗死。

3. 超声心动图

（1）右心室增大、室间隔运动障碍、三尖瓣反流及肺动脉高压。

（2）右心腔扩大伴左心室下壁或后壁运动异常，可提示右心室心肌梗死。

4. 胸部 X 线

该项检查能显示基础疾病特点。当 D- 二聚体升高时，应做 X 线等影像学检查。

（1）肺动脉高压表现：肺动脉段突出 > 3 mm，右下肺动脉横径增宽 > 15 mm，肺门动脉扩张与外周纹理纤细呈残根状，右心室扩大等。

（2）肺栓塞表现：肺下叶出现三角形或卵圆形浸润影，其底部与胸膜相连，病变侧膈肋角模糊、胸腔积液阴影等。

5. 肺动脉增强螺旋 CT

肺通气 / 灌注扫描检查对肺栓塞具有诊断意义。

（五）诊断

急性右心衰竭是一组临床综合征，其诊断包括右心衰竭及其基础疾病的诊断。

（1）对有深部静脉血栓、长期卧床、骨折等术后患者，突然出现体循环静脉淤血表现，D- 二聚体、BNP 增高，根据心电图、超声心动图及影像学检查结果，诊断大块肺栓塞导致急性右心衰竭并不困难。

（2）如有缺血性胸痛，突然出现低血压、Kussmaul 征阳性，即吸气时颈静脉膨隆更明显，肘正中静脉压升高，大于 150 mmH_2O。心电图右胸导联 S-T 段演变，心肌坏死标志物升高，则可诊断急性右心室心肌梗死致急性右心衰竭。

（3）已有COPD基础、存在诱因、病情加剧，诊断慢性肺心病急性加重，表现急性右心衰竭。

（六）鉴别诊断

1. 急性心脏压塞

心包积液急性心脏压塞亦表现为体循环静脉瘀血、颈静脉怒张、严重时血压下降发生休克，类似急性右心衰竭。但前者有奇脉，即吸气时脉搏减弱、消失或吸气时收缩压下降大于10 mmHg；心电图有低电压、电交替；超声心动图显示液性暗区，吸气时右心室内径增大、左心室内径缩小。可与急性右心衰竭区别。

2. 缩窄性心包炎

患者有水肿、肝大及腹腔积液，易与急性右心衰竭混淆。前者肘正中静脉压显著升高，可达250 mmH_2O以上，有心包叩击音、超声显示心包膜增厚或有钙化。

（七）急诊救治

1. 一般急诊处理

（1）严密监护，包括呼吸、心电、血压、动脉血气等。

（2）卧床休息、吸氧、镇静止痛；除右心室心肌梗死外，严格限制入液量；强心利尿等。

（3）抗休克治疗：应用兴奋心脏β受体，以增强心肌收缩力和增加心搏量药物。①多巴胺2～10μg/（kg·min）微量泵静脉输入。②多巴酚丁胺2.5～15μg/（kg·min）。③扩血管药物，一般小剂量开始，严密监测血压。硝普钠6.25μg/min开始微量泵静脉输入，用于合并左心衰竭患者。

（4）扩容治疗：右心室心肌梗死无左心衰竭时，应扩容治疗。

2. 原发疾病治疗

（1）急性肺栓塞：可溶栓、抗凝、介入等治疗。

（2）急性右心室心肌梗死：低血压无左心衰竭时可扩容治疗，即快速输入1 L至几升液体，通过补充血容量增加右心室的前负荷和心排血量。不宜使用利尿药。

（3）特发性肺动脉高压：用降低肺动脉压药物等，可用前列环素、内皮素受体拮抗剂波生坦，一氧化氮吸入等。

（肖　岳）

第三节　重症心律失常

心律失常是指心脏冲动的频率、节律、起源部位、传导速度或激动次序的异常。正常心脏冲动起源于窦房结，先后经结间束、房室结、希氏束、左和右束支及浦肯野纤维至心室。心律失常的发生是由于多种原因引起心肌细胞的自律性、兴奋性、传导性改变，导致心脏冲动形成和（或）传导异常。临床上根据发作时心率的快慢，可将心律失常分为快速心律失常和缓慢心律失常。前者包括期前收缩、心动过速、心房颤动、心室颤动等，后者包括窦性缓慢心律失常、房室传导阻滞等。心律失常发生在无器质性心脏病者，大多病程短，可自行恢复，对血流动力学无明显影响，一般不增加心血管死亡危险性。发生于严重器质性心脏病或离子通道病的心律失常，病程较长，常有严重血流动力学障碍，可诱发心绞痛、休克、心力衰竭、昏厥甚至猝死，称重症心律失常。常见的病因为急性冠状动脉综合征、陈旧性心肌梗死、慢性充血性心力衰竭（射血分数 < 40%）、各类心肌病、长 Q–T 间期综合征、预激综合征等。

心律失常的诊断应从详尽采集病史入手，病史通常能提供对诊断有用的线索。心电图检查是诊断心律失常最重要的一项无创性检查技术，应记录 12 导联心电图，并记录清楚显示 P 波导联的心电图长条以备分析，通常选择 V_1 或Ⅱ导联。系统分析应包括：心房与心室节律是否规则，频率各为若干；P–R 间期是否恒定；P 波与 QRS 波群是否正常；P 波与 QRS 波群的相互关系等。在确定心律失常类型后，对重症心律失常患者，在院前和院内对其进行急救时首先要判断有无严重血流动力学障碍，并建立静脉通道，给予吸氧、心电监护，使用电击复律和（或）抗心律失常药物迅速纠正心律失常。在血流动力学稳定、心律失常已纠正的情况下再分析、判断导致心律失常的病因和诱因，并给予相应的处理。

一、阵发性室上性心动过速

阵发性室上性心动过速，简称室上速，是一种阵发性、规则而快速的异位心律。根据起搏点部位及发生机制的不同，包括窦房折返性心动过速、心房折返性心动过速、自律性房性心动过速、房室结内折返性心动过速等。此外，利用隐匿性房室旁路逆行传导的房室折返性心动过速习惯上也归属于室上性心动过速的范畴。由于心动过速发作时频率很快，P 波往往埋伏于前一个 T 波中，不易判定起搏点的部位，故常统称为阵发性室上性心动过速。在全部室上速病例中，房室结内折返性心动过速和房室折返性心动过速约占 90% 以上。

（一）病因

阵发性室上性心动过速常见于正常的青年，情绪激动、疲劳或烟酒过量常可诱发。其亦可见于各种心脏病患者，如冠心病、风湿性心脏病、慢性肺源性心脏病、甲状腺功能亢进性心脏病等。

（二）发病机制

折返是阵发性室上性心动过速发生的主要机制。阵发性室上性心动过速由触发活动、自律性增高引起者为数甚少。在房室结存在双径路、房室间存在隐匿性房室旁路、窦房结细胞群之间存在功能性差异、心房内三条结间束或心房肌的传导性能不均衡或中断的情况下，两条传导性和不应期不一致的传导通路如形成折返环，其中一条传导通路出现单向传导阻滞时，适时的期前收缩或程序刺激在非阻滞通路上传导的时间使单向传导阻滞的通路脱离不应期，冲动在折返环中沿着一定的方向在折返环中运行，即可形成阵发性室上性心动过速。

（三）临床表现

心动过速发作突然起始与终止，持续时间长短不一。症状包括心悸、胸闷、焦虑不安、头晕，少数患者可出现晕厥、心绞痛、心力衰竭、休克。症状轻重取决于发作时心室率快速的程度、持续时间及有无血流动力学障碍，亦与原发病的严重程度有关。体检心尖区第一心音强度恒定，心律绝对规则。

（四）诊断

1. 心电图特征

（1）心率 150 ~ 250 次 / 分，节律规则。

（2）QRS 波群形态与时限正常，发生室内差异性传导或原有束支传导阻滞时，QRS 波群形态异常。

（3）P 波形态与窦性心律时不同，且常与前一个心动周期的 T 波重叠而不易辨认。

（4）S–T 段轻度下移，T 波平坦或倒置（图 3–1）。

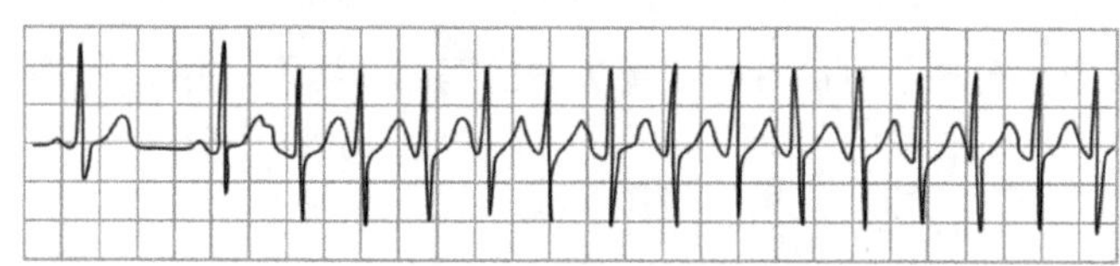

图 3–1　阵发性室上性心动过速

2. 评估

（1）判断有无严重的血流动力学障碍、缺氧、二氧化碳潴留和电解质紊乱。

（2）判断有无器质性心脏病、心功能状态和发作的诱因。

（3）询问既往有无阵发性心动过速发作，每次发作的持续时间、主要症状及诊治情况。

（五）急诊处理

在吸氧、心电监护、建立静脉通路后，根据患者基础的心脏状况、既往发作的情况、有无血流动力学障碍及对心动过速的耐受程度做出处理。

1. 同步直流电复律

当患者有严重的血流动力学障碍时，需要紧急电击复律。抗心律失常药物治疗无效亦应施行电击复律。能量一般选择 100 ~ 150 J。电击复律时如患者意识清楚，应给予地西泮 10 ~ 30 mg 静脉注射。应用洋地黄者不应电复律治疗。

2. 刺激迷走神经

如患者心功能与血压正常，可先尝试刺激迷走神经的方法。颈动脉窦按摩（患者取仰卧位，先行右侧，每次 5 ~ 10 s，切不可两侧同时按摩，以免引起脑缺血）、Valsalva 动作（深吸气后屏气、再用力作呼气）、诱导恶心、将面部浸没于冰水中等方法可使心动过速终止。

3. 腺苷与钙通道阻滞药

首选治疗药物为腺苷，6 ~ 12 mg 静脉注射，时间 1 ~ 2 s。腺苷起效迅速，不良反应有胸部压迫感、呼吸困难、面部潮红、窦性心动过缓、房室传导阻滞等。由于其半衰期短于 6 s，不良反应即使发生亦很快消失。如腺苷无效可改用维拉帕米，首次 5 mg 稀释后静脉注射，时间 3 ~ 5 分钟，无效间隔 10 分钟再静脉注射 5 mg。亦可使用地尔硫䓬 0.25 ~ 0.35 mg/kg。上述药物疗效达 90% 以上。如患者合并心力衰竭、低血压或为宽 QRS 波心动过速，尚未明确室上性心动过速的诊断时，不应选用钙通道阻滞药，宜选用腺苷静脉注射。

4. 洋地黄与 β 受体阻滞剂

毛花苷 C（西地兰）0.4 ~ 0.8 mg 稀释后静脉缓慢注射，以后每 2 ~ 4 小时静脉注射 0.2 ~ 0.4 mg，24 小时总量在 1.6 mg 以内。目前洋地黄已较少应用，但对伴有心功能不全患者仍为首选。

β 受体阻滞剂也能有效终止心动过速，但应避免用于失代偿的心力衰竭患者，并以选用短效 β 受体阻滞剂（如艾司洛尔）较为合适，剂量 50 ~ 200 μg/（kg · min）。

5. 普罗帕酮

普罗帕酮 1 ~ 2 mg/kg（常用 70 mg）稀释后静脉注射，无效间隔 10 ~ 20 分钟再静脉注射 1 次，一般静脉注射总量不超过 280 mg。由于普罗帕酮有负性肌力作用及抑制传导系统作用，且个体间存在较大差异，有心功能不全者禁用，有器质性心脏病、低血压、休克、心动过缓者等慎用或禁用。

6. 其他

合并低血压者可应用升压药物，通过升高血压反射性地兴奋迷走神经，终止心动过速。可选用间羟胺 10 ~ 20 mg 或甲氧明 10 ~ 20 mg，稀释后缓慢静脉注射。有器质性心脏病或高血压者不宜使用。

二、室性心动过速

室性心动过速简称室速，是指连续 3 个或 3 个以上的室性期前收缩，频率 > 100 次 / 分所构成的快速心律失常。

（一）病因

室速常发生于各种器质性心脏病，以缺血性心脏病为最常见；其次为心肌病、心力衰竭、二尖瓣脱垂、瓣膜性心脏病等；其他病因包括代谢紊乱、电解质紊乱、长 Q–T 间期综合征、Brugada 综合征、药物中毒等。少数室速可发生于无器质性心脏病者，称为特发性室速。

（二）发病机制

1. 折返

折返形成必须具备两条解剖或功能上相互分离的传导通路、部分传导途径的单向阻滞和另一部分传导缓慢这 3 个条件。心室内的折返可为大折返、微折返。前者具有明确的解剖途径；后者为发生于小块心肌甚至于细胞水平的折返，是心室内的折返最常见的形式。心肌的缺血、低血钾及代谢障碍等引起心室肌细胞膜电位改变，动作电位时间、不应期、传导性的非均质性，使心肌电活动不稳定而诱发室速。

2. 自律性增高

心肌缺血、缺氧、牵张过度均可使心室异位起搏点 4 相舒张期除极坡度增加、降低阈电位或提高静息电位的水平，使心室肌自律性增高而诱发室速。

3. 触发活动

触发活动是由后除极引起的异常冲动的发放。常由前一次除极活动的早期后除极或延迟后除极所诱发。它可见于局部儿茶酚胺浓度增高、心肌缺血 – 再灌注、低血钾、高血钙及洋地黄中毒时。

（三）临床表现

室速临床症状的轻重视发作时心脏基础病变、心功能状态、频率及持续时间等不同而异，有很大差别。非持续性室速的患者通常无症状。持续性室速常伴有明显的血流动力学障碍与心肌缺血。临床症状包括心悸、气促、低血压、心绞痛、少尿、晕厥等。听诊心律轻度不规则，第 1、2 心音分裂。室速发生房室分离时，颈静脉搏动出现间歇性 a 波，第一心音响度及血压随每次心搏而变化；室速伴有房颤时，则第一心音响度变化和颈静脉搏动间歇性 a 波消失。部分室速蜕变为心室颤动而引起患者猝死。

（四）诊断与鉴别诊断

1. 心电图特征

（1）3 个或 3 个以上的室性期前收缩连续出现。

（2）QRS 波群宽大、畸形，时间 > 0.12 s，ST–T 波方向与 QRS 波群主波方向相反。

（3）心室率通常为 100 ~ 250 次 / 分，心律规则，但亦可不规则。

（4）心房独立活动与 QRS 波群无固定关系，形成房室分离；偶尔个别或所有心室激动逆传夺获心房。

（5）通常发作突然开始。

（6）心室夺获与室性融合波：室速发作时少数室上性冲动可下传心室，产生心室夺获，表现为在 P 波之后提前发生一次正常的 QRS 波群。室性融合波的 QRS 波群形态介于窦性与异位心室搏动之间，其意义为部分夺获心室。心室夺获与室性融合波的存在对确立室速的诊断有重要价值（图 3–2）。

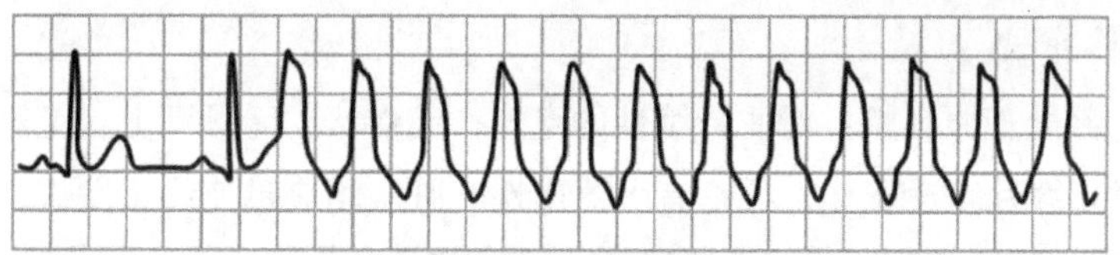

图 3-2 室性心动过速

2. 室速的分类

（1）按室速发作持续时间的长短分为：①持续性室速，发作时间 30 s 以上，或室速发作时间未达 30 s，但出现严重的血流动力学异常，需药物或电复律始能终止。②非持续性室速，发作时间短于 30 s，能自行终止。

（2）按室速发作时 QRS 波群形态不同分为：①单形性室速，室速发作时，QRS 波群形态一致。②多形性室速，室速发作时，QRS 波群形态呈 2 种或 2 种以上形态。

（3）按室速发作时血流动力学的改变分为：①血流动力学稳定性室速。②血流动力学不稳定性室速。

（4）按室速持续时间和形态的不同分为：①单形性持续性室速。②单形性非持续性室速。③多形性持续性室速。④多形性非持续性室速。

3. 鉴别诊断

室速与阵发性室上性心动过速伴束支传导阻滞或室内差异性传导或合并预激综合征的心电图十分相似，但各自的临床意义及治疗完全不同，因此应进行鉴别。

（1）阵发性室上性心动过速伴室内差异性传导：室速与阵发性室上性心动过速伴室内差异性传导酷似，均为宽 QRS 波群心动过速，两者应仔细鉴别。下述诸点有助于阵发性室上性心动过速伴室内差异性传导的诊断。①每次心动过速均由期前发生的 P 波开始。② P 波与 QRS 波群相关，通常呈 1 ∶ 1 房室比例。③刺激迷走神经可减慢或终止心动过速。

（2）预激综合征伴心房颤动：预激综合征患者发生心房颤动，冲动沿旁道下传预激心室表现为宽 QRS 波，沿房室结下传表现为窄 QRS 波，有时两者融合 QRS 波介于两者之间。当室率较快时易与室速混淆。下述诸点有助于预激综合征伴心房颤动的诊断。①心房颤动发作前后有预激综合征的心电图形。② QRS 时限 > 0.20 s，且由于预激心室程度不同 QRS 时限可有差异。③心律明显不齐，心率多 > 200 次 / 分。④心动过速 QRS 波中有预激综合征心电图形时有利于预激综合征伴心房颤动的诊断。

4. 评估

（1）判断血流动力学状态、有无脉搏：当心电图显示为室性心动过速或宽 QRS 波心动过速时，首先要判断患者血流动力学是否稳定、有无脉搏。

（2）确定室速的类型、持续时间。

（3）判断有无器质性心脏病、心功能状态和发作的诱因。

（4）判断 Q-T 间期有无延长、是否合并低血钾和洋地黄中毒等。

（五）急诊处理

室速的急诊处理原则是：对非持续性的室速，无症状、无晕厥史、无器质性心脏病者无须治疗；对持续性室速发作，无论有无器质性心脏病均应迅速终止发作，积极治疗原发病；对非持续性室速，有器质性心脏病患者亦应积极治疗。

1. 吸氧

室性心动过速的患者，常有器质性心脏病，发作时间长时即有明显缺氧，应该注意氧气吸入。

2. 直流电复律

无脉性室速、多形性室速应视同心室颤动，立即进行复苏抢救和非同步直流电复律，首次单相波能量为 360 J，双相波能量为 150 J 或 200 J。伴有低血压、休克、呼吸困难、肺水肿、心绞痛、晕厥或意识丧失等严重血流动力学障碍的单形性持续性室性心动过速者，首选同步直流电复律；药物治疗无效的单形性持续性室性心动过速者，也应行同步直流电复律。首次单相波能量为 100 J，如不成功，可增加能量。如血流动力学情况允许应予短时麻醉。洋地黄中毒引起的室性心动过速者，不宜用电复律，应给予药物治疗。

3. 抗心律失常药物的使用

（1）胺碘酮：静脉注射胺碘酮基本不诱发尖端扭转性室速，也不加重或诱发心衰。其适用于血流动力学稳定的单形性室速、不伴 Q–T 间期延长的多形性室速、未能明确诊断的宽 QRS 心动过速、电复律无效或电复律后复发的室速、普鲁卡因胺或其他药物治疗无效的室速。在合并严重心功能受损或缺血的患者，胺碘酮优于其他抗心律失常药，疗效较好，促心律失常作用低。首剂静脉用药 150 mg，用 5% 葡萄糖溶液稀释后，于 10 分钟注入。首剂用药 10 ～ 15 分钟后仍不能转复，可重复静脉注射 150 mg。室速终止后以 1 mg/min 速度静脉滴注 6 小时，随后以 0.5 mg/min 速度维持给药，原则上第一个 24 小时不超过 1.2 g，最大可达 2.2 g。第 2 个 24 小时及以后的维持量一般推荐 720 mg/24 h。静脉胺碘酮的使用剂量和方法要因人而异，使用时间最好不要超过 3 ～ 4 天。静脉使用胺碘酮的主要不良反应是低血压和心动过缓，减慢静脉注射速度、补充血容量、使用升压药或正性肌力药物可以预防，必要时采用临时起搏。

（2）利多卡因：近年来发现利多卡因对起源自正常心肌的室速终止有效率低；终止器质性心脏病或心衰中室速的有效率不及胺碘酮和普鲁卡因胺；急性心肌梗死中预防性应用利多卡因，室颤发生率降低，但病死率上升；此外终止室速、室颤复发率高；因此利多卡因已不再是终止室速、室颤的首选药物。首剂用药 50 ～ 100 mg，稀释后 3 ～ 5 分钟内静脉注射，必要时间隔 5 ～ 10 分钟后可重复 1 次，至室速消失或总量达 300 mg，继以 1 ～ 4 mg/min 的速度维持给药。主要不良反应有嗜睡、感觉迟钝、耳鸣、抽搐、一过性低血压等。禁忌证有高度房室传导阻滞、严重心衰、休克、肝功能严重受损等。

（3）苯妥英钠：它能有效地消除由洋地黄过量引起的延迟性后除极触发活动，主要用于洋地黄中毒引起的室性和房性快速心律失常，也可用于长 Q–T 间期综合征所诱发的尖端扭转性室速。首剂用药 100 ~ 250 mg，以注射用水 20 ~ 40 mL 稀释后 5 ~ 10 分钟内静脉注射，必要时每隔 5 ~ 10 分钟重复静脉注射 100 mg，但 2 小时内不宜超过 500 mg，1 天不宜超过 1000 mg。治疗有效后改口服维持，第二、三天维持量 100 mg，5 次 / 天；以后改为每 6 小时 1 次。主要不良反应有头晕、低血压、呼吸抑制、粒细胞减少等。禁忌证有低血压、高度房室传导阻滞（洋地黄中毒例外）、严重心动过缓等。

（4）普罗帕酮：用法为 1 ~ 2 mg/kg（常用 70 mg）稀释后以 10 mg/min 静脉注射，无效间隔 10 ~ 20 分钟再静脉注射 1 次，一般静脉注射总量不超过 280 mg。由于普罗帕酮有负性肌力作用及抑制传导系统作用，且个体间存在较大差异，对有心功能不全者禁用，对有器质性心脏病、低血压、休克、心动过缓者等慎用或禁用。

（5）普鲁卡因胺：用法为 100 mg 稀释后 3 ~ 5 分钟内静脉注射，每隔 5 ~ 10 分钟重复 1 次，直至心律失常被控制或总量达 1 ~ 2 g，然后以 1 ~ 4 mg/min 的速度维持给药。为避免普鲁卡因胺产生的低血压反应，用药时应有另外一个静脉通路，可随时滴入多巴胺，保持在推注普鲁卡因胺过程中血压不降。用药时应有心电图监测。应用普鲁卡因胺负荷量时可产生 QRS 增宽，如超过用药前 50%则提示已达最大耐受量，不可继续使用。

（六）特殊类型的室性心动过速

1. 尖端扭转性室速

尖端扭转性室速是多形性室速的一个特殊类型，因发作时 QRS 波群的振幅与波峰呈周期性改变，宛如围绕等电位线连续扭转而得名。往往连续发作 3 ~ 20 个冲动，间以窦性冲动，反复出现，频率 200 ~ 250 次 / 分（图 3–3）。在非发作期可有 Q–T 间期延长。当室性期前收缩发生在舒张晚期，落在前面 T 波的终末部分可诱发室速。由于发作时频率过快，可伴有血流动力学不稳定的症状，甚至心脑缺血表现，持续发作控制不满意可恶化为心室颤动和猝死。临床见于先天性长 Q–T 间期综合征、严重的心肌损害和代谢异常、电解质紊乱（如低血钾或低血镁）、吩噻嗪和三环类抗抑郁药及抗心律失常药物（如奎尼丁、普鲁卡因胺或丙吡胺）的使用时。

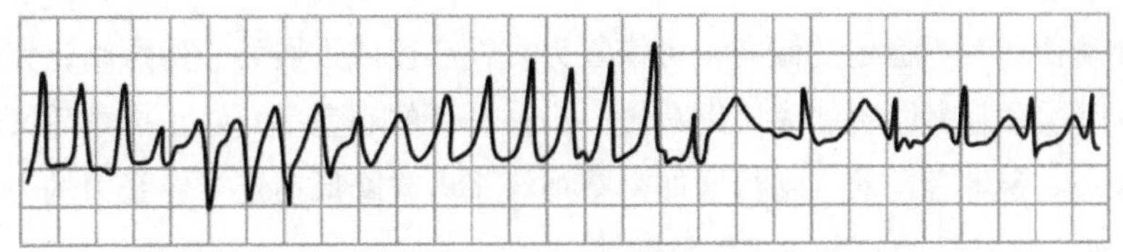

图 3–3　尖端扭转性室速

药物终止尖端扭转性室速时，首选硫酸镁，首剂 2 g，用 5% 葡萄糖溶液稀释至 40 mL 缓慢静脉注射，时间 3 ~ 5 分钟，然后以 8 mg/min 的速度静脉滴注。Ⅰ A 类和Ⅱ类抗心律失常药物可使 Q–T 间期更加延长，故不宜应用。先天性长 Q–T 间期综合征治疗应选用 β 受体阻断药。对于基础心室率明显缓慢者，可起搏治疗，联合应用 β 受体阻滞剂。药物治疗无效者，可考虑左颈胸交感神经切断术，或置入埋藏式心脏复律除颤器。

2. 加速性室性自主心律

其又称非阵发性室速、缓慢型室速。心电图常表现为连续发生 3 ~ 10 个起源于心室的 QRS 波群，心室率通常为 60 ~ 110 次 / 分。心动过速的开始与终止呈渐进性，跟随于一个室性期前收缩之后，或当心室异位起搏点自律性高于窦性频率时发生。由于心室与窦房结两个起搏点轮流控制心室节律，融合波常出现于心律失常的开始与终止时，心室夺获亦很常见。

加速性室性自主心律常发生于心脏病患者，特别是急性心肌梗死再灌注期间、心脏手术、心肌病、风湿热与洋地黄中毒时；发作短暂或间歇；患者一般无症状，亦不影响预后；通常无须治疗。

三、心房扑动

心房扑动简称房扑，是一种快速而规则、药物难以控制的心房异位心律，较心房颤动少见。

（一）病因

心房扑动常发生于器质性心脏病，如风湿性心脏病、冠心病、高血压性心脏病、心肌病等。此外，肺栓塞，慢性充血性心力衰竭，二、三尖瓣狭窄与反流导致心房扩大，亦可出现心房扑动。其他病因有甲状腺功能亢进症、酒精中毒、心包炎等，房扑亦可见于一些无器质性心脏病的患者。

（二）发病机制

心脏电生理研究表明，房扑是折返所致。因这些折返环占领了心房的大部分区域，故被称为“大折返”。下腔静脉至三尖瓣环间的峡部常为典型房扑折返环的关键部位。围绕三尖瓣环呈逆钟向折返的房扑最常见，称典型房扑（Ⅰ型）；围绕三尖瓣环呈顺钟向折返的房扑较少见，称非典型房扑（Ⅱ型）。

（三）临床表现

心房扑动往往有不稳定的倾向，可恢复为窦性心律或进展为心房颤动，亦可持续数月或数年。按摩颈动脉窦能突然成比例减慢心房扑动者的心室率，停止按摩后又恢复至原先的心室率水平。令患者运动、施行增加交感神经张力或降低迷走神经张力的方法，可促进房室传导，使心房扑动的心室率成倍数增加。

房扑患者常有心悸、呼吸困难、乏力或胸痛等症状。有些房扑患者症状较为隐匿，仅表现为活动时乏力。如房扑伴有极快的心室率，可诱发心绞痛、心力衰竭。体检可见快速的颈静脉扑动。房室传导比例发生改变时，第一心音强度也随之变化。未得到控制且心室率极快的房扑，长期发展会导致心动过速性心肌病。

（四）诊断

1. 心电图特征

（1）反映心房电活动的窦性 P 波消失，代之以规律的锯齿状扑动波称为 F 波，扑动波之间的等电位线消失，在Ⅱ、Ⅲ、aVF 或 V_1 导联最为明显，典型房扑在Ⅱ、Ⅲ、aVF 导联上的扑动波呈负向，V_1 导联上的扑动波呈正向，移行至 V_1 导联时则扑动波演变成负向波。心房率为 250 ~ 350 次 / 分。非典型房扑，表现为Ⅱ、Ⅲ、aVF 导联上的正向扑动波和 V_1 导联上的负向扑动波，移行至 V_6 导联时则扑动波演变成正向扑动波，心房率为 340 ~ 430 次 / 分。

（2）心室率规则或不规则，取决于房室传导比例是否恒定。当心房率为 300 次 / 分，未经药物治疗时，心室率通常为 150 次 / 分（2 ∶ 1 房室传导）。使用奎尼丁、普罗帕酮等药物，心房率减慢至 200 次 / 分以下，房室传导比例可恢复 1 ∶ 1，导致心室率显著加速。预激综合征和甲状腺功能亢进症并发房扑，房室传导比例如为 1 ∶ 1，可产生极快的心室率。不规则的心室率是由于房室传导比例发生变化，如 2 ∶ 1 与 4 ∶ 1 传导交替所致。

（3）QRS 波群呈室上性，时限正常。当合并预激综合征、室内差异性传导和束支传导阻滞时，QRS 波增宽、畸形（图 3–4）。

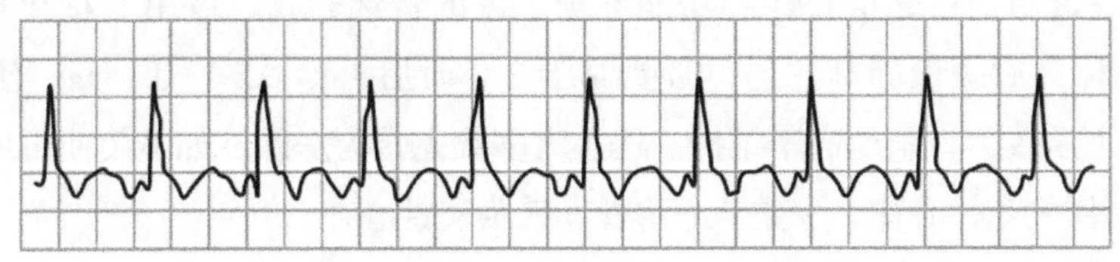

图 3–4 心房扑动

2. 评估

（1）有无严重的血流动力学障碍。

（2）判断有无器质性心脏病、心功能状态和发作的诱因。

（3）判断房扑的持续时间。

（五）急诊处理

心房扑动常发生于器质性心脏病，在吸氧、心电监护、建立静脉通路后，根据患者基础的心脏状况、有无血流动力学障碍做出处理。房扑急诊处理的目的是在对原发病进行治疗的基础上将其转复为窦性心律，预防复发或单纯减慢心率以缓解临床症状。

1. 心律转复

（1）直流电同步复律：是终止房扑最有效的方法。房扑发作时有严重的血流动力学障碍或出现心衰，应首选直流电复律；对持续性房扑药物治疗无效者，亦宜用电复律。大多数房扑仅需 50 J 的单相波或更小的双相波电击，即能成功地将房扑转复为窦性心律。成功率为 95% ~ 100%。

（2）心房快速起搏：适用于电复律无效者，或已应用大剂量洋地黄不适宜复律者。

成功率为70%～80%。对典型房扑（Ⅰ型）效果较好而非典型房扑（Ⅱ型）无效。对于房扑伴1：1传导或旁路前向传导，由于快速心房起搏可诱发快速心室率甚至心室颤动，故为心房快速起搏禁忌。将电极导管插至食管的心房水平，或经静脉穿刺插入电极导管至右心房处，以快于心房率10～20次/分开始，当起搏至心房夺获后突然终止起搏，常可有效地转复房扑为窦性心律。当初始频率不能终止房扑时，在原来起搏频率基础上增加10～20次/分，必要时重复上述步骤。终止房扑最有效的起搏频率一般为房扑频率的120%～130%。

（3）药物复律：对房扑复律有效的药物有以下几种。

伊布利特：转复房扑的有效率为38%～76%，转复时间平均为30分钟。研究证实，其复律成功与否与房扑持续时间无关。严重的器质性心脏病、Q-T间期延长或有窦房结病变的患者，不应给予伊布利特治疗。

普罗帕酮：急诊转复房扑的成功率为40%。

索他洛尔：1.5 mg/kg转复房扑成功率远不如伊布利特。

2. 药物控制心室率

对血流动力学稳定的患者，首先以降低心室率为治疗目的。

（1）洋地黄制剂：是房扑伴心功能不全患者的首选药物。可用毛花苷C（西地兰）0.4～0.6 mg稀释后缓慢静脉注射，必要时于2小时后再给0.2～0.4 mg，使心率控制在100次/分以下后改为口服地高辛维持。房扑大多数先转为房颤，如继续使用或停用洋地黄过程中，可能恢复窦性心律；少数从心房扑动转为窦性心律。

（2）钙通道阻滞药：首选维拉帕米，5～10 mg稀释后缓慢静脉注射，偶可直接复律，或经房颤转为窦性心律，口服疗效差。静脉应用地尔硫䓬亦能有效控制房扑的心室率。主要不良反应为低血压。

（3）β受体阻滞剂：可减慢房扑之心室率。

（4）对于房扑伴1：1房室传导，多为旁道快速前向传导。可选用延缓旁道传导的普罗帕酮、胺碘酮、普鲁卡因胺等，禁用延缓房室传导、增加旁道传导而加快室率的洋地黄和维拉帕米等。

3. 药物预防发作

多非利特、氟卡尼、胺碘酮均可用于预防发作。但Ⅰc类抗心律失常药物治疗房扑时必须与β受体阻滞剂或钙通道阻滞药合用，原因是Ⅰc类抗心律失常药物可减慢房扑频率，并引起1：1房室传导。

4. 抗凝治疗

新近观察显示，房扑复律过程中栓塞的发生率为1.7%～7.0%，未经充分抗凝的房扑患者直流电复律后栓塞风险为2.2%。房扑持续时间超过48小时的患者，在采用任何方式的复律之前均应抗凝治疗。只有在下列情况下才考虑心律转复：患者抗凝治疗达标（INR值为2.0～3.0）、房扑持续时间少于48小时或经食管超声未发现心房血栓。食管超声阴性者，也应给予抗凝治疗。

四、心房颤动

心房颤动亦称心房纤颤，简称房颤，指心房丧失了正常的、规则的、协调的、有效的收缩功能而代之以 350 ~ 600 次 / 分的不规则颤动，是一种十分常见的心律失常。房颤绝大多数见于器质性心脏病患者，可呈阵发性或呈持续性。其在人群中的总发病率约为 0.4%，65 岁以上老年人发病率为 3% ~ 5%，80 岁后发病率可达 8% ~ 10%。合并房颤后心脏病病死率增加 2 倍，如无适当抗凝，脑卒中增加 5 倍。

（一）病因

房颤常发生于原有心血管疾病者，常见于风湿性心脏病、冠心病、高血压性心脏病、甲状腺功能亢进、缩窄性心包炎、心肌病、感染性心内膜炎及慢性肺源性心脏病等。房颤发生在无心脏病变的中青年，称为孤立性房颤。老年房颤患者中部分是心动过缓 – 心动过速综合征的心动过速期表现。

（二）发病机制

目前得到公认的是多发微波折返学说和快速发放冲动学说。多发微波折返学说认为：多发微波以紊乱方式经过心房，互相碰撞、再启动和再形成，并有足够的心房组织块来维持折返。快速发放冲动学说认为：左右心房、肺静脉、腔静脉、冠状静脉窦等开口部位，或其内一定距离处（存在心房肌袖）有快速发放冲动灶，驱使周围心房组织产生心房颤动，由多发微波折返机制维持，快速发放冲动停止后心房颤动仍会持续。

（三）临床表现

房颤时心房有效收缩消失，心排血量比窦性心律时减少 25% 或更多。症状的轻重与患者心功能和心室率的快慢有关。轻者可仅有心悸、气促、乏力、胸闷，重者可致急性肺水肿、心绞痛、心源性休克甚至昏厥。阵发性房颤者自觉症状常较明显。房颤伴心房内附壁血栓者，可引起栓塞症状。房颤的典型体征是第一心音强弱不等，心律绝对不规则，脉搏短绌。

（四）诊断

1. 心电图特点

（1）各导联中正常 P 波消失，代之以形态、间距及振幅均绝对不规则的心房颤动波（f 波），频率 350 ~ 600 次 / 分，通常在Ⅱ、Ⅲ、aVF 或 V_1 导联较为明显。

（2）R–R 间期绝对不规则，心室率较快；但在并发完全性房室传导阻滞或非阵发性交界性心动过速时，R–R 规则，此时诊断依靠 f 波的存在。

（3）QRS 波群呈室上性，时限正常。当合并预激综合征、室内差异性传导和束支传导阻滞时，QRS 波群增宽、畸形，此时心室率又很快时，极易误诊为室速，食管导联心电图对诊断很有帮助。

（4）在长 R–R 间期后出现的短 R–R 间期，其 QRS 波群呈室内差异性传导（常为右束支传导阻滞型）称为 Ashman 现象；差异传导连续发生时称为蝉联现象（图 3–5）。

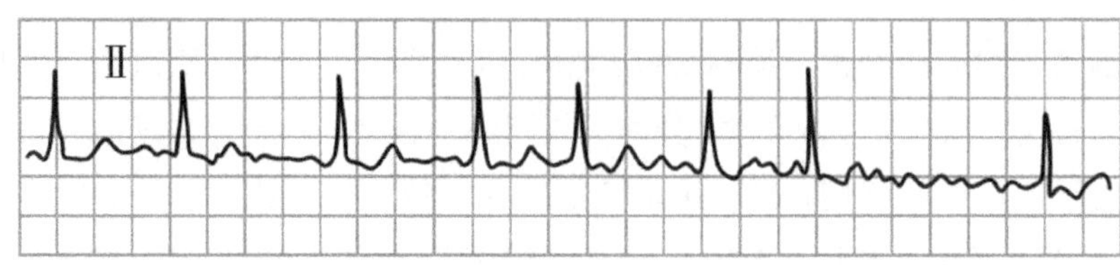

图 3–5　心房颤动

2. 房颤的分类

（1）阵发性房颤：持续时间 < 7 天（通常在 48 小时内），能自行终止，反复发作。

（2）持续性房颤：持续时间 > 7 天，或以前转复过，非自限性，反复发作。

（3）永久性房颤：终止后又复发，或患者无转复愿望，持久发作。

3. 评估

（1）根据病史和体格检查确定患者有无器质性心脏病、心功能不全、电解质紊乱，是否正在使用洋地黄制剂。

（2）心电图中是否间歇出现或持续存在 δ 波，如存在则表明为 WPW，洋地黄制剂和维拉帕米为禁忌药物。

（3）紧急复律是否有益处，如快速心室率所致的心肌缺血、肺水肿、血流动力学不稳定。

（4）复律后是否可维持窦律，如甲状腺疾病、左心房增大、二尖瓣疾病。

（5）发生栓塞并发症的危险因素有哪些，即是否需要抗凝治疗。

（五）急诊处理

房颤急诊处理的原则及目的：①恢复并维持窦性心律。②控制心室率。③抗凝治疗预防栓塞并发症。

1. 复律治疗

（1）直流电同步复律：急性心肌梗死、难治性心绞痛、预激综合征等伴房颤患者，如有严重血流动力学障碍，首选直流电同步复律，初始能量 200 J。初始电复律失败，保持血钾在 4.5 ~ 5.0 mmol/L，30 分钟静脉注射胺碘酮 300 mg（随后 24 小时静脉滴注 900 ~ 1200 mg），尝试进一步除颤。血流动力学稳定、房颤时心室率快（ > 100 次 / 分），用洋地黄难以控制，或房颤反复诱发心力衰竭或心绞痛，药物治疗无效，也需尽快电复律。

（2）药物复律：房颤发作在 7 天内的患者药物复律的效果最好。大多数这样的患者房颤是第一次发作，不少患者发作后 24 ~ 48 小时可自行复律。房颤时间较长的患者（ > 7 天）很少能自行复律，药物复律的成功率也大大减少。复律成功与否与房颤持续时间的长短、左心房大小和年龄有关。已证实有效的房颤复律药物有：胺碘酮、普罗帕酮、氟卡尼、伊布利特、多非利特、奎尼丁。

普罗帕酮：用于≤7天的房颤患者，单剂口服450 ~ 600 mg，转复有效率可达60%左右。但其不能用于75岁以上的老年患者及心力衰竭、病态窦房结综合征、束支传导阻滞、QRS ≥ 0.12 s、不稳定心绞痛、6个月内有过心肌梗死、二度以上房室传导阻滞者等。

胺碘酮：可静脉或口服应用。口服用药住院患者1.2 ~ 1.8 g/d，分次服，直至总量达10 g，然后0.2 ~ 0.4 g/d维持；门诊患者0.6 ~ 0.8 g/d，分次服，直至总量达10 g后0.2 ~ 0.4 g/d维持。静脉用药者为30 ~ 60分钟内静脉注射5 ~ 7 mg/kg，然后1.2 ~ 1.8 g/d持续静脉滴注或分次口服，直至总量达10 g后0.2 ~ 0.4 g/d维持。转复有效率为20% ~ 70%。

伊布利特：适用于7天左右的房颤。1 mg静脉注射10分钟，若10分钟后未能转复可重复1 mg。应用时必须心电监护4小时。转复有效率为20% ~ 75%。

2. 控制心室率

（1）短期迅速控制心室率：血流动力学稳定的患者最初治疗目标是迅速控制心室率，使患者心室率≤100次/分，保持血流动力学稳定，减轻患者症状，以便赢得时间，进一步选择最佳治疗方案。初次发作且在24 ~ 48小时的急性房颤或部分阵发性患者心室率控制后，可能自行恢复为窦性心律。①毛花苷C（西地兰），是伴有心力衰竭、肺水肿患者的首选药物。0.2 ~ 0.4 mg稀释后缓慢静脉注射，必要时于2 ~ 6小时后可重复使用，24小时内总量一般不超过1.2 mg。若近期曾口服洋地黄制剂者，可在密切观察下给毛花苷C 0.2 mg。②钙通道阻滞药，地尔硫䓬15 mg，稀释后静脉注射，时间2分钟，必要时15分钟后重复1次，继以15 mg/h维持，调整静脉滴注速度，使心室率达到满意控制。维拉帕米5 ~ 10 mg，稀释后静脉注射，时间10分钟，必要时30 ~ 60分钟后重复1次。应注意这两种药物均有一定的负性肌力作用，可导致低血压，维拉帕米更明显，伴有明显心力衰竭者不用维拉帕米。③ β受体阻滞剂，普萘洛尔1 mg静脉注射，时间5分钟，必要时每5分钟重复1次，最大剂量至5 mg，维持剂量为每4小时1 ~ 3 mg；或美托洛尔5 mg静脉注射，时间5分钟，必要时每5分钟重复1次，最大剂量10 ~ 15 mg；艾司洛尔0.25 ~ 0.5 mg/kg静脉注射，时间 > 1分钟，继以50 μg/（kg·min）静脉滴注维持。低血压与心力衰竭者忌用β受体阻滞剂。

上述药物应在心电监护下使用，心室率控制后应继续口服该药进行维持。地尔硫䓬或β受体阻滞剂与毛花苷C联合治疗能更快控制心室率，且毛花苷C的正性肌力作用可减轻地尔硫䓬和β受体阻滞剂的负性肌力作用。

特殊情况下房颤的药物治疗：

预激综合征伴房颤：控制心室率避免使用β受体阻滞剂、钙通道阻滞药、洋地黄制剂和腺苷等，因这些药物延缓房室结传导、房颤通过旁路下传使心室率反而增快。对心功能正常者，可选用胺碘酮、普罗帕酮、普鲁卡因胺或伊布利特等抗心律失常药物，使旁路传导减慢，从而降低心室率，恢复窦律。胺碘酮用法为150 mg（3 ~ 5 mg/kg），用5%葡萄糖溶液稀释，于 10 分钟注入。首剂用药 10 ~ 15 分钟后仍不能转复，可重复 150 mg 静脉注射。继以 1.0 ~ 1.5 mg/min 速度静脉滴注 1 小时，以后根据病情逐渐减量，24 小时总量不超过 1.2 g。

急性心肌梗死伴房颤：提示左心功能不全，可静脉注射毛花苷 C 或胺碘酮以减慢心室率，改善心功能。

甲状腺功能亢进症伴房颤：首先予积极的抗甲状腺药物治疗。应选用非选择性 β 受体阻断药（如卡维地洛）。

急性肺疾病或慢性肺部疾病伴房颤：应纠正低氧血症和酸中毒，尽量选择钙拮抗药控制心室率。

（2）长期控制心室率：持久性房颤的治疗目的为控制房颤过快的心室率，可选用 β 受体阻滞剂、钙通道阻滞药或地高辛。但应注意这些药物的禁忌证。

3. 维持窦性心律

房颤心律转复后要用药维持窦性心律。除伊布利特外，用于复律的药物也用于转复后维持窦律，因此常用普罗帕酮、胺碘酮和多非利特，还可使用阿奇利特、索他洛尔。

4. 预防栓塞并发症

慢性房颤（永久性房颤）患者有较高的栓塞发生率。过去有栓塞病史、瓣膜病、高血压、糖尿病、老年患者、左心房扩大、冠心病等使发生栓塞的危险性增大。存在以上任何一种情况，均应接受长期抗凝治疗。口服华法林，使凝血酶原时间国际标准化比率（INR）维持在 2.0 ~ 3.0，能安全而有效地预防脑卒中的发生。不宜应用华法林的患者及无以上危险因素的患者，可改用阿司匹林（每日 100 ~ 300 mg）。房颤持续时间不超过 2 天，复律前无须做抗凝治疗，否则应在复律前接受 3 周的华法林治疗，待心律转复后继续治疗 4 周。紧急复律治疗可选用静脉注射肝素或皮下注射低分子量肝素，复律后仍给予 4 周的抗凝治疗。在采取上述治疗的同时，要积极寻找房颤的原发疾病和诱发因素，给予相应处理。对房颤发作频繁、心室率很快、药物治疗无效者可施行射频消融、外科手术等。

五、心室扑动与心室颤动

心室扑动和心室颤动是最严重的心律失常，简称室扑和室颤。前者心室有快而微弱的收缩，后者心室各部分肌纤维发生快而不协调的颤动，对血流动力学的影响等同于心室停搏。室扑常为室颤的先兆，很快即转为室颤。而室颤则是导致心脏性猝死的常见心律失常，也是临终前循环衰竭的心律改变。原发性室颤为无循环衰竭基础上的室颤，常见于冠心病，及时电除颤可逆转。在各种心脏病的终末期发生的室扑和室颤，为继发性室扑和室颤，预后极差。

（一）病因

各种器质性心脏病及许多心外因素均可导致室扑和室颤，以冠心病、原发性心肌病、瓣膜性心脏病、高血压性心脏病为最常见。原发性室颤则好发于急性心肌梗死、心肌梗死溶栓再灌注后、原发性心肌病、病态窦房结综合征、心肌炎、触电、低温、麻醉、低血钾、高血钾、酸碱平衡失调、奎尼丁、普鲁卡因胺、锑剂和洋地黄等药物中毒、长 Q–T 间期综合征、Brugada 综合征、预激综合征合并房颤等。

（二）发病机制

室颤可以被发生于心室易损期的期前收缩所诱发，即“R–on–T”现象。然而，室颤也可在没有“R–on–T”的情况下发生，故有理论认为当一个行进的波正面碰到解剖障碍时可碎裂产生多个子波，后者可以单独存在并作为高频率的兴奋起源点触发室颤。多数学者认为心室肌结构的不均一是形成自律性增高和折返的基质，而多个研究都提示起源于浦肯野系统的触发活动在室颤发生起始阶段的重要作用。

（三）诊断

1. 临床特点

典型的表现为阿－斯（Adams–Stokes）综合征：患者突然抽搐，意识丧失，面色苍白，几次断续的叹息样呼吸之后呼吸停止；此时心音、脉搏、血压消失，瞳孔散大。部分患者阿－斯综合征表现不明显即已猝然死亡。

2. 心电图

（1）心室扑动：正常的 QRS–T 波群消失，代之以连续、快速、匀齐的大振幅波动，频率 150 ~ 250 次 / 分，一般在发生心室扑动后，常迅速转变为心室颤动，但也可转变为室性心动过速，极少数恢复窦性心律。室扑与室性心动过速的区别在于后者 QRS 与 T 波能分开，波间有等电位线，且 QRS 时限不如室扑宽。

（2）心室颤动：QRS–T 波群完全消失，代之以形状不同、大小各异、极不均匀的波动，频率 250 ~ 500 次 / 分，开始时波幅尚较大，以后逐渐变小，终于消失。室颤与室扑的区别在于前者波形及节律完全不规则，且电压极小（图 3–6）。

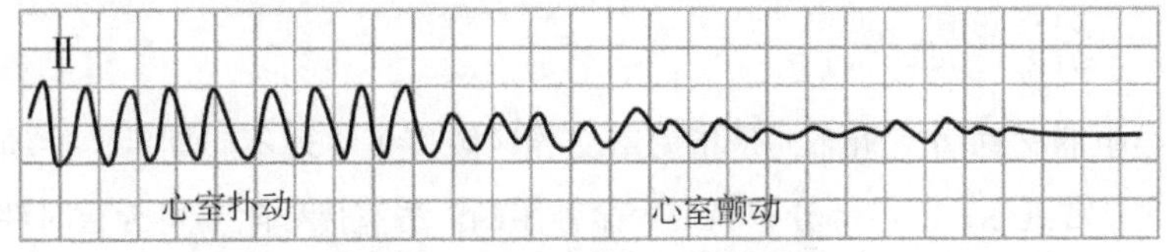

图 3–6　心室扑动与心室颤动

3. 临床分型

（1）据室颤波振幅分型：①粗颤型，室颤波振幅 > 0.5 mV，多见于心肌收缩功能较好的患者，心肌蠕动幅度相对粗大有力，张力较好，对电除颤效果好。②细颤型，室颤波振幅 < 0.5 mV，多见于心肌收缩功能较差的情况，对电除颤疗效差。

（2）据室颤前心功能分型：①原发性室颤，又称非循环衰竭型室颤。室颤前无低血压、心力衰竭或呼吸衰竭，循环功能相对较好，室颤的发生与心肌梗死等急性病变有关，除颤成功率约为 80%。②继发性室颤，又称循环衰竭型室颤。室颤前常有低血压、心力衰竭或呼吸衰竭，常同时存在药物、电解质紊乱等综合因素，除颤成功率低（< 20%）。③特发性室颤，室颤发生前后均未发现器质性心脏病，室颤常突然发生，多数来不及复苏而猝死，部分自然终止而幸存，室颤幸存者常有复发倾向，属于单纯的心电疾病。④无力型室颤，又称临终前室颤。临终患者约有 50% 可出现室颤，室颤波频率慢，振幅低。

（四）急诊处理

1. 非同步直流电击除颤

心室扑动或心室颤动一旦发生，紧急给予非同步直流电击除颤 1 次，单相波能量选择 360 J，双相波选择 150 ~ 200 J。电击除颤后不应检查脉搏、心律，应立即进行胸外心脏按压，2 分钟或 5 个 30 ∶ 2 按压 / 通气周期后如仍然是室颤，再予除颤 1 次。

2. 药物除颤

2 ~ 3 次电击后仍为室颤首选胺碘酮静脉注射，无胺碘酮或有 Q–T 间期延长，可使用利多卡因，并重复电除颤。

3. 病因处理

由严重低血钾引起的室颤反复发作，应静脉滴注大量氯化钾，一般用 2 ~ 3 g 氯化钾溶于 5% 葡萄糖溶液 500 mL 内，在监护下静脉滴注，最初 24 小时内常需给氯化钾 10 g 左右，持续到心电图低血钾表现消失为止。由锑剂中毒引起的室颤反复发作，可反复用阿托品 1 ~ 2 mg 静脉注射或肌内注射，同时亦需补钾。由奎尼丁或普鲁卡因胺引起的室颤不宜用利多卡因，需用阿托品或异丙肾上腺素治疗。

4. 复苏后处理

若经以上治疗心脏复跳，仍有再次骤停的危险，并可能继发脑、心、肾损害，从而发生严重并发症和后遗症。因此应积极防治发生心室颤动的原发疾病，维持有效的循环和呼吸功能及水、电解质和酸碱平衡，防治脑水肿、急性肾衰竭和继发感染。

六、房室传导阻滞

房室传导阻滞又称房室阻滞，是指房室交界区脱离了生理不应期后，冲动从心房传至心室的过程中异常延迟，传导部分中断或完全被阻断。房室传导阻滞可为暂时性或持久性。根据心电图上的表现分三度：一度房室传导阻滞，指 P–R 间期延长，如心率 > 50 次 / 分且无明显症状，一般不需要特殊处理，但在急性心肌梗死时要观察发展变化；二度房室传导阻滞指心房冲动有部分不能传入心室，又分为 I 型（莫氏 I 型，即文氏型）与 II 型（莫氏 II 型）；三度房室传导阻滞指房室间传导完全中断，可引起严重临床后果，要积极治疗。

二度以上的房室传导阻滞，由于心搏脱漏，可有心动过缓及心悸、胸闷等症状；高度或完全性房室传导阻滞时严重的心动过缓可致心源性晕厥，需急诊抢救治疗。

（一）病因

正常人或运动员可发生二度 I 型房室传导阻滞，与迷走神经张力增高有关，常发生于夜间。导致房室传导阻滞的常见病变为：急性心肌梗死、冠状动脉痉挛、病毒性心肌炎、心肌病、急性风湿热、钙化性主动脉瓣狭窄、心脏肿瘤（特别是心包间皮瘤）、原发性高血压、心脏手术、电解质紊乱、黏液性水肿等。

（二）发病机制

一度及二度Ⅰ型房室传导阻滞，阻滞部位多在房室结，病理改变多不明显，或仅有暂时性房室结缺血缺氧、水肿、轻度炎症。二度Ⅱ型及三度房室传导阻滞，病理改变广泛而严重，且常持久存在，包括传导系统的炎症或局限性纤维化、急性前壁心肌梗死及希氏束、左右束支分叉处或双侧束支坏死、束支的广泛纤维性变。先天性完全性房室传导阻滞，可见房室结或希氏束的传导组织完全中断或缺如。

（三）临床表现

一度房室传导阻滞常无自觉症状。二度房室传导阻滞由于心搏脱漏，可有心悸、乏力等症状，亦可无症状。三度房室传导阻滞的症状决定于心室率的快慢与伴随病变，症状包括疲倦、乏力、头晕、晕厥、心绞痛、心力衰竭。如合并室性心律失常，患者可感到心悸不适。当一度、二度突然进展为三度房室传导阻滞，因心室率过缓，每分钟心排血量减少，导致脑缺血，患者可出现暂时性意识丧失，甚至抽搐，称为阿－斯综合征，严重者可引起猝死。往往感觉疲劳、软弱、胸闷、心悸、气短或晕厥，听诊心率缓慢规律。

一度房室传导阻滞，听诊时第一心音强度减弱。二度Ⅰ型房室传导阻滞的第一心音强度逐渐减弱并有心搏脱漏。二度Ⅱ型房室传导阻滞亦有间歇性心搏脱漏，但第一心音强度恒定。三度房室传导阻滞的第一心音强度经常变化。第二心音可呈正常或反常分裂，间或听到响亮亢进的第一心音。凡遇心房与心室同时收缩，颈静脉出现巨大的 a 波（大炮波）。

（四）诊断

1. 心电图特征

（1）一度房室传导阻滞：每个心房冲动都能传导至心室，仅 P–R 间期 > 0.20 s，儿童 $> 0.16 \sim 0.18$ s（图 3–7）。房室传导束的任何部位传导缓慢，均可导致 P–R 间期延长。如 QRS 波群形态与时限正常，房室传导延缓部位几乎都在房室结，极少数在希氏束。QRS 波群呈现束支传导阻滞图形者，传导延缓可能位于房室结和（或）希氏束－浦肯野系统。希氏束电图记录可协助确定部位。

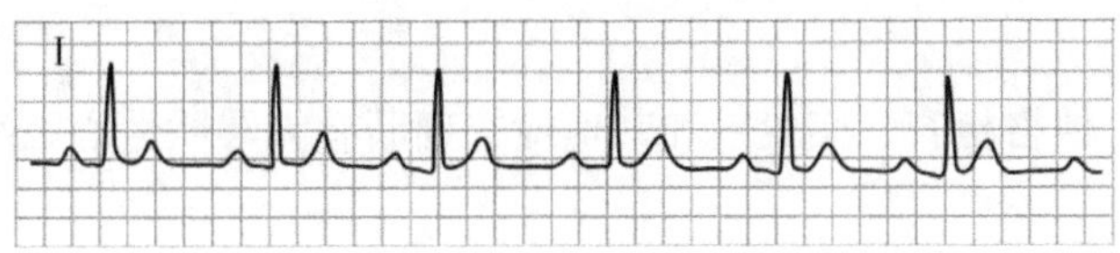

图 3–7　一度房室传导阻滞

（2）二度Ⅰ型房室传导阻滞：是最常见的二度房室传导阻滞类型，表现为 P–R 间期随每一心搏逐次延长，直至一个 P 波受阻不能下传心室，QRS 波群脱漏，如此周而复始；P–R 间期增量逐次减少；脱漏前的 P–R 间期最长，脱漏后的 P–R 间期最短；脱漏前 R–R 间期逐渐缩短，且小于脱漏后的 R–R 间期（图 3–8）。最常见的房室传导比例为 3 ∶ 2 和 5 ∶ 4。在大多数情况下，阻滞位于房室结，QRS 波群正常，极少数位于希氏束下部，QRS 波群呈束支传导阻滞图形。二度Ⅰ型房室传导阻滞很少发展为三度房室传导阻滞。

（3）二度Ⅱ型房室传导阻滞：P–R 间期固定，可正常或延长，QRS 波群呈周期性脱漏，房室传导比例可为 2 ∶ 1、3 ∶ 1、3 ∶ 2、4 ∶ 3、5 ∶ 4 等。房室传导比例呈 3 ∶ 1 或 3 ∶ 1 以上者称为高度房室传导阻滞。当 QRS 波群增宽、形态异常时，阻滞位于希氏束 – 浦肯野系统。若 QRS 波群正常，阻滞可能位于房室结（图 3–9）。

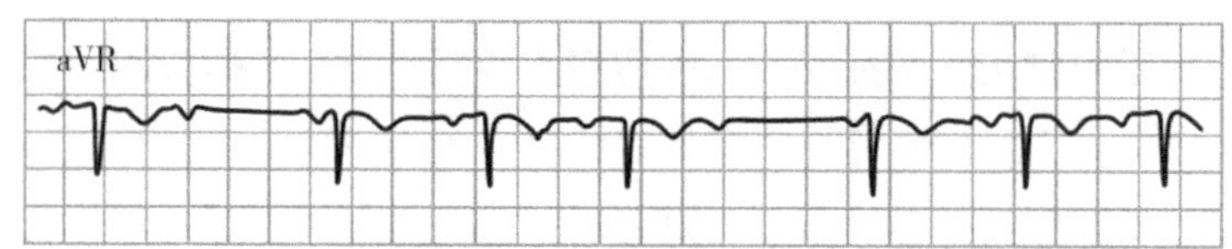

图 3–8　二度Ⅰ型房室传导阻滞

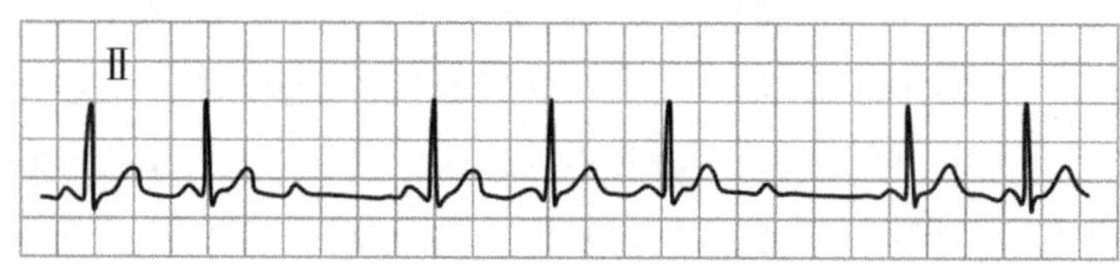

图 3–9　二度Ⅱ型房室传导阻滞

（4）三度房室传导阻滞：又称完全性房室传导阻滞。全部 P 波不能下传，P 波与 QRS 波群无固定关系，形成房室脱节。P–P 间期 < R–R 间期。心室起搏点在希氏束分叉以上或之内为房室交界性心律，QRS 波群形态与时限正常，心室率 40 ~ 60 次 / 分，心律较稳定；心室起搏点在希氏束以下，心室率 30 ~ 40 次 / 分，心律常不稳定（图 3–10）。

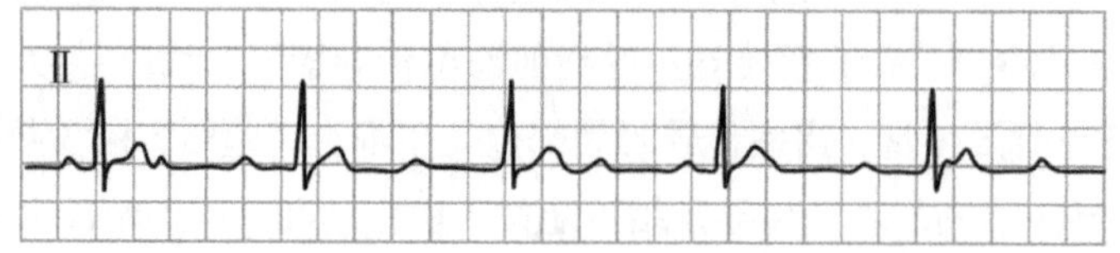

图 3–10　三度房室传导阻滞

2. 评估

（1）据病史、体格检查、实验室和其他检查判断有无器质性心脏病、心功能状态和诱因。

（2）判断血流动力学状态。

（五）急诊处理

病因治疗主要针对可逆性病因和诱因，如急性感染性疾病控制感染，洋地黄中毒的治疗和电解质紊乱的纠正等。应急治疗可用药物和电起搏。

1. 二度Ⅰ型房室传导阻滞

此病常见于急性下壁心肌梗死，阻滞是短暂的。若心室率 > 50 次 / 分，无症状者不必治疗，可先严密观察，注意勿发展为高度房室传导阻滞。当心室率 < 50 次 / 分，有头晕、心悸症状者可用阿托品 0.5 ~ 1.0 mg 静脉注射，或口服麻黄碱 25 mg，3 次 / 天。异丙肾上腺素 1 ~ 2 mg 加入生理盐水 500 mL，静脉滴注，根据心室率调节滴速。

2. 二度Ⅱ型房室传导阻滞

此病可见于急性前壁心肌梗死，病变范围较广泛，常涉及右束支、左前分支、左后分支或引起三度房室传导阻滞，病死率极高。经用上述药物治疗不见好转，需安装临时起搏器。

3. 洋地黄中毒的治疗

洋地黄中毒可停用洋地黄；观察病情，非低钾者一般应避免补钾；静脉注射阿托品；试用抗地高辛抗体。

4. 药物应急治疗的选择

（1）异丙肾上腺素：为肾上腺能 β 受体兴奋药。兴奋心脏高位节律点窦房结和房室结，增快心率，加强心肌的收缩力，改善传导功能，提高心律的自律性，适用于三度房室传导阻滞伴阿 – 斯综合征急性发作、病态窦房结综合征患者。心肌梗死、心绞痛患者禁用或慎用。

（2）肾上腺素：兴奋 α 受体及 β 受体，可增强心肌收缩力，增加心排血量，加快心率；扩张冠状动脉，增加血流量，使周围小血管及内脏血管收缩（对心、脑、肺血管收缩作用弱）；松弛平滑肌，解除支气管及胃肠痉挛；可兴奋心脏的高位起搏点及心脏传导系统，故心脏停搏时肾上腺素是首选药物。其可用于二度或三度房室传导阻滞者。

（3）麻黄碱：为间接及直接兼有作用的拟肾上腺素药，对 α 受体、β 受体有兴奋作用，升压作用弱而持久，有加快心率作用，适用于二度或三度房室传导阻滞症状较轻的患者。

（4）阿托品：主要是解除迷走神经对心脏的抑制作用，使心率加快。其适用于治疗各种类型的房室传导阻滞患者、窦性心动过缓、病态窦房结综合征患者。

（5）肾上腺皮质激素：消炎、抗过敏、抗内毒素、抑制免疫反应，减轻机体对各种损伤的病理反应，有利于房室传导改善，适用于炎症或水肿等引起的急性获得性完全性心脏传导阻滞患者。5%碳酸氢钠或 11.2%乳酸钠，除能纠正代谢性酸中毒外，还有兴奋窦房结的功能。其适用于酸中毒、高血钾所致完全性房室传导阻滞及心脏停搏患者。

5. 起搏

起搏适用于先天性或慢性完全性心脏传导阻滞患者。通常选用永久按需起搏器，急性获得性完全性心脏传导阻滞可选用临时按需起搏器。

（肖　岳）

第四节　急性心肌梗死

急性心肌梗死（AMI）是指冠状动脉病变引起严重而持久的心肌缺血和部分心肌坏死，临床表现为胸痛、急性循环功能障碍，心电图出现缺血、损伤和坏死的一系列持续性改变，以及血清特异性酶浓度、心肌特异性蛋白浓度的序列变化。

一、病因

心肌梗死90%以上是由于冠状动脉粥样硬化病变基础上血栓形成而引起的，较少见于冠状动脉痉挛，少数由栓塞、炎症、畸形等造成管腔狭窄闭塞，使心肌严重而持久缺血达1小时以上即可发生心肌坏死。主动脉缩窄、甲状腺毒症患者，由于心肌需氧量显著增加，偶尔可成为急性心肌梗死的病因。严重贫血、一氧化碳中毒时，由于冠状动脉血氧含量显著减少，导致心肌氧需求量严重不足，也有可能成为急性心肌梗死的病因。心肌梗死的发生常有一些诱因，包括过劳、情绪激动、大出血、休克、脱水、外科手术或严重心律失常等。

二、临床表现

心肌梗死的临床表现与梗死的大小、部位、侧支循环情况密切相关。

1. 先兆

50% ~ 81.2%的患者在发病前数日至数周有乏力、胸部不适、活动时心悸、心绞痛等前驱症状，其中以新发生心绞痛（初发型心绞痛）或原有的心绞痛加重（恶化型心绞痛）为最突出。心绞痛发作较以往频繁，性质较剧，持续较久，硝酸甘油疗效差，诱发因素不明显，疼痛时伴有恶心、呕吐、大汗和心动过速，或伴有心功能不全、严重心律失常、血压大幅波动等，同时心电图示S-T段一时性明显抬高（变异型心绞痛）或压低，T波倒置或增高（“假性正常化”），应警惕近期内发生心肌梗死的可能。发生先兆应及时住院处理，可使部分患者避免发生心肌梗死。

2. 症状

（1）疼痛：是最先出现的症状，多发生于清晨，疼痛部位和性质与心绞痛相同，但多无明显诱因，且常发生于安静时，程度较重，持续时间较长，可达数小时或数天，休息和含用硝酸甘油多不能缓解。患者常有烦躁不安、出汗、抗拒，或者有濒死感。少数患者无疼痛（25%），一开始就表现为休克或心力衰竭。部分患者疼痛位于腹上区，被误认为胃穿孔、胰腺炎等急腹症；部分患者疼痛放射至下颌、颈部、背部上方，被误认为骨关节痛。

（2）全身症状：有发热、心动过速、白细胞计数升高和红细胞沉降率增快等，由坏死物质吸收所引起。一般在疼痛发生后24 ~ 48小时出现，程度与梗死范围常呈正相关，体温一般在38℃左右，很少超过39℃，持续约1周。

（3）胃肠道症状：疼痛剧烈时常伴有频繁的恶心、呕吐和上腹胀痛，与迷走神经受坏死心肌刺激和心排血量降低组织灌注不足等有关。肠胀气亦不少见。重症者可发生呃逆。

（4）心律失常：见于75%～95%的患者，多发生在起病1～2周内，而以24小时内最多见，可伴有乏力、头晕、昏厥等症状。各种心律失常中以室性心律失常最多，尤其是室性期前收缩频发（每分钟5次以上），成对出现或呈短阵室性心动过速，多源性或落在前一心搏的易损期时（R在T波上），常为心室颤动先兆。房室传导阻滞和束支传导阻滞也较多见，严重者房室传导阻滞可为完全性。室上性心律失常则较少。前壁心肌梗死如发生房室传导阻滞表明梗死范围广泛，情况严重。

（5）低血压与休克：疼痛期中血压下降常见，未必是休克。如疼痛缓解而收缩压仍低于10.67 kPa（80 mmHg），有烦躁不安、面色苍白、皮肤湿冷、脉细而快、大汗淋漓、尿量减少（每小时＜20 mL）、神志迟钝，甚至昏厥者，则为休克表现。休克多在起病后数小时至1周内发生，见于约20%的患者，主要是心源性，为心肌广泛（40%以上）坏死、心排血量急剧下降所致，神经反射引起的周围血管扩张属次要，有些患者尚有血容量不足的因素参与。

（6）心功能不全：主要是急性左心室衰竭，可在起病最初几天内发生，或在疼痛、休克好转阶段出现，为梗死后心脏舒缩力显著减弱或不协调所致，发生率为32%～48%。出现呼吸困难、咳嗽、发绀、烦躁等症状，严重者可发生肺水肿，随后可发生颈静脉怒张、肝大、水肿等右心衰竭表现。右心室心肌梗死者可一开始即出现心衰竭表现，伴血压下降。

3. 体征

（1）心脏体征：心脏浊音界可轻度至中度增大；心率多增快，少数也可减慢；心尖区第一心音减弱，可出现第四心音（心房性）奔马律，少数有第三心音（心室性）奔马律；10%～20%患者在起病第2～3天出现心包摩擦音，为反应性纤维性心包炎所致；心尖区可出现粗糙的收缩期杂音或伴收缩中晚期喀喇音，为二尖瓣乳头肌功能失调或断裂所致；还可有各种心律失常。

（2）血压：除极早期血压可增高外，几乎所有患者都有血压降低。起病前有原发性高血压者，血压可降至正常；起病前无原发性高血压者，血压可降至正常以下，且不再回复到起病前的水平。

（3）其他：可有与心律失常、休克或心力衰竭有关的其他体征。

三、辅助检查

1. 心电图

（1）特征性改变。有Q波的心肌梗死者其心电图表现特点为：①宽而深的Q波（病理性Q波），在面向透壁心肌坏死区的导联上出现。②S–T段抬高呈弓背向上型，在面向坏死区周围心肌损伤区的导联上出现。③T波倒置，在面向损伤区周围心肌缺血区的导联上出现。

在背向心肌梗死区的导联则出现相反的改变，即 R 波增高、S–T 段压低和 T 波直立并增高。

无 Q 波的心肌梗死者中心内膜下心肌梗死的特点为：无病理性 Q 波，有普遍性 S–T 段压低超过 0.1 mV，但 aVR 导联（有时还有 V_1 导联）S–T 段抬高，或有对称性 T 波倒置。

（2）动态性改变。有 Q 波的心肌梗死：①起病数小时内，可尚无异常或出现异常高大的两支不对称的 T 波。②数小时后，S–T 段明显抬高，弓背向上，与直立的 T 波连接，形成单相曲线。1 ~ 2 天内出现病理性 Q 波，同时 R 波减低，视为急性期改变。Q 波在 3 ~ 4 天内稳定不变，以后 70% ~ 80% 永久存在。③ S–T 段抬高持续数日至两周左右，逐渐回到基线水平，T 波则变为平坦或倒置，为亚急性期改变。④数周至数月后，T 波呈 V 形倒置，两支对称，波谷尖锐，视为慢性期改变。T 波倒置可永久存在，也可在数月至数年内逐渐恢复。

无 Q 波的心肌梗死中的心内膜下心肌梗死：先是 S–T 段普遍压低（除 aVR 导联，有时还有 V_1 导联），继而 T 波倒置，但始终不出现 Q 波。S–T 段和 T 波的改变持续存在 1 ~ 2 天以上。

（3）定位和定范围：有 Q 波的心肌梗死的定位和定范围可根据特征性改变的导联数来判断。采用 30 个以上的心前区导联进行心前区体表 S–T 段等电位标测法，对急性期梗死范围的判断可能帮助更大。

2. 其他检查

其他检查包括心向量图检查、放射性核素检查、超声心动图检查。

3. 化验检查

（1）白细胞增多、红细胞沉降率加快：起病 24 ~ 48 小时后白细胞可增至 10 000 ~ 20 000/mL，中性粒细胞增多，嗜酸性粒细胞减少或消失，红细胞沉降率增快，均可持续 1 ~ 3 周。起病数小时至 2 天内血中游离脂肪酸增高。

（2）血清酶增高：常做 3 种酶的测定。①肌酸磷酸激酶（CPK），在起病 6 小时内升高，24 小时达高峰，3 ~ 4 天恢复正常。②谷草转氨酶（GOT），在起病 6 ~ 12 小时后升高，24 ~ 48 小时达高峰，3 ~ 6 天后降至正常。③乳酸脱氢酶（LDH），在起病 8 ~ 10 小时后升高，达到高峰时间在 2 ~ 3 天，持续 1 ~ 2 周才恢复正常。其中，CPK 的同工酶 CPK–MB 和 LDH 的同工酶 LDH–1 诊断的特异性增高。前者在起病后 4 小时内增高，24 小时达高峰，3 ~ 4 天恢复正常，其增高的程度能较准确地反映梗死的范围，其高峰出现时间是否提前有助于判断溶栓治疗是否成功。

（3）其他：血和尿肌红蛋白增高，其高峰较血清心肌酶出现早，而恢复则较慢。此外，血清肌凝蛋白轻链增高也是反映急性心肌梗死的指标。

四、诊断

根据典型的临床表现，特征性的心电图和心向量图改变及实验室检查发现，诊断本病并不困难。对老年患者，突然发生严重心律失常、休克、心力衰竭而原因未明，或突然发生较重而持续较久的胸闷或胸痛者，都应考虑本病的可能，宜先按心肌梗死来处理，并短期内进行心电图和血清心肌酶测定等的动态观察，以确定诊断。无病理性 Q 波的心内膜下心肌梗死和小的透壁性心肌梗死，血清心肌酶的诊断价值较高。

心肌梗死标准诊断：着重根据生化标志，具体指肌钙蛋白。凡缺血造成的坏死，即使坏死面积极小，肌钙蛋白测定亦能将之查出，亦应诊断为心肌梗死。新诊断标准如下。

1. 急性、演进型或新近心肌梗死

心肌坏死生化标志的典型升高和逐渐降低（肌钙蛋白）或较快升高和降低（CK–MB）。此外还要具有下列 1 条或 1 条以上条件。

（1）缺血症状。

（2）心电图上有病理 Q 波。

（3）心电图改变提示缺血（S–T 段上抬或下移）。

（4）冠状动脉介入（冠状动脉血管成形术）。

（5）急性心肌梗死的诸种病理表现。

2. 已有心肌梗死的诊断

（1）多次系统心电图检查出现新的病理 Q 波，患者可能记得前次梗死的症状，亦可能已忘记。心肌坏死的几种生化标志可能已正常，取决于心肌梗死发生后时间的长短。

（2）已愈合或正在愈合中 MI 的诸种病理表现。

五、鉴别诊断

鉴别诊断要考虑以下一些疾病。

1. 心绞痛

主要是不稳定型心绞痛的症状可类似于心肌梗死，但其胸痛性质轻、持续时间短、硝酸甘油效果好，无心电图动态演变及心肌酶的序列变化。

2. 急性心包炎

尤其是急性非特异性心包炎可有较剧烈而持久的心前区疼痛。但心包炎的疼痛与发热同时出现，呼吸和咳嗽时加重，早期即有心包摩擦音，后者和疼痛在心包腔出现渗液时均消失，全身症状一般不如心肌梗死严重，心电图除 aVR 外，其余导联均有 S–T 段弓背向下的抬高，T 波倒置，无异常 Q 波出现。

3. 急性肺动脉栓塞

此症可发生胸痛、咯血、呼吸困难和休克。但有右心负荷急剧增加的表现，如发绀、肺动脉瓣区第二心音亢进、颈静脉充盈、肝大、下肢水肿等。心电图显示 I 导联 S 波加深，Ⅰ导联 Q 波显著，胸导联过渡区左移，右胸导联 T 波倒置等表现，可资鉴别。

4. 急腹症

急性胰腺炎、消化性溃疡穿孔、急性胆囊炎、胆石症等，均有腹上区疼痛，可能伴休克。仔细询问病史，做体格检查、心电图检查、血清心肌酶测定等可鉴别。

5. 主动脉夹层分离

前胸出现剧烈撕裂样锐痛，常放射至背、肋、腹部及腰部。在颈动脉、锁骨下动脉起始部可听到杂音，两上肢血压、脉搏不对称。胸部 X 线示纵隔增宽，血管壁增厚。超声心动图和核磁共振显像可见主动脉双重管腔图像。心电图无典型的心肌梗死演变过程。

六、治疗

（一）一般治疗

1. 监护

持续心电、血压、呼吸、神志和血氧饱和度监测，及时发现和处理心律失常、血流动力学异常和低氧血症。

2. 卧床休息

可降低心肌耗氧量，减少心肌损害。血流动力学稳定且无并发症的 AMI 患者一般卧床休息 3 ~ 5 天，病情不稳定及高危患者卧床时间应适当延长。

3. 吸氧

AMI 患者起初即使无并发症，也应给予鼻导管吸氧，以纠正因肺瘀血和肺通气 / 血流比例失调所致的中度缺氧。在严重左心衰竭、肺水肿合并有机械并发症的患者，多伴有严重低氧血症，需面罩加压给氧或气管插管并机械通气。

4. 镇痛

AMI 时，剧烈胸痛使患者交感神经过度兴奋，产生心动过速、血压升高和心肌收缩功能增强，从而增加心肌耗氧量，并易诱发快速性室性心律失常，应迅速给予有效镇痛剂，可给吗啡 3 mg 静脉注射，必要时每 5 ~ 30 分钟重复一次，总量不宜超过 15 mg。不良反应有恶心、呕吐、低血压和呼吸抑制。

5. 饮食和通便

胸痛消失后可给予流质、半流质易消化低脂饮食，少食多餐，忌饱餐饮食，根据病情逐步过渡到普通饮食。保持大便通畅，必要时使用缓泻剂，避免排便用力导致心脏破裂或引起心律失常、心力衰竭。

6. 硝酸甘油

AMI 患者只要无禁忌证，通常应使用硝酸甘油静脉滴注 24 ~ 48 小时，然后改用口服硝酸酯制剂（具体用法和剂量参见药物治疗部分）。硝酸甘油的禁忌证有低血压（收缩压低于 90 mmHg）、严重心动过缓（少于 50 次 / 分）或心动过速（多于 100 次 / 分）。下壁伴右心室梗死时，因更易出现低血压，应慎用硝酸甘油。

7. 阿司匹林

无禁忌证者应立即服水溶性阿司匹林或嚼服肠溶阿司匹林 150 ~ 300 mg，每日 1 次，3 天后改为 75 ~ 150 mg，每日 1 次，长期服用。

（二）再灌注治疗

起病 3 ~ 6 小时、最长 12 小时内，使闭塞的冠状动脉再通，心肌得到再灌注，濒临坏死的心肌可能得以存活或使坏死范围缩小，对梗死后心肌重塑有利，预后改善是一种积极的治疗措施。

1. 溶栓治疗

（1）适应证：①2个或2个以上相邻导联S-T段抬高（胸导联≥ 0.2 mV，肢导联≥ 0.1 mV），或病史提示急性心肌梗死伴左束支传导阻滞，起病时间 < 12 小时，患者年龄 < 75 岁。② S-T 段显著抬高的心肌梗死患者年龄 > 75 岁，经慎重权衡利弊仍可考虑。③ S-T 段抬高的心肌梗死，发病时间已达 12 ~ 24 小时，但如有进行性缺血性疼痛，广泛 S-T 段抬高者可考虑。

（2）禁忌证：①既往发生过出血性脑卒中，1 年内发生过缺血性脑卒中或脑血管事件。②颅内肿瘤。③近期（2 ~ 4 周）有活动性内脏出血。④可疑主动脉夹层。⑤入院时有严重且未控制的高血压（ > 180/110 mmHg）或慢性严重原发性高血压史。⑥目前正在使用治疗剂量的抗凝药或已知有出血倾向。⑦近期（2 ~ 4 周）创伤史，包括头部外伤、创伤性心肺复苏或较长时间（ > 10 分钟）的心肺复苏。⑧近期（3 周内）外科大手术。⑨近期（2 周内）曾有在不能压迫部位的大血管行穿刺术。

（3）溶栓药物：①尿激酶（UK），150 万 ~ 200 万 U，30 分钟内静脉滴注。②链激酶（SK）或重组链激酶（rSK），150 万 ~ 200 万 U，30 分钟内静脉滴注。③重组组织型纤溶酶原激活剂（rt-PA），100 mg，90 分钟内静脉用完：先静脉注射 15 mg，再在 30 分钟内静脉滴注 50 mg，其后 60 分钟内再静脉滴注 35 mg。用药后立即使用肝素 700 ~ 1000 U/h，使全血凝固时间（ACT）维持在正常的 1.5 ~ 2 倍，持续 5 天左右。

（4）血管再通标准：直接指征为冠状动脉造影观察到血管再通情况达到心肌梗死溶栓试验（TIMI）血流Ⅱ ~ Ⅲ级。间接指征：①输注溶栓剂 2 小时内任何一个 30 分钟间期前后比较，抬高最显著的 S-T 段回降 > 50%。② CK-MB 或 CK 峰值提前出现（发病 14 小时内）。③溶栓后 2 小时内胸痛迅速缓解或显著减轻。④ 2 小时内出现再灌注心律失常。

（5）并发症：主要为出血，重者可危及生命。其他有变态反应、低血压等。

2. 介入治疗（PCI）

要求：能在入院 90 分钟内进行球囊扩张（PTCA）；导管室 PTCA > 100 例 / 年，有心外科条件；独立进行 PTCA 超过每年 30 例；AMI 直接 PTCA 成功率在 90%以上；无急诊冠状动脉搭桥术（CABG）、脑卒中或死亡；在所有送到导管室的患者中，实际完成 PTCA 者达 85%以上。

（1）直接 PTCA：适应证，① S-T 段抬高和新出现左束支传导阻滞的心肌梗死。② S-T 段抬高的心肌梗死并发心源性休克。③适合再灌注治疗而有溶栓治疗禁忌证者。④无 S-T 段抬高的心肌梗死，但梗死相关动脉严重狭窄，TIMI 血流≤Ⅱ级。

（2）支架植入术：其效果优于直接 PTCA，可在施行直接 PTCA 过程中广泛应用。

（3）补救性 PCI：对溶栓治疗未再通的患者使用 PTCA 恢复前向血流即为补救性 PTCA。其目的在于尽早开通梗死相关动脉，挽救缺血但仍存活的心肌，从而改善生存率和心功能。对溶栓治疗后仍有明显胸痛、抬高的 S-T 段无明显降低者，应尽快行冠状动脉造影，如果显示 TIMI 血流 0 ~ Ⅱ级，应立即行补救性 PCI，使梗死相关动脉再通。其尤其对发病 12 小时内、广泛前壁心肌梗死、再次梗死及血流动力学不稳定的高危患者意义更大。

（4）溶栓治疗再通者的 PCI：7 ~ 10 天冠状动脉造影，必要时行 PCI 治疗。

注意事项：在 AMI 急性期不应对非梗死相关动脉行选择性 PTCA。发病 12 小时以上或已接受溶栓治疗且已无心肌缺血证据者，不应进行 PTCA。直接 PTCA 必须避免延误时间，必须由有经验的术者进行，否则不能达到理想效果，治疗的重点仍应放在早期溶栓。

3. 紧急 CABG

介入治疗失败或溶栓治疗无效、有手术指征者宜争取 6 ~ 8 小时内施行。

（三）抗凝疗法

1. 普通肝素

肝素作为对抗凝血酶的药物在临床应用最普遍，对于 S-T 段抬高的 AMI，肝素作为溶栓治疗的辅助用药；对于非 S-T 段抬高的 AMI，静脉滴注肝素为常规治疗。一般使用方法是：先静脉推注 5000 U 冲击量，继之以 1000 U/h 维持静脉滴注，每 4 ~ 6 小时测定一次 APTT 或 ACT，以便及时调整肝素剂量，保持其凝血时间延长至对照的 1.5 ~ 2.0 倍。静脉肝素一般使用时间为 48 ~ 72 小时，以后可改用皮下注射，7500 U，每 12 小时一次，注射 2 ~ 3 天。如果存在体循环血栓形成的倾向，如左心室有附壁血栓形成、心房颤动或有静脉血栓栓塞史的患者，静脉肝素治疗时间可适当延长或改口服抗凝药物。

2. 低分子量肝素

低分子量肝素应用方便，不需监测凝血时间，出血并发症低，可代替普通肝素。

（四）其余治疗

1. 消除心律失常

一旦发现室早或室速，立即静脉推注利多卡因 50 ~ 100 mg，可 5 ~ 10 分钟重复一次，直到期前收缩消失或总量已达 300 mg，然后以 1 ~ 3 mg/min 的速度静脉滴注维持。如室性心律失常反复发作，还可用胺碘酮。

持续室速经药物治疗不能控制或伴血流动力学障碍者，应行同步直流电复律（100 ~ 200 J）。

室颤时，应立即非同步直流电除颤复律（200 ~ 300 J）。

房颤、房扑时如心室率不快，可不予处理；如心室率快，可应用洋地黄类药，如毛花苷 C 0.2 ~ 0.4 mg 静脉注射，或普罗帕酮（心律平）35 ~ 70 mg、胺碘酮 75 ~ 150 mg 静脉注射。

出现下列情况，需行临时起搏治疗：①三度房室传导阻滞伴宽 QRS 波逸搏、心室停搏。②症状性窦性心动过缓、二度Ⅰ型房室传导阻滞或三度房室传导阻滞伴窄 QRS 波逸搏，经阿托品治疗无效。③双侧束支传导阻滞，包括交替性左、右束支阻滞或右束支传导阻滞伴交替性左前、左后分支阻滞。④新发生的右束支传导阻滞伴左前或左后分支阻滞，以及新发生的左束支传导阻滞并发一度房室传导阻滞。⑤二度Ⅱ型房室传导阻滞。

2. 控制休克

（1）补充血容量，特别是右心室梗死时。

（2）应用升压药：如补充血容量后血压仍不升，可用多巴胺。

（3）应用血管扩张剂：硝普钠、酚妥拉明、硝酸甘油。

（4）纠正酸碱平衡失调。

（5）机械循环辅助：使用主动脉内球囊反搏（IABP）。

3. 治疗心力衰竭

主要是治疗急性左心衰竭，以应用吗啡和利尿药为主，亦可选用血管扩张剂减轻左心室负荷。在梗死后 24 小时内应尽量避免使用洋地黄制剂，右心室梗死时应慎用利尿药。

4. 其他疗法

其他疗法可能有助于挽救濒死心肌，防止梗死扩大，缩小缺血范围，加快愈合，可根据患者具体情况考虑选用。

（1）β 受体阻滞药、钙通道阻滞剂、血管紧张素转换酶抑制剂或血管紧张素Ⅱ受体拮抗剂：在起病早期，如无禁忌证，应尽早使用美托洛尔等 β 受体阻滞药，尤其是前壁心肌梗死伴交感神经功能亢进者，可防止梗死范围扩大，改善急、慢性期的预后。常用的 β 受体阻滞药为美托洛尔，常用剂量为 25 ~ 50 mg，每日 2 次或 3 次；阿替洛尔，6.25 ~ 25 mg，每日 2 次。用药需严密观察，使用剂量必须个体化。在较急的情况下，如前壁 AMI 伴剧烈胸痛或高血压者，β 受体阻滞药亦可静脉使用，美托洛尔静脉注射剂量为一次 5 mg，间隔 5 分钟后可再给予 1 ~ 2 次，继以口服剂量维持。

钙通道阻滞药在 AMI 治疗中不作为一线用药。AMI 后频发梗死后心绞痛者及对 β 受体阻滞药禁忌的患者使用地尔硫䓬也可获益。

血管紧张素转换酶抑制剂（如卡托普利、依那普利、雷米普利、福辛普利等）有助于改善恢复期心肌的重塑，降低心力衰竭的发生率，从而降低死亡率。宜从低剂量开始，如卡托普利 6.25 mg 作为起始剂量，一天内可加至 12.5 mg 或 25 mg，次日加至 12.5 ~ 25 mg，每日 2 次或 3 次。如不能耐受血管紧张素转换酶抑制剂，可选用血管紧张素Ⅱ受体拮抗剂（氯沙坦和缬沙坦）。

（2）极化液疗法。

（3）促进心肌代谢的药物，如维生素 C、维生素 B、辅酶 A、辅酶 Q_{10}、肌苷和 1，6 二磷酸果糖等。

5. 其他并发症的处理

心脏破裂、乳头肌功能严重不全者可考虑手术治疗，室间隔穿孔重者 IABP 支持下紧急手术，轻者 4 ~ 6 周后择期手术。乳头肌功能严重不全，出现急性左心衰竭或肺水肿者，先抗心力衰竭，造影后换瓣或搭桥，室壁瘤需要时择期手术，并发动脉栓塞者可用溶栓或抗凝疗法。对心肌梗死后综合征可用阿司匹林、吲哚美辛或糖皮质激素治疗。

6. 恢复期处理

心肌梗死坏死组织经逐渐溶解吸收，代之以纤维结缔组织增生，最后形成瘢痕需 5 ~ 8 周。一般无并发症者住院 3 ~ 4 周可出院，3 ~ 6 个月可逐渐恢复部分工作。出院后需严格控制和治疗危险因素（如高血压、糖尿病、高脂血症、戒烟等），如无禁忌证可较长时间服用美托洛尔等 β 受体阻滞药及抗血小板药，以防再梗死的发生。

7. 右心室心肌梗死的处理

右心室心肌梗死引起右心衰竭伴低血压而无左心衰竭表现时，宜扩张血容量。如输液 1 ~ 2 L 低血压未能纠正，可用正性肌力药，不宜用利尿药，伴房室传导阻滞者可临时起搏。

8. 非 S–T 段抬高心肌梗死的处理

非 S–T 段抬高心肌梗死不宜溶栓治疗，可予阿司匹林和肝素，尤其是低分子量肝素治疗，如胸痛反复发作不能缓解或并发心源性休克、肺水肿、持续低血压，则首选介入治疗。其余治疗原则同上。

（葛保国）

病例 1　慢性心力衰竭急性加重合并高钾血症及三度房室传导阻滞

一、基本信息

姓名：黄 × ×　　　性别：男　　　年龄：78 岁

过敏史：无。

主诉：反复心慌、心累、胸闷 7^+ 年，复发加重伴腹泻 2^+ 天。

现病史：入院前 7^+ 年，患者无明确诱因开始出现活动后心慌、心累，休息后可缓解，夜间能平卧，无夜间阵发性呼吸困难及咯粉红色泡沫痰，偶有胸闷、心前区疼痛及压榨感，无水肿、少尿，无晕厥、昏迷、抽搐，无头昏、头痛，无四肢关节疼痛，曾在上级医院诊断为“冠心病”，院外长期服用“阿司匹林肠溶片 0.1 g，qd，阿托伐他汀钙片 20 mg，qd，酒石酸美托洛尔片 12.5 mg，bid，硫酸氢氯吡格雷片 75 mg，qd，盐酸贝那普利 5 mg，qd”治疗，但病情反复，且有加重趋势，患者心慌、心累逐渐加重，活动耐量逐渐下降，间断出现腹胀、水肿、小便减少，伴间断胸闷、心前区疼痛及压榨感。患者曾外院住院，行冠脉造影术及 PCI 术（共植入冠脉支架 5 枚，具体血管部位不清），术后规律服用“阿司匹林肠溶片 0.1 g，qd，瑞舒伐他汀钙 10 mg，qd，硫酸氢氯吡格雷片 75 mg，qd，沙库巴曲缬沙坦钠片 50 mg，bid”，但病情仍反复。患者于 2022 年 2 月 23 日因“胸闷、心悸、气促”予外院就诊，完善相关检查，诊断“冠心病、冠状动脉支架植入状态、阵发性房颤、原发性高血压、高血压性心脏病、肾功能不全、肾性贫血、2 型糖尿病等”，经治疗后患者病情好转出院，院外规律服用“阿司匹林 100 mg，qd，沙库巴曲缬沙坦 100 mg，bid，富马酸比索洛尔 2.5 mg，qd，阿托伐他汀钙片 20 mg，qd，呋塞米 20 mg，qd，螺内酯 20 mg，qd，甘舒霖 30R，早晚各 10 U，皮下注射，右旋糖酐铁分散片 50 mg，tid，甲钴胺 0.5 mg，tid，叶酸片 5 mg，tid，康复新 10 mL，tid”等，但病情反复。2^+ 天前，患者感心慌、心累加重，轻微活动后心慌、心累明显，休息时缓解不明显，伴胸闷、气促，无心前区疼痛及压榨感，夜间高枕卧位，偶有夜间阵发性呼吸困难，无咯粉红色泡沫痰，感腹胀、少尿，解稀便数次/天，大便不含黏液及脓血，无里急后重，无呕血、黑便，伴乏力、食欲缺乏，感头昏、头痛，偶有咳嗽，咯黄白色黏痰，痰不易咳出，无胸痛、咯血，无咽干、咽痛、咽痒、畏寒、发热、寒战，无黑蒙、晕厥，继续口服上述药物治疗后病情无好转，为进一步治疗急来我院就诊。急诊测血压 70/40 mmHg，以生理盐水建立静脉通道后急送入院。

既往史：2020 年 7 月，患者于我院住院治疗，考虑“慢性肾功能不全、肾性贫血”，院外长期口服“尿毒清颗粒（无糖型）5 g，tid，复方 α－酮酸片 2.52 g，tid，百令胶囊 2 g，tid”等对症治疗，间断“皮下注射重组促红细胞生成素”（具体剂量不详）。有反复咳嗽、咳痰病史 4^+ 年，偶伴吼喘不适，无胸闷、胸痛，每因受凉后起病，冬春季节好发，多次住院完善相关检查，考虑“慢性支气管炎、肺气肿、肺不张”。患者既往有高血压病史 5^+ 年，最高血压达 160 mmHg，曾住院检查考虑“高血压 2 级很高危”，经治疗病情好转，院外长期口服“硝苯地平缓释片 10 mg，po，bid”降血压，自诉血压控制可，后自行停用降压药物。有反复上腹不适病史数年，进食后明显，偶感反酸、嗳气，无恶心、呕吐，无呕血、黑便，多次在我院住院完善相关检查考虑“消化性溃疡？”，未曾完善胃镜检查。既往明确“糖尿病”10^+ 年，院外使用“甘舒霖 30R 早晚餐前皮下注射 10 U”控制血糖，自诉血糖控制可。现患者感四肢麻木、疼痛，偶伴静息性疼痛，伴双眼视物模糊，病程中曾出现皮肤瘙痒不适，曾完善检查考虑“糖尿病周围神经病变、糖尿病视网膜病变、糖尿病周围血管病变、糖尿病皮肤病变”。既往明确有“前列腺增生症、腰椎退行性病变、脑萎缩、脱髓鞘性白质脑病”，未服药治疗，自诉夜尿多，偶感腰部疼痛不适，偶伴下肢麻木、疼痛，无尿频、尿急、尿痛，无排尿困难。

二、查体

体格检查：体温 36.1 ℃，脉搏 49 次 / 分，呼吸 22 次 / 分，血压 74/44 mmHg，SpO_2 61%。意识清楚，精神萎靡，呼吸急促，平车推入病房。全身浅表淋巴结未扪及肿大。面色、睑结膜、甲床、口唇苍白，唇色发绀，咽不充血，双侧扁桃体无肿大。颈软，颈静脉无充盈，肝颈静脉回流征（-）。桶状胸，肋间隙增宽，双肺无叩浊、叩痛，叩诊呈过清音，双肺呼吸音低，闻及散在湿啰音、少许哮鸣音。心界无扩大，心率 45 次 / 分，律不齐，心音有力，各瓣膜听诊区未及病理性杂音。腹丰满，无压痛，无肌紧张及反跳痛，肝大，剑下约 4 cm、肋下约 2 cm 可扪及，质中，脾未扪及，肝肾区无叩痛，移动性浊音（-），肠鸣音 2 ~ 3 次 / 分。双下肢无明显水肿。双下肢皮肤色素沉着。四肢肌力、肌张力正常，生理反射引出，病理征未引出。

专科检查：心前区无隆起，无剑突下搏动，心尖冲动位置正常，位于左锁骨中线内 0.5 cm，第 5 肋间。心界无扩大，心率 49 次 / 分，律不齐，心音有力，各瓣膜听诊区未及病理性杂音。

辅助检查：入院随机血糖 15.1 mmol/L。入院时 2022 年 5 月 25 日 09：18 心电图检查示，心率 49 次，房颤伴三度房室传导阻滞，完全性右束支传导阻滞（图 3-11）。09：45 心电图检查见图 3-12。BNP 4068.4 pg/mL，心肌三联：CK-MB 5.78 ng/mL，心肌肌钙蛋白 I 0.08 ng/mL，肌红蛋白 231.69 ng/mL。D- 二聚体 0.49 mg/L。血常规回示，白细胞数 9.2×10^9/L，中性粒细胞百分比 84.90%，淋巴细胞百分比 9.20%，红细胞数 2.22×10^{12}/L，红细胞比容 23.50%，血红蛋白浓度 72 g/L，血小板数 103×10^9/L。超敏 C- 反应蛋白 2.49 mg/L。2022 年 5 月 25 日 11：40 动脉血气分析回示，体温 36.3℃，吸氧浓度 45%，酸碱度 7.13，二氧化碳分压 22.7 mmHg，氧分压 46.2 mmHg，乳酸 2.52 mmol/L，碳酸氢根浓度 7.67 mmol/L，二氧化碳总量 8.4 mmol/L，细胞外液剩余碱 -21.5 mmol/L，氧饱和度 69.4%，肺泡动脉氧分压差 200.9 mmHg，呼吸指数 4.35。2022 年 5 月 25 日 14：08 血常规检查示，白细胞数 9.2×10^9/L，中性粒细胞百分比 84.90%，淋巴细胞百分比 9.20%，红细胞数 2.22×10^{12}/L，红细胞比容 23.50%，血红蛋白浓度 72 g/L，血小板数 103×10^9/L。超敏 C- 反应蛋白 2.49 mg/L。肾功检查示，尿素 33.05 mmol/L，肌酐 688.4 μmol/L，尿酸 553.50 μmol/L，钾离子 7.70 mmol/L，钠离子 131.5 mmol/L。入院后 6 小时补液 2500 mL 后患者无尿，血压低，心率慢，效果差，建议患者转上级医院行 CRRT 治疗，但患方拒绝，继续补液并持续泵入呋塞米利尿，同时监测中心静脉压。2022 年 5 月 25 日 18：30 复查动脉血气检查示，体温 36.8℃，吸氧浓度 41%，酸碱度 7.09，二氧化碳分压 19.9 mmHg，氧分压 40.1 mmHg，乳酸 2.67 mmol/L，碳酸氢根浓度 6.14 mmol/L，二氧化碳总量 6.8 mmol/L，细胞外液剩余碱 -23.6 mmol/L，氧饱和度 57.9%，肺泡动脉氧分压差 185.7 mmHg，呼吸指数 4.63。

2022年5月25日19：27复查电解质示，钾离子6.70 mmol/L（危急值），钠离子134.2 mmol/L，钙离子1.87 mmol/L。2022年5月26日08：52心电图检查见图3-13。2022年5月26日10：10复查血常规示，白细胞数7.4×10^9/L，中性粒细胞绝对值6.66×10^9/L ↑，中性粒细胞百分比90.20% ↑，红细胞数1.83×10^{12}/L ↓，红细胞比容18.10% ↓，血红蛋白浓度58 g/L ↓，血小板数86×10^9/L ↓。2022年5月26日10：30血气检验报告危急值示，酸碱度7.33 ↓，二氧化碳分压27.6 mmHg ↓，氧分压128.7 mmHg ↑，乳酸1.35 mmol/L，碳酸氢根浓度14.65 mmol/L ↓，二氧化碳总量15.5 mmol/L ↓，细胞外液剩余碱 -11.3 mmol/L ↓，氧饱和度98.8 %。2022年5月26日15：05 B型脑钠肽4872.0 pg/mL。2022年5月26日17：14肾功危急值检查示，尿素30.00 mmol/L ↑（危急值），肌酐529.3 μmol/L ↑（危急值），尿酸538.30 μmol/L ↑，血清总二氧化碳10.1 mmol/L ↓，尿素氮、肌酐较前好转，家属拒绝转院透析。2022年5月26日 17：20复查心肌酶示，肌钙蛋白0.66 ng/mL ↑，肌红蛋白561.9 ng/mL ↑，肌酸激酶451.00 U/L ↑，肌酸同工酶MB 40.1 U/L ↑。肝功能检查示，总蛋白53.40 g/L ↓，白蛋白32.9 g/L ↓。血脂检查示，总胆固醇2.65 mmol/L ↓。血糖示，葡萄糖9.12 mmol/L ↑。2022年5月26日22：20心电图检查示，快节律型心房纤颤（图3-14）。2022年5月26日22：36复查血气检查示，酸碱度7.35 ↓，二氧化碳分压43.5 mmHg，氧分压37.8 mmHg ↓，乳酸1.00 mmol/L，碳酸氢根浓度24.07 mmol/L，二氧化碳总量25.4 mmol/L，细胞外液剩余碱 -1.6 mmol/L，氧饱和度68.6% ↓。2022年5月26日23：05复查电解质检查示，钾离子4.80 mmol/L，钙离子1.90 mmol/L ↓。2022年5月27日10：10复查血常规检查示，红细胞数1.83×10^{12}/L ↓，红细胞比容18.10% ↓，血红蛋白浓度58 g/L。2022年5月27日10：35 B型脑钠肽3511.0 pg/mL。复查肾功示，尿素28.31 mmol/L（危），肌酐371.2 μmol/L，尿酸562.10 μmol/L，血清总二氧化碳13.9 mmol/L，考虑肾功能不全所致，较前下降。电解质正常。2022年5月29日10：07 B型脑钠肽：685.0 pg/mL。2022年5月29日15：00肾功回示，尿素20.43 mmol/L ↑（危急值），肌酐219.0 μmol/L ↑，尿酸550.00 μmol/L ↑，血清总二氧化碳20.1 mmol/L ↓。电解质回示，钾离子4.50 mmol/L，钠离子152.7 mmol/L ↑，氯离子112.2 mmol/L ↑，钙离子2.15 mmol/L。2022年5月30日21：32心电图检查见图3-15。2022年5月31日12：30动脉血气示，酸碱度7.38，二氧化碳分压39.9 mmHg，氧分压109.2 mmHg，乳酸1.13 mmol/L，碳酸氢根浓度23.88 mmol/L，二氧化碳总量25.1 mmol/L，细胞外液剩余碱 -1.2 mmol/L，氧饱和度98.3%，呼吸指数0.36。B型脑钠肽884.0 pg/mL。肾功能检查示，尿素14.52 mmol/L，肌酐157.9 μmol/L，尿酸488.20 μmol/L，血清总二氧化碳21.8 mmol/L。电解质：钠离子153.7 mmol/L，氯离子115.7 mmol/L。2022年6月2日11：08心电图检查见图3-16。2022年6月5日心脏彩超检查示，患者无法配合体位，切面显示不满意，心脏结构及功能未见明显异常，左室收缩功能测定示，EF 75%，FS 45%（图3-17）。2022年6月5日胸部CT检查见图3-18。2022年6月9日血常规检查示，淋巴细胞绝对值0.97×10^9/L ↓，红细胞数3.41×10^{12}/L ↓，红细胞比容32.80% ↓，血红蛋白浓度106 g/L ↓，血小板数

97 × 10^9/L ↓，较前变化不明显，凝血、电解质正常。肝功检查示，总蛋白 54.80 g/L ↓，白蛋白 31.3 g/L ↓，前白蛋白 187.80 mg/L ↓。肾功能检查示，尿素 16.73 mmol/L ↑，肌酐 156.3 μ mol/L ↑，尿酸 463.70 μ mol/L ↑。腹部超声示，显示的部分右肝叶、脾脏、双肾未见明显异常。头颅 CT 平扫示，①左侧外囊区、放射冠腔隙性脑梗死，部分近软化灶。②脑萎缩、脑白质脱髓鞘改变。胸部 CT 平扫检查示，①考虑慢支炎伴双肺感染，较前吸收好转；肺气肿征象。②气管、支气管内壁高密度影，痰栓？③心影未见明显增大，主动脉壁钙化；冠脉行经区条状密度增高影，考虑术后改变，请结合临床；纵隔及肺门部分淋巴结钙化。④双侧胸腔少量积液；双侧胸膜局部增厚。⑤考虑间位结肠。⑥胸椎多个椎体呈楔形变，结合临床病史。⑦肝不除外肝硬化可能。胆囊窝处可见高密度影，不除外结石可能，结合 B 超检查。6 月 10 日心电图检查见图 3-19。2022 年 6 月 11 日动态心电图示，①窦性心律。平均心率是 76 次 / 分，分析的心搏数为 111 615 个。最慢心率是 55 次 / 分，发生于 18：51。最快心率是 106 次 / 分，发生于 09：49。②房性期前收缩有 1 个，其中有 1 个单发房早。③Ⅰ度房室传导阻滞、间歇性Ⅱ度房室传导阻滞，完全性右束支传导阻滞，ST–T 无异常改变。④心率变异性指标低。

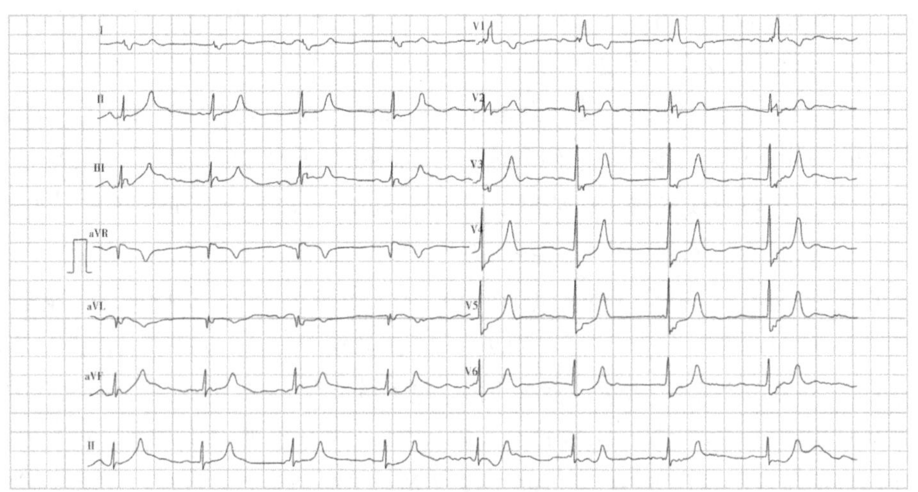

图 3-11　2022 年 5 月 25 日 09：18 心电图

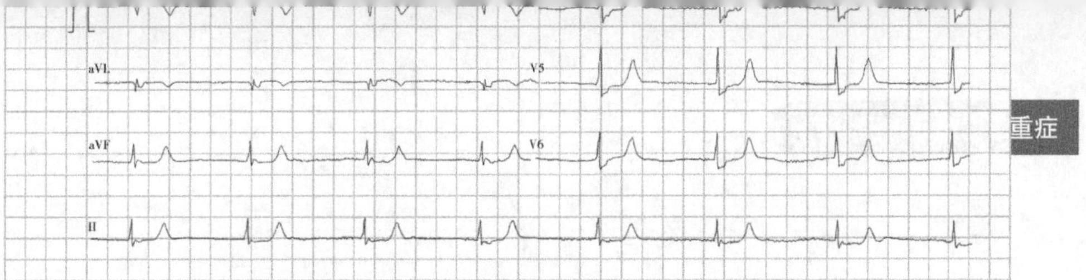

图 3-12　2022 年 5 月 25 日 09：45 心电图

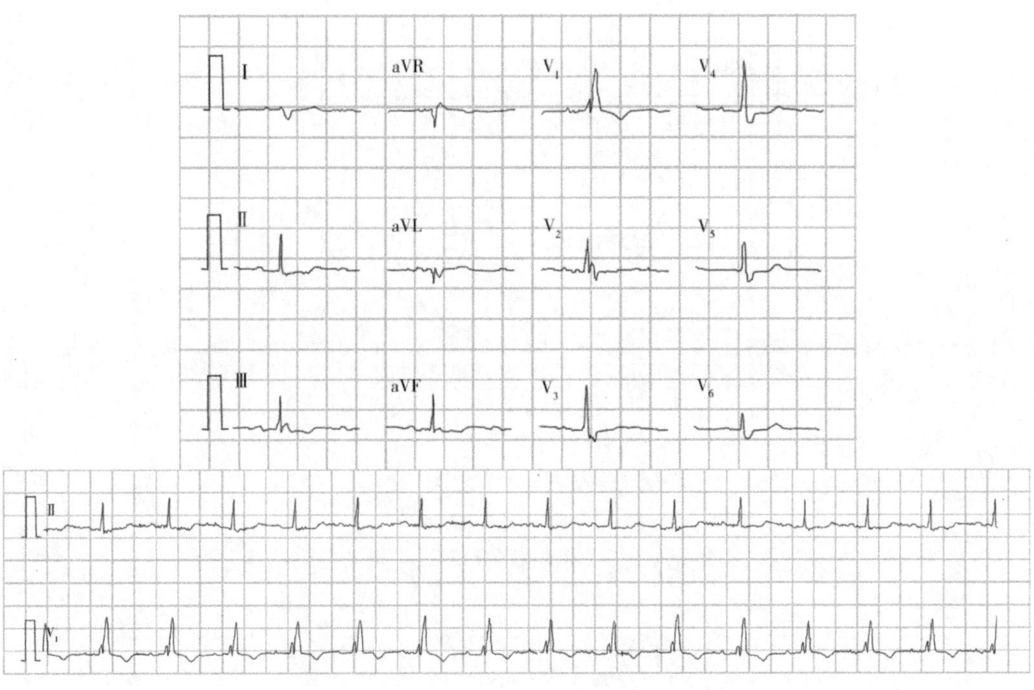

图 3-13　2022 年 5 月 26 日 08：52 心电图

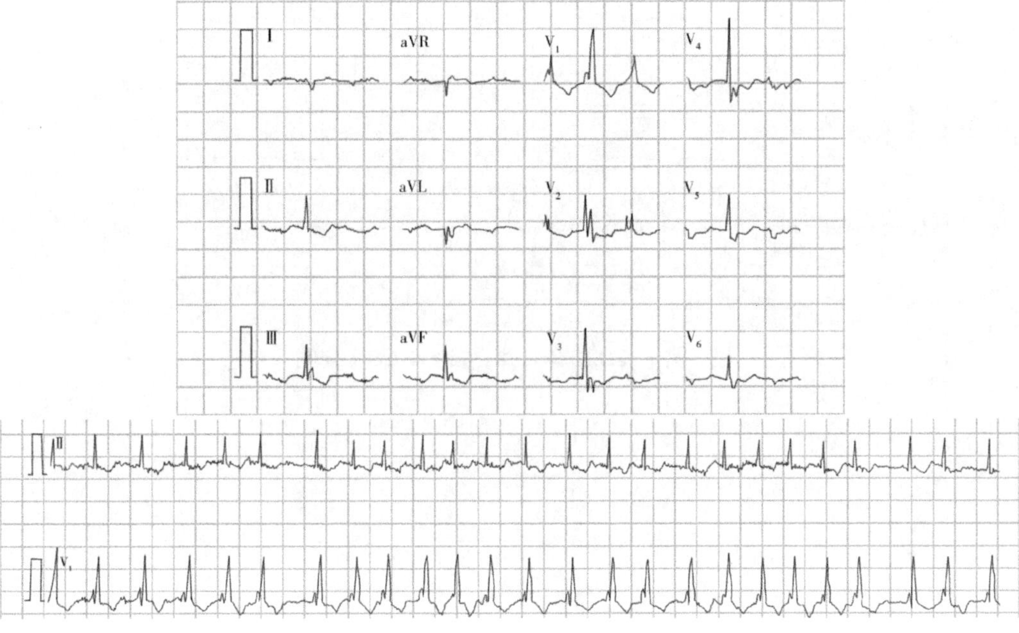

图 3-14　2022 年 5 月 26 日 22：20 心电图

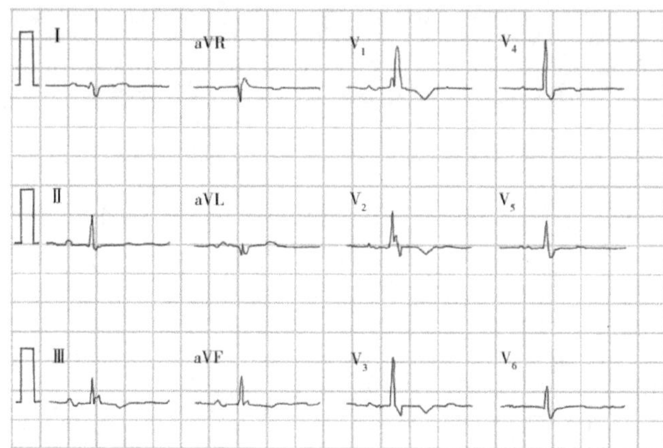

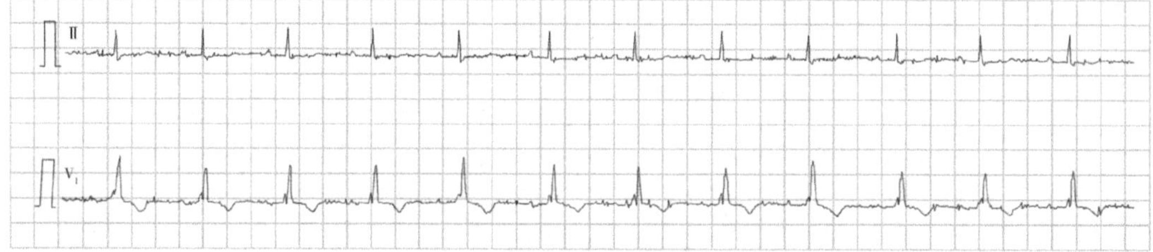

图 3-15　2022 年 5 月 30 日 21：32 心电图

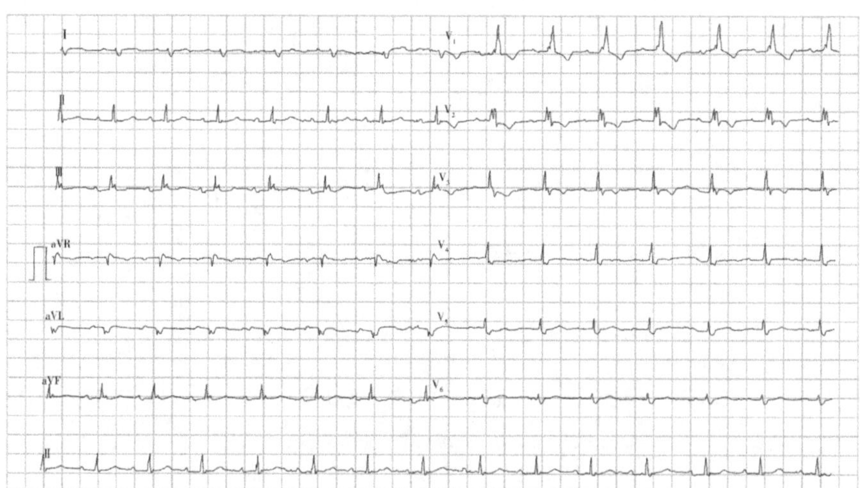

图 3-16　2022 年 6 月 2 日 11：08 心电图

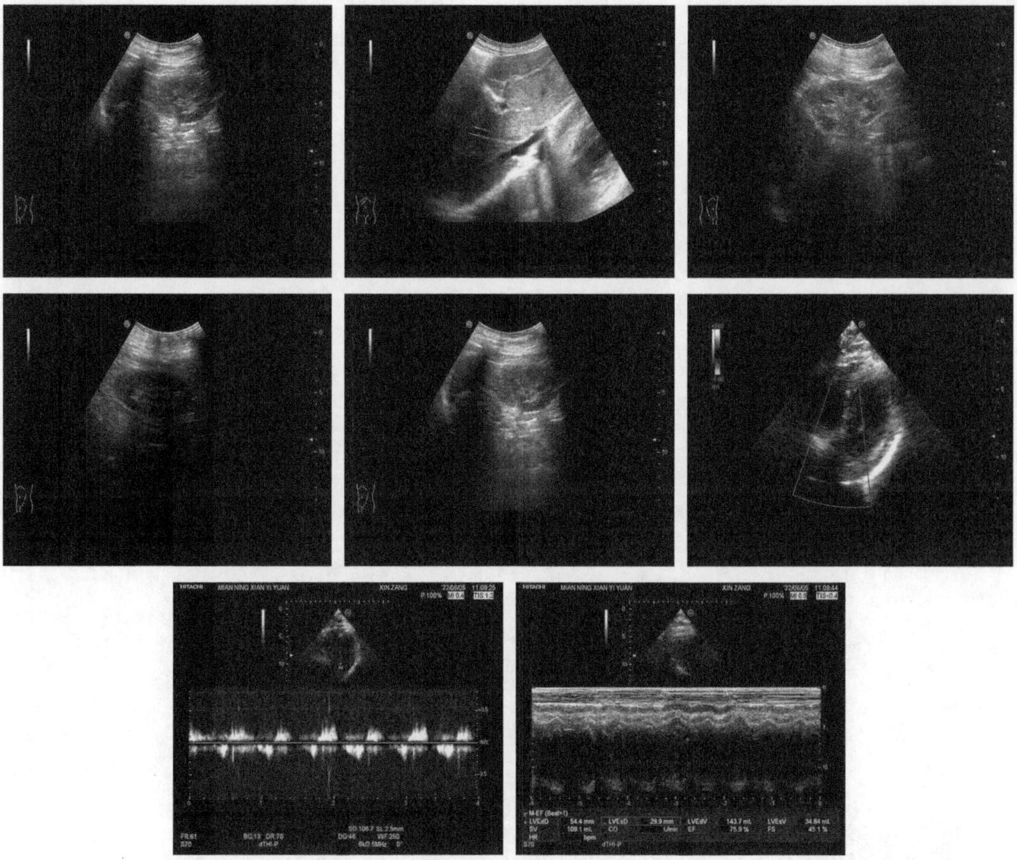

图 3–17　2022 年 6 月 5 日心脏彩超检查

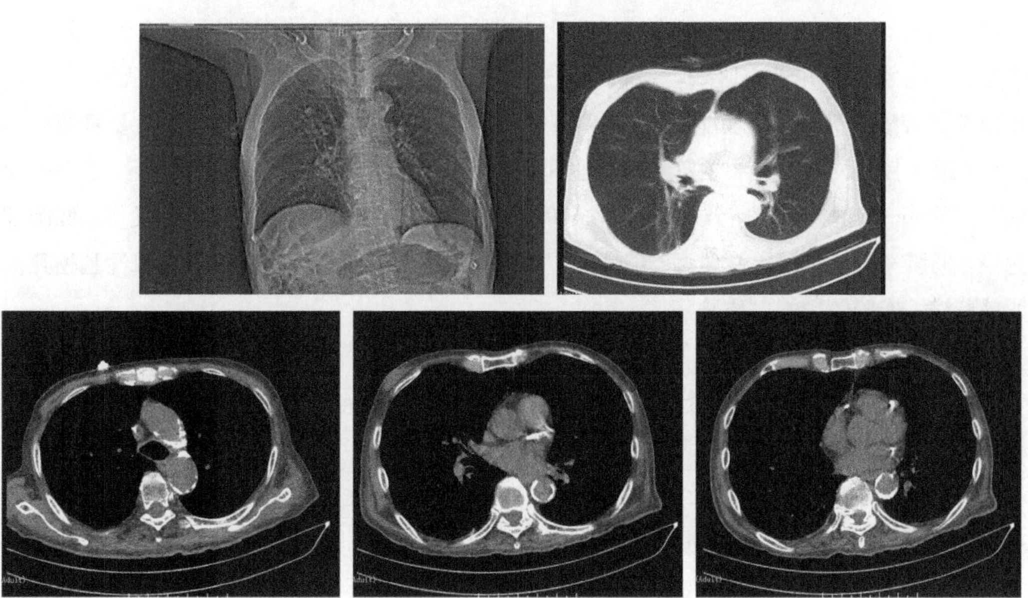

图 3–18　2022 年 6 月 5 日胸部 CT 检查

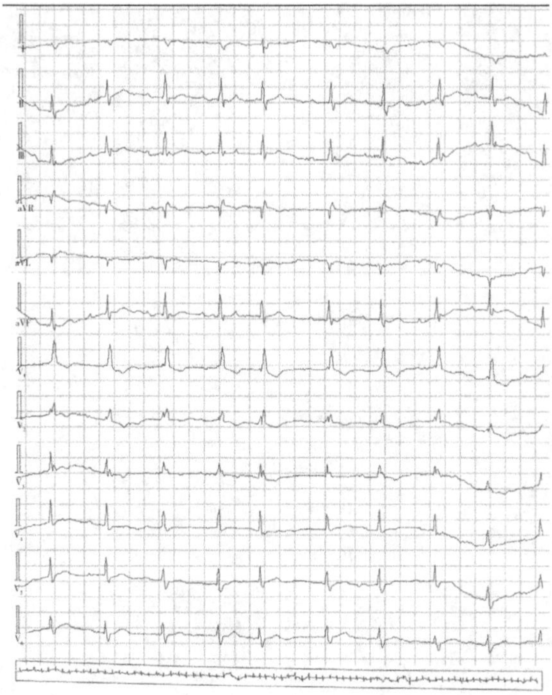

图 3-19　2022 年 6 月 10 日心电图

三、诊断

初步诊断：①心源性休克。②慢性心力衰竭急性加重，心功能Ⅳ级（NYHA 分级）。③高钾血症。④阵发性心房颤动，间歇性三度房室传导阻滞，完全性右束支传导阻滞。⑤冠状动脉粥样硬化性心脏病，冠状动脉支架植入后状态。⑥高血压病 2 级，很高危，高血压性心脏病。⑦慢性肾功能不全（CKD3 期）。⑧重度贫血，肾性贫血。⑨ 2 型糖尿病，2 型糖尿病性视网膜病变，2 型糖尿病性周围神经病，2 型糖尿病性周围血管病，2 型糖尿病性皮肤病，2 型糖尿病所致精神障碍。⑩急性胃肠炎。⑪慢性支气管炎急性发作。⑫肺部感染。⑬肺气肿。⑭消化性溃疡？⑮腰椎退行性病变。⑯腰椎间盘突出。⑰腔隙性脑梗死。⑱脑萎缩。⑲脱髓鞘性白质脑病。

鉴别诊断：

（1）急性心肌梗死：患者有心慌、心累，但无心前区疼痛及压榨感，心电图、心肌损伤标志物结果不支持，此病暂不考虑。

（2）慢性肺源性心脏病：患者有反复心慌、心累，既往长期咳嗽、喘息病史，此病不能排除，可查心脏彩超、胸部影像学排除。

（3）肺栓塞：患者为老年男性，本次起病急，感胸闷不适，无明显胸痛不适，既往有冠心病、高血压高危因素，需警惕该病，进一步完善 D- 二聚体、肺动脉 CTA 等检查排除。

最终诊断：①心源性休克。②慢性心力衰竭急性加重，心功能Ⅳ级（NYHA 分级）。③高钾血症。④阵发性心房颤动，间歇性三度房室传导阻滞，完全性右束支传导阻滞。⑤冠状动脉粥样硬化性心脏病，冠状动脉支架植入后状态。⑥高血压病 2 级，很高危，高血压性心脏病。⑦慢性肾功能不全（CKD3 期）。⑧重度贫血，肾性贫血。⑨ 2 型糖尿病，2 型糖尿病性视网膜病变，2 型糖尿病性周围神经病，2 型糖尿病性周围血管病，2 型糖尿病性皮肤病，2 型糖尿病所致精神障碍。⑩急性胃肠炎。⑪慢性支气管炎急性发作。⑫肺部感染。⑬肺气肿。⑭消化性溃疡。⑮腰椎退行性病变。⑯腰椎间盘突出。⑰腔隙性脑梗死。⑱脑萎缩。⑲脱髓鞘性白质脑病。⑳混合性酸碱平衡失调。㉑低蛋白血症。

四、诊疗经过

患者入院时心率 49 次 / 分，血压 74/44 mmHg，氧饱和度 61%。2022 年 5 月 25 09：18 心电图检查示，心率 49 次，房颤伴三度房室传导阻滞，完全性右束支传导阻滞。2022 年 5 月 25 09：45 心电图检查见图 3–12。BNP 4068.4 pg/mL，心肌三联：CK–MB 5.78 ng mL，心肌肌钙蛋白 I 0.08 ng/mL，肌红蛋白 231.69 ng/mL。D– 二聚体 0.49 mg/L。病危，立即予以心电监测，面罩吸氧，建立静脉双通道扩容抗休克，多巴胺升压，阿托品、异丙肾上腺素提升心率等治疗。11：40 动脉血气示，体温 36.3℃，吸氧浓度 45%，酸碱度 7.13，二氧化碳分压 22.7 mmHg，氧分压 46.2 mmHg，乳酸 2.52 mmol/L，碳酸氢根浓度 7.67 mmol/L，二氧化碳总量 8.4 mmol/L，细胞外液剩余碱 –21.5 mmol/L，氧饱和度 69.4%，肺泡动脉氧分压差 200.9 mmHg，呼吸指数 4.35。考虑休克所致代酸合并呼碱，同时存在低氧血症，局麻下经右锁骨下静脉置管后继续补液扩容抗休克，静滴 5%碳酸氢钠 125 mL 纠酸。14：08 血常规检查示，白细胞数 9.2×10^9/L，中性粒细胞百分比 84.90%，淋巴细胞百分比 9.20%，红细胞数 2.22×10^{12}/L，红细胞比容 23.50%，血红蛋白浓度 72 g/L，血小板数 103×10^9/L。超敏 C– 反应蛋白 2.49 mg/L。肾功能检查示，尿素 33.05 mmol/L，肌酐 688.4 μ mol/L，尿酸 553.50 μ mol/L，钾离子 7.70 mmol/L，钠离子 131.5 mmol/L。入院后 6 小时补液 2500 mL 后患者无尿，血压低，心率慢，效果差，建议患者转上级医院行 CRRT 治疗，但患方拒绝，继续补液并持续泵入呋塞米利尿，同时监测中心静脉压。18：30 复查动脉血气检查示，体温 36.8℃，吸氧浓度 41%，酸碱度 7.09，二氧化碳分压 19.9 mmHg，氧分压 40.1 mmHg，乳酸 2.67 mmol/L，碳酸氢根浓度 6.14 mmol/L，二氧化碳总量 6.8 mmol/L，细胞外液剩余碱 –23.6 mmol/L，氧饱和度 57.9%，肺泡动脉氧分压差 185.7 mmHg，呼吸指数 4.63。患者酸碱失衡、低氧血症无好转，增加补液量、碳酸氢钠纠酸。19：27 复查电解质示，钾离子 6.70 mmol/L，钠离子 134.2 mmol/L，钙离子 1.87 mmol/L。呋塞米注射剂持续泵入，入院后 20 小时尿量约 2000 mL。10：10 复查血常规检查示，白细胞数 7.4×10^9/L，中性粒细胞绝对值 6.66×10^9/L ↑，中性粒细胞百分比 90.20% ↑，红细胞数 1.83×10^{12}/L ↓，红细胞比容 18.10% ↓，血红蛋白浓度 58 g/L ↓，血小板数 86×10^9/L ↓。患者重度贫血，有输血指征，但患者肾功能衰竭，合并严重心衰、高钾、酸中毒，尿量需利尿剂维持，输血治疗风险大。10：30 动脉血气检查示，酸碱度 7.33 ↓，二氧化碳分压 27.6 mmHg ↓，氧分压 128.7 mmHg ↑，乳酸 1.35 mmol/L，碳酸氢根浓度 14.65 mmol/L ↓，二氧化碳总量 15.5 mmol/L ↓，细胞外液剩余碱 –11.3 mmol/L ↓，氧饱和度 98.8%。患者酸中毒、低氧血症较前好转，继续 5%碳酸氢钠 125 mL 静滴纠酸。15：05 B 型脑钠肽 4872.0 pg/mL。17：14 肾功示，尿素 30.00 mmol/L ↑，肌酐 529.3 μ mol/L ↑，尿酸 538.30 μ mol/L ↑，血清总二氧化碳 10.1 mmol/L ↓，尿素氮、肌酐较前好转，家属拒绝转院透析。17：20 复查心肌酶：肌钙蛋白 0.66 ng/mL ↑，肌红蛋白 561.9 ng/mL ↑，肌酸激酶 451.00 U/L ↑，肌酸同工酶示，MB 40.1 U/L ↑，肌钙蛋白较前升高，患者无胸痛表现，心电图未见 S–T 段抬高等，考虑休克、酸碱失衡所致心肌损害。复查电解质示，钾离子 5.20 mmol/L，较入院时明显下降。22：20 心电图检查示，快节律型心房纤颤，心电监护示，脉搏 146 次/ 分，呼吸 25 次 / 分，血压 111/50 mmHg，SpO_2 98%。予毛花苷 C 0.3 mg 缓慢静推控制心室率，胺碘酮转律。22：36 复查血气示，酸碱度 7.35 ↓，二氧化碳分压 43.5 mmHg，氧分压 37.8 mmHg ↓，乳酸 1.00 mmol/L，碳酸氢根浓度 24.07 mmol/L，二氧化碳总量 25.4 mmol/L，细胞外液剩余碱 –1.6 mmol/L，氧饱和度 68.6% ↓，酸中毒基本纠正。23：05 复查电解质：钾离子 4.80 mmol/L，高钾纠正。2022 年 5 月 27 日 07：00 24 小时尿量约 3650 mL。10：10 血常规检查示，红细胞数 1.83×10^{12}/L ↓，红细胞比容 18.10% ↓，血红蛋白浓度 58 g/L，重度贫血貌，面色、甲床、睑结膜、口唇苍白，有确切输血指征，需输入红细胞悬液纠正贫血，经家属同意后计划输入 A 型 Rh 阳性红细胞悬液 4.5 单位（分别于 5 月 27 日、5 月 28 日、5 月 29 日各输入 1.5 U）。2022 年 5 月 29 日 10：07 B 型脑钠肽 685.0 pg/mL。15：00 肾功能检查示，尿素 20.43 mmol/L，肌酐 219.0 μ mol/L，尿酸 550.00 μ mol/L，血清总二氧化碳 20.1 mmol/L。电解质检查示，钾离子 4.50 mmol/L，钠离子 152.7 mmol/L ↑，氯离子 112.2 mmol/L ↑，钙离子 2.15 mmol/L。钠、氯仍偏高，调整液体组成比例，同时继续利尿排钠。24 小时尿量在 1800 mL 左右。2022 年 5 月 31 日复查动脉血气、B 型脑钠肽、肾功、电解质均有明显好转，心电图提示窦性心律，于 2022 年 6 月 1 日转出 ICU。2022 年 6 月 9 日血常规检查示，红细胞数 3.41×10^{12}/L ↓，红细胞比容 32.80% ↓，血红蛋白浓度 106 g/L ↓，血小板数 97×10^{9}/L ↓，贫血有改善。肾功能检查示，尿素 16.73 mmol/L ↑，肌酐 156.3 μ mol/L ↑，尿酸 463.70 μ mol/L ↑。进一步完善心脏彩超示，心脏结构及功能未见明显异常，EF 75%，FS 45%。头颅 CT 平扫示，①左侧外囊区、放射冠腔隙性脑梗死，部分近软化灶。②脑萎缩、脑白质脱髓鞘改变。胸部 CT 平扫示，①考虑慢支炎伴双肺感染，较前吸收好转；肺气肿征象。②气管、支气管内壁高密度影，痰栓？③心影未见明显增大，主动脉壁钙化；冠脉行经区条状密度增高影，考虑术后改变，请结合临床；纵隔及肺门部分淋巴结钙化。④双侧胸腔少量积液；双侧胸膜局部增厚。⑤考虑间位结肠。⑥胸椎多个椎体呈楔形变，结合临床病史。⑦肝不除外肝硬化可能。胆囊窝处可见高密度影，不除外结石可能，结合 B 超检查。2022 年 6 月 11 日动态心电图示，①窦性心律。平均心率是 76 次 / 分，分析的心搏数为 111 615 个。最慢心率是 55 次 / 分，发生于 18：51。最快心率是 106 次 / 分，发生于 09：49。②房性期前收缩有 1 个，其中有 1 个单发房早。③Ⅰ度房室传导阻滞、间歇性Ⅱ度房室传导阻滞，完全性右束支传导阻滞；ST–T 无异常改变。④心率变异性指标低。予以阿司匹林肠溶片 0.1 g，qd；阿托伐他汀钙片 20 mg，qn；苯磺酸氨氯地平片 5 mg，qd；托伐普坦片 15 mg，qd；托拉塞米片 10 mg，qd；地高辛片 0.125 mg，qod；琥珀酸美托洛尔缓释片 23.75 mg，qd；复方 α－酮酸片 2.52 g，tid；甘舒霖 30 R，早晚皮下注射等药物抗血小板聚集、调脂稳定斑块、利尿、改善肾功、控制血糖。病情好转后于 2022 年 1 月 16 日出院；出院后监测血压、血常规、肾功、电解质等酌情补钾，并予诺欣妥改善心脏重构，启动抗凝治疗。

五、出院情况

患者感心慌、心累不明显，无胸闷、气促，无心前区疼痛及压榨感，无夜间阵发性呼吸困难，无咳嗽、咯痰，无腹胀、腹泻、呕吐，无呕血、黑便，无乏力、食欲缺乏，无头昏、头痛，咳嗽、咳痰缓解，无胸痛、咯血，无黑蒙、晕厥。查体：脉搏 70 次 / 分，血压 112/70 mmHg，颈静脉无充盈，肝颈静脉回流征阴性；桶状胸，肋间隙增宽，叩诊呈过清音，双肺呼吸音低，未闻及湿啰音及哮鸣音；心界无扩大，心率 70 次 / 分，律齐，心音有力，各瓣膜听诊区未及病理性杂音。腹丰满，无压痛，无肌紧张及反跳痛，肝脾未扪及，肝肾区无叩痛，双下肢无水肿，双下肢色素沉着。

六、讨论

慢性心力衰竭加重是指在基础病因和（或）诱因作用下，涉及一系列复杂的细胞分子机制，心肌能量代谢、心肌细胞数量、细胞结构、细胞外基质等发生变化，导致心肌细胞坏死、心肌纤维化、心室扩大和（或）心肌肥厚等病理性重构加剧，心肌收缩力及心室顺应性进一步下降。对慢性心力衰竭加重患者进行危险分层，根据心力衰竭加重的速度、严重程度、血流动力学、生物标志物、肝肾等器官功能状况、并发症，以及并发症、年龄等综合因素进行危险分层，患者出现心源性休克、呼吸窘迫、血流动力学不稳定的心律失常、无尿、意识模糊、严重并发症属于高危，需要重症监护病房治疗。

慢性心衰急性发作和急性心衰均可由一定的诱因诱发，因而针对诱因的治疗能更有效地改善心衰症状。呼吸系统感染是诱发心衰最常见的诱因，感染性心内膜炎因其发病较隐匿而易漏诊，应引起临床医师的关注。此外，过量体力活动、情绪激动、气候突变、饮食过度或摄盐过多、输液过多过快及电解质紊乱等均可诱发或加重心衰。

心脏作为机体的“泵”，通过不断“做功” 来保持良好的血液循环。心脏暴露于诱发心衰的各种危险因素时，虽未发生结构和功能的病理性改变，但机体的神经－体液－细胞因子调节系统代偿性激活，产生适应性代偿，以维持心脏输出量。当危险因素无法解除、心血管原发病未能改善时，该代偿反应超过机体所能承受的最大限度并长期持续存在，最终导致心室重塑的出现，心脏随之产生结构和功能的病理性改变。心功能从代偿向失代偿进展，出现心衰的各种临床表现。

利钠肽（natriuretic peptide，NP）是感知心肌牵拉而释放的一种激素，其主要作用机制为通过增加环磷酸鸟苷（cyclic guanosine monophosphate，cGMP）合成来抵抗心肌纤维化和肥大进程，同时促进尿钠排泄及扩张血管以对抗肾上腺素、肾素－血管紧张素－醛固酮系统（renin–angiotensin–aldosterone system，RAAS）的水钠潴留效应。N－末端 B 型利钠肽原（N–terminal proBNP，NT–proBNP）是 B 型利钠肽激素原分解后没有活性的 N－末端片段，前者半衰期较长，更能反映 BNP 通路的激活。二者已被多项临床研究证明可用于心衰的筛查、诊断及鉴别诊断，并且与病情的严重程度及预后密切相关。《急慢性心力衰竭诊断与治疗指南》提出当 BNP < 35 pg/mL 或 NT–proBNP < 125 pg/mL 时，可基本上排除慢性心衰。然而值得注意的是，BNP 或 NT–proBNP 的升高并不仅仅见于心衰，在房颤、高龄和急/慢性肾功能不全等多种疾病中均可发现异常，另外在肥胖患者中利钠肽的浓度往往较低，因此应结合患者自身的病情多方考虑、综合评估，以得到最准确的诊断。

心衰是 21 世纪心血管领域最后亟待攻克的两大堡垒之一。漫漫 40 余年，慢性心衰的治疗从“强心、利尿、扩血管”，逐步发展至面向神经内分泌功能失调、心室重塑，再到植入型电子器械辅助治疗，心衰理念一次次革新的背后是无数医学科学家对于发病机制的不断探寻，也由许多严谨而精密的临床研究的铺就。如今站在巨人的肩膀上，一个更宏大的心衰研究世界正在展开，更多的可能性正等待着我们去探寻，这里面也许有免疫、干细胞、基因编辑与靶向治疗，也会有更多的机器辅助装置。

利尿剂可有效缓解心衰患者的气促、肺部啰音、双下肢水肿等液体潴留症状体征，一直以来被指南推荐为缓解心衰症状的一线药物。血管紧张素受体脑啡肽酶抑制剂（ARNI）的代表药物为沙库巴曲缬沙坦钠，其中沙库巴曲成分作为脑啡肽酶抑制剂，具有升高利钠肽、缓激肽、肾上腺髓质素及其他内源性血管活性物水平的作用。β 受体阻滞剂可抑制交感活性、平衡自主神经功能，以及降低心室应力，从而改善患者症状及预后。盐皮质激素受体拮抗剂（mineralocorticoid receptor antagonist，MRA）醛固酮在心肌细胞外基质重塑中起重要作用。当发生心衰时，心室中的醛固酮生成及活性增加，与心衰的严重程度成正比，在长期应用 ACEI 类药物的心衰患者中，常会出现循环醛固酮水平不能稳定持续地降低而产生的“醛固酮逃逸现象”。

心衰患者常伴有多种心血管（如心律失常、慢性冠状动脉综合征、瓣膜性心脏病、高血压、卒中）和非心血管（如糖尿病、甲状腺疾病、肥胖、缺铁性贫血、肾功能不全、电解质紊乱、肺部疾病、高脂血症、痛风与关节炎、勃起功能障碍、抑郁障碍、恶性肿瘤、感染等）系统并发症。并发症导致心衰患者基础情况较差，且与不良预后明显相关。因此，基于改善患者预后这一目标，治疗不应局限于心衰本身，而应同时积极治疗各种并发症。在临床工作中也应积极开展多学科合作，以期为患者制定最佳的治疗方案。

糖尿病或慢性肾脏病可降低机体排泄钾离子的能力，容易引起代谢性酸中毒、电解质紊乱。代谢性酸中毒可通过氢泵（H^+–K^+–ATP 酶）的作用，影响钾离子在细胞内外的分布，从而引起高钾血症的发生，而电解质紊乱如低镁血症可导致钠钾泵（Na^+–K^+–ATP 酶）功能减弱，不仅引起高钾血症，还可导致心肌细胞膜电位不稳定、降低房室结内镁对钙的抑制作用，增加心律失常的风险。当慢性心衰导致长期肾脏低灌注时，肾排钾减少，联合应用肾素 – 血管紧张素 – 醛固酮系统抑制剂（RAASi），以及慢性肾脏病等并发症可导致心衰患者发生高钾血症。轻度高钾血症通常无临床症状，而急性的重度高钾血症则可能引起迟缓性麻痹、致死性心律失常，甚至心脏骤停等严重后果。高钾血症主要影响心肌电生理活动，可表现为心电图改变、传导异常和各种类型心律失常。最初的心电图改变为 T 波高尖和 Q–T 间期缩短，后逐渐出现 QRS 波增宽伴波幅降低、P 波消失，最后 QRS 波显著增宽呈正弦波形。传导异常包括左、右束支传导阻滞，双分支阻滞，甚至高度房室传导阻滞。高钾血症引起的心律失常既可为各种缓慢性心律失常，如房室传导阻滞、窦性心动过缓、甚至窦性停搏等，也可出现快速性心律失常，如窦性心动过速、频发室性期前收缩、室性心动过速和心室颤动。此外，高血钾可以抑制钙内流，影响心肌细胞的兴奋 – 收缩偶联，降低心肌收缩力。高钾血症急性发作通常需要给予急诊处理，以避免发生恶性心律失常等严重并发症，包括以下处理策略。①稳定心肌细胞膜电位：静脉使用钙剂可作为高钾血症的急诊一线处理。②促进细胞外的钾离子向细胞内转运：胰岛素 + 葡萄糖或者碳酸氢钠是常用的治疗方案。③促进钾离子排出体外，主要包括排钾利尿剂、阳离子交换树脂、新型钾离子结合剂和血液净化治疗。

由于高钾血症的临床症状和心电图表现均缺乏诊断特异性，且患者常常无症状，因此，所有慢性心力衰竭患者都应主动定期监测血钾。RAASi、MRA 启动和滴定期间应 1 ~ 2 周监测血钾和肾功能 1 次，达到最大滴定剂量 1 ~ 2 周后复查，之后监测 1 次 / 月，至稳定后 1 次 /3 ~ 6 月。使用袢利尿剂、肾功能不全的患者应更密切监测，建议 1 次 /1 ~ 2 月。对于血钾 > 5 mmol/L 或正在服用有血钾升高风险药物的患者，启动袢利尿剂后应密切监测血钾水平。

心衰患者的管理需要在以患者为中心，以预防疾病发展、控制症状、提升生活质量为目标，以多学科合作为依靠的模式下共同进行，包括对患者的生活方式、药物选择、辅助设备的优化；加强患者自我管理与症状识别方面的教育，提高依从性；定期随访，并根据患者情况灵活调整治疗方案等。

七、参考文献

［1］中国老年医学学会心电及心功能分会，中国医师协会心血管内科分会，中国心衰中心联盟专家委员会. 慢性心力衰竭加重患者的综合管理中国专家共识 2022［J］. 中国循环杂志，2022，37（3）：215–225.

［2］王荣胜，卢院华，陈志，等. 呋塞米不同给药方式对急性心衰合并肾功能异常的

影响［J］. 江西医药，2018，53（11）：1193-1196，1227.

［3］孙君怡，薛睿聪，梁玮昊，等. 慢性心力衰竭的诊疗现状［J］. 自然杂志，2022，44（2）：126-148.

［4］中国医师协会心血管内科医师分会心力衰竭学组，中国心力衰竭患者高钾血症管理专家共识工作组. 中国心力衰竭患者高钾血症管理专家共识［J］. 中华医学杂志，2021，101（42）：3451-3458.

［5］刘佳榛，孙育民，王骏. 血液电解质异常与心力衰竭［J］. 国际心血管病杂志，2021，48（6）：345-348.

（吴　巧）

病例 2　急性乌头碱中毒致严重心律失常

一、基本信息

姓名：朱 ×　　　性别：男　　　年龄：33 岁

过敏史：无。

主诉：误服药酒后感心悸、全身麻木 1^+ 小时。

现病史：入院前 1^+ 小时，患者因腰部疼痛不适误服药酒（乌头泡酒），量约 50 mL，服后感全身麻木不适，伴心悸、头晕，伴恶心，无呕吐，无胸闷、胸部压榨感，无呼吸困难，无腹痛、腹泻，无呕血、黑便，无头痛，无全身肌肉颤抖，无流涎、出汗，无黑蒙、晕厥，无昏迷、抽搐，无大小便失禁。家属立即将患者送入我院，急诊给予“清水洗胃”后送入院。

二、查体

体格检查：体温 36.5 ℃，脉搏 58 次 / 分，呼吸 20 次 / 分，血压 90/58 mmHg，SpO_2 94%。神志清楚，精神差，急性病容，平车推入病房，查体合作，脉搏弱，双侧瞳孔直径约等大等圆，直径约 3 mm，对光反射灵敏，无鼻翼翕动，口唇无发绀，颈软无抗力，气管居中，颈静脉无充盈，双肺呼吸音清晰，未闻及确切干、湿啰音。心界不大，心率 58 次 / 分，律不齐，各瓣膜听诊区未闻及病理性杂音。腹平、软，无压痛，无反跳痛及肌紧张，肝脾未扪及。肠鸣音正常。双下肢无水肿。四肢肌力肌张力正常，生理反射存在，病理征未引出。

专科检查：心前区无隆起，无剑突下搏动，心尖冲动位置正常，位于左锁骨中线内 0.5 cm 第 5 肋间。心界不大，心率 58 次 / 分，律不齐，心音有力，各瓣膜听诊区未及病理性杂音。

辅助检查：随机血糖 6.2 mmol/L。2021 年 1 月 15 日 02：00 入院心电图示，交界性心律，多形性室早，室性心动过速（图 3–20）。2021 年 1 月 15 日 03：00 心电图检查示，窦性心动过速Ⅲ、aVF 可见 q 波 < 0.04 s（图 3–21）；03：30 血常规检查示，白细胞数 7.7×10^9/L，中性粒细胞绝对值 4.98×10^9/L，红细胞数 5.68×10^{12}/L，红细胞比容 49.60 %，血红蛋白浓度 165 g/L，血小板数 172×10^9/L。动脉血气示，酸碱度 7.41，氧分压 80.0 mmHg，二氧化碳分压 36.0 mmHg，实际碳酸氢盐浓度 22.1 mmol/L，标准碳酸氢盐浓度 22.8 mmol/L，血液剩余碱 –1.9 mmol/L，血液缓冲碱 47.0 mmol/L，呼吸指数 0.84，氧合指数 241.0 mmHg，吸氧浓度 33 %。凝血功能正常。肾功、电解。2021 年 1 月 15 日 07：11 心电图示，异位心房节律，频发室上性期前收缩，Ⅲ、aVF 可见 q 波 < 0.04 s。2021 年 1 月 15 日 09：52 心电图示，异位心房节律，Ⅲ、aVF 可见 q 波 > 0.04 s（图 3–22）。血常规示，白细胞数 7.7×10^9/L，中性粒细胞绝对值 4.98×10^9/L，红细胞数 5.68×10^{12}/L，红细胞比容 49.60 %，血红蛋白浓度 165 g/L，血小板数 172×10^9/L；床旁血气分析示，酸碱度 7.383，二氧化碳分压 39 mmHg，氧分压 63 mmHg，碳酸氢盐离子 23.4 mmol/L，剩余碱 –2 mmol/L，氧饱和度 91 %，乳酸 1.53 mmol/L；血胆碱酯酶 11 462.00 U/L。凝血功能、肾功、电解质正常。2021 年 1 月 15 日 09：40 血气分析示，酸碱度 7.389，二氧化碳分压 33.3 mmHg，氧分压 88 mmHg，碳酸氢盐离子 20.1 mmol/L，剩余碱 –5 mmol/L，氧饱和度 97 %，乳酸 1.83 mmol/L。2021 年 1 月 15 日 14：30 肝功示，谷丙转氨酶 86.60 U/L，谷草转氨酶 38.9 U/L，白蛋白 33.8 g/L。血胆碱酯酶 8811.00 U/L。2021 年 1 月 15 日 16：30 心电图示，窦性心律。2021 年 1 月 15 日 16：43 心电图见图 3–23。2021 年 1 月 16 日 09：20 血气分析示，酸碱度 7.436，二氧化碳分压 37.9 mmHg，氧分压 88 mmHg，碳酸氢盐离子 25.5 mmol/L，剩余碱 1 mmol/L，氧饱和度 97 %，乳酸 0.81 mmol/L。2021 年 1 月 17 日胸部 X 线片见图 3–24，心电图见图 3–25，心脏彩超见图 3–26。2021 年 1 月 18 日肾功、大便常规、腹部彩超、心脏彩超正常。电解质无明显异常。肝功示，谷丙转氨酶 61.80 U/L ↑，γ – 谷氨酰转肽酶 50.10 U/L ↑，总蛋白 59.60 g/L ↓，白蛋白 34.2 g/L ↓，前白蛋白 184.00 mg/L ↓。胸片示，①疑双下肺野少许感染。②心影大小未见明显异常。

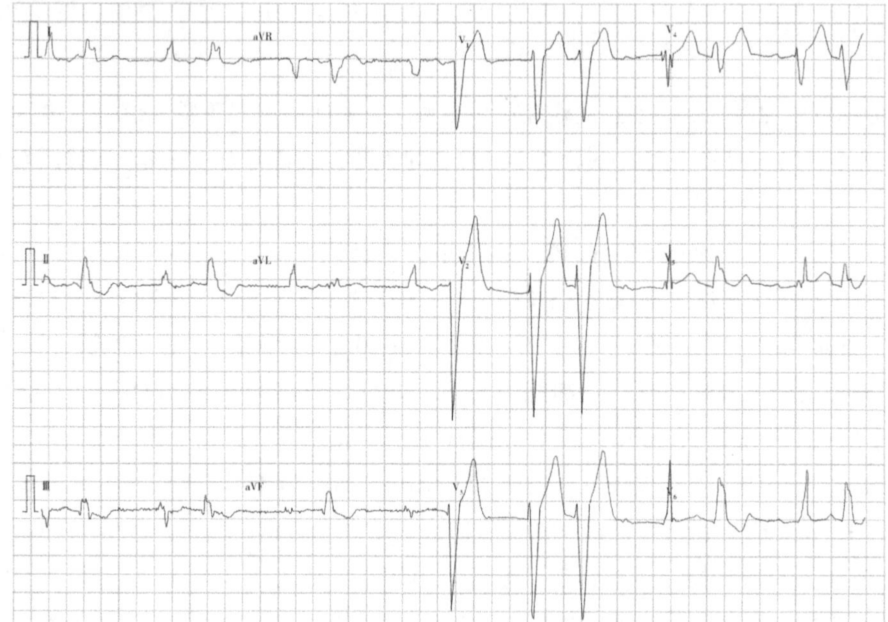

图 3-20　2021 年 1 月 15 日 02：00 入院心电图

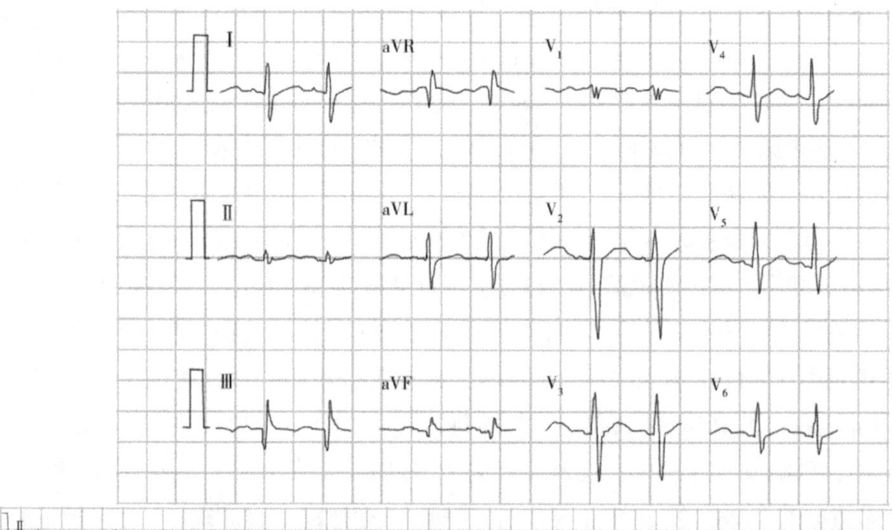

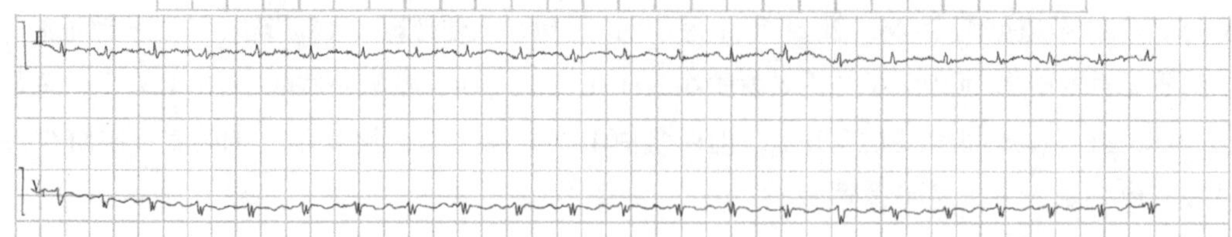

图 3-21　2021 年 1 月 15 日 03：00 心电图

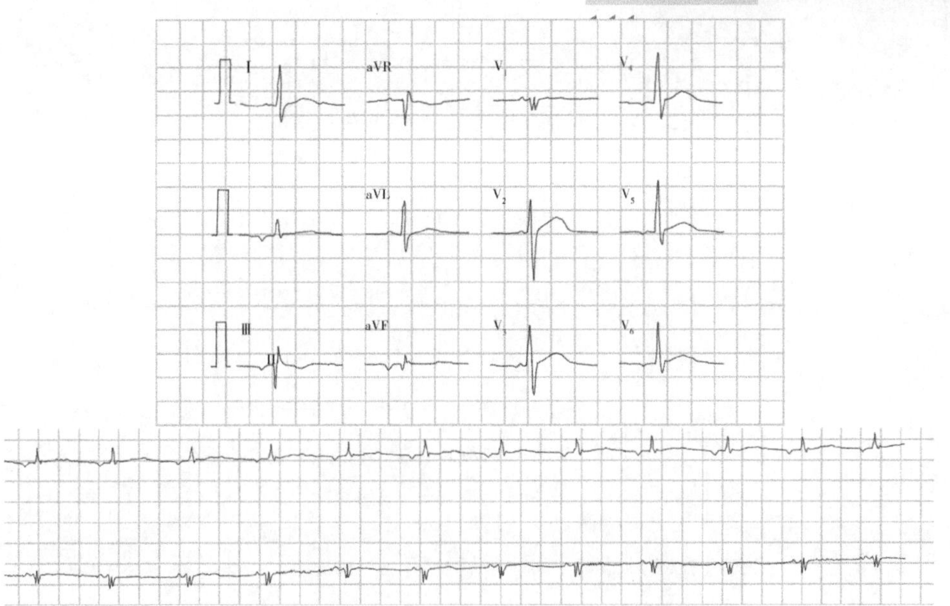

图 3-22　2021 年 1 月 15 日 09：52 心电图

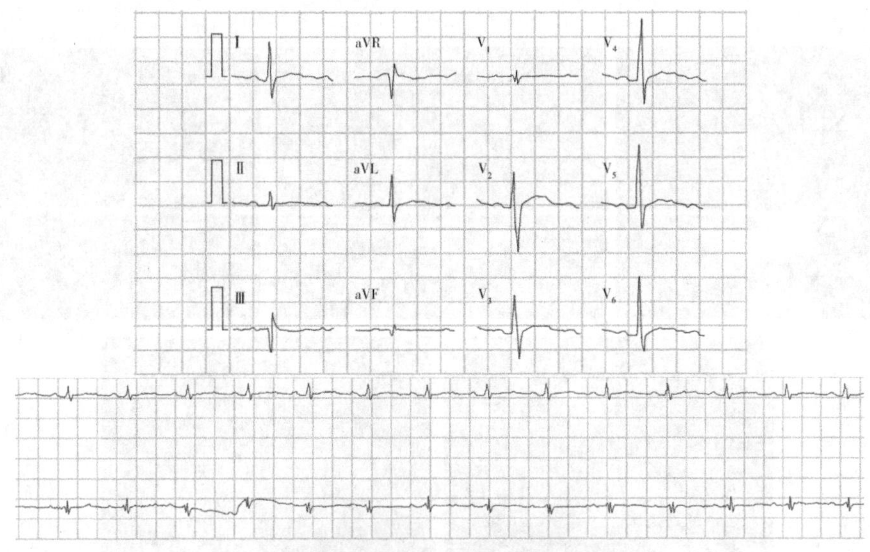

图 3-23　2021 年 1 月 15 日 16：43 心电图

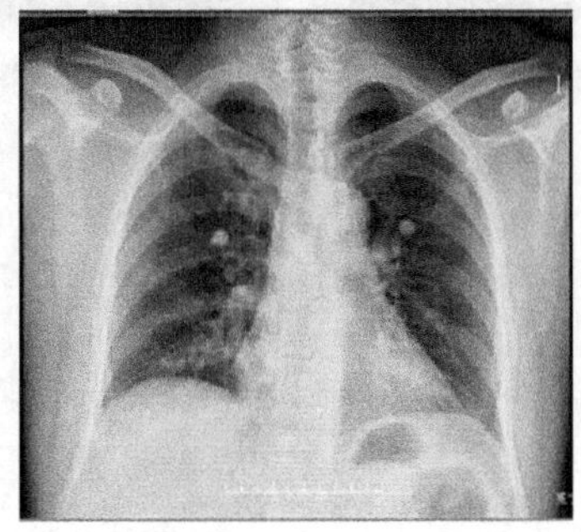

图 3-24　2021 年 1 月 17 日胸部 X 线片检查

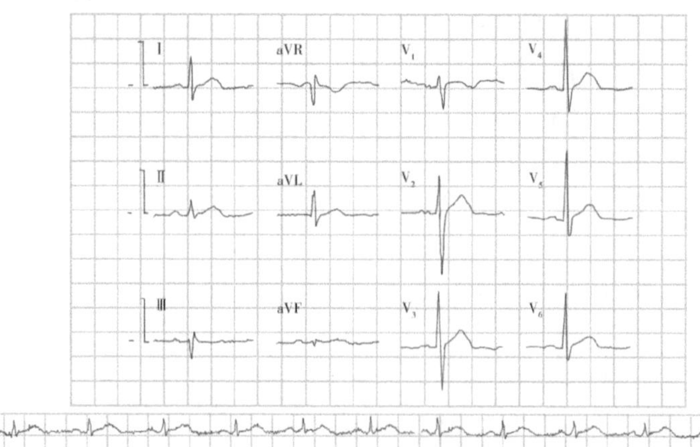

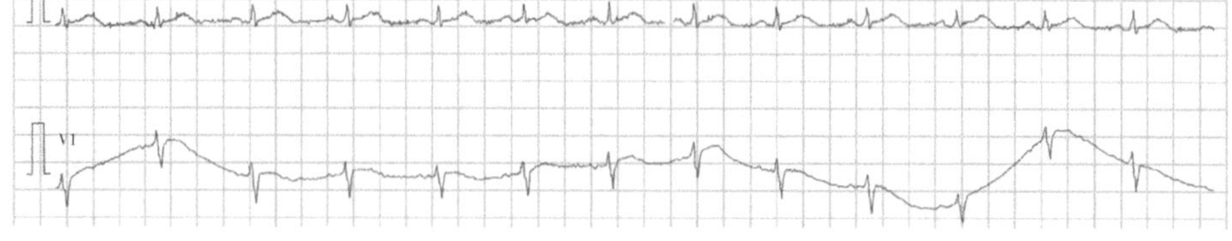

图 3-25　2021 年 1 月 17 日心电图

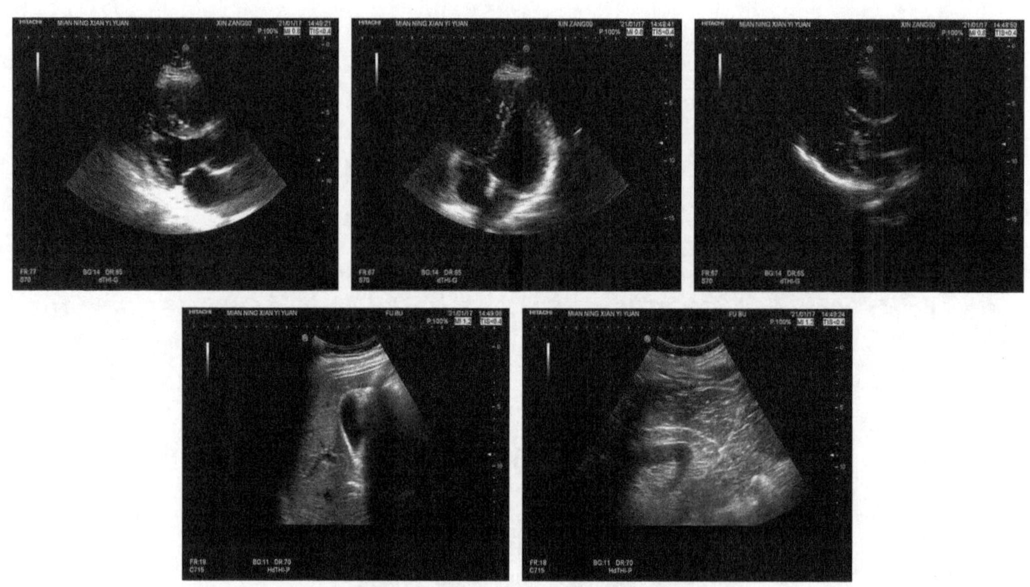

图 3-26　2021 年 1 月 17 日心脏彩超检查

三、诊断

初步诊断：①药物中毒（乌头碱类）。②心律失常，交界性心律，室性心动过速。

鉴别诊断：

（1）急性有机磷中毒：患者恶心、欲吐，但无流涎、出汗、瞳孔变小，患者无服药史，此病依据不足。

（2）食物中毒：患者有恶心、欲吐，无特殊食物食用史，同食者无他人发病，不好考虑该病。

（3）器质性心脏病：患者有心悸，但平素无此类病史，心界不大，心脏各瓣膜区未闻及杂音，此病依据不足。

最终诊断：①急性药物中毒（乌头碱类）。②心律失常，交界性心律，室性心动过速。③中毒性休克。④混合性酸碱平衡失调（代酸合并呼碱）。⑤肝功能异常。⑥低蛋白血症。⑦肺部感染。⑧急性胃黏膜病变。

四、诊疗经过

入院后根据患者病史、体征，初步考虑：①药物中毒（乌头碱类）。②心律失常，交界性心律，室性心动过速。因病情危重，于03：00转入监护室，03：00复查心电图：窦性心动过速，Ⅲ、aVF导联q波。心电监护示，脉搏123次/分，呼吸17次/分，血压126/95 mmHg，SpO_2 98%，监护仪可见频发室性早搏。建立静脉双通道，阿托品及胺碘酮抗心律失常，奥美拉唑抑酸保护胃黏膜，极化液营养心肌，能量合剂补液，呋塞米利尿加速毒物排泄。2021年1月15日03：30血常规、出凝血、肾功、电解质均正常，动脉血气分析提示无明显酸碱失衡。07：15监护示，脉搏86次/分，呼吸19次/分，血压85/48 mmHg，SpO_2 97%。09：52复查心电图示，异位心房节律，Ⅲ、aVF可见q波＜0.04 s，且监护仪可见频发室上性期前收缩。患者血压在80/46 mmHg左右，考虑中毒性休克，加用聚明胶肽注射液扩容、多巴胺升压。09：40血气分析示，酸碱度7.389，二氧化碳分压33.3 mmHg，氧分压88 mmHg，碳酸氢盐离子20.1 mmol/L，剩余碱–5 mmol/L，氧饱和度97%，乳酸1.83 mmol/L，患者存在代酸并呼碱，考虑混合性酸碱平衡失调。13：40局麻下经右股静脉置管后行血液灌流治疗（共2小时，灌流器YTS–160，血流量180 mL/min，依诺肝素60 mg静推抗凝。14：30肝功能示，谷丙转氨酶86.60 U/L，谷草转氨酶38.9 U/L，白蛋白33.8 g/L，血胆碱酯酶8811.00 U/L，患者肝功能异常、低蛋白血症，考虑药物中毒所致，加用复方甘草酸单铵S保肝治疗。16：43复查心电图示，窦性心律，将阿托品减量为0.5 mg，q6 h静脉注射。2021年1月16日09：20血气分析示，酸碱度7.436，二氧化碳分压37.9 mmHg，氧分压88 mmHg，碳酸氢盐离子25.5 mmol/L，剩余碱1 mmol/L，氧饱和度97%，乳酸0.81 mmol/L，酸碱失衡较前有好转，15：15行第二次血液灌流治疗。生命体征平稳后于2021年1月17日转出ICU。1月18日肾功、大便常规、腹部彩超、心脏彩超均正常。电解质无明显异常。肝功示，谷丙转氨酶61.80 U/L↑，γ–谷氨酰转肽酶50.10 U/L↑，总蛋白59.60 g/L↓，白蛋白34.2 g/L↓，前白蛋白184.00 mg/L↓，较前好转。胸片示：①疑双下肺野少许感染。②心影大小未见明显异常。患者有咳嗽、咯痰，完善痰培养，加用头孢他啶抗感染，阿托品减量。病情好转，于2021年1月25日出院。

五、出院情况

患者无全身麻木，心悸、头晕好转，无恶心、呕吐、胸闷等，咳嗽好转。查体：体温36.5℃，脉搏86次/分，呼吸20次/分，血压120/80 mmHg，SpO_2 94%。双侧瞳孔直径约等大等圆，直径约3 mm，对光反射灵敏。口唇无发绀，颈静脉无充盈，双肺呼吸音清晰，未闻及确切干、湿啰音。心界不大，心率86次/分，律齐，各瓣膜听诊区未闻及病理性杂音。全腹无压痛，无反跳痛及肌紧张，肝脾未扪及。双下肢无水肿。

六、讨论

乌头属植物是一类非常重要的药用植物，用作中药已有约2000年的历史。我国约有200种，多数分布于四川西部、云南北部，以及西藏东部的高山地带；2015版中国药典中收载了附子、川乌、草乌等乌头属植物。川乌为毛茛科植物乌头属乌头（Aconitum carmichaelii Debx）的母根，由于四川所产的乌头个头大、质量优，故称为川乌。川乌具有多种功效，可用于治疗晕厥、癫痫、类风湿性关节炎、心衰、肿瘤、腹泻、水肿、支气管哮喘，以及月经不调等疾病。我国民间一直广泛使用草乌、川乌、附子、雪上一枝蒿等乌头碱类中药炖肉食、泡酒饮用及治疗风湿性关节炎、跌打损伤、腰痛等疾病，但因炮制不当自服、误服等常发生中毒甚至死亡。乌头碱的治疗窗窄，药效与毒性并存，限制了乌头属植物的临床应用。它具有强烈的毒性，口服纯乌头碱0.2 mg即可中毒，3 ~ 4 mg可致死。乌头碱中毒的临床表现为恶心呕吐、腹痛、腹泻、大小便失禁、出汗、流涎、心悸、胸闷、口舌及全身麻木、血压下降、抽搐等。乌头碱中毒可引起多种类型的心律失常，甚至致死性恶性心律失常。80% ~ 100%乌头碱中毒患者会发生心律失常，是中毒患者主要的死亡原因。患者心电图表现为多型性和多种类型心律失常并存，以室性心律失常最为常见。

乌头碱中毒患者根据其服药史，结合神经系统、消化道症状及典型的心电图特点，易做出诊断。目前尚缺乏可靠的解毒药物，除尽快催吐、洗胃、导泻等清除毒物外，关键在于及时、有效地纠正心律失常，扩容，稳定心肌细胞，维持生命体征稳定。乌头碱中毒所致心律失常的特点为多样易变，应在心电监护下，依其心律失常的类型选择药物，采取相应措施。胺碘酮是Ⅲ类抗心律失常药物，兼具有Ⅰ、Ⅱ、Ⅳ类抗心律失常药物的电生理作用，因此具有广泛的抗心律失常作用。阿托品能够迅速对抗迷走神经过度兴奋，解除乌头碱对窦房结和房室结的抑制作用，在提高窦房结节律的同时，对心肌异位兴奋点可产生一定的抑制作用，故阿托品是救治乌头碱中毒致心律失常的基础用药。阿托品可用于显著窦缓、房室传导阻滞等缓慢性心律失常，对于房性心动过速、室性心动过速等快速型心律失常亦适用。阿托品在治疗缓慢型心律失常时可单独使用，如患者出现室早、室性心动过速等心律失常时常与胺碘酮、利多卡因等药物联合使用。血液灌流是将患者的血液引入装有固态吸附剂的灌流器中，通过吸附作用，清除血液中透析不能清除的外源性或内源性毒素、药物或代谢废物的一种血液净化技术。临床研究也证实，乌头碱中毒患者出现药物难以控制的心律失常时，可以选择血液灌流，早期应用可迅速纠正心律失常，使心电图恢复正常，疗效显著。在进行血液灌流时，应至少持续性进行 2 小时，可以清除血液中 76% ~ 80% 的毒物，对于病情较严重的患者，可能已经出现脑水肿、肺水肿、深昏迷等，也可采用此种净化模式来挽救，既可保证毒物被彻底清除，还可以减轻脑水肿，改善患者的肺水肿，改善心脑功能，维持机体内环境的稳定，降低患者的死亡率。若患者出现水钠潴留、充血性心衰、电解质紊乱、肾衰竭、严重全身炎症反应，单纯血液灌流不能纠正患者内环境紊乱，也不能清除中毒致肾功能衰竭患者体内的肌酐，而联合血液透析或连续性静脉血液滤过治疗可以弥补这一点。临时心脏起搏是一种非永久性植入起搏电极导线的临时性或暂时性人工心脏起搏术。起搏电极导线放置时间通常为 2 周以内，起搏器均置于患者体外，待达到诊断、治疗和预防目的后随即将起搏电极导线撤出，如仍需继续起搏治疗则需要考虑置入永久性心脏起搏器。临时起搏技术可通过发放阈上脉冲刺激，提高心率缓慢患者的心率，或抑制心动过速兴奋灶（即超速抑制），控制或终止严重的心律失常。如果心脏原有的起搏点丧失起作用而使冲动形成受扰，或者心脏固有的传导系统不能正常工作（如：窦性停止、窦房传导阻滞、窦性心动过缓或某心房、心室出现异位节律，以及心动过速等），起搏器能帮助心脏恢复、接近正常功能。临时起搏技术对转复乌头碱致严重心律失常具有较高的成功率，为急性乌头碱中毒致心律失常提供了新的治疗方法，具有广阔的应用前景。ECMO 具有替代人体肺脏和心脏的功能，可以对重度心肺功能衰竭患者进行长时间心肺支持，为危重症的抢救赢得宝贵的时间。近年来随着 ECMO 广泛应用于临床，急危重症患者救治成功率不断提高，为重度乌头碱中毒治疗提供新的方向。乌头碱中毒合并重度心律失常常常引起呼吸循环衰竭，而 ECMO 可以为危重症患者提供长时间呼吸支持和循环支持，应用 ECMO 可以为抢救乌头碱中毒赢得时间。

综上，乌头碱中毒所致心律失常是临床上常见的危急重症，严重时可致患者死亡，提高对心律失常的处置能力已成为急性乌头碱中毒救治中的关键环节。轻、中度中毒患者合理应用阿托品、利多卡因、胺碘酮等药物，可有较好的治疗效果；重度中毒合并恶性心律失常可根据患者的不同情况，选择应用 β 受体阻滞剂、血液净化疗法、临时起搏器、ECMO 技术等治疗措施。临时起搏器能有效逆转恶性心律失常，联合药物抗心律失常能达到事半功倍的效果，在乌头碱中毒中应用前景广阔；ECMO 技术能维持患者的呼吸和循环，帮助患者度过危险时期，也能为临床实施血液净化疗法、临时起搏器等手段提供保障。但一般发生乌头碱中毒的患者首先在基层医院进行救治，ECMO 技术的使用也受到一定限制。

为避免急性乌头碱中毒致心律失常对患者的不利影响，须通过有效预防与控制措施来降低其危害影响。如可通过向当地居民宣传和讲解乌头的毒性，避免将其作为食品食用，避免饮用川乌酒等。对因误服中草药泡酒出现口、舌及四肢麻木的患者，应优先考虑乌头碱中毒可能，须按乌头碱中毒流程处理；遵医嘱将附子作为中药饮片煎煮服用；对疑似乌头碱中毒，但现场不具备胃管洗胃条件者，可通过口服洗胃，及时、尽可能多地清除有毒物质，降低因乌头碱中毒致心律失常的风险与不利影响。

七、参考文献

[1] 简思刚，刘鑫，张勇. 川乌心血管系统毒性的研究进展［J］. 中国现代应用药学，2019，36（14）：1850-1855.

[2] 张伟，李芳，刘志文，等. 急性乌头碱中毒致心律失常的治疗方法应用进展［J］. 山东医药，2022，62（12）：91-94.

[3] 谭转志. 急性乌头碱中毒致心律失常发病特点及救治体会［J］. 临床合理用药杂志，2018，11（6）：88-89.

[4] 张舒涵，李晋奇. 乌头碱心脏毒性作用机制的研究进展［J］. 中西医结合心脑血管病杂志，2018，16（10）：1366-1370.

[5] 刀院东. 乌头碱中毒致严重心律失常的急诊抢救方法分析［J］. 世界复合医学，2021，7（1）：43-45.

（吴 巧）

病例 3　冠状动脉粥样硬化性心脏病

一、基本信息

姓名：万 × ×　　　性别：男　　　年龄：56 岁

过敏史：无。

主诉：胸闷 4 天，加重 2 天。

现病史：4 天前无明显原因出现胸闷，无胸痛，无发热，咳嗽无痰，乏力，食欲缺乏。夜间睡眠差，平卧位胸闷明显，坐起后能改善。2 天前夜间 10 时许胸闷加重，拨打 120 来院，查胸部 CT 示：双肺水肿，双侧胸腔积液，左心增大，考虑心功能不全。心肌梗死三项未见异常。给予强心利尿药物治疗后，患者拒绝住院。今在家人陪同下再次来院求治，急诊查心电图示频发室性早搏，所见情况：节段性室壁运动异常，左心增大，二、三尖瓣少量反流，左心功能减低，联系心内三科、心内一科会诊，以“心衰、冠心病”收入院。发病以来，神志清楚，精神尚可，进食差，睡眠差，体力下降，大小便正常。

既往史：糖尿病 15 年余，平素服用二甲双胍及其他药物治疗，血糖控制在空腹

7 ~ 8 mmol/L，高血压 15 年余，口服硝苯地平缓释片，血压平素控制不详，近两日未服用。

既往史：平素身体一般，银屑病 30 余年，2010 年 3 月于外院行冠脉搭桥术，否认“肾炎”病史，否认“肝炎”“结核”等传染病史，否认外伤史，无输血史，系统回顾无其他异常，预防接种随当地进行。

二、查体

体格检查：体温 36.5℃，脉搏 99 次 / 分，呼吸 20 次 / 分，血压 145/52 mmHg。发育正常，营养中等，神志清楚，精神尚可，半卧位，平车推入病房，查体合作。全身皮肤黏膜无黄染、出血点、蜘蛛痣，躯干及四肢见散在干痂、色素沉着，全身浅表淋巴结无肿大及压痛。头部无畸形，眼睑无水肿、下垂及闭合不全，巩膜无黄染，结膜无充血水肿，角膜透明，双侧瞳孔等大等圆，直径约为 2 mm，对光反射灵敏，眼球活动自如，耳郭正常，无畸形，外耳道通畅，无异常分泌物，鼻外形正常，无畸形，无鼻翼翕动，双侧鼻腔通畅，无异常分泌物及出血，口唇略显发绀，伸舌居中，口腔黏膜无异常，扁桃体无肿大，咽部无充血水肿，咽反射正常。颈软，无抵抗，未见颈静脉怒张，颈动脉搏动正常，未闻及明显血管杂音，气管居中，甲状腺正常，无肿大，未触及明显震颤，未见包块。胸廓对称无畸形，胸部正中见陈旧性纵行手术瘢痕，胸骨无压痛，肋间隙正常，呼吸运动两侧对称，语颤两侧对称，未触及胸膜摩擦感，两肺呼吸音粗，未闻及干、湿性啰音。心前区无隆起，心尖冲动不能明视，未触及震颤，心率 90 次 / 分，心律不规则，闻及早搏，心音正常，心脏各瓣膜听诊区未闻及病理性杂音。腹部平坦，全腹柔软，全腹无压痛及反跳痛，未触及腹部包块，肝脾肋下未触及，双肾区无叩痛，移动性浊音阴性，肠鸣音正常。肛门与直肠及生殖器未查。脊柱生理弯曲存在，无病理性畸形，活动度正常。四肢无畸形，活动自如，双下肢无明显水肿。生理反射存在，病理反射未引出。

辅助检查：2021 年 5 月 28 日本院胸部 CT 检查示，双肺水肿，双侧胸腔积液，左心增大，考虑心功能不全。右肺上叶胸膜下小结节，大小约 0.5 cm × 0.3 cm，胸骨术后改变，冠脉搭桥术后，主动脉及冠脉硬化，肝尾状叶钙化灶，脾内钙化灶，胆囊多发结石。2021 年 5 月 28 日本院心脏超声检查示，节段性室壁运动异常，左心增大，二、三尖瓣少量反流，左心功能减低。本院心电图检查示，①窦性心律。②频发室性早搏。③完全性右束支传导阻滞。④ ST–T 改变。

三、诊断

初步诊断：①冠状动脉粥样硬化性心脏病，冠状动脉搭桥术后状态，心律失常，心功能不全。②胸腔积液。③ 2 型糖尿病。④原发性高血压。⑤胆囊结石。⑥孤立性肺结节。

鉴别诊断：

（1）病态窦房结综合征：可继发于冠心病、心肌病、心肌炎引起的窦房结或周围组织的炎症缺血或纤维化，导致起搏功能及传导障碍而引起心律失常的临床综合征，可表现为窦性停搏，可有胸闷、乏力、头晕、晕厥、黑蒙等表现。

（2）心肌炎：病毒性心肌炎多继发于柯萨奇 B 病毒感染，临床症状多不典型，可表现为发热、心动过速及心衰体征，少数患者可表现为缓慢性心律失常，IgG 滴度在 4 ~ 6 周时间内增长 4 倍表示有急性感染，可有心肌酶和肌钙蛋白阳性表现，心电图可表现为窦性心动过速、广泛 ST–T 改变、Q–T 间期延长、低电压，急性心肌梗死和传导阻滞也可出现。

（3）急性心肌梗死：与心绞痛相比，胸痛程度重，持续时间长，硝酸甘油效果不佳，有 ECG 及心肌酶的动态序列变化。该患者无上诉表现，不支持该诊断。

（4）急性肺栓塞：可发生胸痛、咯血、呼吸困难及休克症状。体检有右心负荷急剧增加表现，如发绀、肺动脉瓣区第二心音亢进、颈静脉充盈、肝大、下肢水肿等，D– 二聚体增高，纤溶亢进。心电图有典型的右室负荷加重 Ⅰ 导联 S 波加深，Ⅲ 导联 Q 波显著、T 波倒置，胸导联过渡区左移等改变，肺通气灌注扫描可以确诊。

（5）急性心包炎：持久而剧烈的心前区疼痛伴心包摩擦音，伴发热，伴咳嗽。除 AVR 外，其他多数导联 S–T 段弓背向下型抬高，T 波倒置，无 Q 波。此患者无此表现，可除外此病。

最终诊断：①冠状动脉粥样硬化性心脏病，冠状动脉搭桥术后状态，心律失常，心功能不全。②胸腔积液。③ 2 型糖尿病。④原发性高血压。⑤胆囊结石。⑥孤立性肺结节。

四、诊疗经过

患者由急诊入住我院 EICU 病区，经无创呼吸机辅助呼吸、胸腔穿刺引流、血管活性药物、利尿药物应用后，病情较前好转转入我科，与家属沟通病情，告知其终末期心衰病情；于我科给予调整预后、利尿、改善循环等药物应用后，患者自觉症状好转；心电监护示频发室早、短阵室速，符合 ICD 植入指征，与家属沟通治疗方案，家属考虑后拒绝 ICD 植入，要求强化药物治疗；查冠脉 CTA 提示：三支血管病变，LIMA 桥血管近段重度狭窄，AO–OM 开口处重度狭窄；患者于今晨突发意识丧失，心电监护提示：室速、室颤，给予非同步直流电复律后可恢复自主心律，期间反复出现心脏停搏，给予阿托品、肾上腺素、间羟胺等药物应用后，逐渐恢复窦性心律；患者病情危重，需转我院 ICU 进一步治疗，请 ICU 医师会诊后，同意转科，签署知情同意书后，转 ICU 治疗。转入 ICU 后给予气管插管接呼吸机辅助呼吸、抗感染、深镇静、控制心室率、抑制交感风暴、补钾、补镁及对症治疗，维持血钾在 4.5 ~ 5.5 mmol/L。患者痰多，给予支气管镜下吸痰。治疗后患者呼吸机参数不高，自主呼吸可，给予拔除气管插管，给予鼻导管吸氧，血氧饱和度维持在 97% 以上。2021 年 6 月 16 日 22：35 患者心电监测显示突发室颤，患者血压较前稍下降，呼吸较前费力。立即行非同步 300 J 电除颤一次，窦性心律未恢复，给予心脏按压，静脉推注肾上腺素 1 mg，再次电除颤一次，患者窦性心律恢复，监测血压较前无明显下降，患者呼吸困难，给予经口气管插管机械辅助呼吸。2021 年 6 月 17 日 00：35 出现自主心率消失，血压无法测出，双侧瞳孔散大固定，立即给予持续胸外按压、肾上腺素推注，停用胺碘酮、艾司洛尔、咪达唑仑泵入，患者复苏效果差，抢救 55 分钟无自主心率恢复，双侧瞳孔散大固定，直径约 5 mm，对光反射消失，心电图呈一条直线，于 2021 年 6 月 17 日 01：30 宣告临床死亡。

五、出院情况

患者死亡。

六、讨论

患者冠心病，查冠脉 CTA 提示：三支血管病变，LIMA 桥血管近段重度狭窄，AO-OM 开口处重度狭窄；心电图示频发室早、短阵室速，符合 ICD 植入指征，与家属沟通治疗方案，家属考虑后拒绝 ICD 植入，要求强化药物治疗，转入 ICU 后给予气管插管接呼吸机辅助呼吸、抗感染、深镇静、控制心室率、抑制交感风暴、补钾、补镁及对症治疗，维持血钾在 4.5 ~ 5.5 mmol/L。给予艾司洛尔控制心室率，效果差，给予联合胺碘酮后患者心室率控制在 80 次 / 分以下，患者恶性心律失常得到控制。

（葛保国）

病例 4　暴发性心肌炎

一、基本信息

姓名：张 × ×　　　性别：女　　　年龄：20 岁

过敏史：无。

主诉：感冒伴胸前区疼痛不适 3 天，加重 1 天。

现病史：3 天前患者无明显诱因出现感冒，伴头痛、喉咙干痛、少量清鼻涕，伴心前区疼痛不适，疼痛不向远处转移，无胸闷、气喘、大汗等。1 天前至当地卫生院按“感冒”治疗（具体药物不详），效果欠佳。今晨患者晨起时，头晕及胸前区疼痛不适较前加重，伴胸闷、恶心、呕吐，呕吐物为胃内容物。至当地卫生院后建议转至上级医院治疗。遂来我院，至我院急诊科时患者呈窦性心律，心率约 40 次 / 分，血压 70/40 mmHg，给予异丙肾上腺素配 250 mL 生理盐水后静脉滴注，心率逐渐升至 80 次 / 分，血压升至 90/60 mmHg。行血常规示，白细胞 4.82×10^9/L，中性粒细胞百分比 79.7%，红细胞 4.69×10^{12}/L，血红蛋白 136 g/L，血小板分布宽度 12 fL。BNP 前体 1855；肌酸激酶同工酶 > 80，肌红蛋白 131，肌钙蛋白 I 1.29。生化检查示，尿素氮 10.47 mmol/L，总胆红素 10.3 μmol/L，球蛋白 34.80，白蛋白 42.5 g/L，总蛋白 77.3 g/L，二氧化碳结合率 19.1 mmol/L，钾 3.94 mmol/L。急诊以“暴发性心肌炎”收住我科。患者发病以来，神志清楚，精神尚可，饮食差，睡眠差，体力下降，大小便正常。

既往史：平素体健，否认高血压、糖尿病、肾炎、冠心病病史；否认肝炎、结核等传染病史；否认外伤史，否认手术史，无输血史；系统回顾无其他异常，预防接种随当地进行。

二、查体

体格检查：发育正常，营养中等，神志清楚，精神尚可，自动体位，平车推入病房，查体合作。全身皮肤黏膜无黄染、出血点、蜘蛛痣及皮疹，全身浅表淋巴结无肿大及压痛。头部无畸形，眼睑无水肿、下垂及闭合不全，巩膜无黄染，结膜无充血水肿，角膜透明，双侧瞳孔等大等圆，直径约为 3.5 mm，对光反射灵敏，眼球活动自如，耳郭正常，无畸形，外耳道通畅，无异常分泌物，鼻外形正常无畸形，无鼻翼翕动，双侧鼻腔通畅，无异常分泌物及出血，口唇稍发绀，面色苍白，无皲裂及色素沉着，伸舌居中，口腔黏膜无异常，扁桃体无肿大，咽部无充血水肿，咽反射正常。颈软，无抵抗，未见颈静脉怒张，颈动脉搏动正常，未闻及明显血管杂音，气管居中，甲状腺正常，无肿大，未触及明显震颤，未见包块。胸廓对称无畸形，胸骨无压痛，肋间隙正常，呼吸运动两侧对称，语颤两侧对称，未触及胸膜摩擦感，两肺呼吸音清，未闻及干、湿性啰音。心前区无隆起，心尖冲动不能明视，未触及震颤，心率 54 次 / 分，心律规则，心音正常，心脏各瓣膜听诊区未闻及病理性杂音。腹部平坦，全腹柔软，全腹无压痛及反跳痛，未触及腹部包块，肝脾肋下未触及，双肾区无叩痛，移动性浊音阴性，肠鸣音正常。肛门与直肠及生殖器未见明显异常。脊柱生理弯曲存在，无病理性畸形，活动度正常。四肢无畸形，四肢冰凉，双下肢无明显水肿。生理反射存在，病理反射未引出。

专科检查：口唇及四肢稍发绀，面色苍白，皮肤无皲裂及色素沉着，呼吸运动两侧对称，语颤两侧对称，未触及胸膜摩擦感，两肺呼吸音清，未闻及干、湿性啰音。

辅助检查：2022 年 1 月 6 日本院心肌酶检查示，BNP 前体 1855；肌酸激酶同工酶 > 80，肌红蛋白 131，肌钙蛋白 I 1.29。2022 年 1 月 6 日本院血常规检查示，白细胞 4.82×10^9/L，中性粒细胞百分比 79.7%，淋巴细胞百分比 16.6%，嗜酸性粒细胞百分比 0.0%，嗜酸性粒细胞计数 0，红细胞 4.69×10^{12}/L，血红蛋白 136 g/L，血小板 285×10^9/L，大型血小板比率 28%，血小板压积 0.30，平均血小板体积 11 fL，血小板分布宽度 12 fL。2022 年 1 月 6 日本院凝血功能检查示，凝血酶原时间 13.40 s，凝血酶原活动度 75.80%，凝血酶原时间比率 1.18，国际标准化比值 1.18，活化部分凝血活酶时间 30.90 s，纤维蛋白原 2.46 g/L，凝血酶时间 18.00 s，D- 二聚体测定 0.98 mg/L FEU，纤维蛋白降解产物 2.5 mg/L。2022 年 1 月 6 日于本院急诊行超声检查，患者检查过程中心律失常，检查示，①各房室腔内径正常。②左室壁厚度正常，运动幅度未见明显异常。③二尖瓣形态正常，开放可，关闭欠佳，余瓣膜形态、结构及运动未见明显异常。④主动脉、肺动脉未见明显异常。⑤心包腔无积液。CDFI：收缩期二尖瓣可见少量反流信号。

三、诊断

初步诊断：①暴发性心肌炎。②心律失常。③心源性休克。

鉴别诊断：

（1）主动脉夹层：多有高血压病史，发病急骤，表现为运动后突然出现的心前区或胸骨后撕裂样痛或剧烈的烧灼痛，放散至头、颈、上肢、背、中上腹甚至下肢，夹层累及部位可闻及血管杂音，X 线可见主动脉阴影进行性加宽，主动脉 MRI 可见夹层动脉瘤。

（2）支气管哮喘：常有家族史或过敏史，多以接触变应原、冷空气、呼吸道感染等为诱因，主要症状为反复性的喘息、胸闷、呼吸困难或咳嗽，多数人可自行缓解，给予支气管舒张药治疗可缓解，发作时听诊双肺可闻及哮鸣音，支气管舒张试验或激发试验可辅助诊断。

（3）肺脓肿：起病急，有高热、咳嗽，咳大量脓臭痰，胸痛、咯血等症，患侧可闻及湿啰音，周围血象高，抽液检验为脓性，胸片见浓密炎症阴影，中有气液平面。

（4）肺结核：起病缓慢，病程长，可有长期咳嗽、午后低热、乏力、盗汗、食欲减退或有反复咯血，多于上肺部闻及干、湿啰音，X 线显示空洞或结节状病灶，痰中可找到结核分枝杆菌。

（5）流行性感冒：具有流行病史，发热、全身关节酸痛、乏力等全身中毒症状严重，外周血象不高，病毒分离可协助诊断。

（6）心绞痛：表现为发作性胸闷、胸痛，胸痛多为压榨样，可伴大汗及放射痛，每次持续数分钟，休息或舌下含服硝酸甘油片可缓解，与患者症状不相符。

（7）急性心包炎，尤其是急性非特异性心包炎可有较剧烈而持久的心前区疼痛，但心包炎的疼痛与发热同时出现，呼吸和咳嗽时加重，早期即有心包摩擦音，发热和疼痛在心包腔出现渗液时均消失，全身症状一般不如 MI 严重，心电图除 aVR 外，其余导联均有 S-T 段弓背向下的抬高，T 波倒置，无异常 Q 波出现。

（8）肋间神经痛和肋软骨炎：疼痛常累及 1 ~ 2 个肋间，但并不一定局限在胸前，为刺痛或灼痛，多为持续性，而非发作性，咳嗽、用力呼吸和身体转动可使疼痛加剧，沿神经行径处有压痛，手臂上举活动时局部有牵拉疼痛，目前与患者临床表现不符，暂除外。

最终诊断：①暴发性心肌炎。②心律失常。③心源性休克。

四、诊疗经过

入院后患者呼吸微弱，给予气管插管，呼吸机辅助呼吸；血压低，给予血管活性药物应用维持血压；定时给予抗病毒、抗感染、丙种球蛋白、激素应用、抑酸、脏器支持、营养支持等治疗，患者病情逐渐好转出院。

五、出院情况

患者神志清，精神可，饮食睡眠可，鼻导管吸氧 3 L/min，氧饱和度在 98% 以上，持续有创血压监测。24 小时尿量 2000 mL。查体：体温 36.4℃，脉搏 78 次 / 分，血压 112/63 mmHg；两肺呼吸音清，未闻及干、湿性啰音。心前区无隆起，心尖冲动不能明视，未触及震颤。听诊：心率 78 次 / 分，心律规则，心音正常，心脏各瓣膜听诊区未闻及病理性杂音。四肢无畸形，双下肢无水肿。

六、讨论

（1）暴发性心肌炎随机研究资料极少，以病毒性暴发性心肌炎最为常见。急性期一般持续 3 ~ 5 天。主要特点是起病急骤，病情进展极其迅速，患者迅速出现血流动力学异常以及严重心律失常，可伴有呼吸衰竭和肝肾功能衰竭。早期病死率高，但一旦度过急性危险期，长期愈后良好；本病例诊断明确后，严格依据《成人暴发性心肌炎诊断与治疗的中国专家共识》，按照指南推荐的诊疗方案及时抢救，患者得到了很好的治疗，最终痊愈出院。回访示愈后良好。

（2）暴发性心肌炎的病理生理改变主要为心肌细胞水肿、凋亡和坏死、炎症细胞浸润。

（3）诊断：一般将暴发性心肌炎定义为急骤发作且伴有严重血流动力学障碍的心肌炎症性疾病，因此暴发性心肌炎更多是一个临床诊断，而非组织学或病理性诊断，因而诊断需要结合临床表现、实验室检查及影像学检查综合分析。当发现发病突然，有明显病毒感染的前驱症状，尤其是全身乏力、不思饮食继而迅速出现严重的血流动力学障碍、实验室检查显示心肌严重受损、超声心动图可见弥漫性室壁运动减弱等，即可临床诊断暴发性心肌炎。

（4）治疗：一般治疗（严格卧床休息、营养支持等），普通治疗（营养心肌、减轻心脏负荷、保护胃黏膜等），抗感染、抗病毒、糖皮质激素、丙种球蛋白、血浆、血液净化、生命支持（主动脉内球囊反搏、体外膜氧合器、呼吸机辅助呼吸、临时起搏器等）。

（葛保国）

第四章　消化内科急危重症

第一节　重症急性胰腺炎

急性胰腺炎是常见的急腹症之一，为壶腹、胆总管、胰头肿瘤或肿瘤压迫导致胰管阻塞、胰管内压力骤然增高和胰腺血液淋巴循环障碍等引起胰腺消化酶对其自身消化的一种急性炎症。急性出血坏死型胰腺炎占 2.4% ~ 12%，其病死率很高，达 30% ~ 50%。本病误诊率高达 60% ~ 90%。

一、病理分类

1. 秦保明分类法

①急性水肿型胰腺炎。②急性出血型胰腺炎。③急性坏死型胰腺炎。④急性坏死出血型胰腺炎（出血为主）。⑤急性出血坏死型胰腺炎（坏死为主）。⑥急性化脓性胰腺炎。此分类不实用，因为临床难以取得病理形态学证实。

2. 亚特兰大分类（1992 版）

①急性间质性胰腺炎（轻型急性胰腺炎）。②急性坏死性胰腺炎（重型急性胰腺炎）。

二、病因

1. 共同通道梗阻

约 70% 的人胆胰管共同开口于 Vater 壶腹，由于多种原因（包括壶腹部肿瘤压迫）而阻塞，造成 Oddi 括约肌炎性狭窄，或胆系结石及其炎症引起括约肌痉挛水肿，或十二指肠乳头炎、开口纤维化，或乳头旁十二指肠憩室等，均使胆汁不能通畅流入十二指肠内，而反流至胰管内，使胶管内压升高，致胰腺腺泡破裂，胆汁、胰液及被激活的胰酶渗入胰实质中，具有高度活性的胰蛋白酶进行“自我消化”，发生胰腺炎。

2. 手术

手术后胰腺炎占 5% ~ 10%，其发生可能为：①外伤或手术直接损伤胰腺组织及腺管，引起水肿、胰管梗阻或血供障碍。②外伤或手术中如有低血容量性休克，胰腺血液灌注不足，或有微血栓形成。③手术后胰液内胰酶抑制因子减少。④ ERCP 检查时，注射对比剂压力过高可引起胰腺损伤，出现暂时性高淀粉酶血症或急性胰腺炎。⑤器官移植后排斥反应和免疫抑制剂的应用也可诱发。

3. 血管因素

实验证实，向胰腺动脉注入 8 ~ 12μm 颗粒物质堵塞胰腺终末动脉，可导致急性出血坏死型胰腺炎。可见，胰腺血运障碍时可发生本病。当被激活的胰蛋白酶逆流入胰间质中，即可使小动脉高度痉挛、小静脉和淋巴管栓塞，从而导致胰腺坏死。

4. 感染因素

腹腔、盆腔脏器炎症感染，可经血流、淋巴或局部浸润等扩散引起胰腺炎。

5. 其他因素

高血钙、甲状旁腺亢进、某些药物（如皮质激素、氢氯噻嗪、雌激素等）及遗传因素、精神因素等，均可诱发本病。

三、病理

轻型急性胰腺炎的主要变化为胰腺局限或弥散性水肿、肿大变硬、表面充血、包膜张力增高。镜下可见腺泡、间质水肿，炎性细胞浸润，少量散在出血坏死灶，血管变化常不明显，渗液清亮。重型者变化为胰腺高度充血水肿，呈深红、紫黑色。镜下见胰组织结构破坏，有大片出血坏死灶，大量炎细胞浸润。继发感染者可见脓肿，胰周脂肪组织出现坏死，可形成皂化斑（胰脂肪酶分解脂肪为脂肪酸和甘油，脂肪酸与血中钙结合成此斑，所以血钙下降）。腹腔内有混浊恶臭液体，液中含有大量胰酶，吸收入血后各种酶含量增高，具有诊断意义。两型间无根本差异，仅代表不同的病理阶段。轻型较平稳、病死率低；重型者经过凶险、并发症多（休克、腹膜炎、败血症等）、病死率高，甚至可在发病数小时死亡。本病可累及全身各系统、器官，尤以心血管、肺、肾更为明显。以下为各系统的主要病理变化。

1. 血容量改变

胰酶进入血流，激活纤溶酶原系统，使激肽释放，血管扩张；同时，胰酶使肥大细胞释放组胺，血管通透性加大，致使大量血浆外渗、血容量减少，甚至可丧失 40% 的血循环量，出现休克。

2. 心血管改变

胰蛋白酶进入血流，使小动脉收缩，并直接损害心肌，抑制心肌利用氧，造成心肌梗死；激活凝血因子，使血小板凝集呈高血凝状态，并可损害血管内膜，造成 DIC、门静脉血栓形成。

3. 肺部改变

常见并发症 ARDS 是本病致死的主要原因之一。急性胰腺炎时释放卵磷脂酶，可分解肺泡表面活性物质，使气体交换明显下降。上述血管活性物质的释放及氧自由基对肺毛细血管内皮的毒性作用，使肺微循环障碍，致肺间质水肿、出血，肺泡塌陷融合，加之腹胀、膈肌升高、胸腔积液等均加重肺部改变，终致 ARDS。

4. 肾脏改变

除因血容量不足造成肾缺血外，胰酶产生的蛋白分解产物成为肾脏毒性物质，加重了肾脏的功能障碍。由于急性胰腺炎时严重感染及血液高凝状态，使肾小管受损，导致肾衰竭，以病后 3 ~ 4 天多见。

四、临床表现

1. 症状

（1）腹痛：95%以上的患者均有不同程度的腹痛。多数发作突然，疼痛剧烈，但老年体弱者腹痛可不突出，少数患者无腹痛或仅有胰区压痛，称为无痛性急性胰腺炎。发病初期，腹痛一般位于腹上区，其范围常与病变的范围有关。腹痛以剑突下区为最多，右季肋部次之，左季肋部第三，全腹痛约 6%。如病变主要在胰头部，腹痛偏右上腹，并可向右肩或右背部放射；病变主要在胰颈和体部时，腹痛以上腹和剑突下为著；尾部病变者，腹痛以左上腹为突出，并可向左肩背部放射；病变累及全胰时，呈腹上区束腰带样痛，可向背部放射。随着炎症发展，累及腹膜，扩大成弥散性腹炎时，疼痛可涉及全腹，但仍以腹上区为著。

胰腺的感觉神经为双侧性支配，头部来自右侧，尾部来自左侧，体部则受左右两侧神经共同支配。Bliss 用电刺激人的胰头产生由剑突下开始至右季肋部移行的疼痛，刺激胰体部仅产生剑突下区痛，刺激胰尾部则产生剑突下开始向左季肋部移行的疼痛。急性胰腺炎的疼痛除与胰腺本身病变范围有关外，还与其周围炎症涉及范围有关。

腹痛的性质和强度大多与病变的严重程度相一致。水肿型胰腺炎多为持续性疼痛伴阵发性加重，常可忍受，因有血管痉挛的因素存在，可为解痉药物缓解。出血坏死型胰腺炎多为绞痛和刀割样痛，不易被一般解痉剂缓解。进食后促进消化酶分泌，可使疼痛加重。仰卧时亦会加重，患者常取屈膝或弯腰前倾坐位，借以缓解疼痛。当腹痛出现阵发性加重时，患者表现为扭转翻滚，不堪忍受（此与心绞痛不同，后者多采取静态仰卧位，鲜见翻滚者）。腹痛可在发病一至数日内缓解，但此并不一定是疾病缓解的表现，甚或是严重恶化的标志。腹痛原因主要是胰腺水肿引起的胰腺肿胀，被膜受到牵扯，胰周炎性渗出物或腹膜后出血侵及腹腔神经丛，炎性渗出物流注至游离腹腔引起的腹膜炎及胰管梗阻或痉挛等。

（2）恶心呕吐：2/3 的患者有此症状，发作频繁。早期为反射性，内容为食物、胆汁；晚期是由于麻痹性肠梗阻引起，呕吐物为粪样。

（3）腹胀：在重型者中，由于腹腔内渗出液的刺激和腹膜后出血引起麻痹性肠梗阻，致肠道积气、积液，引起腹胀。

（4）黄疸：约 20% 的患者于病后 1 ～ 2 日出现不同程度的黄疸。其原因可能为胆管阻塞，或肿大的胰头压迫胆总管下端，或肝功受损。黄疸越重，提示病情越重，预后不良。

（5）发热：多为中度热，即 38 ～ 39℃，一般 3 ～ 5 日后逐渐下降。但重型者则可持续多日不降，提示胰腺感染或脓肿形成，并出现中毒症状，严重者可体温不升。合并胆管炎时可有寒战、高热。

（6）手足抽搐：为血钙降低所致。系进入腹腔的脂肪酶作用，使大网膜、腹膜上的脂肪组织被消化分解为甘油和脂肪酸，后者与钙结合为不溶性的脂肪酸钙，因而血钙下降。如血钙 < 1.98 mmol/L，则提示病情严重，预后差。

（7）休克：多见于急性出血坏死型胰腺炎，由于腹腔、腹膜后大量渗液、出血，肠麻痹、肠腔内积液，呕吐致体液丧失，引起低血容量性休克。另外，吸收大量蛋白质分解产物，导致中毒性休克的发生，主要表现为烦躁、冷汗、口渴、四肢厥冷、脉细、呼吸浅快、血压下降、少尿，严重者出现发绀、呼吸困难、谵妄、昏迷、脉快、血压测不到、无尿、BUN > 100 mg、肾功衰竭等。

（8）急性呼吸衰竭：其临床特点是突然发生进行性呼吸窘迫、过度换气、发绀、焦急、出汗等，常规氧疗法不能使之缓解。

（9）急性肾衰竭：重症急性胰腺炎者 23% 可出现急性肾衰竭，病死率高达 80%。其发生原因与低血容量、休克和胰激肽的作用有关。胰酶引起血凝异常，出现高凝状态，产生微循环障碍，导致肾缺血、缺氧。

（10）循环功能衰竭：重症胰腺炎可引起心力衰竭与心律失常，后者可酷似心肌梗死。

（11）胰性脑病：发生率 5.9% ～ 11.9%，表现为神经精神异常、定向力缺乏、精神错乱，伴有幻想、幻觉、躁狂状态等，常为一过性，可完全恢复正常，也可遗留精神异常。

2. 体征

（1）腹部压痛及腹肌紧张：其范围在上腹或左腹上区，由于胰腺位于腹膜后，故一般较轻。

轻型者仅有压痛，不一定有肌紧张，部分病例左肋脊角处有深压痛。当重型者腹内渗出液多时，则压痛、反跳痛及肌紧张明显，范围亦较广泛，但不及溃疡穿孔那样呈“板状腹”。

（2）腹胀：重型者因腹膜后出血刺激内脏神经，引起麻痹性肠梗阻，使腹胀明显，肠鸣音消失，呈现“安静腹”，渗出液多时可有移动性浊音。腹腔穿刺可抽出血性液体，且淀粉酶含量甚高，对诊断很有意义。

（3）腹部包块：部分重型者由于炎症包裹粘连，渗出物积聚在小网膜腔等部位，导致脓肿形成或发生假性胰腺囊肿，在上腹可扪及界限不清的压痛性包块。

（4）皮肤瘀斑：部分患者脐周皮肤出现蓝紫色瘀斑（Cullen 征）或两侧腰出现棕黄色瘀斑（Grey-Turner 征），此类瘀斑在日光下方能见到，故易被忽视。其发生乃胰酶穿过腹膜、肌层进入皮下引起脂肪坏死所致，是一种晚期表现。

五、辅助检查

（1）白细胞计数一般为（10 ~ 20）$\times 10^9$ /L。如感染严重，则计数偏高，并出现明显核左移。部分患者尿糖增高，严重者尿中有蛋白、红细胞及管型。

（2）血、尿淀粉酶测定具有重要的诊断意义。血清正常值为 8 ~ 64 温氏（Winslow）单位，或 40 ~ 180 苏氏（Somogyi）单位；尿正常值为 4 ~ 32 温氏单位。

急性胰腺炎患者胰淀粉酶溢出胰腺外，迅速吸收入血，由尿排出，故血、尿淀粉酶大为增加，是诊断本病的重要化验检查。血清淀粉酶在发病后 1 ~ 2 小时即开始增高，8 ~ 12 小时标本最有价值，至 24 小时达最高峰（为 500 ~ 3000 苏氏单位），并持续 24 ~ 72 小时，2 ~ 5 日逐渐降至正常；而尿淀粉酶在发病后 12 ~ 24 小时开始增高，48 小时达高峰，维持 5 ~ 7 日，下降缓慢。在严重坏死型者中，因腺泡严重破坏，淀粉酶生成很少，故其值并无增高表现。如淀粉酶值降后复升，提示病情有反复；如持续增高，可能有并发症发生。有时腹膜炎、胆道疾病、溃疡穿孔、绞窄性肠梗阻、胃大部切除术后输入襻梗阻等情况下，淀粉酶值可有不同程度的增高，但一般多 $<$ 500 苏氏单位。因此，当测定值 $>$ 256 温氏单位或 $>$ 500 苏氏单位，对急性胰腺炎的诊断才有意义。

（3）血清脂肪酶测定正常值 28 ~ 280 U/L，其值增高的原因同（2），发病后 24 小时开始升高，可持续 5 ~ 10 日。因其下降迟，对较晚就诊者测定其值有助诊断。

（4）血清钙测定正常值 $\geqslant$ 2.12 mmol/L。发病后 2 日血钙开始下降，以第 4 ~ 5 日后为著，重型者可降至 1.75 mmol/L 以下，提示病情严重，预后不良。

（5）血清正铁蛋白（MHA）测定。MHA 来自血性胰液内红细胞破坏释放的血红素，在脂肪酶和弹性蛋白酶作用下转化为正铁血红素，被吸收入血液与白蛋白结合，形成正铁血红蛋白。

重症患者常于起病后 12 小时出现 MHA，在重型急性胰腺炎患者中为阳性，水肿型为阴性。

（6）X 线检查腹部可见局限或广泛性肠麻痹（无张力性小肠扩张充气、左侧横结肠扩大积气），小网膜囊内积液、积气，胰腺周围有钙化影，还可见膈肌抬高、胸腔积液，偶见盘状肺不张。出现 ARDS 时，肺野呈“毛玻璃”状。

（7）B 超与 CT 检查均能显示胰腺肿大轮廓，以及渗液的多少与分布。假性胰腺囊肿、脓肿也可被显示。

六、治疗

本病的治疗方法应根据病变的轻重加以选择。原则上，轻型可用非手术疗法，以内科处理为主；对重型的胆源性胰腺炎及其继发病变，如胰腺脓肿、假性胰腺囊肿等，需积极支持和手术处理，以挽救生命。

1. 解痉止痛

（1）哌替啶、阿托品肌内注射：在腹痛剧烈时应用。不宜单独使用吗啡止痛，因其导致 Oddi 括约肌痉挛，合用阿托品可对抗其所引起的痉挛，治疗效果好。

（2）针刺治疗：体针取阳陵泉、足三里、内关、下巨虚、中脘等。耳针取胰区、胆区。

（3）剧痛不缓解者，可用 0.1% 普鲁卡因 300 ~ 500 mL，静脉滴注。

2. 控制饮食和胃肠减压

轻型者可进少量清淡流食，忌食脂肪、刺激性食物。重症者需严格禁饮食，以减少或抑制胰液分泌。病情重笃或腹胀明显者，应行胃肠减压，可抽出胃液，减少胃酸刺激十二指肠产生促胰液素、胆囊收缩素等，使胰液分泌减少，并可防治麻痹性肠梗阻。禁食期间应予输液、补充热量、营养支持，维持水、电解质平衡，纠正低血钙、低镁、酸中毒和高血糖等。必要时可给予全胃肠外营养（TPN），以维持水、电解质和热量供应。其优点是可减少胰液分泌，使消化道休息，代偿机体分解代谢。

3. 应用抗生素

一般常用青霉素、链霉素、庆大霉素、氨苄西林、磺苄西林、头孢菌素等，为控制厌氧菌感染，可同时使用甲硝唑。由于胰腺出血坏死、组织蛋白分解产物，常成为细菌繁殖的良好培养基，故在重型病例中尤应尽早使用抗生素，可起到预防继发感染及防治并发症等作用。

4. 常用的胰酶抑制剂

（1）抑肤酶：具有抗蛋白酶及胰血管舒缓素的作用。首量 20 万 U，以后 20 万 U，6 小时，静脉滴注；或 20 万 U，每日 2 次，静脉滴注，连用 5 日。

（2）5-FU：为细胞毒性药物，可抑制 DNA、RNA 合成，减少胰酶分泌，对胰蛋白酶及磷酸酶 A 均有抑制作用。100 ~ 500 mg/d 静脉滴注；或 250 mg 加入 5% 葡萄糖液 500 mL 中静脉滴注，24 小时可重复 1 次。

5. 抗胆碱药物

给予阿托品、654-2、东莨菪碱、普鲁苯辛，以抑制胰液分泌，宜早期反复应用。同时，应给予制酸剂西咪替丁 200 mg，每日 4 次，氢氧化铝胶囊、碳酸氢钠口服，以中和胃酸、抑制胰液分泌。胰高糖素对抑制胰外分泌有一定作用，亦可选用。

6. 激素应用

一般因其可引起急性胰腺炎，不主张用。但重型胰腺炎伴休克，中毒症状明显，疑有败血症或病情突然恶化，严重呼吸困难，尤出现成人呼吸窘迫症时，或有肾上腺皮质功能不全者，应予氢化可的松 500 ~ 1000 mg 或地塞米松 20 ~ 40 mg 静脉滴注，连用 3 日，逐渐减量至停用，可减轻炎症反应、降低毛细血管的通透性及缓解水肿。

7. 抗休克

重型者常早期即出现休克，主要由于大量体液外渗可使循环量丧失 40%，故出现低血容量休克，是早期死亡原因。故依据中心静脉压、血压、尿量、血细胞比容和电解质的监测，补给平衡盐液、血浆、新鲜全血、人血清白蛋白、右旋糖酐等血浆增量剂及电解质溶液，以恢复有效循环量和电解质平衡，同时应维持酸碱平衡。在上述情况改善且排除心功能不全引起的低血压后，可应用升压的血管活性药物，以多巴胺为首选。此外，还应给予广谱抗生素及激素，以调动机体应激能力，提高效果。同时，应保护肾功能，应用利尿药，必要时行腹膜透析。呼吸衰竭时，应进行动脉血气分析，予以高流量吸氧，必要时行气管切开和加压呼吸。若有心功能不全，应及时给予强心剂。抢救时与有关内科医师协作方能获得成功。

（黄启侠）

第二节　急性消化道出血

消化道出血是消化道肿瘤临床常见的症状，根据出血的部位分上消化道出血和下消化道出血。上消化道出血指十二指肠悬韧带以上的食管、胃、十二指肠和肝胆胰等病变引起的出血，胃空肠吻合术后的空肠上端病变所致出血也属此范围；十二指肠悬韧带以下的病变出血称下消化道出血。临床又根据出血量和出血速度将消化道出血分为慢性出血、慢性显性出血和急性出血。急性大量出血者死亡率约为10%，60岁以上患者出血死亡率较高，为30%～50%。

一、病因及分类

1. 上消化道出血的病因

（1）食管疾病：反流性食管炎、放射性食管炎、食管癌等。

（2）胃、十二指肠疾病：药物性胃炎（非甾体消炎药等止痛药物）、胃癌、残胃溃疡或癌、淋巴瘤、肉瘤、神经纤维瘤等。

（3）胃空肠吻合术后：空肠溃疡和吻合口溃疡。

（4）门静脉高压：致食管胃底静脉曲张出血、门静脉癌栓。

（5）上消化道邻近器官或组织的疾病：胆囊癌、胆管癌、肝癌破裂出血、胰腺癌、纵隔肿瘤破入食管等。

（6）全身性疾病在胃肠道表现出血，如白血病、血小板低下、手术后应激性溃疡等。

2. 下消化道出血的病因

（1）直肠疾病：直肠癌、直肠类癌、邻近恶性肿瘤侵入直肠等。

（2）结肠疾病：结肠癌、息肉等。

（3）小肠疾病：小肠肿瘤、胃肠息肉病等。

二、临床症状

临床症状取决于出血病变的性质、部位、失血量与速度，也与患者的年龄、心肾功能等全身情况有关。

1. 呕血、黑便和便血

呕血、黑便和便血是消化道出血的特征性临床表现。上消化道急性大量出血多表现为呕血。如出血后血液在胃内潴留，因经胃酸作用变成酸性血红蛋白而呈咖啡色。如出血速度快而出血量多，呕血的颜色呈鲜红色。少量出血则表现为粪便隐血试验阳性。黑便或柏油样便是血红蛋白的铁经肠内硫化物作用形成硫化铁所致，常提示上消化道出血。十二指肠部位病变的出血速度过快时，在肠道内停留时间短，粪便颜色会变成紫红色。右半结肠出血时，粪便颜色为黯红色；左半结肠及直肠出血时，粪便颜色为鲜红色。

2. 失血性周围循环衰竭

消化道出血因失血量过大、出血速度过快、出血不止可致急性周围循环衰竭，临床上可出现头晕、乏力、心悸、恶心、口渴、出冷汗、黑蒙或晕厥；皮肤灰白、湿冷；按甲床呈现苍白，且经久不能恢复；静脉充盈差，体表静脉瘪陷；脉搏细弱、四肢湿冷、心率加快、血压下降，甚至休克；同时，可进一步出现精神萎靡、烦躁不安甚至反应迟钝、意识模糊。老年人器官功能低下，加之常有慢性疾病，即使出血量不大，也可引发多器官衰竭，导致死亡。

3. 贫血

慢性消化道出血可能仅在常规检查时发现有原因不明的缺铁性贫血，常为消化道肿瘤的首发症状。较严重的慢性消化道出血可出现贫血相关临床症状，如疲乏困倦、软弱无力、活动后气促心悸、头晕眼花，以及皮肤黏膜、甲床苍白等。急性大出血后早期，因为有周围血管收缩和红细胞重新分布等生理调节，血红蛋白、红细胞、血细胞压积的数值可无变化；此后，大量组织液渗入血管内补充失去的血浆容量，血红蛋白、红细胞、血细胞压积因稀释而数值降低，这种补偿作用一般在出血后数小时至数日内完成。失血会刺激造血系统，骨髓细胞增生活跃，外周血网织红细胞增多。

4. 氮质血症

氮质血症可分为肠源性、肾性和肾前性氮质血症 3 种。肠源性氮质血症指在大量上消化道出血后，血红蛋白的分解产物在肠道被吸收，以致血中氮质升高。肾前性氮质血症是由失血性周围循环衰竭造成肾血流暂时减少，肾小球滤过率和肾排泄功能降低，致氮质潴留。纠正低血压、低血容量后，血中氮质可迅速降至正常。肾性氮质血症是由于严重、持久的休克造成肾小管坏死（急性肾衰竭），或失血加重了原有肾病的肾脏损害，临床上会出现少尿、无尿。

5. 发热

大量出血后，多数患者在 24 小时内常出现低热，持续数日至一星期。发热可能是由血容量减少、贫血、周围循环衰竭、血红蛋白分解吸收等因素导致体温调节中枢功能障碍所致。

三、诊断

（一）消化道出血的识别

一般情况下，呕血和黑便常提示有消化道出血，但在某些情况下应加以鉴别。首先，应与鼻出血、拔牙或扁桃体切除后咽下血液所致者加以区别，也需与肺结核、支气管扩张、支气管肺癌、二尖瓣狭窄等所致的咯血相鉴别。其次，进食禽兽血液、骨炭、铋剂和某些药也可引起粪便发黑，应注意鉴别。少数消化道大出血患者在临床上尚未出现呕血、黑便，首先出现周围循环功能衰竭，因此，凡患者有急性周围循环功能衰竭，除鉴别中毒性休克、过敏性休克、心源性休克、急性出血坏死性胰腺炎、创伤性肝脾破裂等外，还要考虑消化道大出血可能。

（二）出血严重程度的估计和周围循环状态的判断

临床对出血精确估计比较困难。每日出血量为 5 ~ 10 mL 时，粪便潜血试验可呈现阳性。每日出血量达 50 ~ 100 mL 以上时，可出现黑便。胃内积血量 250 ~ 300 mL 时，可引起呕血。一次出血量超过 500 mL 时，失血速度又比较快，患者可有头晕、乏力、心动过速和血压降低等表现。严重出血者需 3 小时内输血超过 500 mL，才能纠正其休克。持续性出血指 24 小时之内的 2 次胃镜所见出血均为活动性出血。

（三）出血停止的判断

有下列临床表现应认为有继续出血或再出血，需及时处理。

（1）反复呕血，甚至呕血颜色为鲜红色，黑便次数增多，粪便稀薄，粪便颜色呈黯红色，伴有肠鸣音亢进。

（2）周围循环功能衰竭的表现经积极补液、输血后未见明显改善，或虽有好转继而又恶化；经快速输液、补血后，中心静脉压仍有波动，或稍有稳定后再下降。

（3）红细胞计数、血红蛋白测定与红细胞比容持续下降，网织红细胞计数持续增高。

（4）补液或尿量正常的情况下，血尿素氮持续增高，或再次增高。

（四）出血病因与部位的诊断

1. 病史与体检

45 岁以上慢性持续性粪便潜血试验阳性，伴缺铁性贫血、持续腹上区不重、疼痛、畏食消瘦，应警惕胃癌可能性。50 岁以上原因不明的肠梗阻及便血，应考虑肠道恶性肿瘤。既往肝癌病史，突发呕血、黑便、外周循环功能衰竭，应考虑肝癌破裂出血。

2. 特殊诊断方法

（1）内镜检查：是消化道出血定位、定性诊断的首选方法，诊断正确率为 80% ~ 90%。内镜检查前胃灌洗和肠道清洁准备有助于提高内镜检查阳性率。内镜检查见到病灶后，应取活检或细胞刷检，以提高病灶性质诊断的阳性率。重复内镜检查可有助于明确初次内镜检查漏诊的出血病灶。

胃镜检查可在直视下观察食管、胃、十二指肠壶腹部直至降部，从而了解出血部位、病因和出血情况。一般主张在出血 24 ～ 48 小时进行检查，最好在生命体征稳定后进行，尽可能先纠正休克，补足血容量，改善贫血。结肠镜是诊断十二指肠、结肠、回盲部病变的首选方法，诊断率高，可发现活动性出血，并取病理检查判断病变性质。

（2）X 线钡剂检查：仅适用于出血已经停止和病情稳定的患者，对急性消化道出血病因诊断阳性率不高。食管吞钡剂可发现食管静脉曲张，但不能肯定是本次出血原因；可发现胃溃疡、胃癌，提示出血原因。钡剂灌肠 X 线检查可发现 40% 的结肠息肉和结肠癌，应用气钡双重照影可提高检出率。

（3）放射性核素显像：近年来，应用放射性核素检查可发现 0.05 ～ 0.12 mL/min 的活动性出血部位。其方法是静脉注射 ^{99m}Tc 标记的自体红细胞后，行腹部扫描，以探测标志物存在于血管外的证据，创伤小，可起到初步定位的作用。

（4）血管造影：选择性血管造影对急性、慢性或复发性消化道出血的诊断、治疗具有重要的作用。根据脏器的不同，可选择腹腔动脉、肠系膜动脉、门静脉造影，最好在活动性出血的情况下，这样才可能发现真正的出血病灶，特别是小肠的出血病灶。

（5）剖腹探查：各种检查均不能明确原因时应剖腹探查。术中内镜是明确诊断不明原因消化道出血，尤其是小肠出血的可靠方法。术中内镜可在手术中对小肠逐段进行观察，对确定息肉、肿瘤具有很大价值。

四、治疗

（一）一般治疗

卧床休息；观察神色和肢体皮肤是冷湿还是温暖；记录血压、脉搏、出血量与每小时尿量；保持静脉通路并测定中心静脉压；保持患者呼吸道通畅，避免呕血时引起窒息。大量出血者宜禁食，少量出血者可适当进流质。多数患者在出血后常有发热，一般无须使用抗生素。

（二）补充血容量

当血红蛋白低于 9 g/dL、收缩血压低于 12 kPa（90 mmHg）时，应立即输入足够量的全血。对肝硬化伴静脉高压的患者，要提防因输血而增加门静脉压力，激发再出血的可能性。要避免输血、输液量过多而引起急性肺水肿或诱发再次出血。

（三）上消化道大量出血的止血处理

1. 胃内降温

通过胃管以 10 ～ 14℃冰水反复灌洗胃腔而使胃降温，从而可使其血管收缩、血流减少，并可使胃分泌和消化受到抑制，使出血部位纤溶解酶活力减弱，从而达到止血目的。

2. 口服止血剂

消化性溃疡的出血是黏膜病变出血，采用血管收缩剂，如去甲肾上腺素 8 mg 加于冰盐水 150 mL 分次口服，可使出血的小动脉强烈收缩而止血。此法不主张在老年人中使用。

3. 抑制胃酸分泌和保护胃黏膜

H_2 受体拮抗剂（如甲氨咪胍）因抑制胃酸，有提高胃内 pH 的作用，从而减少 H^+ 反弥散，促进止血，对应激性溃疡和急性胃黏膜病变出血的防治有良好作用。近年来，作用于质子泵的制酸剂奥美拉唑是一种 H^+-K^+-ATP 酶的阻滞药，大量出血时可静脉注射。

4. 内镜直视下止血

局部喷洒 5% Monsel 液（碱式硫酸铁溶液），其止血机制在于可使局部胃壁痉挛，出血周围血管发生收缩，并有促使血液凝固的作用，从而达到止血目的。内镜直下高频电灼血管止血适用于持续性出血者。由于电凝止血不易精确凝固出血点，与出血面接触可引起暂时性出血。近年已广泛开展内镜下激光治疗，使组织蛋白凝固，小血管收缩闭合，立即起到机械性血管闭塞或血管内血栓形成的作用。

5. 食管静脉曲张出血的非手术治疗

（1）气囊压迫：是一种有效但仅是暂时控制出血的非手术治疗方法。半个世纪以来，此法一直是治疗食管静脉曲张大出血的首选方法，近期止血率 90%。三腔管压迫止血的并发症有：①呼吸道阻塞和窒息。②食管壁缺血、坏死、破裂。③吸入性肺炎。最近几年，对气囊进行了改良，在管腔中央的孔道内可以通过一根细径的纤维内镜，这样就可以直接观察静脉曲张血及压迫止血的情况。

（2）降低门脉压力的药物治疗：使出血处血流量减少，为凝血过程提供条件，从而达到止血目的。这不仅对静脉曲张破裂出血有效，而且对溃疡、糜烂、黏膜撕裂也同样有效。①血管升压素及其衍生物，以神经垂体后叶激素应用最普遍，剂量为 0.4 U/min 连续静脉滴注，止血后每 12 小时减 0.1 U/min。其可降低门脉压力 8.5%，止血成功率 50% ~ 70%，但复发率高。药物本身可致严重并发，如门静脉系统血管内血栓形成、冠状动脉血管收缩等，应与硝酸甘油联合使用。本品衍生物有八肽加压素、三甘氨酰赖氨酸加压素。②生长抑素及其衍生物，近年合成的奥曲肽（善得定）能减少门脉主干血流量 5% ~ 35%，降低门脉压 12.5% ~ 16.7%，又可同时使内脏血管收缩及抑制促胃液素及胃酸的分泌。其适用于肝硬化食管静脉曲张的出血，止血成功率 70% ~ 87%；对消化性溃疡出血的止血效率为 87% ~ 100%。③血管扩张剂，不主张在大量出血时用，而认为与血管收缩剂合用或止血后预防再出血时用较好。常用硝苯地平与硝盐类药物，如硝酸甘油等，有降低门脉压力的作用。

（四）下消化道大量出血的处理

基本措施是输血、输液、纠正血容量不足引起的休克。尽可能排除上消化道出血的可能，再针对下消化道出血的定位及病因诊断做出相应治疗。内镜下止血治疗是下消化道出血的首选方法，可局部喷洒5%孟氏液、去甲肾上腺素、凝血酶复合物，也可行电凝、激光治疗。

（黄启侠）

第三节　急性肝功能衰竭

急性肝功能衰竭是原发性、继发性肝癌常见的并发症，也可继发于恶性肿瘤的治疗过程中，如化疗药物、手术、放疗及继发严重的感染。其最佳定义为：在出现症状8周内出现精神症状（肝性脑病）及凝血异常（凝血时间延长）。患者家属和医师往往低估了疾病的严重性和疾病发展的急速性。急性肝功能衰竭的治疗目的是保护残存的肝细胞和促进肝脏的再生。

一、病因

急性肝功能衰竭是广泛肝细胞损伤所致肝损害的最终结果。肝癌晚期病情发展迅速，部分患者很快出现高黄疸、肝性脑病和肝肾综合征，导致急性肝功能衰竭。DDP、5-FU及TAX等化疗药物大部分经过肝脏代谢，均有一定肝脏毒性，联合应用更易引起肝脏损伤。部分患者对化疗药物敏感，容易产生肝脏损伤，连续化疗更使肝脏损伤进一步加重，原肝功能较差或大剂量化疗时更易产生肝损伤，导致肝功能衰竭。肝功能衰竭是肝切除术后的一种危及生命的并发症。尽管肝外科手术技术的发展及术前患者的筛选已使得肝切除术后的患者死亡率明显下降，但目前该并发症的发生率仍为10%～20%。

据报道，术后肝功能衰竭可能与多种因素有关，如残留肝体积、术中失血量、肿瘤体积、手术方式等。随着肝脏外科手术技术的不断发展，术中出血及手术方式较前已有很大改善，但仍有少部分患者术后出现肝功能衰竭。

二、发病机制

（1）本病发病机制尚未完全阐明。以往认为ALF主要是原发性免疫损伤，并继发肝微循环障碍。随着细胞因子（Cytakine）对血管内皮细胞作用研究的深入和对肝微循环障碍在发病中作用的研究，认为Schwartz反应与FHF（暴发性肝功能衰竭）发病有关。细胞因子是一组具有生物活性的蛋白质介质，是继淋巴因子研究而衍生出来的，如肿瘤坏死因子（TNF）、白介素-1（IL-1）及淋巴毒素（LT）等。其中，TNF是内毒素刺激单核巨噬细胞的产物，能作用于血管内皮细胞及肝细胞，可导致Schwartz反应，因而被认为是ALF的主要发病机制之一。此外，内毒素血症可加重肝细胞坏死和导致内脏损伤（如肾衰竭），也是一个重要致病因素。

（2）肝性脑病的发病机制很复杂，多年来提出了若干学说，且各有所据，但均不能全面解释临床和实验研究中的问题，其中蛋白质代谢障碍可能是核心因素。已知氨中毒是氮性或外源性肝性脑病的重要原因，对血氨不增高的肝性脑病患者，经研究证实多数有红细胞内氨量增高，所以氨在导致脑病中的作用值得重视。

近年对血中氨基酸检测研究发现，色氨酸增高可致脑病，同时也有蛋氨酸、苯丙氨酸和酪氨酸增高。检测色氨酸不仅有助于肝性脑病的诊断，还可作为急性肝炎向重症转化及判断预后的指标。但肝性脑病时，支链氨基酸（BCAA）却表现正常或减低。FHF 时支 / 芳比值可由正常的 3 ～ 3.5 下降至 1.0 以下。近年有人认为氨基酸的变化可能与血氨增高有关，提出血氨与氨基酸的统一学说。假性神经递质致肝性脑病这一学说经重复试验未能证实，只有同时有氨基酸代谢失平衡时，芳香族氨基酸通过血 – 脑脊液屏障，使 5– 羟色胺等抑制性神经递质增加并致去甲肾上腺素和多巴胺减少，而抑制大脑，出现意识障碍。经实验表明，在脑内递质浓度无变化时，通过神经递质受体的变化也可致脑病，因而又提出神经递质受体功能紊乱学说。总之，肝性脑病的发生是由多种毒性物质联合协同作用，多种致病因素致神经传导结构及功能失常，是多因素连锁反应综合作用的结果，可引起临床综合征。

三、临床表现

在病程中因有多脏器受累，故临床症状复杂多样。起病急，病情演变进展迅速。

（一）早期症状

1. 黄疸

黄疸有以下 3 个特点。

（1）黄疸出现后在短期内迅速加深，如总胆红素 > 171 μmol/L，同时具有肝功能严重损害的其他表现，如出血倾向、凝血酶原时间延长、ALT（谷丙转氨酶）升高等。若只有较深黄疸，无其他严重肝功能异常，则为肝内淤胆。

（2）黄疸持续时间长，一般消长规律为加深、持续、消退 3 个阶段。若经 2 ～ 3 周黄疸仍不退，提示病情严重。

（3）黄疸出现后病情无好转；一般急性黄疸型肝炎，当黄疸出现后，食欲逐渐好转，恶心、呕吐减轻。如黄疸出现后 1 周症状无好转，需警惕为重型肝炎。

2. 持续低热

病初可有低热，黄疸出现后体温下降至正常。若黄疸同时伴有持续性低热，提示有肝细胞坏死或内毒素血症。

3. 一般情况极差

一般情况如乏力、倦怠、无食欲，甚至生活不能自理。

4. 明显消化道症状

该类症状如频繁恶心、呕吐、呃逆、明显腹胀、肠鸣音消失、肠麻痹。

5. 出血倾向

如皮肤瘀斑、紫癜、鼻出血、牙龈出血，少数有上消化道出血等，提示凝血功能障碍、肝功能衰竭。

6. 腹腔积液迅速出现

因白蛋白半衰期较长（2 周左右），一般在病后 2 ~ 3 周才出现低白蛋白血症。病程超过 2 ~ 8 周者多有腹腔积液。

7. 性格改变

如原性格开朗，突变为忧郁；或相反。睡眠节律颠倒、语言重复、不能构思、定向障碍、行为怪癖、随地便溺等均为肝性脑病征兆，继而出现意识障碍，进入肝性脑病。

8. 其他

进行性肝缩小、肝臭、扑翼样震颤、肌张力增高、锥体束征阳性、踝阵挛等，提示肝损害严重。心率加快、低血压与内毒素血症有关，或提示有内出血。

（二）后期症状

在病程的极期主要表现为肝性脑病，继而出现下列症状，其间移行阶段不易截然分开。

1. 脑水肿

当有踝阵挛、锥体束征阳性时，已有脑水肿；或有球结膜水肿、瞳孔散大固定，呼吸变慢、节律不规则，视神经盘水肿，均为脑水肿表现。

2. 凝血功能障碍和出血

出血部位以皮肤、齿龈、鼻黏膜、球结膜及胃黏膜等常见。

（1）血小板质与量异常：ALF 时血小板较正常小，电镜可见空泡、伪足、浆膜模糊。无肝性脑病时血小板正常。因骨髓抑制、脾功能亢进、血管内凝血消耗，血小板可减少。

（2）凝血因子合成障碍：血浆内所有凝血因子均降低，但由于凝血因子在肝外合成，反而增高。凝血酶原时间明显延长。

（3）DIC 伴局部继发性纤溶：血浆内纤溶酶及其激活物质均降低，而纤维蛋白 / 纤维蛋白原降解产物增加。

3. 感染

以呼吸道感染最常见，其他有泌尿感染，多为 G^- 杆菌、G^+ 球菌感染，也可有厌氧菌及真菌感染。

4. 肾衰竭

FHF 时肾功能异常达 70%，急性肾小管坏死占半数，有高尿钠、等渗尿及肾小管坏死表现，与肝细胞坏死、内毒素血症、利尿药应用不当、胃肠出血致低血容量及低血压等因素有关。有报道称，肾衰竭在 FHF 死因中占首位，值得注意。

5. 电解质酸碱平衡紊乱

症状如低血钠、低血钙、低血镁、低血钾、呼吸性碱中毒、代谢性碱中毒和代谢性酸中毒等。

6. 其他症状

其他症状如低血糖、低氧血症、肺水肿、心律失常、门静脉高压及急性胰腺炎等。

（三）慢性肝功能衰竭

此病发生在慢性活动性肝病的基础上，一般有原慢性肝病的各种表现，可逐渐发生肝功能衰竭，也可在病程中因某些损肝因素而突然出现肝功能衰竭的征象。

四、实验室检查

1. 凝血酶原时间测定

此项检查为正确反映损害严重程度的最有价值的指标之一，有助于早期诊断。本试验要求严格，需由有经验者负责，力求准确。本病表现为凝血酶原时间明显延长。

2. 胆碱酯酶测定

此酶由肝细胞合成，故严重肝损害时血清胆碱酯酶明显降低。

3. 胆酶分离现象

胆红素逐渐升高而 ALT 却下降。80% 的 ALT 存在于肝细胞质内，当肝细胞损害时，细胞膜通透性改变，ALT 逸入血液内。疾病早期 ALT 可升高，随病情加重，到一定时期该酶已耗竭，加之其半衰期短，血清中 ALT 下降，提示预后不良。

4. AST/ALT 比例动态观察

病后 10 天内测定，对预测病情及预后有一定意义。ALT 主要在肝细胞质内，AST（谷草转氨酶）大多存在于线粒体内，正常 AST/ALT 比值为 0.6。当肝细胞严重损害时，AST 从线粒体排出，其比值即 > 1。

5. 氨基酸（AA）测定

该测定包括尿氨基酸总量及血清氨酸分析。由于几乎所有氨基酸均在肝内代谢，由肝细胞合成人体必需的蛋白质，当严重肝损害时，AA 不能被利用而引起 AA 代谢障碍及平衡失调。首先尿 AA 总量明显增加，血清中芳香族 AA 增高，支 / 芳比值由正常的 3 ~ 3.5 下降为 < 1，提示预后不佳。

五、治疗

ALF 的临床过程为进行性多器官功能衰竭，除中毒引起者可用解毒药外，其余情况均无特效疗法。治疗目标是维持生命功能，期望肝功能恢复或有条件时进行肝移植。

1. 一般措施

密切观察患者精神状态、血压、尿量。常规给予 H_2 受体拮抗剂，以预防应激性溃疡。给予皮质甾体、肝素、胰岛素、胰高血糖素无明显效果。

2. 肝性脑病和脑水肿

肝性脑病常骤起，偶可发生于黄疸之前，常有激动、妄想、运动过度，迅速转为昏迷。有报道称，苯二氮受体拮抗剂氟马西尼至少能暂时减轻昏迷程度。

Ⅳ期肝性脑病患者75%～80%发生脑水肿，是ALF的主要死因。提示颅内压增高的临床征兆有：①收缩期高血压（持续性或阵发性）。②心动过缓。③肌张力增高，角弓反张，去脑样姿势。④瞳孔异常（对光反射迟钝或消失）。⑤脑干型呼吸，呼吸暂停。颅内压可在临床征兆出现前迅速增高，引起脑死亡，应紧急治疗。

过去常规从胃管注入乳果糖，但未证实对ALF有肯定疗效。新霉素可能加速肾衰竭的发展。甘露醇可提高ALF并发Ⅳ期肝性脑病患者的存活率，有颅内压增高的临床征兆或颅内压超过2.7 kPa（20 mmHg）者，可用甘露醇0.5～1.0 g/kg（20%溶液）静脉输注，20分钟内注完；如有足够的利尿效应，血清渗透压仍低于320 mOsm，可在需要时重复给药。据报道，N-乙酰半胱氨酸（N-acetylcysteine，NAC）对所有原因引致的ALF都有效，能通过增加脑血流和提高组织氧消耗而减轻脑水肿。

3. 感染问题

早期预防性应用广谱抗生素无效，而且会引致有多种抵抗力的细菌感染。部分（30%以上）并发感染者无典型临床征兆（如发热、白细胞增多），应提高警觉。早期发现感染并给予积极治疗是改善预后的关键。

4. 凝血功能障碍

ALF患者几乎都有凝血功能障碍。由于应用H_2受体拮抗剂和硫糖铝，最常见的上消化道出血已显著减少。预防性应用新鲜冰冻血浆并不能改善预后，只有在明显出血、准备外科手术或侵入性检查时才用新鲜冰冻血浆或其他特殊因子浓缩物。血小板少于50 000/mm^3者，可能需要输血小板。

5. 肾衰竭

约50%的ALF患者发生少尿性肾衰竭。对乙酰氨基酚诱发的肾衰竭可无肝功能衰竭，预后良好。非对乙酰氨基酚ALF发生肾衰竭者通常伴有肝性脑病、真菌感染等，预后不良。常用低剂量多巴胺维持肾的灌注，但其疗效未得到对照研究的证实。血肌酐>400μmol/L、液体过量、酸中毒、高钾血症和少尿性肾衰竭合用甘露醇者，要选用肾替代疗法。持续性血液过滤优于间歇性血液过滤。由于衰竭的肝脏合成尿素减少，血浆尿素监测不是ALF肾功能的良好观察指标。

6. 心血管异常

ALF心血管异常的临床表现以低血压为特征。其处理措施是在肺动脉楔压和心排血量监测下补液，如补液改善不明显，要用血管加压药。肾上腺素和去甲肾上腺素最常用；血管紧张素E用于较难治病例。尽管血管加压药有维持平均动脉压的疗效，但其能减少组织氧消耗，使其应用受到明显限制（可同时应用微循环扩张药前列环素等）。

7. 代谢紊乱

ALF患者通常有低血糖，中枢呼吸性碱中毒常见，低磷血症、低镁血症等也不少见。对乙酰氨基酚过量代谢性酸中毒与肾功能无关，是预测预后的重要指标。

（黄启侠）

第四节　肝性脑病

肝性脑病又称为门体脑病。它是指肝病进行性发展，肝功能严重减退，伴有（或）广泛门体短路时出现的神经系统症状和体征等。

一、病因

肝性脑病的病因分：①急性肝性脑病，如暴发性、重症病毒性肝炎，药物性肝炎，化学药品如四氯化碳或毒蕈引起的中毒性肝炎，以及急性妊娠期脂肪肝；②慢性肝性脑病，见于各种病因的晚期肝硬化、门－腔吻合术后、晚期肝癌、门静脉血栓形成，以及任何慢性肝病的终末期。

引起肝性脑病的诱因可归纳为三方面：①增加氨等含氮物质及其他毒物的来源，如进过量的蛋白质、消化道大出血、氮质血症、口服铵盐、尿素、蛋氨酸等。便秘也是不利的因素，使有毒物质排出减慢。②低钾碱中毒时，NH_4^+ 容易变成 NH_3，导致氨中毒，常由于大量利尿或放腹腔积液引起。③加重对肝细胞的损害，使肝功能进一步减退。例如手术、麻醉、镇静剂、某些抗结核药物、感染和缺氧等。在慢性肝病时，大约半数病例可发现肝性脑病的诱因。

二、发病机制

迄今为止，肝性脑病的发病机制仍不甚明了。但动物和临床研究表明肝功能衰竭时，许多有毒物质不能在肝内代谢解毒，或由于门－体短路绕开肝脏直接进入体循环，并通过通透性增高的血－脑脊液屏障，引起脑病。这些有害物质有氨、硫醇、短链脂肪酸、过多的芳香族氨基酸、假性神经递质，以及 γ－氨基丁酸等，其中多数为含氮物质。

（一）氨、硫醇、短链脂肪酸

传统的氨中毒学说众所周知。血氨增高后易进入脑内，先和 α－酮戊二酸结合成谷氨酸，进而谷氨酸与氨生成谷氨酰胺。这不仅消耗 ATP，且影响柠檬酸循环，减少 ATP 的形成，导致脑内能量代谢的障碍。但单纯的氨中毒并不直接引起昏迷，它产生中枢神经兴奋反应，表现为过度的运动和抽搐前状态，最后才导致昏迷。临床上，动脉血氨浓度和肝性脑病的程度并不都平行，血氨过高本身并不出现肝性脑病时的脑电图表现。一些研究表明，由肠道细菌产生的硫醇在血内的浓度与肝性脑病的严重程度有关。此外，短链脂肪酸的增加也加重神经症状。很可能是氨、硫醇、短链脂肪酸在肝性脑病的发病中起协同作用。

（二）氨基酸代谢异常和假性神经递质形成

暴发性肝功能衰竭时，血浆支链氨基酸（BCAA，包括亮氨酸、异亮氨酸和缬氨酸）浓度正常或降低，其余氨基酸浓度增加。慢性肝病时，血浆 BCAA 的浓度下降，而芳香族氨基酸（AAA，包括苯丙氨酸、酪氨酸、色氨酸）的浓度增高。因为肝脏为 AAA 代谢的主要部位，肝功能减退时，血内 AAA 升高。而 BCAA 主要在肌肉组织和脂库内代谢，肝功不全时，其代谢增快，同时血胰岛素浓度升高也促进了 BCAA 的降解，故血内 BCAA 浓度下降。AAA 进入脑内后，起了真性神经递质即去甲肾上腺素、多巴胺、5- 羟色胺前体的作用，因而抑制了这些生理性神经递质的合成。苯丙氨酸和酪氨酸作为酪氨酸羟化酶的底物互相竞争，过多的苯丙氨酸抑制了酪氨酸转变成多巴胺和去甲肾上腺素。脑内过量的色氨酸也增加 5- 羟色胺的合成，产生神经抑制作用。此外，增多的酪氨酸和苯丙氨酸在肠道内、脑内均可分别变成鳟胺和 β – 苯乙醇胺。它们为假性神经递质，与真性神经递质的结构十分相似，通过竞争结合于受体部位，但假性神经递质所起的作用仅为真性的 1%。

研究表明，以上进入脑内的氨基酸（又称为神经性氨基酸）与脑内谷氨酰胺的增加有关。而谷氨酰胺是氨进入脑内后与谷氨酸结合的产物。因此，假性神经递质学说与氨中毒有一定的关联。

（三）抑制性氨基酸神经递质优势学说

研究表明，γ – 氨基丁酸（γ –aminobutyricacid，GABA）为脑内主要的抑制性神经递质。正常时，GABA 储藏于突触前神经元细胞内。只有当它释放，并与突触后神经元的 GABA 受体结合时，方起到抑制性神经递质的作用。肝病严重时，肠菌丛产生大量 GABA，却不能在肝内得到进一步的代谢，进入脑内后，引起意识的改变。肝性脑病时神经抑制的病理生理基础是抑制性氨基酸神经递质介导的神经传导增强，兴奋性氨基酸神经递质介导的神经传导减弱。其中，抑制性氨基酸主要为 GABA，还有甘氨酸等；而兴奋性氨基酸为谷氨酸、天门冬氨酸等。

肝性脑病的发病机制错综复杂，很可能是上述各有害因子的协同和综合作用导致发病，还可能有未知因子。

三、病理生理

肝性脑病时，不仅中枢神经系统，而且其他脏器功能也有明显改变。

（一）脑

暴发性肝功能衰竭时，81% ~ 99%的患者有脑水肿。慢性肝功能衰竭时，也可发生脑水肿。这一方面是由于血 – 脑脊液屏障的通透性、渗透性增加，使细胞外液体增加多，出现血管性水肿。另一方面由于缺氧和毒素的作用，发生脑细胞水肿。深度昏迷患者，脑水肿加重。持续的时间越长，病变损害越难逆转。

（二）心、肺

暴发性肝功能衰竭、慢性肝病晚期时，心率增快，心排血量增加，周围血管阻力低，血压可低于正常。心排血量增加以保证足够的肝动脉血流。但由于肝内微循环的阻塞，使血流在肝内外形成短路，肝血流量并不代偿性增多。肝内微循环损害、缺氧为肝功能严重减退的可能机制。同时，肝功失代偿时，肝脏不能代谢内源性或外源性的舒缩血管物质。肠血管活性肽（VIP）和P物质增加，使血管扩张，周围血管阻力下降，进而反射性刺激交感神经，使血内去甲肾上腺素和肾上腺素增多，导致不合理的血流分布。

门静脉与食管周围、纵隔、气管甚至肺静脉可形成交通短路，肺内动、静脉也形成短路，患者常有低氧血症。部分患者的肺血流异常还与高动力的周围循环有关。

（三）肾

急性重型肝炎、肝硬化晚期，尤其有大量腹腔积液、消化道出血或合并感染时，不少患者发生肾功能衰竭，称为肝肾综合征（hepatorenal syndrome）或肝性肾病。肝肾综合征与急性肾前性肾功能衰竭很相似，两者都存在肾灌注下导致尿少、尿钠排出明显下降、氮质血症。肾脏本身无明显组织解剖的异常，但肾前性者对扩容反应好，而肝肾综合征时血容量正常甚至高于正常，扩容无效。引起肾灌注不足可能与交感神经兴奋、肾素－血管紧张素系统的参与有关，更可能由于内毒素的作用，使肾血管持续收缩，肾小球滤过率下降。

（四）电解质和酸碱平衡

常见的有低钠、低钾，少尿时出现高钾。此外，还可有低镁。低钠常为稀释性的，机体总的可交换钠增加。近曲小管钠的吸收增加，同时醛固酮增加，都造成水钠潴留。此外，还可能有细胞膜缺损，使钠泵受损，细胞内钾外流，而钠内流，进一步使细胞外钠浓度下降。应用强力利尿剂时，血钠可低至110 mmol/L。但一般的低钠发展慢，机体可以慢慢适应。除利尿剂引起低血钾外，其他的因素如碱中毒、醛固酮增多、胃肠道丢失钾均可引起血钾下降。肾小管酸中毒和低镁均可导致低钾血症。2%的Mg^{2+}存在于细胞外液，从肾小球滤过的Mg^{2+}在近曲小管回吸收。肝功能衰竭时，利尿剂阻碍Mg^{2+}再吸收，导致Mg^{2+}丢失。肝功能衰竭时酸碱平衡失调呼吸性碱中毒外，低钾时可伴有代谢性碱中毒。出现肾功能衰竭则有代谢性酸中毒。乳酸在肝脏内代谢，肝功能严重减退时，血乳酸浓度增高，故乳酸性酸中毒并不少见。

（五）免疫功能

急性和慢性肝功能衰竭时容易并发感染。90%单核－吞噬细胞系统，包括库普书细胞，位于肝内。严重的肝脏病变使肝内单核－吞噬细胞系统功能明显下降。门静脉高压明显或门－腔短路术后，肝外门静脉血内细菌旁开肝脏，直接流入体循环，导致菌血症，进而细菌可入腹腔积液，或细菌直接透过肠壁进入腹腔积液，引起原发性腹膜炎。腹腔积液穿刺、内镜检查、静脉输液、导尿等都容易导致各种感染，使预后凶险。

不少肝性脑病患者如晚期肝硬化，或急性重型肝炎肝实质严重损害，使肝功能衰竭，临床上不仅表现为肝性脑病，还有各脏器功能损害，这使临床表现、诊治更为复杂。

四、临床表现

（一）脑病表现

肝性脑病主要表现为意识障碍、智能损害、神经肌肉功能障碍，根据症状、体征轻重可分为四级（表 4–1）。

表 4–1　肝性脑病的临床分级

级别	症状	体征	脑电图
Ⅰ	轻度性格、行为异常，计算能力下降	（–）或（±）	（–）
Ⅱ	睡眠障碍、精神错乱、行为异常、定向力下降	（+）	（+）
Ⅲ	昏睡、严重精神错乱	（+）	（+）
Ⅳ	昏迷	（+）	（+）

神经系统体征表现为肌张力增强、腱反射亢进，可出现踝阵挛、扑击样震颤。有的患者作怪脸、眨眼睛，可出现吸吮等初级反射；随着病情发展，可出现锥体束征；严重时有阵发性惊厥；晚期神经反射消失，全身呈弛缓状态。

肝性脑病如不及时治疗，尤其Ⅲ、Ⅳ级重度患者，神经损害常不可逆，症状、体征则持续存在。

脑电图上可出现异常的 δ 波率，两侧同时出现高电压的慢波。脑电图是一项较敏感的检查方法，但并不特异。

肝性脑病的起病、病程、表现因病因、诱因和病理基础不一而异。急性重型肝炎患者可在数日内进入昏迷，可不经过Ⅰ、Ⅱ级，预后差。肝硬化晚期消化道大出血或伴严重感染时，病情发展也很迅速。而门 – 腔吻合术后或门体侧支循环广泛形成时，可表现为慢性反复发作性木僵。

（二）肝病表现

主要表现为肝功能减退、衰竭，伴有门静脉高压症。前者常表现有黄疸、肝臭、出血倾向等。门静脉高压症表现为门 – 体侧支循环形成，腹腔积液，脾大，脾功能亢进。有些患者有门 – 体吻合术史。

（三）其他

包括各种基础疾病，以及肝病的并发症的表现，后者如食管、胃底曲张静脉破裂出血、原发性腹膜炎、严重的电解质紊乱、肝肾综合征等。它们可以成为肝性脑病的诱因，或在肝性脑病中同时出现。

五、诊断

很难说某种临床表现或某项实验室检查能确定肝性脑病。所以，肝性脑病的诊断是基于有进行性肝病，有神经系统异常的表现，又除外了其他引起神经异常的各种病因而做出的。

首先要确定有无脑病存在，即患者有无意识、精神异常和神经肌肉的异常表现。脑电图为较敏感的检查，可显示异常改变。

如果有脑病，则要明确是否为肝性脑病。或者说肝病患者出现有关的神经系统症状时，要进一步明确是否有脑病和肝性脑病。肝功能减退、衰竭和门脉高压往往提示肝病为脑病的病因。有的患者脑病表现突出，但无明显的肝病病史和表现，而目前常用的肝功能试验与肝实质损害的严重性相关较差，这给诊断带来了一定的困难。在各项肝功能检查中，SGOT、SGPT，以及 BSP 试验为较敏感的试验，凝血酶原时间、人血清白蛋白和胆红素常可反映肝病的严重性。有人认为测血浆凝血因子Ⅱ、Ⅶ、Ⅹ或结合人血清白蛋白为最有用的肝功能损害的指标。提示肝病而致代谢紊乱的检查有测血氨、血清 BCAA/AAA 比例、脑脊液谷氨酰胺、α－酮戊二酸浓度等。其他调查是为了除外其他脑病，例如 BUN、血糖、电解质等。重度低钠或低镁血症可出现类似于脑病的表现，应予注意。

进而要明确肝性脑病的临床分级、急或慢性，调查了解肝性脑病的诱因和肝病的病因，估计各脏器的功能状态，以便及时处理、指导治疗和估计预后。

六、治疗

对肝性脑病应早期诊断、及时处理。肝性脑病的治疗是综合性、多环节的。

（一）去除诱因

许多肝性脑病有明确的诱因，这些诱因可增加血氨、其他含氮物质，以及毒物的水平，促使肝性脑病的发生。因此，控制这些诱因常可有效地制止肝性脑病的发展。例如食管曲张静脉破裂大出血后可发展成肝性脑病，积极止血、纠正贫血、避免输库存血、清除肠道积血等可以制止肝性脑病的发生。合并感染时，肝功能恶化，可促发肝性脑病，而感染的临床表现可很不典型，故要警惕。对躁动的患者，主要是治疗肝性脑病，应避免使用镇静剂，尤其是苯巴比妥类药物，以免加重病情。

（二）营养支持治疗、改善肝细胞功能

肝性脑病患者往往食欲缺乏，或已处于昏迷状态，不能进食，仅靠一般的静脉输液远远不能满足机体的需要。

1. 饮食

饮食应以糖类为主，禁蛋白质，至少 3 天。随着病情改善，可给蛋白质 20 g/d，并逐渐增加至 30 ~ 50 g/d，以选择牛奶、奶酪、植物蛋白为佳。每日热量不低于 6278 ~ 8371 kJ。

可少量多次鼻饲或经中心静脉予肠道外营养。每日葡萄糖总量可达 300 ~ 400 g。

2. 水、电解质和酸碱平衡

记录每日液体出入量，定期查血钾、钠、氯、二氧化碳结合力、血尿素氮、血细胞比积、尿钾、尿钠等。

每日入液量一般为 2000 mL，不宜超过 2500 mL。有腹腔积液、水肿、脑水肿者，应减少液量，并限钠，氯化钠量 < 3 ~ 5 g/d。腹腔积液多时，不给钠或 < 0.25 g/d。如水潴留和低血钠同时存在，多为稀释性低钠血症，应同时限制水和钠。但如重度缺钠时，水中毒对机体造成威胁，而影响最大、危害最重的是脑神经组织，此时可给高渗盐水，同时严格限水，每日 1000 mL 左右。血钠水平纠正到 120 mmol/L 即为安全范围。此外，腹膜透析可用于纠正严重的低钠，以移去过多的水。对缺钠性低钠、低钾血症，以补钾为主、补钠为辅。进食困难者，要静脉补钾，每日给氯化钾 3 g，低钾碱中毒时，补钾量还要增加。如伴有低镁血症，也应予以补镁。

肝性脑病患者如出现肝肾综合征时，预后很差。要注意有无引起急性肾前性肾功能衰竭的各种因素。可试给低分子右旋糖酐、白蛋白扩容，并在此基础上再给多巴胺，以增加肾小球灌注，然后静注 100 ~ 200 mg 呋塞米。应严格限制入液量，1000 ~ 1500 mL/d，或以前一日尿量加上 1000 mL 为当日输液总量。也有主张应用血液透析或腹膜透析，但疗效较差。

对肝功能衰竭时各类酸碱失衡，主要针对原发病因处理。

3. 维生素和能量合剂

宜给予各种维生素，如维生素 B、C、K，此外还有维生素 A、D 和叶酸。有人认为不宜给维生素 B_6，因为它使周围神经的多巴转变成多巴胺，影响多巴进入脑部，因而减少中枢神经系统内神经递质的形成。此外，可给 ATP 20 mg，1 ~ 2 次 / 天，肌内注射或静滴；辅酶 A 50 U，1 ~ 2 次 / 天，肌内注射或静滴。

4. 血浆白蛋白

胃肠道大出血或放腹腔积液引起肝性脑病时，可静滴血浆白蛋白，25 ~ 50 g/ 次，可维持胶渗压。补充白蛋白对肝细胞的修复也有利。

（三）减少或拮抗氨及其他有害物质，改善脑细胞功能

1. 减少肠道内氨及其他有害物质的生成和吸收

（1）导泻或灌肠：清除肠道内积食或积血，减少氨、含氮物质及其他有害物质的来源，是一重要的辅助治疗。如无上消化道出血，可口服 50% 硫酸镁 40 mL 导泻。肝硬化患者上消化道大出血后合并肝性脑病时，口服 20% 甘露醇 100 ~ 200 mL 效果较好，能使血 NH_3 和氨基酸浓度迅速下降。

（2）改变肠道的 pH，减少 NH_3 的形成：乳果糖和乳糖均为不能在小肠内消化吸收的双糖，在结肠内被细菌分解成乳酸、甲酸、乙酸，酸化肠内容物，使 NH_3 变成 NH_4^+。同时

还增加肠内渗透性，起到渗透性通便的作用，加速肠内有害物质的排出。如用食醋加盐水，使 $pH < 5$，也可促进 NH_3 变成 NH_4^+。

（3）抗生素：可抑制肠内细菌繁殖，进而抑制毒素的形成。常用新霉素，也可口服卡那霉素、巴龙霉素或甲硝唑。不能口服时可选氨苄西林静滴。

（4）其他：乳酶生含乳酶杆菌，可干扰大肠埃希菌生长。乙酰氧肟酸或辛酰氧肟酸抑制细菌尿素酶的作用，因而减少有毒物质产生。阳离子交换树脂可减少肠道脑毒素的形成和吸收。

2. 降低血氨、减少和拮抗假性神经递质

（1）降血氨药物：如谷氨酸及其盐类能和 NH_3 结合成谷氨酰胺，从而降低脑内 NH_3 的氨水平。精氨酸和天门冬氨酸钾镁参与肝内鸟氨酸循环，降低血氨。可根据病情选择用药。有腹腔积液、低血钾碱中毒时可选用精氨酸钾。还可给大剂量的维生素 C，以使血略呈酸性，使血氨下降。

（2）左旋多巴：能透过血 - 脑脊液屏障，在脑内转化为大量的多巴胺和去甲肾上腺素，对抗假性神经递质的作用。类似的药物还有溴隐亭。

（3）BCAA：抑制并减少 AAA 进入脑内，减少假性神经递质产生。慢性肝病时，患者常有低蛋白血症，同时表现对蛋白质的不耐受。限制蛋白质摄取常使体内储存的蛋白质进一步消耗，而补充 BCAA 可减少体内蛋白分解，有可能使负氮平衡变为正氮平衡，使疾病预后改观。

3. 其他

有脑水肿时，应予以脱水治疗。此外，肝性脑病患者有低氧血症，应予以吸氧，有报道，高压氧疗法可取得较好的效果。

（黄启侠）

第五节 自发性食管破裂

自发性食管破裂系指健康人突然发生食管破裂，因多数发生于饮酒、呕吐之后，食管壁全层破裂，故有人称之为呕吐后食管破裂。这有时与胃酸分泌有关系，有人称之为食管消化性穿孔。为了区别器械损伤等外伤性穿孔，有人称之为非外伤性食管穿孔。

其与 Mallory-Weiss 综合征不同处是后者仅有食管黏膜撕裂、出血，而非全食管壁穿孔。故有人认为 Mallory-Weiss 综合征是不完全食管破裂，而自发性食管破裂为完全性的食管撕裂。

过去一向认为自发性食管破裂是严重致命的，成功救治是困难的，但近来由于对此病认识提高，诊断及时，处理合理，病变率有所下降。

一、发病原因

自发性食管破裂的原因和机制尚未完全清楚。虽然不是100%的患者都在发病时有呕吐，但大多数患者（70% ~ 80%）均先有呕吐继有食管穿孔，所以呕吐仍为最重要的发病原因。与呕吐相联系的是饮酒，呕吐的患者多数是过食、饮酒之后发生呕吐。但确有自发性食管破裂患者，在穿孔前既无饮酒，也无呕吐。报道其他自发性食管破裂的原因有分娩、车祸、颅脑手术后、癫痫等等。

呕吐动作是复杂的生理活动，既有体神经也有内脏神经参与，结果是将胃内容物排出体外。参加呕吐活动的有下述部分：唾液腺增加分泌，舌骨及喉头拉向前方，软腭上举，声门关闭，食管肌壁扩张，贲门部松弛，横膈强力收缩向下压迫胃，胃底部则松弛，腹壁肌肉，如腹直肌、腹外斜肌、腹内斜肌，有力收缩而向内压迫胃部，与胃贲门部松弛相反，幽门部收缩，所有上述动作协调起来，将胃内容物经食管从口排出体外。如动作不协调，例如食管上口环咽缩肌未松弛反而痉挛，结果造成食管内压力上升，由于胸膜腔压力小于食管内压力，导致食管破入胸膜腔内。上段及中段食管周围组织器官较多，有支持力，而下段食管周围缺少支持，成为最常见的破裂处。尚未见到奇静脉以上，主动脉弓以上水平食管破裂的报道。食管下段左右侧均可发生破裂，使食管内容物进入两侧胸膜腔。

以上解释对大多数病例可以适用，对胸腹压增加的情况，如分娩、车祸、癫痫发作后的食管自发性破裂也能适用。但对一些无呕吐的患者、颅脑手术后发生食管破裂的患者则难以解释。

二、临床表现

男性患者明显多于女性，多数为青壮年，也可发生于50岁以上。

（1）病初症状为呕吐、恶心、上腹痛、胸痛。1/3 ~ 1/2患者有呕血。呕吐的患者往往可有饮酒或过食史。痛的位置多为腹上区，也可在胸骨后、两季肋部、下胸部，有时放射至肩背部。症状严重时可有气短、呼吸困难、发绀、休克等。

（2）体格检查多表现为急腹症，可有液气胸的相应体征，上腹压痛，肌紧张，甚至板状。食管、胃内容物进入胸、腹膜腔可引起化学性胸、腹膜炎，可以有急性化脓性纵隔炎及胸、腹膜炎的表现。

食管破裂患者早期可以无发热，血白细胞也不升高；稍晚则可以有发热、寒战、血白细胞计数升高。

（3）X线胸部透视具有重要价值，不少患者经急诊胸部透视发现一侧液气胸，而引起注意。X线胸片侧位可见到纵隔气肿，颈部皮下气肿影，后前位有时可见到后下纵隔一侧气肿阴影，呈三角形。考虑到食管破裂时，应作吞碘油拍片，明确诊断。

（4）发现液气胸后，行诊断性穿刺，简易而且必要。如抽出物为血性酸味液体，或发现食物渣滓，则可以确诊，如穿刺前口服少量亚甲蓝液更能明确显示。穿刺液淀粉酶值可以很高。如食管内容物先破入纵隔，形成包裹，经过一段时间再破入胸膜腔内，则临床表现有相应的变化。

食管破裂所引起的纵隔、胸膜感染，多为杂菌性。其临床表现凶险，进展迅速。少数病例食管、胃内容物破入两侧胸膜腔，则呼吸困难明显，可危及生命。

三、诊断及鉴别诊断

自发性食管破裂的诊断并不复杂，过去误诊原因主要是：①对此病无认识；②对急腹症等患者没有执行必要的常规胸部透视；③对急腹症患者临床表现异常时，没有找胸外科专科医师会诊。

急诊医师对急腹症患者应进行以下检查，则能发现自发性食管破裂：①呕吐后腹痛、胸痛患者要进行胸部透视，检查有无液气胸。②对液气胸应立即作诊断性穿刺，检查积液性质，根据情况，可以先口服少量亚甲蓝液。③胸部透视如显示不清，应摄正、侧位立位胸片，观察有无纵隔气肿。④饮酒、过食后呕吐患者诉急性腹痛、胸痛时，如情况允许可吞咽40%碘酒剂行食管造影。

四、处理

自发性食管破裂的治疗方法及患者预后，与诊断早晚、破裂口大小、进入胸腔胃内容物的数量、污染程度等有密切关系。自发性食管破裂一般为纵向破口，很少横向，一般长度4 ~ 7 cm。如破口小，患者立即来诊，进入胸膜腔内的食物残渣少，胸腔引流彻底，感染得以及时控制，可以不经手术修补，破口的愈合机会大。如破口大，进入胸膜腔内的胃内容物量多，食物残渣未能引流干净，患者来诊较迟，肺膨胀不佳，或延误诊断，形成脓胸、纵隔炎等，则单纯引流、鼻饲或空肠造瘘往往形成慢性食管－胸膜－皮膜瘘，破口自行愈合的机会甚小。

一旦形成食管－胸膜－皮肤瘘则需延期修补，甚至需作部分食管切除，以肠管代替食管的手术。有时需作部分肋骨切除，以消灭脓腔及瘘管。

如破裂后不超过24小时，积极行开胸、局部食管修复手术，也有愈合的机会。如果胸腔冲洗干净，胸腔术后引流通畅，肺膨胀良好，经过胃肠道外营养支持，或空肠造瘘营养支持，使破口愈合，则能缩短治疗时间，避免复杂的治疗措施。

过去认为自发性食管破裂是严重致命并难以成功救治的。近来由于认识提高，能够早期诊断，及时治疗，有所改观，但总的说来病死率仍然很高，应予警惕。

（黄启侠）

第六节　急性胃炎

急性胃炎是由各种病因引起的胃黏膜急性炎症，临床上常急性起病，有明显腹上区症状，恶心、呕吐、腹痛、嗳气等；内镜检查可见胃黏膜充血、水肿、出血、糜烂（可伴有浅表溃疡）等一过性病变。它可以不仅局限于胃，同时伴随食管炎症者称食管胃炎，伴随肠道炎症者称胃肠炎。根据其病因不同，临床上分为以下几种类型。①急性糜烂出血性胃炎：又称急性胃黏膜病变，其特点是胃黏膜急性多发性糜烂和出血，或伴有浅表性溃疡，诱因有严重感染、颅脑损伤、严重烧伤、休克等。②急性腐蚀性胃炎：系由于吞服强酸、强碱或其他腐蚀剂所造成的胃黏膜损伤。③急性单纯性胃炎：又称急性非特异性胃炎、急性浅表性胃炎，是由各种化学因素（如药物、乙醇、浓茶、咖啡和香料等）、物理因素（如进食过冷过热、粗糙食物等）、微生物感染或细菌毒素等外源性刺激因子，以及精神神经功能障碍、应激、变态反应等内源性刺激因子引起的胃黏膜急性炎症。该类型胃炎最常见，本节以其为代表。

一、诊断要点

1. 病史

有进食化学药品、某些药物、酒类，饮食不当、暴饮暴食或进食有细菌污染之食物等病史。

2. 临床表现特点

急性胃炎的临床表现常因病因不同而异：由酗酒、刺激性食物和药物引起者，多有腹上区不适、疼痛、食欲缺乏、恶心、呕吐等，一般不很严重。食物中毒所致的急性胃肠炎的症状轻重不一，一般在食后数小时至 24 小时内发病，大多有中腹上区不适、疼痛，甚至剧烈腹绞痛、食欲缺乏、恶心、呕吐等，伴有急性水样腹泻，严重者可有发热、失水、酸中毒、休克等中毒症状。体检可有中腹上区及脐周轻压痛，肠鸣音亢进。一般病程短暂，1 ~ 2 天后即好转自愈。由解热镇痛药如阿司匹林、吲哚美辛、肾上腺皮质激素和应激状态等引起的急性胃炎常以上消化道出血为主要表现。患者多有呕血与黑便，出血也呈间歇发作，大量出血者可发生休克。半数以上患者有腹上区不适、疼痛、食欲缺乏、头昏、软弱等症状。病因去除后，短期内可以痊愈。

3. 诊断注意事项

以上腹痛为主要症状的急性胃炎应与消化性溃疡、急性胰腺炎、急性胆囊炎和急性阑尾炎等急腹症相鉴别。急性心肌梗死患者可因神经反射表现为上腹痛和呕吐，酷似急性胃炎，故对可疑者应及时作心电图检查。

二、治疗要点

1. 一般治疗

去除病因，卧床休息，停止一切对胃有刺激性的饮食或药物，进清淡流质饮食，必要时禁食1 ~ 2餐。

2. 对症治疗

上腹痛较剧烈者肌内注射阿托品（每次0.5 mg）或山莨菪碱（每次10 mg）；或口服颠茄片（8 mg，每日3次）或溴丙胺太林（普鲁本辛）（15 mg，每日3次）。伴有呕吐者，可口服甲氧氯普胺（灭吐灵）（10 mg，每日3次）或多潘立酮（10 mg，每日3次）或西沙必利（5 ~ 10 mg，每日2 ~ 3次）。亦可针刺足三里和内关，有止痛或止吐效果。伴有腹泻者，可口服十六角蒙脱石（思密达）（3 g，每日3次），或复方地芬诺酯（复方苯乙哌啶片）（1 ~ 2片，每日2 ~ 4次），或洛哌丁胺（易蒙停胶囊）（2 ~ 4 mg，每日2 ~ 4次）等止泻药物。并发上消化道出血时应予静脉输液，应用H_2受体阻滞剂（如雷尼替丁、法莫替丁）或质子泵抑制剂（如奥美拉唑）等药物（详见本章“消化道出血”）。

3. 抗生素的应用

由细菌感染引起者，可口服诺氟沙星（氟哌酸）（0.2 g，3次/天），或小檗碱（黄连素）（0.3 g，3次/天）等药物，伴腹泻的严重病例可加用庆大霉素或妥布霉素8万U肌内注射，2次/天；或20万 ~ 24万U/d加入液体中静滴。

4. 维持水、电解质平衡

因呕吐、腹泻导致失水及电解质失衡，可静脉补液，用生理盐水或平衡盐液与5%葡萄糖液按2 ∶ 1或3 ∶ 1的比例配合静滴。排尿后适当补钾。酸中毒者可滴注5%碳酸氢钠。

（黄启侠）

第七节 消化性溃疡

消化性溃疡（PU）指胃肠道黏膜被胃酸和胃蛋白酶消化而发生的溃疡，好发于胃和十二指肠，也可发生在食管下段、小肠、胃肠吻合口，以及异位的胃黏膜，如位于肠道的Meckel憩室。胃溃疡（GU）和十二指肠溃疡（DU）是最常见的PU。溃疡的黏膜缺损超过黏膜肌层，不同于糜烂。溃疡一般为单个，胃或十二指肠同时有两个或两个以上溃疡称多发性溃疡；胃和十二指肠均有溃疡称复合性溃疡；溃疡直径 > 2.0 cm者称巨大溃疡；溃疡深达浆膜层与周围组织粘连，或穿入邻近组织形成包裹性穿孔者称穿透性溃疡。本病多见于男性，发病年龄DU平均为30岁，GU平均为40岁。临床主要表现为慢性、周期性发作的节律性上腹疼痛，可并发出血、穿孔或幽门梗阻，约1%的GU发生癌变。

一、诊断要点

1. 病因与诱因

①幽门螺杆菌（Hp）感染是 PU 的主要病因。②药物：非甾体抗感染药（NSAIDs）是导致胃黏膜损伤最常用的药物，有 10% ~ 25% 的患者可发生溃疡。③遗传易感性。④胃排空障碍。⑤应激、吸烟、长期精神紧张、进食无规律等是 PU 发生的常见诱因。在发病机制上 GU 以黏膜屏障功能降低为主要机制，DU 则以高胃酸分泌起主导作用。

2. 临床表现特点

上腹痛是 PU 的主要症状，性质多为灼痛，亦可为钝痛、胀痛、剧痛或饥饿样不适感；多位于中上腹，可偏左或偏右；一般为轻至中度持续性痛。部分患者可无症状或症状较轻，以致不为患者所注意，而以出血、穿孔等并发症为首发症状。典型的 PU 有如下临床特点：①慢性过程，病史可达数年至数十年。②周期性发作，发作与自发缓解相交替，发作期可为数周或数月，缓解期亦长短不一，短者数周、长者数年；发作常有季节性，多在秋冬或冬春之交发病。③发作时上腹痛呈节律性，表现为空腹痛，即餐后 2 ~ 4 小时和（或）午夜痛，腹痛多为进食或服用抗酸药所缓解，典型节律性表现在 DU 多见。部分患者无上述典型表现的疼痛，而仅表现为无规律性的上腹隐痛或不适。具或不具典型疼痛者均可伴有反酸、嗳气、上腹胀等症状。溃疡活动时腹上区可有局限性轻压痛，缓解期无明显体征。

难治性溃疡是指经正规抗溃疡治疗而溃疡仍未愈合者。因素可能有：①病因尚未去除，如仍有 Hp 感染，继续服用 NSAIDs 等致溃疡药物等。②穿透性溃疡、有幽门梗阻等并发症。③特殊病因，如克罗恩病、促胃液素瘤。④某些疾病或药物影响抗溃疡药物吸收或效价降低。⑤误诊，如胃或十二指肠恶性肿瘤。⑥不良诱因存在，包括吸烟、酗酒及精神应激等。

3. 辅助检查

①胃镜检查：是确诊 PU 首选的检查方法。② X 线钡餐检查：适用于对胃镜检查有禁忌或不愿接受胃镜检查者。溃疡的 X 线征象有直接和间接两种：龛影是直接征象，对溃疡有确诊价值；局部压痛、十二指肠壶腹部激惹和球部畸形、胃大弯侧痉挛性切迹均为间接征象，仅提示可能有溃疡。③ Hp 检测：是 PU 的常规检查项目。

二、治疗要点

PU 治疗目标为：去除病因，控制症状，促进溃疡愈合，防止复发和避免并发症。

1. 一般治疗

生活要有规律，避免过度劳累和精神紧张。停服不必要的 NSAIDs，如确有必要服用 NSAIDs，可同时加用抑制胃酸和保护胃黏膜药物。注意饮食规律，避免刺激性食物，但无须少量多餐，每日正餐即可。戒烟、酒。

2. 药物治疗

自20世纪70年代以来，PU药物治疗经历了H_2受体拮抗剂（H_2RA）、质子泵抑制剂（PPI）和根除Hp三次里程碑式的进展，使PU愈合率达到95%左右。

（1）抑制胃酸分泌药物：① H_2受体拮抗剂（H_2RA）：是治疗PU的主要药物之一，疗效好，用药方便，价格适中，长期使用不良反应少。治疗GU和DU的6周愈合率分别为80% ~ 95%和90% ~ 95%。常用药物及其治疗剂量为法莫替丁20 mg，每日2次；尼扎替丁150 mg，每日2次；雷尼替丁150 mg，每日2次。②质子泵抑制剂（PPI）：作用于壁细胞胃酸分泌终末步骤中的关键酶H^+-K^+-ATP酶，使其不可逆失活，因此抑酸作用比H_2RA更强且作用持久。PPI多在2 ~ 3天内控制症状，对难治性PU的疗效优于H_2RA。治疗GU和DU的4周愈合率分别为80% ~ 96%和90% ~ 100%。PPI还可增强抗Hp抗生素的杀菌作用。常用药物及其治疗剂量为埃索美拉唑40 mg，每日1次；兰索拉唑30 mg，每日1次；奥美拉唑20 mg，每日2次；泮托拉唑40 mg，每日1次；雷贝拉唑20 mg，每日1次。

（2）根除幽门螺杆菌治疗：凡有Hp感染的PU，无论初发或复发、活动或静止、有无并发症，均应予以根除Hp治疗。已证明在体内具有杀灭Hp作用的抗生素有克拉霉素、阿莫西林、甲硝唑（或替硝唑）、四环素、呋喃唑酮（痢特灵）、某些喹诺酮类如左氧氟沙星等。PPI及胶体铋体内能抑制Hp，与上述抗生素有协同杀菌作用。目前尚无单一药物可有效根除Hp，必须联合用药。研究证明以PPI（每日常规剂量加倍，如奥美拉唑40 mg/d）或胶体铋（枸橼酸铋钾480 mg/d）为基础加上两种抗生素（克拉霉素1000 mg/d、阿莫西林2000 mg/d或甲硝唑800 mg/d，均分2次口服）的三联治疗（疗程7 ~ 14天，国内主张采用10天疗程）方案有较高根除率。以PPI为基础的方案所含PPI能通过抑制胃酸分泌提高口服抗生素的抗菌活性，从而提高根除率，再者PPI本身具有快速缓解症状和促进溃疡愈合作用，是临床中最常用的方案。其中又以PPI加克拉霉素再加阿莫西林或甲硝唑的方案根除率最高。Hp根除失败的主要原因是患者的服药依从性问题和Hp对治疗方案中抗生素的耐药性。呋喃唑酮（200 mg/d，分2次）耐药性少见、价廉，国内用其代替克拉霉素或甲硝唑的三联疗法亦可取得较高的根除率，但要注意呋喃唑酮引起的周围神经炎和溶血性贫血等不良反应。治疗失败后的再治疗比较困难，可换用另外两种抗生素（阿莫西林原发和继发耐药均极少见，可以不换），如PPI加左氧氟沙星（500 mg/d，1次/天）和阿莫西林，或采用PPI和胶体铋合用再加四环素（1500 mg/d，2次/天）和甲硝唑的四联疗法。

《消化性溃疡病诊断与治疗规范建议》（2008，黄山）认为序贯疗法治疗Hp感染具有疗效高、耐受性和依从性好等优点。推荐的序贯疗法为10天：前5天，PPI + 阿莫西林，后5天，PPI + 克拉霉素 + 替硝唑；或前5天，PPI + 克拉霉素，后5天，PPI + 阿莫西林 + 呋喃唑酮。

根除Hp治疗结束后的抗溃疡治疗：在根除Hp疗程结束后，继续给予一个常规疗程的抗溃疡治疗（如DU患者予PPI常规剂量，总疗程2 ~ 4周；或H_2RA常规剂量，疗程

4 ~ 6 周。GU 患者 PPI 常规剂量，总疗程 4 ~ 6 周；或 H_2RA 常规剂量，疗程 6 ~ 8 周）是最理想的。但对无并发症且根除治疗结束时症状已得到完全缓解者，也可停药以节省药物费用。

根除 Hp 治疗结束后复查：治疗后应常规复查 Hp 是否已经被根除。复查应在根除 Hp 治疗结束至少 4 周后进行，且在检查前停用 PPI 或铋剂 2 周，否则会出现假阴性。对未排除胃恶性溃疡或有并发症的消化性溃疡应常规进行胃镜复查。

（3）保护胃黏膜药物：①铋剂，本类药物分子量较大，在酸性溶液中呈胶体状，与溃疡基底面的蛋白形成蛋白铋复合物，覆于溃疡表面，阻断胃酸、胃蛋白酶对黏膜的自身消化。铋剂还可通过包裹 Hp 菌体，干扰 Hp 代谢，发挥杀菌作用。因肾为铋的主要排泄器官，肾衰竭时禁用。常用枸橼酸铋钾（胶体次枸橼酸铋，120 mg，4 次 / 天）。②弱碱性抗酸剂，常用铝碳酸镁、磷酸铝、硫糖铝（1.0 g，4 次 / 天）、氢氧化铝凝胶等。这些药物中和胃酸，短暂缓解疼痛症状。由于其能促进前列腺素合成，增加黏膜血流量，刺激胃十二指肠黏膜分泌黏液及碳酸氢盐，目前更多把其视为黏膜保护剂。

3. 治疗 PU 的疗程

抑酸药物的疗程通常为 4 ~ 6 周，部分患者需要 8 周。根除 Hp 所需要的 1 ~ 2 周疗程可重叠在 4 ~ 8 周的抑酸药物疗程内，也可在抑酸疗程结束后进行。

4. 维持治疗

PU 愈合后，大多数患者可以停药。但对反复溃疡复发、Hp 阴性及已去除其他危险因素的患者可给予较长时间服用维持剂量的 H_2RA（法莫替丁 20 mg，或尼扎替丁 150 mg，或雷尼替丁 150 mg，均为每晚 1 次）或 PPI（埃索美拉唑 20 mg，或兰索拉唑 30 mg，或奥美拉唑 20 mg，或泮托拉唑 20 mg，或雷贝拉唑 10 mg，均为每日 1 次），疗程因人而异，短者 3 ~ 6 个月，长者 1 ~ 2 年或更长。

5. 外科手术治疗

外科手术治疗主要限于少数有并发症者，包括：①大出血经内科治疗无效。②急性穿孔。③瘢痕性幽门梗阻。④胃溃疡癌变。⑤严格内科治疗无效的顽固性溃疡。

（黄启侠）

第八节　急性胆囊炎

急性胆囊炎是由于胆囊管梗阻、化学性刺激和细菌感染引起的胆囊急性炎症性病变，约 95% 以上的患者有胆囊结石，称结石性胆囊炎；5% 的患者无胆囊结石，称非结石性胆囊炎。其临床表现可有发热、右上腹疼痛和压痛，恶心、呕吐、轻度黄疸和血白细胞增多等，是仅次于急性阑尾炎的常见急腹症。其多见于中年以上女性，男女之比约为 1 ∶ 2。

一、诊断要点

1. 临床表现特点

（1）症状：常见的症状有以下几种。①腹痛，2/3 以上患者腹痛发生于右上腹，也有发生于中上腹者。如是结石或寄生虫嵌顿胆囊管引起的急性梗阻性胆囊炎，疼痛一般是突然发作，通常剧烈，可呈绞痛样，多于饱餐尤其是进食高脂肪食物后发生，也可在夜间或深夜突然发作。如短期内梗阻不能解除，则绞痛可呈刀割样，可随体位改变或呼吸运动而加剧。疼痛可放射至右肩部、右肩胛下部。当引起梗阻的结石一旦松动或滑脱，则疼痛可立即缓解或消失。急性非梗阻性胆囊炎早期，右上腹疼痛一般常不剧烈，并多局限于胆囊区，随着病情的发展，当胆囊化脓或坏疽时则疼痛剧烈，可有尖锐刺痛感，疼痛范围扩大，提示炎症加重，且有胆囊周围炎，甚至腹膜炎的可能。老年人因对疼痛敏感性降低，有时可无剧烈腹痛，甚至无腹痛症状。②恶心、呕吐，60% ~ 70%的患者可有反射性恶心、呕吐，呕吐物量不多，可含胆汁，呕吐后疼痛无明显减轻。胆囊管或胆总管因结石或蛔虫梗阻者呕吐更频繁。③寒战、发热，热度与炎症范围和严重程度有关。发病初期常为化学性刺激引起的炎症，因而不发热或有低热，随着细菌在淤滞胆汁中繁殖，造成细菌性感染，炎症逐渐加重，体温随之升高。当发生化脓性或坏疽性炎症时，可出现高热。

（2）体征：患者多呈急性病容，严重呕吐者可有失水和虚脱征象。约 20%的患者有轻度黄疸，严重黄疸是胆总管结石性梗阻的重要征象。腹部检查可见右腹上区稍膨胀，腹式呼吸受限，右肋下胆囊区有腹肌紧张、压痛、反跳痛、墨菲（Murphy）征阳性。有 1/4 ~ 1/3 的患者在右上腹可扪及肿大的胆囊和炎性包块（胆囊炎症累及网膜及附近肠管而形成的包块）。若胆囊化脓或坏疽而致局限性腹膜炎时，则肌紧张、压痛及反跳痛更显著，呈腹肌强直表现；当腹痛、压痛、反跳痛及腹肌强直扩延至腹部其他区域或全腹时，提示胆囊穿孔，或有急性腹膜炎、重症急性胰腺炎等并发症存在。少数患者有腹部胀气，严重者可出现肠麻痹。

急性胆囊炎经过积极治疗，或嵌顿于胆囊管中的结石发生松动，患者的症状一般于 12 ~ 24 小时后可得到改善和缓解，经 3 ~ 7 天后症状消退。如有胆囊积脓，则症状持续数周。如急性胆囊炎反复迁延发作，则可转为慢性胆囊炎。

急性非结石性胆囊炎的病因仍不清楚，通常在严重创伤、烧伤、腹部非胆道手术如腹主动脉瘤手术、脓毒症等危重患者中发生。其病理变化与急性结石性胆囊炎相似，但病情发展更迅速。致病因素主要是胆汁淤滞和缺血，导致细菌繁殖且供血减少，更易出现胆囊坏疽、穿孔。本病多见于男性、老年患者。其临床表现与急性胆囊炎相似，腹痛症状常因患者伴有其他严重疾病而被掩盖。因此，临床上对危重的、严重创伤及长期应用肠外营养支持的患者，出现右上腹痛并伴有发热时应警惕本病的发生。若右上腹压痛及腹膜刺激征，或触及肿大的胆囊、Murphy 征阳性时，应及时做进一步检查以明确诊断。

2. 辅助检查

（1）白细胞计数及分类：一般均增高。如白细胞计数 > 20×10^9/L，且有显著核左移，应考虑并发胆囊穿孔或坏死的可能。

（2）B 超检查：可测定胆囊和胆道大小、囊壁厚度、结石、积气和胆囊周围积液等征象，对急性胆囊炎的诊断准确率为 85% ~ 95%。

（3）CT 和 MRI 检查：对诊断胆囊肿大、囊壁增厚、胆管梗阻、周围淋巴结肿大和胆囊周围积液等征象有一定帮助，尤其对并发穿孔和囊壁内脓肿形成价值最大。

（4）胆道造影：对黄疸不严重、肝功能无严重损害者，可施行静脉胆道造影检查，即静注 30%胆影葡胺 20 mL，如胆管及胆囊均显影，则可排除急性胆囊炎；胆管显影而经 4 小时后胆囊仍不显影时，可诊断急性胆囊炎；若胆管、胆囊均不显影，多数为急性胆囊炎。

（5）放射性核素扫描：对症状不典型的患者，^{99m}TC-EHIDA 检查诊断急性胆囊炎的敏感性 97%，特异性 87%，由于胆囊管的梗阻，胆囊不显影；如胆囊显影，95%的患者可排除急性胆囊炎。

3. 诊断注意事项

右上腹急性疼痛伴发热、恶心、呕吐，体检右上腹有压痛，Murphy 征阳性，白细胞计数增高，B 超检查有胆囊壁水肿，放射性核素扫描阳性，即可诊断为本病，如过去有胆绞痛病史，则诊断更可肯定。但应注意与急性胰腺炎、溃疡病穿孔、冠心病（心绞痛和急性心肌梗死）、急性病毒性肝炎、高位阑尾炎、右下肺炎或胸膜炎、右侧带状疱疹等疾病鉴别。青年女性患者应与淋球菌性肝周围炎（Fitz-Hugh Curitis 综合征）相鉴别，这是由于生殖器官的淋病双球菌感染扩散至腹上区，引起肝周围炎，可有发热、右腹上区疼痛，易误诊为急性胆囊炎。如妇科检查发现附件有压痛，宫颈涂片可见淋病双球菌可资鉴别。

二、治疗要点

急性结石性胆囊炎最终需手术治疗，原则上应争取择期手术。急性非结石性胆囊炎易坏疽穿孔，一经诊断，应及早手术治疗。

1. 非手术治疗

（1）一般处理：卧床休息，轻者可给予清淡流质饮食或暂禁食，严重病例禁食、禁饮，并下胃管进行持续胃肠减压。应静脉补充营养、水及电解质。

（2）解痉止痛：①药物：可选用阿托品 0.5 mg 或山莨菪碱 10 mg 肌内注射，或硝酸甘油 0.3 ~ 0.6 mg 舌下含化；疼痛剧烈者可加用哌替啶 50 ~ 100 mg 肌内注射。②针灸：针刺足三里、阳陵泉、胆囊穴、中脘、合谷、曲池，采用泻法，留针 20 ~ 30 分钟。

（3）利胆药物：口服 50%硫酸镁 5 ~ 10 mL，3 次 / 天；去氢胆酸片 0.25 g 或胆酸片 0.2 g，3 次 / 天；消炎利胆片或利胆片亦可服用。

（4）抗生素：应选择在血和胆汁中浓度较高的抗生素。通常选用氨苄西林、克林霉素、氨基糖苷类、第二和三代头孢菌素及喹诺酮类抗生素。因常伴有厌氧菌感染，宜加用甲硝唑（灭滴灵）或替硝唑。

2. 手术治疗

行胆囊切除术是急性胆囊炎的根本治疗。急诊手术指征：①发病在 48 ~ 72 小时内者。②经非手术治疗无效或病情恶化者。③有胆囊穿孔、弥漫性腹膜炎、并发急性化脓性胆管炎、急性重症胰腺炎等并发症者。手术方法有胆囊切除术、部分胆囊切除术、胆囊造口术、超声导引下经皮经肝胆囊穿刺引流术（PTGD）等。

（黄启侠）

第九节　急性重症胆管炎

急性重症胆管炎（ASCT）即急性梗阻性化脓性胆管炎（AOSC），是一种严重的胆管疾病。本病的发病基础是胆道梗阻及细菌感染。国内最常见的原因是肝内外胆管结石，其次为胆道寄生虫和胆管狭窄；国外以恶性肿瘤、胆道良性病变引起狭窄、先天性胆道解剖异常、原发性硬化性胆管炎等较常见。近年随着手术及介入治疗的增加，由胆肠吻合口狭窄、PTC、ERCP、置放内支架等引起者逐渐增多。临床上以右上腹痛、寒战、发热、黄疸和休克为特征。

一、诊断要点

1. 病史

患者多有胆系疾病史而以胆石症多见，往往反复发作和（或）有胆道手术史。

2. 临床表现特点

患者发病急骤，病情进展快，最典型的表现是夏科（Charcot）三联征，即 92% 左右的患者有剑突下或右腹上区绞痛、高热及黄疸。多数人血压低或偏低，病情进一步发展时尚可出现休克及精神症状（烦躁不安、神志淡漠、意识障碍、昏迷等）则合称为雷诺尔德（Reynold）五联征。查体见右腹上区或剑突下局限性压痛明显，伴发胆囊炎时则有胆囊肿大及压痛。有时出现右上腹肌紧张、肝大及触痛，Murphy 征阳性。

3. 辅助检查

①实验室检查：白细胞计数明显升高，常达（15 ~ 40）$\times 10^9$/L，中性粒细胞明显增多。CRP 升高。血培养细菌阳性率约 85%，胆汁培养阳性率可达 70%。血清胆红素升高。② B 型超声：可显示肝内外胆管扩张及由胆石形成的光团。③ CT 扫描：可显示肝内、外胆管扩张。④经内镜逆行胰胆管造影术（ERCP）和经皮肝穿刺胆管造影术（PTC）：对诊断胆总管结石的准确率高达 90% 以上，可在 B 型超声检查不能确定胆管结石时进行。ERCP 因其同时可行治疗，目前作为首选检查。⑤ MRCP：无创伤，能准确显示胆总管梗阻部位，可诊断出 90% 以上的胆总管结石。⑥超声内镜：可显示肝外胆管扩张，对于较小的

胆管结石有较高的检出率。

4. 急性胆管炎的诊断标准

（1）临床表现：①胆道疾病病史；②发热和（或）寒战；③黄疸；④腹痛（右上腹或上腹）。

（2）实验室检查：①炎性反应（WBC 升高，CRP 升高等）；②肝功能异常。

（3）影像学检查：胆管扩张或病因学依据（狭窄、结石、支架等）。

可疑诊断：“（1）”中两项或两项以上。

确诊：Charcot 三联征［“（1）”中②+③+④］；或“（1）”中两项或两项以上+“（2）”和“（3）”中两项。

5. 严重程度判断

2006 年东京急性胆管炎指南，将急性胆管炎分为轻、中、重三度，分类依据为对初始治疗的反应及是否伴有器官功能衰竭。初始治疗是指支持疗法及抗感染治疗。

不伴有器官功能衰竭且初始治疗有效果的为轻度（Grade Ⅰ），可择期行胆道引流。

伴有任何一项下列系统或器官受损者的为重度（Grade Ⅲ）。①心血管系统：低血压。②神经系统：精神症状。③呼吸系统：$PaO_2/FiO_2 < 300$。④肾脏：血肌酐 > 2.0 mg/dL。⑤肝脏：PT-INR > 1.5。⑥血液系统：血小板 $< 100 \times 10^9$/L。需立即行胆道引流。

介于两者之间的为中度（Grade Ⅱ），即初始治疗无效果，不伴有系统或器官受损者，尽早行胆道引流。

二、治疗要点

本病的治疗原则是去除胆管梗阻，控制胆道感染和纠正并发症。

1. 解除胆管梗阻和降低胆管内压

急诊减压引流是治疗的关键。本病的根本性问题是胆管梗阻加感染，使胆管内压增高，进而通过胆静脉反流产生脓毒症。故应强调尽快对梗阻以上胆管进行减压引流。常用减压引流方式有：外科手术胆总管切开减压、置“T”形管外引流、PTCD、ERCP、经内镜鼻胆管引流（ENBD）、内镜下胆管内引流等。

2. 控制感染

抗菌治疗宜选择以抗革兰阴性菌为主兼顾抗球菌及厌氧菌，并且在血液及胆汁中呈高浓度的药物。目前以头孢菌素类抗生素为首选，在胆汁中浓度最高者为第三代头孢菌素（如头孢哌酮 1 ~ 3 g，每 8 小时 1 次，静脉输注），其次为第二代头孢菌素（如头孢呋辛，0.5 ~ 1.5 g，每 8 小时 1 次，静脉输注）及第一代头孢菌素（如头孢唑啉，1 ~ 1.5 g，每 6 小时 1 次，静脉输注）。在胆汁中浓度较高的尚有氯霉素、氨苄西林、阿莫西林（羟氨苄西林）。上述药物可和在血液中浓度较高的氨基糖苷类抗生素（庆大霉素或阿米卡星）联合应用，但肾功能不全患者要慎用氨基糖苷类药物。静脉滴注甲硝唑或替硝唑对厌氧菌有良好效果。在未获得病原学依据之前，抗生素应力求广谱、高效及肝肾低毒性，同时加抗厌氧菌药物。

3. 并发症的防治

积极防治休克和多脏器衰竭，是 ASCT 治疗成功的重要环节，治疗要点包括：①补液，纠正水、电解质和酸碱失衡。②心肺监护，强心利尿。③早期发现 DIC，及时合理地应用肝素。④短期应用大剂量糖皮质激素对休克及内毒素血症有一定作用。

（黄启侠）

第十节　急性出血性坏死性肠炎

急性出血性坏死性肠炎是以小肠的广泛出血、坏死为特征的肠道急性蜂窝织炎，病变主要累及空肠和回肠，偶尔也可侵犯十二指肠和结肠，甚至累及全消化道。临床上以腹痛、腹泻、便血、腹胀、呕吐和发热为主要表现，严重者可有休克、肠麻痹等中毒症状和肠穿孔等并发症，是一种危及生命的暴发性疾病。本病的发病与产生 β 毒素的 Welchii 杆菌（C 型产气荚膜杆菌）感染有关。任何年龄均可发病，但以学龄前儿童和青少年多见，男性多于女性。四季均可发病，但高发于夏秋季节。

一、诊断要点

1. 病史

起病急，发病前多有不洁饮食或暴饮暴食史。受冷、劳累、肠道蛔虫感染及营养不良为诱因。

2. 临床表现特点

（1）腹痛：是首发的主要症状。病初常表现为逐渐加剧的脐周或左中上腹阵发性绞痛，其后逐渐转为全腹或右下腹持续性痛并阵发性加剧。常伴有恶心呕吐，呕吐常为黄水，严重者呈咖啡样或血水样。腹痛在便血控制后 3 ~ 5 天仍可每日发作数次，可为最后消失的症状。

（2）腹泻与便血：腹痛发生后即可有腹泻，每日数次至十数次不等。粪便初为糊状而带粪质，其后渐为黄水样，继之即呈血水状或呈赤豆汤和果酱样，甚至可呈鲜血状或暗红色血块，粪质少而具难闻的腥臭味。无里急后重。出血量多少不定，轻者可仅粪便潜血阳性，无便血；严重者一天出血量可达数百毫升。腹泻和便血时间短者仅 1 ~ 2 天，长者可达 1 月余，且可呈间歇发作，或反复多次发作。严重病例后期因中毒症状严重，发生麻痹性肠梗阻时便次减少，甚至停止，但肛门指检多能发现血便为本病的特征之一。

（3）全身中毒症状：起病后不久即出现发热，一般在 38 ~ 39℃左右，少数可达 40℃以上，持续 4 ~ 7 天后渐退，偶有长达 2 ~ 3 周者。中毒症状严重者可出现抽搐、昏迷，也可出现四肢厥冷、皮肤暗紫花纹、血压下降、中毒性休克。腹泻、便血严重时，可出现贫血、脱水和酸中毒。

（4）腹部体征：胃肠道症状虽重，但腹部体征却相对较少。腹部饱满，有时可见肠型。触诊腹软或有轻度压痛，但也可有明显压痛、腹肌紧张和反跳痛，提示急性腹膜炎。移动性浊音可阳性，也可抽出血性腹腔积液。肠鸣音早期亢进，有肠梗阻时可闻及气过水声或金属音。腹膜炎明显时，肠鸣音减弱或消失。

3. 辅助检查

①血象：白细胞增多，一般为（12 ~ 20）$\times 10^9$/L，以中性粒细胞增多为主。肠坏死或腹膜炎时可出现类白血病反应，核左移明显，部分出现中毒性颗粒。②粪便检查：粪便呈血性，或潜血试验强阳性，镜检可见大量红细胞、白细胞及脱落的上皮细胞。粪便培养部分病例可有 Welchii 杆菌、大肠埃希菌等生长。③尿常规：可有蛋白尿、红细胞、白细胞及管型。④ X 线检查：腹部透视或平片可见中腹或腹上区肠管充气、扩张，黏膜皱襞模糊、粗糙，肠壁水肿增厚，肠间隙增宽。立位片中有大小不等的液平面。肠穿孔者可有气腹。在急性期禁做胃肠钡餐或钡灌肠检查，以免诱发肠穿孔。⑤结肠镜检查：可见全结肠腔内有大量新鲜血液，但未见出血病灶，并可见回盲瓣口有血液涌出。

4. 临床分型

依其最突出的表现，可将本病分为以下几种类型。①急性胃肠炎型：当病变仅累及黏膜下层时，临床表现以腹泻为主，伴有恶心、呕吐，便血不明显。腹部 X 线平片示小肠充气、扩张，肠曲间隙增宽。②肠出血型：病变黏膜广泛坏死脱落时，则以便血为主，量多少不等，呈血水样或暗红色，有明显贫血或急性大出血体征。③肠梗阻型：病变以浆肌层为主时，因肠管肌层严重受损而浸润肿胀，肠管变僵直，丧失蠕动能力，临床表现为肠梗阻，如腹痛、腹胀、频繁呕吐，肠鸣音亢进或减弱、消失。可有肠型，腹部 X 线检查见多个液平面。④腹膜炎型：随着浆肌层病变加重，肠内细菌毒素外渗或局部出现全层坏死，则发展成腹膜炎，表现为腹部压痛、反跳痛、腹肌紧张、肠鸣音消失。⑤中毒休克型：全身中毒症状为主，高热、谵妄、血压下降乃至休克。

5. 诊断注意事项

本病的诊断主要依据临床表现：有不洁饮食、暴饮暴食史，突然腹痛、腹泻、便血和呕吐，伴有中度发热，或突然腹痛后出现休克症状或出现麻痹性肠梗阻，应考虑本病的可能，特别是呈腥臭味的洗肉水样便而无明显里急后重者。需与中毒性菌痢、绞窄性肠梗阻、急性克罗恩病、腹型过敏性紫癜、急性阑尾炎、肠套叠、阿米巴痢疾、细菌性食物中毒等疾病鉴别。

二、治疗要点

1. 休息和禁食

患者在发热、腹痛、腹胀、呕吐及便血期间应卧床休息与禁食，腹胀者应早做胃肠减压。禁食是一项重要治疗措施，轻者 7 ~ 8 天，重者 14 ~ 21 天，疑诊时即应禁食，确诊后更应禁食。待腹胀消失和腹痛减轻，腹部体征基本消失，无便血或大便隐血转阴，临床一般情况明显好转，方可给予易消化、无刺激性流质饮食，逐渐过渡到半流质、软食乃至正常饮食。过早恢复正常饮食可使症状再发，过晚恢复正常饮食又可影响营养状态，延迟康复。

2. 支持疗法

在禁食期间应予静脉输入高营养液，如 10% ~ 25% 葡萄糖液、复方氨基酸液、水解蛋白，以及维生素 B、维生素 C 及钙剂。儿童补液量约每日 80 ~ 100 mL/kg，成人每日 2000 ~ 3000 mL。防治低血钾和酸中毒。对重症患者及严重贫血、营养不良者，可施以全胃肠外营养（TPN）。

3. 防治中毒性休克

迅速补充有效循环血容量是治疗休克的关键。除补充晶体溶液外，应适当输血浆、新鲜全血或人血清白蛋白等胶体液。酌情应用血管活性药物以保持正常的血压，如多巴胺、间羟胺、山莨菪碱（654–2）等。

4. 肾上腺皮质激素的应用

在高热、中毒休克时可以使用，原则是短期、大量、静脉给药。儿童每日用氢化可的松 4 ~ 8 mg/kg，或地塞米松 1 ~ 2.5 mg；成人每日用氢化可的松 200 ~ 300 mg，或地塞米松 5 ~ 20 mg。一般用 3 ~ 5 天即停药。

5. 抗生素的应用

由于本病与细菌感染有关，选用适当的抗生素控制肠道内细菌感染，有利于减轻肠道损害。常用第三代头孢菌素如头孢呋辛、头孢曲松和第三代喹诺酮类药物如环丙沙星等，抗厌氧菌感染宜用甲硝唑或替硝唑。一般选两种联合应用。给药途径以静脉滴入为宜，疗程至少 1 周以上。

6. 抗毒血清

采用 Welchii 杆菌抗毒血清 42 000 ~ 85 000 U 静脉滴注治疗本病，有较好疗效，但临床上未广泛使用。

7. 其他药物治疗

①微生态制剂调节肠道菌群，可选用双歧杆菌活菌（丽珠肠乐）1 亿活菌口服。②吸附肠道内毒素可用液状石蜡 20 mL/d 或十六角蒙脱石（思密达，6 ~ 9 g/d）口服或胃管内注入。③补充胰蛋白酶可水解 β 毒素，减少其吸收，并可清除肠道坏死组织。常用胰蛋白酶 0.6 ~ 0.9 g 口服，每日 3 次，对重症者可肌内注射 1000 ~ 2000 U，每日 1 ~ 2 次。④驱虫治疗：疑为或诊断为肠蛔虫感染者在出血停止、全身情况改善后应施以驱虫治疗，可用左旋咪唑 150 mg 口服，每日 2 次，连用 2 天。

8. 对症处理

高热时物理降温，或加用解热药；吸氧；腹痛较剧者可用阿托品、罗痛定肌内注射，必要时用哌替啶 50 ~ 100 mg 肌内注射；严重腹胀和频繁呕吐者，应行胃肠减压。

9. 手术疗法

临床上遇到下列情况应考虑手术治疗。①诊断不明，不能排除其他急需手术治疗的急腹症者。②有明显腹膜炎表现，疑有肠坏死、肠穿孔者。③腹腔诊断性穿刺证明有脓性或血性液体者。④腹胀严重，胃肠减压无效，有肠穿孔危险者。⑤肠出血严重，经反复输血及其他保守疗法无效而有休克趋势者。手术方法：①肠管尚无坏死或穿孔者，可予普鲁卡因肠系膜封闭，以改善病变肠段的血液循环。②病变严重而局限者可做肠段切除并吻合。③肠坏死或肠穿孔者，可做肠段切除、穿孔修补及腹腔引流术。

（黄启侠）

第十一节　假膜性结肠炎

假膜性结肠炎是由于肠道黏膜表面由炎性渗出所致的黄色或白色斑块所覆盖，即假膜而命名。主要病因是难辨梭状芽孢杆菌的感染，几乎全部见于接受抗生素治疗的患者。其是一种危及生命的消化道急症。患者在接受抗生素治疗中或治疗后如出现急性腹泻者需考虑本病。

一、病因及发病机制

难辨梭状芽孢杆菌是一种有芽孢的革兰染色阳性厌氧杆菌。只在3%的健康成人的正常粪便菌群中存在该菌，且很少见过度繁殖。当接受抗生素治疗后正常肠道菌群发生变化，从而有利于难辨梭状芽孢杆菌的定居和繁殖，并产生肠毒素A和B。前者可导致明显的炎症和出血，后者则有明显的细胞毒性，是主要的致病因子。目前发现几乎所有的抗生素均可导致假膜性结肠炎，其中以氨苄西林、羟氨苄西林、克林霉素及头孢菌素最常见，口服比静脉滴注更易产生假膜性结肠炎。肠道缺血、梗阻、功能障碍、手术、化疗、尿毒症、肿瘤患者易感染。医源性感染是其暴发流行的重要原因。此外金黄色葡萄球菌、产气荚膜杆菌、耶尔森菌和沙门菌也可引起假膜性结肠炎。

二、临床表现

发病年龄多在50 ~ 59岁，女性稍多于男性。起病大多急骤，病情轻者仅有轻度腹泻，重者可呈暴发型，病情进展迅速。

1. 腹泻

腹泻是主要症状，多在应用抗生素的一周内，或在停药后的1 ~ 2周内，或于手术后5 ~ 20天发生。腹泻多为水样，绿色，有黏液，少数病例可排出斑块状假膜，极少为血性。次数不定，可伴有里急后重。轻型病例，大便每日2 ~ 3次，可在停用抗生素后缓解。重者有大量腹泻，大便每日可达30余次之多。

2. 腹痛

腹痛为较多见的症状，常常表现为痉挛性腹痛。也可主诉持续性局部疼痛，伴腹胀，则提示病情严重，有形成穿孔及局限性腹膜炎的可能，临床称其为暴发性结肠炎。

3. 其他

因病情轻重还可出现恶心、呕吐、发热、寒战、脱水、低血压甚至循环衰竭，都没有特异性。体检可正常，也可有腹部弥漫性或局限性压痛，肌紧张，肠鸣音减弱或消失。肛门指检常可发现隐性出血，大出血少见。

三、辅助检查

1. 白细胞计数及分类

可出现外周血白细胞的计数升高，病情严重时可达 30×10^9/L，可见中毒颗粒。

2. 细菌培养

由于2%～5%的健康成人，以及20%新近接受过抗生素治疗的患者粪培养阳性，但无临床疾病，且细菌培养不能区分产毒和不产毒菌株，因此虽然其阳性率很高，但该检查意义不大。

3. 毒素检验

毒素检验是确定有无难辨梭状芽孢杆菌感染的标准实验室方法。传统的肺成纤维细胞毒性实验操作复杂，且结果不稳定。目前多进行针对毒素A的酶联免疫吸附实验，有快速、简便、经济等优点。

4. 影像学检查

超声可见：结肠壁中、重度增厚，腹腔积液和肠腔消失并伴有两个向心性环。腹部平片表现为：结肠肠管扩张、结肠袋消失或结节样增厚、小肠非特异性扩张。钡灌肠可见结肠壁上直径为4～5 mm的陷窝性充盈缺损。但该检查可能会诱发中毒性巨结肠和结肠穿孔。CT检查可见：非特异性的肠壁增厚，结肠周边水肿和腹腔积液，宽大的横结肠和紧密相连的结肠袋皱襞水肿，形成所谓的“手风琴”外观，通常认为是难辨梭状芽孢杆菌结肠炎较特征性的表现。

5. 结肠镜检查

结肠镜检查可以诊断大多数病例。主要镜下特点是：多片微隆起的乳状黄色斑块（直径2～5 mm），边界清楚，偶见融合，与黏膜紧密附着，不易脱落；斑块间的黏膜多正常，但亦可呈质地脆弱的颗粒状。组织学上可见：上皮层和固有层炎性细胞浸润形成特征性的“顶峰”样病变，覆盖有纤维素、中性粒细胞和上皮坏死物组成的典型的“假膜”。大多患者直肠受累，病变分布不固定，但约30%的患者病变局限于右半结肠。

四、诊断及鉴别诊断

诊断要点为：近期有抗生素使用史、腹泻及痉挛性腹痛，严重者可有发烧及循环障碍。粪便难辨梭状芽孢杆菌毒素检验 1 ∶ 100 以上有诊断意义。腹平片及 CT 有结肠袋结节样增厚及“手风琴”样改变等特征性表现。结肠镜下可见特征性“假膜”。尚需与以下疾病鉴别：

（1）急性细菌性痢疾：急性菌痢是感染性腹泻最常见的原因，主要在夏秋季发病，潜伏期多为 1 ~ 2 天，长可达 7 天。患者常以畏寒发热和不适感急骤起病，有腹痛腹泻，排便每天 10 余次至数 10 次，常伴里急后重、恶心呕吐与脱水。粪便在病初可为水样，以后排出脓血便或黏液血便，镜检可见大量红白细胞。便培养可培养出痢疾杆菌。

（2）霍乱与副霍乱：霍乱的潜伏期一般为 2 ~ 3 天，也可短至数小时或达 6 天之久，发病急骤，呕吐与腹泻，粪便及呕吐物为米泔水样，排便量大而无粪质，严重的脱水可致周围循环衰竭，血压下降，出现休克。严重者可有高热、少尿、无尿、肾衰竭；常伴肌肉痉挛，尤其是腓肠肌及腹肌明显。副霍乱是由 Eltor 弧菌引起，流行特点与霍乱不同，多为地方性流行，也可散发或呈跳跃式。此菌的培养特点、临床表现与病理改变均与霍乱弧菌相同。

（3）急性肠炎：多有不洁饮食或腐败食物摄入史，常与急性胃炎相伴出现，水样泻者多。

（4）炎性肠病：主要指溃疡性结肠炎和克罗恩病，好发于青壮年，多有腹痛、腹泻、便血或脓血便，重者伴发热和肠外表现，如关节炎、肝损害等，纤维结肠镜活组织病理检查可明确诊断。

五、治疗及预后

1. 停用抗生素，复苏和支持治疗，必要时胃肠减压

由于肠道炎症、腹泻及细菌入侵、毒素吸收（并不常见）等导致有效循环血量减少和脏器血运障碍，可通过中心静脉压、肺动脉楔压和尿量等一系列监测来制定液体复苏治疗方案。

2. 甲硝唑

口服 250 mg/ 次，qd，共 10 天。其对难辨梭状芽孢杆菌治疗效果可靠，有效率可达 95%。也可静脉使用。

3. 万古霉素

口服 125 mg/ 次，qd，共 10 天，因其肠道吸收不明显，故无全身毒性反应。但由于万古霉素静脉给药并不排泄至胃肠道，所以假膜性结肠炎时不宜静脉用药。万古霉素是孕妇感染难辨梭状芽孢杆菌时首选用药。

4. 抗动力药

地芬诺酯、洛哌丁胺等可缓解腹泻症状，但会延长带菌状态和诱发中毒性巨结肠，慎用。

5. 树脂交换剂、考来烯胺

通过与毒素结合发挥作用，但尚不能取代抗生素。树脂还能同万古霉素结合使之失

效，不能合用。

6. 肠道生态制剂

双歧杆菌、乳酸杆菌、地衣芽孢杆菌等可以重建正常的肠道菌群，抑制和清除难辨梭状芽孢杆菌。

7. 外科手术

对于重症暴发性结肠炎、中毒性巨结肠、较长时间严重的肠麻痹、有穿孔和腹膜炎证据的患者可考虑行结肠切除或回肠造瘘改道术。

8. 预后

假膜性结肠炎大多对药物治疗反应良好。但如患者有肿瘤、尿毒症或肠动力变化的基础疾病，而且出现麻痹性肠梗阻、中毒性巨结肠、肠穿孔等并发症则预后差。

（黄启侠）

病例 1　重症急性胰腺炎 1

一、基本信息

姓名：丘 ×　　　性别：男　　　年龄：19 岁

过敏史：无。

主诉：腹痛 2 天。

现病史：2020 年 7 月 15 日急诊收入院。患者入院 2 天前无明显诱因出现腹痛，无恶心、呕吐，无呕血、黑便，当时疼痛尚可忍受，至当地诊所就诊，予“胃药”治疗，患者腹痛无明显缓解，1 天前患者出现恶心、呕吐，腹痛较前加重，呕吐胃内容物数次（具体次数及数量不详），再次至诊所就诊，予“胃炎康”治疗，患者仍诉腹痛难忍，遂送至当地中医院就诊，查腹部 CT 提示“急性胰腺炎”，予禁食、补液等处理，患者诉腹痛有所缓解，今晨患者开始出现胡言乱语，对答不切题，伴气促，无肢体乏力，无昏迷、肢体抽搐等；为求进一步治疗，来我院急诊就诊，完善腹部 CT 提示，“胰腺肿胀、增粗改变，考虑急性胰腺炎并周围广泛渗出，建议结合临床相关检查；腹腔少量积液；重度脂肪肝；胆汁淤积”，胰腺酶类示，血淀粉酶 AMY 1504.1 U/L；脂肪酶 LPS 2342.00 U/L；急诊予气管插管接呼吸机辅助通气，考虑病情危重，急诊拟“重症急性胰腺炎”收入我科。患者自起病以来，一般情况差，胃纳、精神差，无咳嗽、咳痰，无晕厥、抽搐，无胸闷、胸痛，无身目黄染，无鼻衄、牙龈出血，大、小便正常。

既往史：既往体健，平素喜好冷饮、烧烤及油腻食物。否认肝炎史、疟疾史、结核史，否认高血压史、冠心病史，否认糖尿病史、脑血管病史、精神病史，否认手术史、外伤史，预防接种史不详。

个人史：否认嗜酒史、吸烟史、常用药物嗜好、麻醉药品嗜好。无工业毒物接触史、粉尘接触史、放射性物质接触史，否认冶游史，无性病。

二、查体

体格检查：体温 36.7℃，脉搏 155 次 / 分，呼吸 40 次 / 分，血压 114/86 mmHg。神志药物镇静状，经口气管插管接呼吸机辅助通气，呼吸急促，SpO_2 98%。双侧瞳孔等大等圆，直径约 2.5 mm，对光反射迟钝，双肺呼吸音粗，未闻及明显干、湿性啰音。心率 155 次 / 分，律齐，各瓣膜听诊区未闻及病理性杂音；腹部膨隆，腹肌紧，压痛及反跳痛不能配合检查，肠鸣音减弱；四肢湿冷。

辅助检查：2020 年 7 月 15 日血细胞分析示，白细胞 14.3×10^9/L，中性粒细胞比率 73.4%，血红蛋白 187 g/L，红细胞比容 57%，血小板 202×10^9/L。2020 年 7 月 15 日凝血功能示，PT 7.1 s，APTT 53.9 s。2020 年 7 月 15 日肌钙蛋白 I 0.228 ng/mL，BNP 22.5 pg/mL。2020 年 7 月 15 日降钙素原 189.64 ng/mL。2020 年 7 月 15 日 C- 反应蛋白 413.00 mg/L。2020 年 7 月 15 日新型冠状病毒核酸阴性。2020 年 7 月 15 日生化示，钾 5.74 mmol/L，尿素氮 11.26 mmol/L，肌酐 407.0 μmol/L，尿酸 1094.2 μmol/L，磷酸肌酸激酶 475 U/L，磷酸肌酸激酶同工酶 52.7 U/L，乳酸脱氢酶 485 U/L，谷草转氨酶 67 U/L，血淀粉酶 1504.1 U/L，脂肪酶 2342.0 U/L，总蛋白 59.5 g/L，白蛋白 31.8 g/L，谷丙转氨酶 121 U/L，谷酰转肽酶 213 U/L，总胆红素 53.1 μmol/L，直接胆红素 43.3 μmol/L。2020 年 7 月 15 日 CT 检查示（图 4-1），胰腺肿胀、增粗改变，考虑急性胰腺炎并周围广泛渗出；腹腔少量积液；重度脂肪肝；胆汁淤积；双肺下叶炎症；左侧胸腔少量积液；头颅 CT 平扫未见明显异常。2020 年 7 月 19 日 CT 检查见图 4-2。2020 年 7 月 22 日超声检查见图 4-3。2020 年 7 月 31 日 CT 检查见图 4-4。

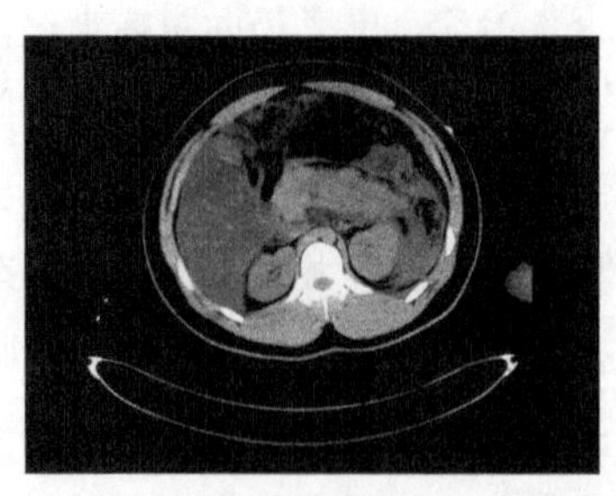

图 4-1　2020 年 7 月 15 日 CT 检查

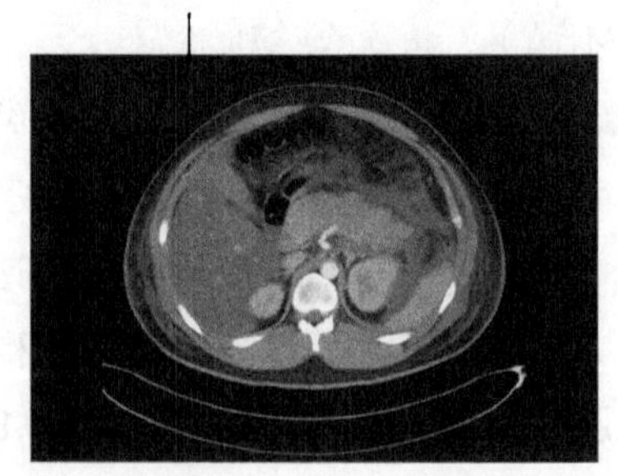

图 4-2　2020 年 7 月 19 日 CT 检查

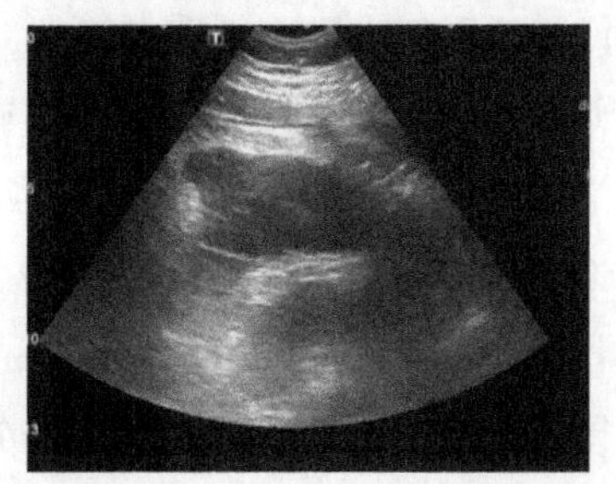

图 4-3　2020 年 7 月 22 日超声检查

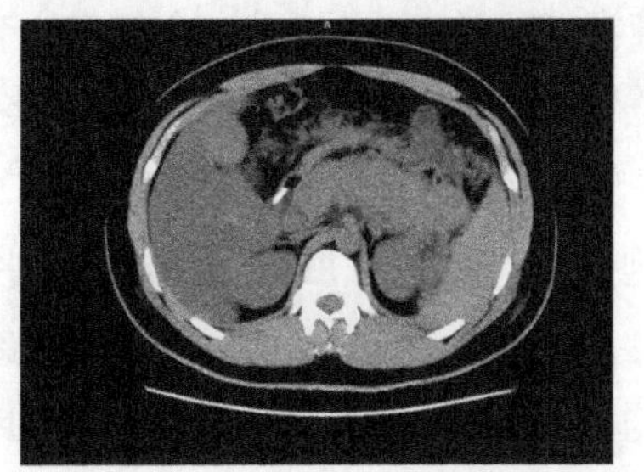

图 4-4　2020 年 7 月 31 日 CT 检查

三、诊断

初步诊断：①重症急性胰腺炎。②脓毒症。③重度脂肪肝。④肺部感染。⑤急性肾衰竭。⑥急性呼吸衰竭。

鉴别诊断：急性梗阻性化脓性胆管炎、消化道穿孔、肠系膜上动脉栓塞、主动脉夹层等急性腹痛。

最终诊断：①重症急性胰腺炎。②脓毒症。③重度脂肪肝。④肺部感染。⑤急性肾衰竭。⑥急性呼吸衰竭。

诊断依据：①青年男性，急性起病，表现为急性、突发、持续、剧烈的上腹部疼痛。②血清淀粉酶和（或）脂肪酶活性高于正常上限值 3 倍。③腹部 CT 提示胰腺肿胀、增粗改变，考虑急性胰腺炎并周围广泛渗出；腹腔少量积液；重度脂肪肝。④出现急性肾功能衰竭、急性呼吸衰竭，超过 48 小时以上。

四、诊疗经过

（1）充分评估病情，进行心电、呼吸、血压、心率（律）、SpO_2、意识状态监测。

（2）监测循环，建立中心静脉置管及有创血压监测，监测每小时入量、尿量；定期复查血细胞、肝肾功、血淀粉酶、血钙、动脉血气分析等。

（3）患者呼吸衰竭考虑重症胰腺炎基础上出现腹膨隆，肠麻痹，腹内压高，无创呼吸机通气可能进一步加重患者腹胀，因此气管插管建立人工气道行有创机械通气，以改善患者低氧血症及降低呼吸做功。

（4）予重症监护、禁食、胃肠减压、清洁灌肠、抑酸护胃、抗感染、抑制胰酶分泌及活性、护肝、纠正酸中毒、改善胰腺微循环、抗凝、器官功能支持、维持水和电解质平衡、营养支持、血浆置换医师 + 血液滤过等治疗。请消化内科、肝胆外科会诊考虑高脂血症引起的胰腺炎，无胆石症等需外科干预指征，且 CT 提示胰腺肿胀，周围散在渗出，无包裹性积液，暂时难以穿刺定位，建议密切观察腹部体征，监测腹围及膀胱压，若腹腔、胰周积液增多后可彩超定位下穿刺置管引流。2020 年 7 月 16 日及 2020 年 7 月 18 日行 CRRT

医师 + 血液灌流等治疗，过程顺利。2020 年 7 月 18 日彩超引导下留置鼻肠管，并影像学确定置管位置后，予肠内营养支持治疗。经治疗后，患者腹痛缓解，患者神志清，循环稳定，呼吸平顺，氧合良好，2020 年 7 月 19 日顺利停用呼吸机并拔除气管插管。2020 年 7 月 20 日血细胞分析：白细胞 13.1×10^9/L ↑，中性粒细胞比率 84.8%，血红蛋白 124.0 g/L ↓，血小板 162×10^9/L。2020 年 7 月 20 日急诊生化：钠 137 mmol/L，钾 3.94 mmol/L，氯 101.1 mmol/L，肌酐 67.0 μmol/L。2020 年 7 月 19 日胰腺酶类：血淀粉酶 161.0 U/L，脂肪酶 147.40 U/L；患者生命体征平稳，予转消化内科继续治疗。复查 CT 患者胰周积液较多，且患者仍有反复发热，2020 日 7 月 22 日行彩超引导下胰周置管引流术，术后引流通畅，2020 年 7 月 31 日复查 CT 见积液较前减少，引流管通畅，无再发热，降阶梯改用“莫西沙星”抗感染、营养支持、维持电解质和酸碱平衡等治疗。患者腹痛、腹胀缓解，无发热，生命体征稳定，2020 年 8 月 10 日办理出院，门诊随诊，患者恢复情况良好。

转归：经治疗后，患者神志清，腹痛、腹胀缓解，无发热，无呕吐，生命体征稳定，2020 年 8 月 10 日办理出院，门诊随诊，患者恢复情况良好。

五、出院情况

体温 37℃，脉搏 92 次 / 分，呼吸 18 次 / 分，血压 128/60 mmHg，SpO_2 100%，神志清楚，双侧瞳孔等大等圆，直径约 2.5 mm，对光反射存在，双肺呼吸音粗，未闻及明显干、湿性啰音。心率 92 次 / 分，律齐，各瓣膜听诊区未闻及病理性杂音；腹平软，无压痛及反跳痛。

六、讨论

（1）急性腹部疼痛往往发病急骤，病情复杂，如果诊断不明确，治疗不及时，常因为误诊导致患者病死率增加，需引起临床医师的充分重视。相较于外科疾病引起的急性腹部疼痛，内科疾病引起的腹部疼痛一般并不剧烈（主动脉夹层除外），临床表现并不典型，使更容易误诊。临床医师在接诊患者时，详细询问病史及体格检查，并合理完善相关的检查，可以极大提高我们的诊断准确率，注意鉴别专科疾病可能引起的腹痛。

（2）胰腺炎的集束化治疗，包括液体复苏（控制晶体、加强胶体、适当利尿，尽可能在保证组织灌注的前提下避免液体的过负荷加重腹腔内高压），胰腺休息治疗（禁食、胃肠减压、抑酸、抑制胰酶分泌），抗生素的应用（以针对革兰阴性菌和厌氧菌为主，选择脂溶性较强且能有效通过血胰屏障的抗生素，警惕合并真菌感染），适当止痛、解痉（可选择哌替啶，不推荐吗啡），营养支持（早期留置空肠管），器官功能支持（呼吸机、血液净化的应用等），维持内环境稳定等治疗。

七、参考文献

［1］中华医学会外科学分会胰腺外科学组．中国急性胰腺炎诊治指南（2021）［J］．中华消化外科杂志，2021，20（7）：730–739.

［2］邱海波．ICU 主治医师手册［M］．南京：江苏科学技术出版社，2007.

（肖　岳）

病例 2　重症急性胰腺炎 2

一、基本信息

姓名：邢 ××　　　　性别：男　　　　年龄：54 岁

过敏史：无。

主诉：上腹痛 1 天余。

现病史：患者于 2019 年 3 月 9 日凌晨 05：00 左右突然出现上腹疼痛，伴大汗淋漓，有恶心呕吐，呕吐物为胃内容物，无胸憋胸痛、气紧等，自行口服奥美拉唑效果差，就诊于外院，化验血尿淀粉酶、血脂肪酶均明显升高，考虑重症胰腺炎，给予输液治疗（具体用药不详），症状未见好转。今为求进一步诊治，就诊于我院急诊，急诊化验血淀粉酶 582.50 U/L，脂肪酶 1102.50 U/L，以“重症胰腺炎”收住入院。自发病以来，患者精神、睡眠、食欲差，大、小便正常，体重较前无明显减轻。

既往史：高血压病史 5 年，血压最高达 180/130 mmHg，未规律诊治；2017 年因左踝骨折于外院行左踝切开复位内固定术，术中有输血，否认糖尿病、心脏病史。

个人史：生于原籍，现居于当地，未到过疫区，无有毒有害及放射物接触史。目前从事厨师行业；吸烟 30 年，每天 20 支；饮酒 30 年，每天半斤；无冶游史。

二、查体

体格检查：体温 36.6℃，脉搏 102 次 / 分，呼吸 34 次 / 分，血压 162/117 mmHg，身高体重未测，发育正常，营养中等，痛苦面容，被迫弯腰体位；神清语利，应答切题，检体合作；全身皮肤黏膜无黄染，无瘀斑瘀点，无皮下出血点，无皮疹，无皮下结节，无肝掌及蜘蛛痣，皮肤弹性差，下肢皮肤可见花斑，全身浅表淋巴结未触肿大；呼吸浅快，两肺呼吸音粗，未闻及干、湿性啰音；心前区无隆起，叩诊心脏浊音界无扩大，心率 102 次 / 分，各瓣膜听诊区未闻及病理性杂音；双下肢无水肿；腹部查体见专科检查。生理反射正常存在，病理反射未引出。

专科检查：腹部膨隆，腹式呼吸存在，腹壁皮肤无黄染及瘀斑，未见腹壁静脉曲张，未见胃肠型及蠕动波，全腹肌紧张，中上腹压痛、反跳痛阳性，墨菲征阴性，肝脾肋下未及，腹部未触及包块，腹部叩诊呈浊音，肝浊音界正常，肝肾区无叩击痛，移动性浊音阳性，肠鸣音 2 次 / 分。

辅助检查：2019 年 3 月 10 日本院腹部彩色超声检查报告单示，胰腺增大，胰尾回声减低，主胰管略宽，周围渗出；门静脉内透声差（血栓不除外）；腹腔积液；胆、脾、双肾未见异常。2019 年 3 月 10 日本院腹部 CT 报告示，胰腺肿胀，渗出明显。2019 年 3 月 10 日本院血淀粉酶 582.50 U/L，2019 年 3 月 10 日本院血脂肪酶 1102.50 U/L。2019 年 3 月 10 日本院血气分析示，pH 7.329，PCO_2 37.2 mmHg，PO_2 55 mmHg，Lac 3.8 mmol/L；2019 年 3 月 10 日本院血常规示，WBC 6.06×10^9/L，BC 4.19×10^{12}/L，血红蛋白 155.0 g/L，Hct 0.464 L/L，PLT 88×10^9/L，中性粒细胞 76.6 %；2019 年 3 月 10 日本院肾功能及电解质示，BUN 8.13 mmol/L，肌酐 133.78 μmol/L，二氧化碳结合力 19.66 mmol/L，K^+ 4.43 mmol/L，Na^+ 142 mmol/L，Cl^- 116 mmol/L，Ca^{2+} 1.76 mmol/L，尿淀粉酶 460.50 U/L；2019 年 3 月 10 日本院凝血系列示，PT 16.4 s，APTT 29.9 s，D– 二聚体 703 ng/mL；纤维蛋白原 3.06 g/L，凝血酶原时间活动度 66%；2019 年 3 月 10 日本院降钙素原示，0.28 ng/mL；2019 年 3 月 10 日本院心肺四项示，肌酸激酶同工酶 3.07 ng/mL，肌红蛋白 27.96 ng/mL，超敏肌钙蛋白 0.23 ng/mL，B 型钠尿肽 624.86 pg/mL；2020 年 4 月 26 日本院肝功能示，总胆红素 23.80 μmol/L，间接胆红素 17.20 μmol/L，ALT 78.80 U/L，AST 128.70 U/L，白蛋白 29.1 g/L。

三、诊断

1. 初步诊断

①急性出血坏死性胰腺炎。② SIRS。③高血压病 3 级（高危）。

2. 鉴别诊断

（1）消化道溃疡穿孔：多有消化道溃疡病史，表现为突发上腹剧烈疼痛，可迅速波及全腹，严重时可出现休克症状。查体时可出现全腹的腹膜炎体征，腹部立位平偏，可见膈下游离气体。该患者可行腹部立位平片除外。

（2）急性胆囊炎：该病疼痛较轻于急性胰腺炎，右肩胛部及右肩部有放射痛，最痛处在胆囊区，墨菲征阳性；血清淀粉酶可有增高，但很少有超过 500 U 者；可行腹部彩超检查排除。

（3）急性肠梗阻：临床上以急性机械性肠梗阻最为常见，主要临床表现为腹部绞痛、呕吐、腹胀，停止排气排便。腹痛有如下特点。①急性发作，呈阵发性、波浪式绞痛，多位于脐周或下腹部。②绞痛时伴有胃肠蠕动增快，腹部检查常隐约扪到腹部膨胀，可及肠型及胃肠蠕动波，无腹膜炎性触痛，按压腹部时常感觉好受些。病变部位可有深部压痛，听诊肠鸣音高亢，可闻及气过水声、金属音等。本患者入院后不存在上述症状及体征，可以鉴别排除。

3. 最终诊断

①重症急性胰腺炎。②腹腔间隔室综合征。③腹腔置管引流术后。③多脏器功能不全（急性肾损伤，ARDS，急性心肌损伤）。④代谢性酸中毒。

4. 诊断依据

（1）患者中年男性，起病急，病情重。

（2）症状：突发上腹疼痛，伴大汗淋漓，伴恶心呕吐，呕吐物为胃内容物，无胸憋胸痛、气紧等。

（3）体征：体温 36.6℃，脉搏 130 次 / 分，呼吸 58 次 / 分，血压 170/100 mmHg，指脉血氧饱和度 98%，痛苦面容，被迫弯腰体位；谵妄状态；全身皮肤黏膜无黄染，皮肤弹性差，下肢皮肤可见花斑；呼吸浅快，两肺呼吸音粗，双下肺可闻及干、湿性啰音；心前区无隆起，叩诊心脏浊音界无扩大，心率 130 次 / 分，各瓣膜听诊区未闻及病理性杂音；双下肢无明显水肿；腹部膨隆，腹式呼吸存在，全腹肌紧张，中上腹压痛、反跳痛阳性，墨菲征阴性，肝脾肋下未及，腹部未触及包块，腹部叩诊呈浊音，移动性浊音阳性，肠鸣音 1 ~ 2 次 / 分。

（4）辅助检查：2019 年 3 月 10 日本院心肺四项示，肌酸激酶同工酶 3.07 ng/mL，肌红蛋白 27.96 ng/mL，超敏肌钙蛋白 0.23 ng/mL，B 型钠尿肽 624.86 pg/mL；2019 年 3 月 10 日本院肝功能示，总胆红素 23.80 μ mol/L，间接胆红素 17.20 μ mol/L，ALT 78.80 U/L，AST 128.70 U/L，白蛋白 29.1 g/L。2019 年 3 月 10 日本院腹部彩色超声检查报告单示，胰腺增大，胰尾回声减低，主胰管略宽，周围渗出；门静脉内透声差（血栓不除外）；腹腔积液；胆、脾、双肾未见异常。2019 年 3 月 10 日本院腹部 CT 报告示，胰腺肿胀，渗出明显。2019 年 3 月 13 日本院胸部彩色超声检查报告单示，双侧胸腔积液。2019 年 3 月 13 日肝、胆、胰、脾、双肾、门静脉血流检查示，胰腺炎，腹腔积液，肝、胆、脾未见明显异常。2019 年 3 月 21 日上腹部 CT 平扫示，急性胰腺炎，建议治疗后复查；脾周少量积液、左侧结肠旁沟积液。2019 年 3 月 27 日心脏超声 + 左心功能彩色多普勒检查示，肺动脉瓣口收缩期血流速度增快，心包积液（微量），左室舒张功能减低，左室收缩功能正常。2019 年 3 月 30 日动态心电图报告示，①窦性心律，窦性心动过速。②心率波动在 67 ~ 123 次 / 分之间，平均心率为 102 次 / 分，总心搏 139 379 次。③频发多源房性期前收缩（单发、成对）、偶发短阵房性心动过速。④偶发双源室性期前收缩（单发、二联律）。⑤ Q 波改变。⑥ ST–T 未见明显动态变化。2019 年 4 月 1 日上腹部 CT 平扫示，胰腺体积增大和胰腺体尾部多发低密度灶，CT 考虑急性坏死性胰腺炎，建议治疗后复查。

四、诊疗经过

患者入院后给予禁饮食、持续胃肠减压、抑酸抑酶、积极扩容补液、抗感染、对抗全身炎症反应、营养支持等治疗，急诊给予超声定位下留置腹腔引流管 1 根，引流液为大量暗红色血性液。但患者一般状况进行性恶化，烦躁不安，呼吸困难加重，无尿，腹痛腹胀明显。体温 36.6℃，脉搏 120 次 / 分，呼吸 42 次 / 分，血压 170/100 mmHg 左右，指脉血氧饱和度 98%（双吸氧，氧流量 10 L/min），痛苦面容，被迫弯腰体位；谵妄状态；全身皮肤黏膜湿冷，下肢皮肤大面积花斑；呼吸浅快，两肺呼吸音粗，双下肺可闻及散在湿性啰音；心前区无隆起，叩诊心脏浊音界无扩大，心率 130 次 / 分，各瓣膜听诊区未闻及病理性杂音；双下肢无明显水肿；腹部膨隆，腹式呼吸存在，全腹肌紧张，中上腹压痛、反跳痛阳性，墨菲征阴性，肝脾肋下未及，腹部未触及包块，腹部叩诊呈浊音，移动性浊音阳性，肠鸣音 1 ~ 2 次 / 分。考虑患者起病急，病情危重，为求进一步诊治转入重症医学科。患者转入 ICU 后，主诉呼吸困难，腹痛腹胀明显，入院后无尿；体温 36.3℃，脉搏 130次/分，呼吸 58 次 / 分，血压 170/100 mmHg，指脉血氧饱和度 98%（双吸氧，氧流量 10 L/min），痛苦面容，被迫弯腰体位；谵妄状态；全身皮肤黏膜湿冷，皮肤弹性差，四肢及腹部皮肤满布花斑；呼吸浅快，两肺呼吸音粗，双下肺可闻及散在湿性啰音；心前区无隆起，叩诊心脏浊音界无扩大，心率 130 次 / 分，各瓣膜听诊区未闻及病理性杂音；双下肢无明显水肿；腹部膨隆，腹式呼吸存在，全腹肌紧张，中上腹压痛、反跳痛阳性，墨菲征阴性，肝脾肋下未及，腹部未触及包块，腹部叩诊呈浊音，移动性浊音阳性，肠鸣音 1 ~ 2 次 / 分。急诊给予留置腹腔引流管 1 根，引流液为大量暗红色血性液，量约 700 mL。转入后继续给予禁饮食、持续胃肠减压，积极液体复苏纠正休克、给予西咪替丁 0.2 g+0.9%氯化钠 100 mL，（q12 h 静点）抑酸、奥曲肽 1.2 mg+0.9%氯化钠 48 mL，持续 24 小时微量泵泵入抑酶，头孢他啶 2.0 g（q12 h）+ 奥硝唑氯化钠 0.5 mg（q12 h 静点）联合抗感染、氨溴索化痰、乌司他丁 30 万 IU+0.9%氯化钠注射液 10 mL（静推，tid），对抗全身炎症反应、积极输注人血清白蛋白 30 g/d 纠正低蛋白血症、脏器保护、营养支持、抗凝预防 DVT、纠正低钙血症、适度镇静镇痛等治疗；充分扩容后（3 小时输注乳酸林格液等晶体液 2000 mL，转入后 14 小时液体入量 3750 mL），患者四肢及躯干部位的花斑逐渐消失，皮温转暖，休克纠正，但仍然无尿，给予呋塞米 20 mg 利尿治疗，其后尿量增多（转入后 14 小时尿量 2580 mL），肌酐、尿素氮下降，代谢性酸中毒纠正，一般状况转好。2019 年 3 月 10 日本院肾功能、电解质示，BUN 8.13 mmol/L，肌酐 133.78 μ mol/L，二氧化碳结合力 19.66 mmol/L；K^+ 3.42 mmol/L，Na^+ 145 mmol/L，Cl^- 105 mmol/L，Ca^{2+} 2.05 mmol/L；尿淀粉酶 408.50 U/L；2019 年 3 月 10 日本院凝血系列示，PT 16.4 s，APTT 29.9 s，D– 二聚体 703 ng/mL；纤维蛋白原 3.06 g/L，凝血酶原时间活动度 66%；2019 年 3 月 10 日本院降钙素原 0.28 ng/mL。3 月 12 日留置鼻肠营养管，通畅肠道，3 月 13 日复查胸部超声示双侧胸腔积液，但不宜穿刺，予定期观察；腹腔引流管引流量较多，700 mL/d，为暗红色血性渗液，继续予观察并保持通畅；3 月 14 日腹痛腹胀明显减轻。2019 年 3 月 14 日本院血淀粉酶 70.70 U/L，2019 年 3 月 14 日本院血脂肪酶 1102.50 U/L。病情平稳后转回普外科；转入普外科后继续给予转入后继续给予鼻饲饮食、持续胃肠减压，积极液体复苏纠正休克、给予西咪替丁 0.2 g+0.9%氯化钠 100 mL，q12 h 静点抑酸、奥曲肽 1.2 mg+0.9%氯化钠 48 mL，qd 持续 24 小时微量泵泵入抑酶、头孢他啶 2.0 g，q12 h+ 奥硝唑氯化钠 0.5 mg，q12 h 静点联合抗感染、氨溴索化痰、乌司他丁 30 万 IU +0.9%氯化钠注射液 10 mL 静推，tid，对抗全身炎症反应、积极输注人血清白蛋白 30 g/ 天纠正低蛋白血症、脏器保护、营养支持、抗凝预防 DVT、纠正低钙血症等治疗；3 月 18 日腹腔引流管引流量明显减少，引流液转为淡黄色清亮液体；3 月 24 日停用生长抑素；4 月 1 日拔除鼻肠营养管，恢复经口进食，无不适，4 月 4 日出院。

五、出院情况

患者一般状况好，无发热，精神食欲转好，进食后中上腹无疼痛不适。查体：神志清楚，双肺呼吸音清，下肺未闻及湿性啰音；心率 80 次 / 分，律齐，各瓣膜听诊区未闻及病理性杂音；腹部平坦，未见胃肠型及蠕动波，腹软，全腹无肌抵抗，压痛及反跳痛均是阴性，肝脾肋下未触及，移动性浊音阴性，肠鸣音 3 ~ 4 次 / 分。

六、讨论

急性胰腺炎是多种病因导致胰酶在胰腺内被激活后引起胰腺组织自身消化、水肿、出血甚至坏死的炎症反应。临床以急性上腹痛、恶心、呕吐、发热和血胰酶增高等为特点。病变程度轻重不等，轻者以胰腺水肿为主，临床多见，病情常呈自限性，愈后良好，又称为轻症急性胰腺炎。少数重者的胰腺出血坏死，常继发感染、腹膜炎和休克等，病死率高，称为重症急性胰腺炎。临床病理常把急性胰腺炎分为水肿型和出血坏死型两种。急性水肿型胰腺炎主要症状为腹痛、恶心、呕吐、发热，而出血坏死型胰腺炎可出现休克、高热、黄疸、腹胀以至肠麻痹、腹膜刺激征，以及皮下出现瘀血斑等。可以迅速出现全身并发症，常有急性呼吸衰竭、急性肾衰竭、心力衰竭、消化道出血、胰性脑病、败血症及真菌感染、高血糖等并发症。因此急性胰腺炎的治疗，宜早期积极防治休克，积极扩容补液改善微循环，保证重要脏器的血供、氧供，预防多脏器功能不全。该患者发病早期有效循环血量严重不足，表现为心率快、呼吸浅快、乳酸增高、无尿，给以大量液体扩容、补充人血清白蛋白等治疗后，心率逐渐下降，呼吸平稳，尿量逐渐增多。

补充晶体液时要适时给以血浆、人血清白蛋白等胶体，这样可以减少渗出，减轻渗漏综合征，减轻组织及脏器水肿，缩短病程。

（程向丽）

病例 3　消化道异物取出术后食道穿孔

一、基本信息

姓名：胡 ×　　　性别：女　　　年龄：37 岁

过敏史：无。

主诉：误食异物 3 天，行异物取出术后 2 小时。

现病史：2019 年 5 月 3 日 12：00 进食午餐时误将义齿吞入食道，无不适，5 月 4 日 20：00 来我院急诊，行腹部 DR 示，上中腹部高密度影，嘱正常进食观察。5 月 5 日 16：00 再次行腹部 DR 示，异物位置较前无明显变化，建议行胃镜下异物取出术。5 月 6 日 10：00 行胃镜下异物取出术，未成功，下午 16：00 再次行胃镜下异物取出术，夹取异物至气管水平时出现血氧下降，遂转入手术室，全麻下再次行内镜下异物取出术，18：00 异物成功取出，术中食道黏膜存在损伤，不除外食管黏膜穿孔可能，为求进一步诊治，转入我科。患者自发病以来，精神、食欲、睡眠可，大、小便正常，体重无明显变化。

既往史：否认高血压、糖尿病、冠心病等慢性病史，否认肝炎、结核等传染病史，2007 年于外院行剖宫产术，否认外伤史及输血史。

个人史：生于原籍，现居于当地，未到过疫区，无有害及放射物接触史，目前为企业管理人员，无烟、酒、药物等嗜好，无冶游史。

月经婚育史：初潮年龄 15 岁，月经周期 30 天，经期 3 ～ 4 天，经量中等，无痛经史，白带正常，末次月经 2019 年 4 月 30 日，25 岁结婚，孕 2 产 1，剖宫产生育 1 子，流产 1 次，配偶体健。

家族史：父母健在，母亲患有高血压病，无与患者类似疾病。

二、查体

体格检查：体温 38.4℃，脉搏 105 次 / 分，呼吸 26 次 / 分，血压 131/78 mmHg。神志清楚，痛苦表情，查体无法配合。全身皮肤黏膜无黄染及出血点，无肝掌及蜘蛛痣，前额、四肢皮肤可见散在红色粟粒样皮疹，平皮面；浅表淋巴结未触及肿大；触诊颈胸部皮肤有握雪感，口唇苍白，颈静脉无充盈，气管居中，甲状腺未触及肿大；双肺呼吸音粗，未闻及干、湿性啰音；心界不大，律齐，各瓣膜听诊区未闻及病理性杂音。腹部平软，肝脾肋下未及，移动性浊音无法配合，双下肢无水肿。

辅助检查：2019 年 5 月 5 日本院腹部 DR 示，腹部少量积气，上中腹部高密度影；2019 年 5 月 6 日本院心电图示，窦性心律，心电轴正常，心电图早复极改变；5 月 6 日内镜示，幽门异物（义齿），内镜下取出，食管黏膜损伤处可疑穿孔。2019 年 5 月 7 日本院胸腹部 CT 示，双侧胸腔积液伴双肺下叶局限性肺不张；双侧气胸；颈部、纵隔、双侧胸壁皮下气肿；肝、胆、胰、脾及双肾 CT 平扫未见明显异常。2019 年 5 月 7 日本院血沉示 10.00 mm/h；2019 年 5 月 7 日本院血常规示，白细胞数 11.39×10^9/L，中性粒细胞比例 89.2%，红细胞数 4.44×10^{12}/L，血红蛋白浓度 145.0 g/L，血小板数 204.00×10^9/L。2019 年 5 月 7 日本院尿常规示，颜色黄色，葡萄糖 +++，酮体阳性（+），正常红细胞 100×10^{12}/L。2019 年 10 月 3 日本院凝血系列示，PT 16.3 s，APTT 29.6 s，D– 二聚体 742 ng/mL；纤维蛋白原 3.68 g/L，凝血酶原时间活动度 82%；2019 年 5 月 7 日本院肝、肾、电解质示，丙氨酸氨基转移酶 11.90 U/L，门冬氨基转移酶 18.40 U/L，总蛋白 67.00 g/L，白蛋白 39.10 g/L，糖 6.01 mmol/L，总胆红素 14.00 μ mol/L，直接胆红素 3.00 μ mol/L，间接胆红素 11.00 μ mol/L，肌酐 55.00 μ mol/L，尿素 2.80 mmol/L，二氧化碳结合力 19.10 mmol/L，K^+ 3.71 mmol/L，Na^+ 134 mmol/L，Cl^- 103 mmol/L，Ca^{2+} 2.03 mmol/L；2019 年 5 月 7 日本院 C– 反应蛋白 42.50 mg/L。2019 年 5 月 7 日本院甲状腺功能示，血清游离三碘甲状原氨酸 4.40 pmol/L，血清游离甲状腺素 11.69 pmol/L，血清促甲状腺激素 0.72 mIU/L。

三、诊断

初步诊断：①消化道异物取出术后。②食管穿孔。

最终诊断：①消化道异物取出术后。②食管穿孔。③双侧气胸。④双侧肺不张。⑤双侧胸腔积液。⑥双肺感染。⑦颈部、胸壁皮下气肿。⑧纵隔气肿。⑨右侧胸腔闭式引流术后。⑩双侧锁骨上及胸骨上切迹皮肤切开术。

诊断依据：

（1）青年女性，既往体健。

（2）主因误食异物 3 天，行异物取出术后 2 小时入院。患者有明确的异物吞入史，异物有锐利边缘，且内镜下异物取出过程反复多次，考虑患者存在食管穿孔可能入院。

（3）查体：神志清楚，痛苦表情，查体无法配合，颈静脉无充盈，气管居中，甲状腺未触及肿大，触诊颈胸部皮肤有握雪感；双肺呼吸音粗，未闻及干、湿性啰音；心界不大，心率 105 次 / 分，律齐，各瓣膜听诊区未闻及病理性杂音。腹部（–）。

（4）2019 年 5 月 5 日本院腹部 DR 示，腹部少量积气，上中腹部高密度影。2019 年 5 月 7 日本院腹部 CT 示，双侧胸腔积液伴双肺下叶局限性肺不张，双侧气胸，颈部、纵隔、双侧胸壁皮下气肿，肝、胆、胰、脾及双肾 CT 平扫未见明显异常。

四、诊疗经过

患者入院后积极完善各项检查，行胸腹部 CT 检查，明确是否存在胃食管等消化道穿孔，明确是否存在气管、胸膜穿孔；密切监测心电、血压、呼吸、体温指脉氧饱和度等生命体征，向患者及家属交代病情，下病重通知，告知病程中随时可能出现食管气管瘘、纵隔感染、纵隔气肿、纵隔移位、败血症、感染性休克等威胁生命的并发症。患者入院前因消化道异物，内镜下反复行异物取出术，考虑术中食道黏膜存在损伤，不除外食管黏膜穿孔可能，故予禁经口饮食，积极抗感染、静脉补液营养支持；留置空肠营养管，鼻饲饮食。请胸外科会诊：建议积极抗感染、预防纵隔感染可能。2019 年 5 月 7 日 18：00 患者主诉胸部疼痛明显，伴咳嗽咳痰，痰量多，为白色泡沫痰；触诊发现胸部、上臂、季肋部皮肤均有握雪感，较前范围扩大。2019 年 5 月 7 日本院行胸腹部 CT 示，双侧胸腔积液伴双肺下叶局限性肺不张，双侧气胸，颈部、纵隔、双侧胸壁皮下气肿，肝、胆、胰、脾及双肾 CT 平扫未见明显异常；急请胸内外科会诊，行右侧胸腔闭式引流术 + 双侧锁骨上及胸骨上切迹皮肤切开术，嘱密切观察引流情况，建议转重症医学科进一步诊治；2019 年 5 月 7 日 19：48 转入重症医学科，患者主诉头颈部、胸部疼痛，胸憋气紧，伴发热，体温最高达 39.2℃。查体：神志清楚，表情痛苦，烦躁不安，查体不能配合。全身皮肤黏膜无黄染及出血点，触诊胸部、上臂、季肋部皮肤均有握雪感，较前范围扩大；口唇发绀，颈静脉无充盈，气管居中，甲状腺未触及肿大，双肺呼吸音粗，未闻及干、湿性啰音；心界不大，心率 110 次 / 分，律齐，各瓣膜听诊区未闻及病理性杂音。腹部平软，肝脾肋下未及，移动性浊音无法配合，双下肢无水肿。2019 年 5 月 7 日本院反应蛋白 117.73 mg/L；2019 年 5 月 7 日本院血常规示，白细胞计数 8.74×10^9/L，中性粒细胞比例 91.2%，红细胞计数 4.26×10^{12}/L，血红蛋白浓度 143.0 g/L，血小板数 177.00×10^9/L；余化验未见明显变化。转入后考虑诊断：消化道异物取出术后，食管穿孔，双侧气胸，双侧肺不张，双侧胸腔积液，双肺感染，颈部、胸壁皮下气肿，纵隔气肿，右侧胸腔闭式引流术后，双侧锁骨上及胸骨上切迹皮肤切开术。转入后考虑患者存在肺部感染，不除外食管穿孔细菌进入胸腔、纵隔腔的感染，故予积极行胸腔积液培养、痰培养、血培养明确病原菌，同时予亚胺培南西司他汀 0.5 g，q6 h 积极抗感染；给予积极扩容补液、给予肠内肠外营养支持 + 纠正低蛋白血症促进食管破口尽快愈合，继续保持胸腔闭式引流管通畅，促进胸腔积液排出，预防形成脓胸，定期复查胸部 CT；前额、四肢皮肤散在粟粒样红色皮疹，考虑过敏，给予抗过敏治疗；积极向家属交代病情，随时可能出现感染加重、败血症、感染中毒性休克等危及生命的并发症；5 月 9 日患者体温较前下降，最高 38.4℃，颈部、面部、前胸气肿范围减少；呼吸困难减轻，咽部疼痛感减轻，右侧胸腔引流量为 200 mL，淡黄色浑浊液；5 月 11 日患者一般状况明显转好，无发热。无呼吸困难，咽部疼痛明显减轻，吞咽不适感较前减轻，鼻饲饮食进展顺利，查体颈部、前胸皮下气肿基本消失，心肺未及阳性体征，病情平稳，转出 ICU。2019 年 5 月 14 日本院患者胸部 CT 示，右侧胸腔积液引流术后改变，请与旧片对照，右肺下叶纤维条索病变伴右侧胸膜肥厚。血管超声示，双侧股静脉、股浅静脉、股深静脉入口处、腘静脉、胫前静脉、胫后静脉及肌间静脉未见明显异常。上消化道造影示，食道造影未见异常。胃内未喝产气粉，怕撑破食道。

五、出院情况

患者出院时精神食欲较好，已拔除空肠营养管，开始经口进食，进食后无呛咳及吞咽不适，大小便正常。查体：一般状况可，生命体征平稳，表情自然，检体合作，应对切题；口唇无发绀，两肺呼吸音清晰，未闻及干、湿性啰音；心率 80 次 / 分，律齐，未闻及病理性瓣膜杂音，腹软无压痛。双下肢无水肿。

出院诊断：①消化道异物取出术后。②食管穿孔。③双侧气胸。④双侧肺不张。⑤双侧胸腔积液。⑥双肺感染。⑦颈部、胸壁皮下气肿。⑧纵隔气肿。⑨右侧胸腔闭式引流术后。⑩双侧锁骨上及胸骨上切迹皮肤切开术。

六、讨论

食管穿孔：临床上相对较为少见，一旦发生病情凶险。可引起致死性的纵隔炎、纵隔脓肿和主动脉破裂等严重的并发症，死亡率较高。食管穿孔分为损伤性穿孔和特发性食管穿孔两种，前者多见。损伤性食管穿孔原因依次为食管异物、医源性损伤及腐蚀性损伤。特发性食管穿孔系因过量饮酒、便秘、分娩、催吐剂、颅脑外伤等引起的剧烈呕吐，以及不恰当的吞咽动作等，导致食管内压急剧升高，引起食管壁全层破裂穿孔。这些症状几乎都发生在下段食管。

临床表现为：①颈部、胸部及腹部剧烈疼痛，呈强迫体位，痛苦面容，并伴吞咽困难。②颈部皮下气肿及纵隔气肿，严重时可扩展至颜面和腹股沟。③全身脓毒性感染症状。④纵隔炎及脓肿、脓胸、大血管破裂等严重并发症。

检查：①进行颈、胸部正侧位片。②食管碘油造影，颈、胸部 CT 扫描。③食管镜检查。食管镜检查对胸部创伤、异物引起的食管损伤有重要诊断价值，当食管造影阴性时，有时用食管镜可直接看到食管损伤的情况，并能提供准确的定位，了解污染的情况。食管镜的结果也有助于治疗的选择。④ CT 检查：当临床怀疑有食管损伤而 X 线又不能提示确切的诊断依据时，进一步的诊断还包括选用胸部或腹部的 CT 检查。

当 CT 影像有以下征象时，应考虑食管穿孔的诊断：

（1）围绕食管的纵隔软组织内有气体。

（2）在纵隔或在胸腔的脓腔紧靠食管。

（3）充气的食管与一个邻近纵隔或纵隔旁充液的腔相通。

（4）胸腔积液特别是左侧胸腔积液则更进一步提示食管穿孔的可能。当具备以上任何一项时，应做食管造影，以肯定诊断和确定穿孔的部位，这对指导手术治疗是非常重要的。另外，用 CT 对患者进行最初疗效的随诊观察，也是特别有效的方法。

诊断：根据病史及临床剧烈的颈部、胸部疼痛和吞咽困难等症状，结合影像学检查可协助诊断。

治疗：①一般治疗，禁食、抗生素控制感染、胃肠减压及维持水、电解质平衡。②手术治疗，一期穿孔修补术适合于穿孔后 12 ~ 24 小时以内的患者，脓肿形成后行开胸纵隔引流术。③对特发性食管穿孔应采取更为积极的手术治疗。

该患者进食时误将义齿吞入食道，停留钩挂于胃壁黏膜上 1 天余，反复 2 次行胃镜下异物取出术，未成功，且夹取异物至气管水平时出现血氧下降；遂转入手术室，全麻下再次行内镜下异物取出术，异物成功取出，术中食道黏膜存在损伤，不除外食管黏膜穿孔可能，为求进一步诊治，转入我科。转入后给予积极的禁饮食、胃肠减压、强力抗感染、营养支持等治疗后，感染局限，破口很快愈合，避免了更严重的并发症。

经验教训：胃镜下取食管、胃肠道异物时尽量避免反复操作、暴力操作，异物取出困难时尽早转外科手术，否则容易造成食管破裂，引发更严重的后果。

（程向丽）

病例 4　食管胃底静脉曲张破裂出血

一、基本信息

姓名：孔 × ×　　　性别：男　　　年龄：34 岁

过敏史：无。

主诉：呕血 3 小时。

现病史：3 小时前无明显诱因突然出现呕血，反复呕吐多次，量约 1000 mL，为鲜红色血液，有血凝块，伴头晕、心悸、意识模糊，家属遂送至我院急诊科，至急诊科时患者四肢湿冷、脉搏细速、血压进行性下降，立即给予补液扩容及血管活性药物应用（具体不详），血压维持在 100/70 mmHg，急查血常规：白细胞 11.47×10^9/L，中性粒细胞百分比 84.5%，淋巴细胞百分比 9.1%，嗜酸性粒细胞百分比 0.3%，中性粒细胞计数 9.7×10^9/L，嗜酸性粒细胞计数 0.04×10^9/L，红细胞 2.97×10^{12}/L，血红蛋白 83 g/L，红细胞比容 26.9%，平均血红蛋白浓度 309.0 g/L，红细胞分布宽度 SD 64.5 fL，红细胞分布宽度 CV19.4%，血小板 340×10^9/L。查血生化示，谷草转氨酶 154.0 U/L，总胆红素 57.1 μmol/L，直接胆红素 35.3 μmol/L，间接胆红素 21.80 μmol/L，白蛋白 27.5 g/L，白球比 0.84，肌酸激酶同工酶 37 U/L，尿素氮 2.30 mmol/L，葡萄糖 8.05 mmol/L，钾 3.08 mmol/L，二氧化碳结合率 16.8 mmol/L。2021 年 12 月 18 日我院凝血功能检查示，凝血酶原时间 15.90 s，凝血酶原活动度 59.70%，凝血酶原时间比率 1.39，国际标准化比值 1.41，纤维蛋白原 1.48 g/L，凝血酶时间 21.80 s，D- 二聚体测定 1.22 mg/L FEU。病情危重，循环不稳定，急诊以“①消化道出血。②肝硬化”收入我科。发病以来，意识模糊，未进食，睡眠差，体力下降，小便正常，未排大便。

既往史：确诊“酒精性肝硬化失代偿期”3 年，2018 年在我院消化一科进行胃镜下套扎止血治疗，2019 年在外院进行脾脏切除术，2021 年 12 月在我科因“食管胃底静脉曲张破裂出血”再次行胃镜下止血治疗。平素身体较差，否认高血压、糖尿病、肾炎、冠心病病史；否认肝炎、结核等传染病史，否认外伤史，2019 年在外院进行脾脏切除术，多次输血史，无输血反应；系统回顾无其他异常，预防接种随当地进行。

二、查体

体格检查：体温 36.2℃，脉搏 83 次 / 分，呼吸 22 次 / 分，血压 103/72 mmHg（多巴胺应用时）；发育正常，营养一般，意识模糊，贫血貌，四肢湿冷，脉搏细速，平卧位，推入病房，查体不合作。全身皮肤黏膜无黄染、出血点及皮疹，全身可见多处蜘蛛痣，全身浅表淋巴结无肿大及压痛。头部无畸形，眼睑无水肿、下垂及闭合不全，巩膜无黄染，结膜无充血水肿，角膜透明，双侧瞳孔等大等圆，直径约为 3.0 mm，对光反射灵敏，耳郭正常，无畸形，外耳道通畅，无异常分泌物，鼻外形正常无畸形，无鼻翼翕动，双侧鼻腔通畅，无异常分泌物及出血，口唇苍白，无皲裂及色素沉着，口腔黏膜无异常，扁桃体无肿大，咽部无充血水肿，咽反射正常。颈软，无抵抗，未见颈静脉怒张，颈动脉搏动正常，未闻及明显血管杂音，气管居中，甲状腺正常，无肿大，未触及明显震颤，未见包块。胸廓对称无畸形，胸骨无压痛，肋间隙正常，呼吸运动两侧对称，未触及胸膜摩擦感，两肺呼吸音粗，未闻及干、湿性啰音。心前区无隆起，心尖冲动不能明视，未触及震颤，心率 83 次 / 分，心律规则，心音正常，心脏各瓣膜听诊区未闻及病理性杂音。腹部膨隆，叩诊鼓音，全腹柔软，全腹轻压痛，未触及腹部包块，肝脏下缘位于右锁骨中线上距肋下缘 0.5 cm，正中线上距剑突 0.5 cm，弥漫性，质软，表面光滑无结节，边缘钝，肝区压痛及叩击痛（+），于左侧上腹部可见长约 15 cm 的脾切除术后瘢痕，双肾区无叩痛，移动性浊音阴性，肠鸣音活跃。肛门与直肠及生殖器未见明显异常。脊柱生理弯曲存在，无病理性畸形。四肢无畸形，双下肢无明显水肿。生理反射存在，病理反射未引出。

专科检查：贫血貌，四肢湿冷，脉搏细速，全身可见多处蜘蛛痣，于左侧上腹部可见长约 15 cm 的脾切除术后疤痕，口唇苍白，全腹轻压痛。

辅助检查：2021 年 12 月 18 日我院血常规检查示，白细胞 11.47×10^9/L，中性粒细胞百分比 84.5%，淋巴细胞百分比 9.1%，嗜酸性粒细胞百分比 0.3%，中性粒细胞计数 9.7×10^9/L，嗜酸性粒细胞计数 0.04×10^9/L，红细胞 2.97×10^{12}/L，血红蛋白 83 g/L，红细胞比容 26.9%，平均血红蛋白浓度 309.0 g/L，红细胞分布宽度 SD 64.5 fL，红细胞分布宽度 CV 19.4%，血小板 340×10^9/L。2021 年 12 月 18 日我院血生化检查示，谷草转氨酶 154.0 U/L，总胆红素 57.1 μ mol/L，直接胆红素 35.3 μ mol/L，间接胆红素 21.80 μ mol/L，白蛋白 27.5 g/L，白球比 0.84，肌酸激酶同工酶 37 U/L，尿素氮 2.30 mmol/L，葡萄糖 8.05 mmol/L，钾 3.08 mmol/L，二氧化碳结合率 16.8 mmol/L。2021 年 12 月 18 日我院凝血功能检查示，凝血酶原时间 15.90 s，凝血酶原活动度 59.70％，凝血酶原时间比率 1.39，国际标准化比值 1.41，纤维蛋白原 1.48 g/L，凝血酶时间 21.80 s，D– 二聚体测定 1.22 mg/L FEU。2021 年 12 月 18 日我院血气分析检查示，动脉血氧分压 251 mmHg，二氧化碳分压 28 mmHg，碳酸氢根 16.6 mmol/L，标准碳酸氢根 19.1 mmol/L，红细胞外液剩余碱 –8.5 mmol/L，全血剩余碱 –7.6 mmol/L，钾 3.3 mmol/L，离子钙 1.03 mmol/L，糖 8.7 mmol/L，乳酸 5.1 mmol/L，红细胞比容 25％。2021 年 12 月 9 日我院腹部增强 CT 检查示，肝硬化、侧支循环形成。肝实质内见结节状、斑片状、不规则状低密度灶弥漫分布，境界不清，部分融合，增强扫描动、静脉期部分病灶明显强化，延迟期病灶强化程度下降呈相对低密度，符合弥漫性原发性肝癌 CT 表现。肝 S2/S4 交界处见一结节状低密度灶，其强化方式与肝内低密度灶一致，子灶可能。胆囊术后，胆囊缺如。脾脏术后，脾脏缺如。扫及右侧胸膜增厚、钙化。下腔静脉、肝静脉、门静脉及脾静脉、肠系膜上静脉走行规则，管壁未见增厚及斑块，腔内未见栓子及充盈缺损，管腔未见狭窄及异常扩张。

三、诊断

初步诊断：①食管胃底静脉曲张破裂出血。②酒精性肝硬化失代偿期。③肝恶性肿瘤？④失血性休克。⑤急性失血性贫血（中度）。⑥高胆红素血症。⑦低蛋白血症。⑧肝功能不全。⑨低钾血症。⑩胆囊切除术后状态。⑪脾切除术后。

鉴别诊断：

（1）胃癌：多有反酸、胃灼热，腹痛，消瘦，大便潜血持续阳性。该患者黑色稀便 20 余天，贫血，消瘦，并伴有反酸、胃灼热。不除外该诊断，待进一步胃镜及活组织病理检查明确。

（2）消化性溃疡出血：典型表现为反酸、胃灼热，规律性、季节性上腹痛，溃疡伴出血时可出现大便潜血阳性，黑便。该患者不排除该诊断，待胃镜检查明确。

最终诊断：①食管胃底静脉曲张破裂出血。②酒精性肝硬化失代偿期。③肝恶性肿瘤。④失血性休克。⑤急性失血性贫血（中度）。⑥高胆红素血症。⑦低蛋白血症。⑧肝功能不全。⑨低钾血症。⑩胆囊切除术后状态。⑪脾切除术后。

四、诊疗经过

患者入院后，紧急给予气管插管呼吸机辅助呼吸，请消化科医师行内镜下止血术 + 食管静脉曲张套扎术，术后给予保肝抑酶、抑酸护胃、抗感染、补充白蛋白、营养支持及对症治疗。术后恢复可，好转后转当地医院继续治疗。

五、出院情况

患者神志清，精神可，查体：体温 36.5℃，血压 86 次 / 分，血压 115/67 mmHg；心率 82 次 / 分，心律规则，心音正常，心脏各瓣膜听诊区未闻及病理性杂音。全身可见多处蜘蛛痣，腹部膨隆，叩诊鼓音，全腹柔软，全腹轻压痛，未触及腹部包块，肝脏下缘位于右锁骨中线上距肋下缘 0.5 cm，正中线上距剑突 0.5 cm，弥漫性，质软，表面光滑无结节，边缘钝，肝区压痛及叩击痛（ + ），于左侧上腹部可见长约 15 cm 的脾切除术后疤痕，无压痛及反跳痛，未触及腹部包块，肝脾肋下未触及，移动性浊音阴性，肠鸣音活跃。

六、讨论

上消化道出血是消化科的急危重症，既往在胃镜止血的过程中，患者因呕吐误吸而死亡的病例时有发生，近几年我科与消化科联手治疗，患者消化道出血，失血性休克，入住 ICU 后，给予气管插管，保持呼吸道通畅，给予镇痛、镇静，避免血压波动，给予快速输血、补液扩容维持基本的循环，血压维持在 70 ~ 90 mmHg，同时联系消化科、内镜室行胃镜局部止血，充分止血后给予液体复苏，维持脏器的灌注，大大降低了死亡率。

（葛保国）

病例 5　多脏器损伤合并胃肠炎

一、基本信息

姓名：谷 × ×　　　性别：女　　　年龄：88 岁

过敏史：无。

主诉：腹痛伴呕吐、腹泻 6 天。

现病史：6 天前患者无明显诱因出现腹痛伴呕吐、腹泻，腹痛开始为脐周疼痛，逐渐蔓延至全腹部，呕吐物为胃内容物；腹泻，每日排黄色稀水样便 6 次左右，有里急后重，无黏液及脓血便，每日能进流食约 100 mL；尿少，每日约 500 mL。患者及家人未在意也未治疗，2 天前因腹痛、不能进食就诊于外院内科，查血常规示，WBC 2.8×10^9/L，遂以“肠炎”为诊断给予药物治疗，效果差，病情危重，家人遂把患者送到我院急诊科，在我院急诊科查 CT 提示：右肾小结石，双肾周见渗出性改变，肾周筋膜增厚；右侧附件区囊性低密度影，大小约 6.6 cm × 6.2 cm；急诊报告。血常规检查示，白细胞 33.76 × 10^9/L，中性粒细胞百分比 95.1%，淋巴细胞百分比 2.0%，单核细胞百分比 2.8%，中性粒细胞计数 32.1 × 10^9/L，淋巴细胞计数 0.7 × 10^9/L，红细胞 4.18 × 10^{12}/L，血红蛋白 124 g/L，红细胞比容 37.0%，血小板 276 × 10^9/L。生化检查：谷草转氨酶 43.0 U/L，总蛋白 68.0 g/L，白蛋白 23.8 g/L，球蛋白 44.2 g/L，总胆红素 99.1 μ mol/L，直接胆红素 81.2 μ mol/L，间接胆红素 17.9 μ mol/L，尿素氮 14.70 mmol/L，肌酐 280.91 μ mol/L，钾 3.15 mmol/L，钠 132.0 mmol/L，氯 96.0 mmol/L，钙 2.54 mmol/L，淀粉酶 229 U/L，葡萄糖 14.70 mmol/L。请普外科值班医师会诊后指出：目前患者无腹腔积液，腹软，暂不考虑肠坏死及肠穿孔，因患者多脏器损伤，急诊科遂以“腹痛待查”为诊断收入我科。发病以来，神志清楚，精神差，进食差，睡眠一般，乏力，小便量少，大便呈稀水样便。

既往史：平素体健，否认高血压、糖尿病、肾炎、冠心病病史，否认肝炎、结核等传染病史，否认外伤史，否认手术史，无输血史；系统回顾无其他异常，预防接种随当地进行。

二、查体

体格检查：体温 37.3℃，脉搏 104 次 / 分，呼吸 21 次 / 分，血压 138/79 mmHg。发育正常，营养中等，神志清楚，精神差，自动体位，平车推入病房，查体合作。全身皮肤黏膜无黄染、出血点、蜘蛛痣及皮疹，全身浅表淋巴结无肿大及压痛。头部无畸形，眼睑无水肿、下垂及闭合不全，巩膜无黄染，结膜无充血水肿，角膜透明，双侧瞳孔等大等圆，直径约为 3.0 mm，对光反射灵敏，眼球活动自如，耳郭正常，无畸形，外耳道通畅，无异常分泌物，鼻外形正常无畸形，无鼻翼翕动，双侧鼻腔通畅，无异常分泌物及出血，口唇红润，无皲裂及色素沉着，伸舌居中，口腔黏膜无异常，扁桃体无肿大，咽部无充血水肿，咽反射正常。颈软，无抵抗，未见颈静脉怒张，颈动脉搏动正常，未闻及明显血管杂音，气管居中，甲状腺正常，无肿大，未触及明显震颤，未见包块。胸廓对称无畸形，胸骨无压痛，肋间隙正常，呼吸运动两侧对称，语颤两侧对称，未触及胸膜摩擦感，两肺呼吸音清，未闻及干、湿性啰音。心前区无隆起，心尖冲动不能明视，未触及震颤，心率 104 次 / 分，心律规则，心音正常，心脏各瓣膜听诊区未闻及病理性杂音。腹部平坦，全腹柔软，全腹无压痛及反跳痛，未触及腹部包块，肝脾肋下未触及，双肾区有叩痛，移动性浊音阴性，肠鸣音活跃。肛门与直肠及生殖器未见异常。脊柱生理弯曲存在，无病理性畸形，活动度正常。四肢无畸形，活动自如，双下肢无明显水肿。生理反射存在，病理反射未引出。

辅助检查：2020 年 11 月 21 日本院腹部 CT 提示，右肾小结石，双肾周见渗出性改变，肾周筋膜增厚；右侧附件区囊性低密度影，大小约 6.6 cm × 6.2 cm；急诊报告。2020 年 11 月 21 日本院血常规检查示，白细胞 33.76 × 10^9/L，中性粒细胞百分比 95.1%，淋巴细胞百分比 2.0%，单核细胞百分比 2.8%，中性粒细胞计数 32.1 × 10^9/L，淋巴细胞计数 0.7 × 10^9/L，

红细胞 4.18×10^{12}/L，血红蛋白 124 g/L，红细胞比容 37.0%，血小板 276×10^{9}/L。2020 年 11 月 21 日本院生化检查示，谷草转氨酶 43.0 U/L，总蛋白 68.0 g/L，白蛋白 23.8 g/L，球蛋白 44.2 g/L，总胆红素 99.1 μmol/L，直接胆红素 81.2 μmol/L，间接胆红素 17.9 μmol/L，尿素氮 14.70 mmol/L，肌酐 280.91 μmol/L，钾 3.15 mmol/L，钠 132.0 mmol/L，氯 96.0 mmol/L，钙 2.54 mmol/L，淀粉酶 229 U/L，葡萄糖 14.70 mmol/L。

三、诊断

初步诊断：①多脏器损伤。②胃肠炎。③肾周围感染。④低钠血症。⑤低钾血症。⑥急性胰腺炎？⑦败血症？

鉴别诊断：

（1）消化性溃疡：多发生于冬春季，多数患者有长期节律性胃痛史，临床表现为上腹痛，性质可为钝痛、灼痛、胀痛、饥饿样不适感，多位于中上腹，疼痛有典型节律性，查体上腹部局限性压痛，胃镜、消化道造影可辅助诊断。

（2）急性胰腺炎：患者表现为急性腹痛，腹胀，频繁恶心、呕吐，可有寒战发热，查体上腹偏左压痛，可有反跳痛，化验血象高，血、尿淀粉酶升高可助诊断。

（3）胃炎：由幽门螺杆菌引起的慢性胃炎多数无症状，有症状者表现为上腹痛或不适、上腹胀、早饱、嗳气、恶心等消化不良症状，胃镜及活组织检查是最可靠的诊断方法。

（4）胃癌：年龄在 50 岁以后才出现上腹不适或胃痛，进食后反而加剧者，应警惕胃癌的可能，需行 X 线气钡造影或胃镜检查，以明确诊断。

（5）慢性胆道疾病：如慢性胆囊炎、胆石症常有慢性右上腹不适、腹胀、嗳气等消化不良的症状，易误诊为慢性胃炎，但该病胃肠检查无异常发现，胆囊造影及 B 超异常可确诊。

（6）肠梗阻患者表现为急性腹痛，呈阵发性，同时伴腹胀，频繁恶心、呕吐，无排便、排气，可见胃肠型及蠕动波，肠鸣音亢进，有气过水声，腹透有多个梯形气液平面。

（7）血管性疾病如冠心病、主动脉夹层、肠系膜血管栓塞已可表现为急性腹痛，需进一步查血管 CTA 进一步排外。

最终诊断：①多脏器损伤。②胃肠炎。③肾周围感染。④低钠血症。⑤低钾血症。⑥急性胰腺炎。⑦败血症。

四、诊疗经过

入院后给予鼻导管吸氧，3 L/min，末梢血氧饱和度 95%，定时给予抗炎、抑酸、抑酶、利尿、保护重要脏器等药物；患者多脏器功能衰竭，建议行床旁血液净化治疗，家属拒绝行血液净化治疗；患者年龄大，免疫力低下，治疗效果差，最终家属要求放弃治疗，自动出院。

五、出院情况

患者鼻导管吸氧，目前处于嗜睡状态，鼻导管吸氧，流量为 3 L/min，床头角度 30° ，持续动脉压监测，右锁骨下深静脉置管处补液通畅，鼓励咳嗽咳痰。末梢血氧饱和度 95%，定时给予抗炎、抑酸、抑酶、利尿、保护重要脏器等药物。查体：体温 36.8℃，脉搏 102 次 / 分，呼吸 21 次 / 分，血压 102/78 mmHg，夜间血糖波动在 9.6 ~ 11.3 mmol/L 之间。患者嗜睡，精神差，双肺呼吸音粗，双肺可闻及干、湿性啰音，腹部平坦，全腹柔软，全腹无压痛及反跳痛，未触及腹部包块，肝脾肋下未触及，移动性浊音阴性，肠鸣音活跃。生理反射存在，双侧病理征阴性。

（葛保国）

病例 6　回肠淋巴瘤穿孔致泛发性腹膜炎

一、基本信息

姓名：向 × ×　　　性别：男　　　年龄：54 岁

过敏史：无。

主诉：持续性脐周绞痛 3 天。

现病史：患者于 2018 年 8 月 10 日无明显诱因突发脐周疼痛，呈持续性绞痛性质，伴发热寒战，无反酸、胃灼热、恶心呕吐、腹泻便秘、黄疸等伴随症状，疼痛无放射。就诊于当地医院，行腹部彩超示，腹腔内多发淋巴结可见。为求进一步诊治就诊于我院急诊，行腹部彩超示，腹腔积液，肠管扩张（肠梗阻可能），胆囊壁增厚，肝、胰、脾、双肾未见异常。为求进一步诊治于 2018 年 8 月 13 日 01：37 收住我院普外科。患者自发病以来，精神差，食欲差，睡眠差，大、小便未解，体重无明显变化。

既往史：2018 年 6 月诊断出非霍奇金弥漫大 B 细胞淋巴瘤，已行 1 次化疗；否认高血压、糖尿病、冠心病，否认肝炎、结核等传染病史，否认手术、外伤史，否认输血史。

个人史：生于原籍，现居于当地，未到过疫区，无有害及放射物接触史，目前退休，有吸烟史，1 包 / 日，偶饮酒少量，无药物等嗜好，无冶游史。

婚育史：24 岁结婚，生育 1 子 2 女，子女及配偶体健。

家族史：父母已故，原因不详；兄弟姐妹均体健，无与患者类似疾病，无家族遗传倾向的疾病。

二、查体

体格检查：体温 36.6℃，脉搏 85 次 / 分，呼吸 19 次 / 分，血压 90/64 mmHg。发育正常，营养中等，痛苦面容，神志淡漠，被动体位，言语欠流利，应答尚切题，查体合作。全身皮肤黏膜无黄染，无瘀斑瘀点，浅表淋巴结未触及肿大；两肺呼吸音粗，未闻及干、湿性啰音；心前区无隆起，心脏浊音界无增大，心率 85 次 / 分，律齐，各瓣膜听诊区未闻及病理性杂音；腹部查体见专科检查；脊柱及四肢未及异常体征；生理反射正常存在，病理反射未引出。

专科检查：腹部平坦，未见瘀点、瘀斑，未见胃肠型及蠕动波，未见腹壁静脉曲张。腹肌紧张，全腹有压痛及反跳痛，以中上腹及脐周为著，Murphy 征阴性，肝浊音界缩小，移动性浊音阳性。肠鸣音弱，未及气过水声及异常血管杂音。

辅助检查：2018 年 8 月 10 日外院胸腹部彩超示，①肝囊肿。②脾门处低回声结节（考虑淋巴结）。③患者所指处腹腔内低回声结节（考虑淋巴瘤可能）。④双侧胸腔未见明显积液。2018 年 8 月 12 日本院腹部立位平片示，气腹；结肠积气积液；右侧腹脂线模糊，考虑腹膜炎；腰椎退行性改变。2018 年 8 月 11 日本院心电图示，正常心电图。2018 年 8 月 12 日本院腹部彩超示，腹腔积液；肠管扩张（肠梗阻可能）；胆囊壁增厚，肝、胰、脾、双肾未见异常。2018 年 8 月 12 日本院心脏彩超示，左心房略大；二尖瓣轻度关闭不全；左室松弛性功能减退，收缩功能正常。2018 年 8 月 13 日本院肾功能、电解质示，BUN 4.21 mmol/L，肌酐 42.64 μmol/L，二氧化碳结合力 27.61 mmol/L，K^+ 3.00 mmol/L，Na^+ 137 mmol/L；2018 年 8 月 13 日本院凝血系列示，PT 17.6 s，APTT 34.6 s，纤维蛋白原 4.64 g/L，D- 二聚体 1834 ng/mL；2018 年 8 月 13 日本院心肺四项示，肌酸激酶同工酶 1.36 ng/mL，肌红蛋白 62.48 ng/mL，超敏肌钙蛋白 0.01 ng/mL，B 型钠尿肽 117.48 pg/mL；2018 年 8 月 13 日本院降钙素原示，0.04 ng/mL；2018 年 8 月 13 日本院 C- 反应蛋白示，180.48 mg/L；2018 年 8 月 14 日本院肝功能示，总胆红素 65.6 μmol/L，间接胆红素 41.5 μmol/L，ALT 19.00 U/L，AST 59.60 U/L，总蛋白 35.1 g/L，前白蛋白 42.00 mg/L，白蛋白 17.7 g/L，血糖 9.90 mmol/L。

三、诊断

初步诊断：①肠穿孔？②急性弥漫性腹膜炎。③肠梗阻。④感染性休克。⑤非霍奇金弥漫大 B 细胞淋巴瘤。

鉴别诊断：

（1）急性胰腺炎：常有胆道疾病史、暴饮暴食或酗酒史。突发上腹部持续性疼痛，阵发性加剧，或阵发性后呈持续性，疼痛程度不一，可伴有消化道症状及剧烈的腰背部痛。早期即有腹胀，血、尿淀粉酶升高。出血坏死性胰腺炎时，腹痛较剧烈，可有血性腹水、腹膜炎体征及休克表现，甚至多脏器功能障碍表现。腹部彩超及腹部 CT 可见胰腺体积增大，轮廓不清，胰腺周围组织水肿，间隙模糊、渗液或积液。暂不能完全排除此病，需复查血、尿淀粉酶协助除外本病。

（2）急性胆囊炎：常在进食油腻食物后出现右上腹持续性疼痛，可放射到右侧肩背部，最痛区在胆囊部，Murphy 征（+），血淀粉酶常不升高。该患者可除外本病。

（3）急性阑尾炎：常有转移性右下腹疼痛、呕吐等表现，右下腹麦氏点常有固定的压痛，病程长者麦氏点可有压痛、反跳痛及肌紧张，甚至全腹可有压痛、反跳痛及肌紧张，但以右下腹为主。化验血常规白细胞及中性粒细胞均明显升高。该患者可除外本病。

最终诊断：①脓毒症休克。②急性弥漫性腹膜炎。③回肠破裂。④肠梗阻。⑤非霍奇金弥漫大 B 细胞淋巴瘤放化疗后。⑥低蛋白血症。

诊断依据：

（1）中年男性，54 岁。

（2）病史：患者于 2018 年 8 月 10 日无明显诱因突发脐周疼痛，呈持续性绞痛性质，伴发热寒战，无反酸、胃灼热、恶心呕吐、腹泻便秘、黄疸等伴随症状，疼痛无放射。遂就诊于当地医院，行腹部彩超示：腹腔内多发淋巴结可见。为求诊治就诊于我院急诊，行腹部彩超示：腹腔积液，肠管扩张（肠梗阻可能），胆囊壁增厚，肝、胰、脾、双肾未见异常。为求进一步诊治入住普外科。

（3）既往史：2018 年 6 月诊断出非霍奇金弥漫大 B 细胞淋巴瘤，已行 1 次化疗。

（4）查体：T 36.6℃，P 85 次 / 分，R 19 次 / 分，BP 90/64 mmHg。腹部平坦，未见瘀点、瘀斑，未见胃肠型及蠕动波，未见腹壁静脉曲张。腹肌紧张，全腹有压痛及反跳痛，以中上腹及脐周为著，Murphy 征阴性，肝浊音界缩小，移动性浊音阳性。肠鸣音弱，未及气过水声及异常血管杂音。

（5）辅助检查：2018 年 8 月 10 日外院胸腹部彩超示，①囊肿。②脾门处低回声结节（考虑淋巴结）。③患者所指处腹腔内低回声结节（考虑淋巴瘤可能）。④双侧胸腔未见明显积液。2018 年 8 月 12 日本院腹部立位平片示，①气腹。②结肠积气积液。③右侧腹脂线模糊，考虑腹膜炎。④腰椎退行性改变。2018 年 8 月 11 日本院心电图示，正常心电图。2018 年 8 月 12 日本院腹部彩超示，①腹腔积液。②肠管扩张（肠梗阻可能）。③胆囊壁增厚。④肝、胰、脾、双肾未见异常。

四、诊疗经过

患者入院后积极完善相关检查及术前准备，于 2018 年 8 月 13 日全麻下行剖腹探查 + 肠粘连松解 + 小肠减压 + 回肠部分切除吻合术。术中探查见：腹腔内可见较多脓性渗出液，吸出约 300 mL，大网膜炎性肥厚，肝脾未触及异常，胃质地柔，小肠轻度粘连，小肠弥漫性扩张约 4.0 cm，且肠壁散在脓苔附着，分离小肠之间粘连，发现下腹部粘连明显，小肠无法提出，距回盲部约 45 cm 处局部肠管同盆腔膀胱区腹膜广泛致密粘连、成角，局部扩张明显，扩张处约 10 cm × 10 cm 大小，其扩张处回肠壁可见 1.0 cm × 1.0 cm 大小的穿孔，且有粪性肠内容物溢出。小肠系膜可见多发的肿大淋巴结，较大者约 3.0 cm × 3.0 cm，横结肠内可触及多个较硬粪块，余未见明显异常。遂向下延长切口，充分暴露术野，暂时缝合穿孔，防止肠内容物继续漏出，仔细锐性游离粘连之肠管，缝合膀胱区腹膜。术中诊断：回肠穿孔、泛发性腹膜炎、淋巴瘤。遂行小肠加压，回肠部分切除吻合术。将病变处回肠提到切口处，保护术野，防止污染，切除病变回肠约 25 cm 及所属区域系膜（包括一枚肿大淋巴结，3.0 cm × 3.0 cm 大小），同时行近端小肠减压。将回肠两断端用强生公司切割闭合器行侧侧吻合，再用切割闭合器将残端闭合，浆肌层缝合包埋，缝合系膜裂孔。大量温生理盐水冲洗腹腔，探查术野无活动性出血，清点纱布器械无误，盆腔至右髂窝吻合口附近放置两条引流管均经腹壁戳孔引出并固定，逐层关闭切口。术中麻醉满意，出血约 150 mL，术程顺利，术毕安返病房，标本经家属过目后送病检。术后带气管插管转入重症医学科。2018 年 8 月 13 日 03：10 术后转入重症医学科，转入时患者处于麻醉未醒状态。查体：体温 36.1℃，脉搏 98 次 / 分，呼吸 24 次 / 分，血压 120/80 mmHg 左右（多巴胺 + 去甲肾上腺素维持），SpO_2 100%，气管插管接呼吸机辅助通气，全身皮肤黏膜无黄染，无瘀斑、瘀点，浅表淋巴结未触及肿大；两肺呼吸音粗，未闻及干、湿性啰音；心前区无隆起，心脏浊音界无增大，心率 98 次 / 分，律齐，各瓣膜听诊区未闻及病理性杂音；腹部平坦，未见胃肠型及蠕动波，未见腹壁静脉曲张。腹肌略紧张，无压痛及反跳痛，移动性浊音阴性，肠鸣音未及，未及异常血管杂音。脊柱及四肢未及异常体征；生理反射正常存在，病理反射未引出。转入后给予急查血气分析：pH 7.30，PCO_2 34.2 mmHg，PO_2 128 mmHg，Lac 4.5 mmol/L，血钾 5.27 mmol/L，BE −9.1 mmol/L，SpO_2 98.6%；术后给予禁饮食、持续胃肠减压、抑酸、气管插管接有创呼吸机辅助通气、积极扩容补液；患者非霍奇金弥漫大 B 细胞淋巴瘤放化疗后并发回肠穿孔、泛发性腹膜炎，且化疗后 1 周，骨髓造血处于抑制期，免疫力低下，故给予亚胺培南西司他丁钠 0.5 g，q6 h 抗感染及对症支持治疗；保持腹腔引流管通畅，促进腹腔渗液排出；根据病情逐渐下调血管活性药物；继续积极扩容补液，保证重要脏器血液灌注，避免缺血缺氧损伤。2018 年 8 月 14 日患者出现高热，体温最高达 39.3℃，加用利奈唑胺 0.6 g，q12 h 抗感染；停用镇静镇痛药物后患者逐渐转为清醒，咳嗽咳痰力量好，握手有力，充分吸痰后给予患者拔除气管插管，过程顺利。2018 年 8 月 15 日患者无高热寒战，咳嗽咳痰少，咳痰有力；多巴胺及肾上腺素维持血压，已经逐步减量。查体：一般情况可，两肺呼吸音粗，双肺底可闻及散在湿啰音；心脏（–）；腹软，切口周围及腹腔引流管周围轻压痛，无反跳痛及肌卫，肠鸣音弱，1 ~ 2 次 / 分。2018 年 8 月 13 日本院血常规示，WBC 6.29×10^9/L，RBC 3.52×10^9/L，血红蛋白 98 g/L，Hct 0.268 L/L，PLT 148×10^9/L，中性粒细胞 94.6%；血钾 3.0 mmol/L；腹腔积液培养回报示，大肠埃希菌；胸、腹腔超声示，肝大；双侧胸腔少量积液；腹腔积液穿透性差；血气分析示，pH 7.42，PCO_2 38.9 mmHg，PO_2 138 mmHg，Lac 0.9 mmol/L，血钾 2.68 mmol/L，BE 0.9 mmol/L，SpO_2 99.2%；给予积极纠正低钾血症、胸腺法新提升免疫力，继续积极扩容补液、亚胺培南西司他丁钠 0.5 g，q6 h+ 利奈唑胺 0.6 g，q12 h 抗感染、纠正低蛋白血症及对症治疗。8 月 16 日患者主诉腹胀，轻微咳嗽咳痰，痰液黏稠，咳痰力量稍差，不易咳出血管活性药物已经停用，液体正平衡 2500 mL。查体：无明显变化；WBC 7.52×10^9/L，血红蛋白 75 g/L，Hct 0.268 L/L，PLT 159×10^9/L，中性粒细胞 94.4%；血钾 3.4 mmol/L。8 月 16 日痰培养：黄曲霉菌（+），故在原来抗感染基础上加用伏立康唑 400 mg，q12 h（第一天），200 mg，q12 h（24 小时以后）。8 月 17 日患者排气排便，腹胀消失，一般状况明显好转，血钾纠正；普外科医师建议给予少许无渣流质饮食，严密观察腹部情况；继续给予积极抗感染、脏器保护、营养支持；人血清白蛋白 25.3 g/L，继续给予输注人血清白蛋白，剂量 30 g/d，纠正低蛋白血症；积极嘱患者自行床上活动，促进肠蠕动恢复。8 月 18 日患者低蛋白血症，加大输注白蛋白剂量（20 g，bid）纠正低蛋白血症；胃肠减压量较前明显减少，肠内营养加量；8 月 19 日患者排便 950 mL，且进食流质饮食后无不适，提示肠道功能恢复，给予短肽型肠内营养制剂，并逐步增加喂养剂量。8 月 20 日患者转出 ICU；9 月 15 日患者出院。

五、出院情况

患者一般情况好，精神食欲佳。无发热，无腹痛腹胀，无腹泻。查体：全身皮肤黏膜无黄染，无瘀斑瘀点，浅表淋巴结未触及肿大；两肺呼吸音粗，未闻及干、湿性啰音；心前区无隆起，心脏浊音界无增大，心率 72 次 / 分，律齐，各瓣膜听诊区未闻及病理性杂音；腹部平坦，未见胃肠型及蠕动波，腹部正中切口愈合Ⅱ / 甲，肠鸣音正常。生理反射正常存在，病理反射未引出。

六、讨论

非霍奇金淋巴瘤（Non-Hodgkin Lymphoma，NHL）是一组起源于淋巴结和淋巴组织的恶性肿瘤的总称，包括所有不属于霍奇金淋巴瘤的恶性淋巴瘤。临床上主要表现为无痛性进行性的淋巴肿大或局部肿块，症状具有全身性及多样性等特点。

非霍奇金淋巴瘤有以下典型症状。

（1）无痛性浅表淋巴结的肿大：无痛性浅表淋巴结的肿大是非霍奇金淋巴瘤最常见的早期表现，颈部和锁骨上淋巴结最常见，其次是腋窝下和腹股沟淋巴结，且随着肿块内纤维化的进展，肿块由软变硬。惰性肿瘤，淋巴结多为散在分布，彼此界限清晰，活动度好；侵袭性肿瘤，相邻淋巴结逐渐融合形成大的肿块，并与皮肤粘连，推压不易移动。

（2）局部压迫症状：肿大的淋巴结挤压相邻的组织器官，患者出现局部的压迫症状。如纵隔淋巴结肿大可压迫气管、支气管，引起患者的干咳；腹膜后淋巴结肿大压迫肠道，引起患者的腹痛；腹股沟和骨盆淋巴阻塞，可引起患者的下肢水肿。

（3）淋巴结外病变的症状：非霍奇金淋巴瘤的肿瘤细胞可以侵犯全身的任何部位，

被侵犯的器官、系统可出现以下相应的局部症状。咽淋巴环病变的患者可出现吞咽困难、鼻出血和鼻塞；肺部病变的患者可出现咳嗽、胸闷、呼吸困难；消化道病变的患者常出现腹痛、腹泻和腹部肿块；骨骼病变的患者常出现胸椎、腰椎的疼痛；皮肤病变的患者可表现为皮肤的瘙痒、肿块、结节和皮肤溃烂；睾丸病变的患者可表现为睾丸的肿胀、下垂。

非霍奇金淋巴瘤可能有伴随症状：晚期患者可出现发热、乏力、盗汗、消瘦、体重降低等全身症状。

胃肠道淋巴瘤可以弥漫性发生，也可孤立出现；早期可以局限于黏膜内或黏膜下，晚期则肠管壁全层均受浸润。临床表现上早期没有明显症状，或者仅有低热、乏力、盗汗、体重下降等全身症状；随着淋巴瘤的不断增大，有可能会出现腹部的不适，如腹痛、腹胀等症状；如果堵塞回肠管腔，会引起肠梗阻，淋巴瘤组织坏死破裂，会出现消化道的出血、肠穿孔等症状。该患者 2018 年 6 月诊断出非霍奇金弥漫大 B 细胞淋巴瘤，已行 1 次化疗，免疫功能差；术前胃肠道多发非霍奇金淋巴瘤并发回肠穿孔，粪便从破口漏入腹腔，导致粪性腹膜炎、脓毒症休克（Sepsis），急诊行剖腹探查 + 肠粘连松解 + 小肠减压 + 回肠部分切除吻合术；术后全身状况差，脓毒症休克持续存在，回肠残端黏膜下淋巴组织可能存在癌灶，同时患者存在严重的低蛋白血症（最低时达 17.7 g/L）、营养不良，回肠吻合口、手术切口愈合困难，故术后的营养支持存在挑战。该患者术后早期血流动力学稳定以后，及时给予完全胃肠外营养（TPN），肠道功能恢复后，早期启用胃肠营养，保护胃肠黏膜屏障，为患者术后快速康复奠定了基础。

该患者 2018 年 6 月诊断出非霍奇金弥漫大 B 细胞淋巴瘤，已行 1 次化疗，免疫功能差；术前胃肠道多发非霍奇金淋巴瘤并发回肠穿孔，粪便从破口漏入腹腔，导致粪性腹膜炎、脓毒症休克（Sepsis），粪性腹膜炎以 G^- 杆菌感染多见，故经验性亚胺培南西司他丁钠 0.5 g，q6 h 抗感染治疗；术后腹水培养回报示大肠埃希菌，第一时间抗感染方案准确；因患者为血液科肿瘤患者，免疫力低下，住院进行了化疗治疗及使用广谱抗生素，伴发营养不良、低蛋白血症，存在真菌感染可能。8 月 16 日痰培养：黄曲霉菌（+），故在原来抗感染基础上加用伏立康唑；该患者感染及时控制，一般状态转好，生命体征逐步转为平稳，顺利停用血管活性药物，撤除呼吸机，肠道吻合口顺利愈合，未出现术后并发症。

（程向丽）

病例 7　肝脓肿

一、基本信息

姓名：李 ×　　　性别：男　　　年龄：73 岁

过敏史：有青霉素过敏史。

主诉：间断发热 4 月，加重 10 余天。

现病史：患者于 2018 年 9 月 13 日入院。患者于 4 月前无明显诱因出现发热，最高体温可达 39℃，到当地某三甲医院感染科住院治疗，静滴“比阿培南”等药物治疗，住院 10 天，未能明确病因，自动出院，出院回家后自服氯霉素片治疗，体温降至正常。10 余天前，患者再次出现发热，体温可达 38℃，无咳嗽、咳痰，无腹痛、腹泻，在外静滴阿奇霉素、头孢唑林、氨曲南等药物治疗，效果不佳，为求进一步诊治，来我院。

既往史：既往体健。

个人史：生于原籍，无外地久居史，未到过疫区，无烟酒嗜好。

家族史：无家族性遗传病史。

二、查体

入院查体：体温 36.8℃，脉搏 70 次 / 分，呼吸 20 次 / 分，血压 110/60 mmHg。神志清，浅表淋巴结未及肿大，咽部无充血，双肺呼吸音粗，未闻及散在干、湿性啰音。心率 70 次 / 分，律齐，无杂音。全腹无明显压痛及反跳痛，肝脾未及，双下肢无水肿。

辅助检查：血气分析示，PaO_2 82 mmHg，$PaCO_2$ 36 mmHg，pH 7.46，FiO_2 21%。血常规示，WBC 4.59×10^9/L，RBC 3.48×10^{12}/L，HGB 105 g/L，PLT 243×10^9/L，ESR 54 mm/h。

三、诊断

第一次入院诊断：①双肺肉芽肿性炎症？②肝脓肿。③结核性？④细菌性？

第一次出院诊断：①肝脓肿。②肺炎。③轻度贫血。④肝右叶血管瘤。

第二次诊断：①肝脓肿。②非结核分枝杆菌感染？

四、诊疗经过

第一次诊疗经过：

诊疗思路：①老年男性，因“间断发热 4 月，加重 10 余天”入院，在外静滴阿奇霉素、头孢唑林、氨曲南、比阿培南等药物治疗，效果不佳，发热时间较长。②患者既往体健，无烟酒嗜好，无疫区居住史。③曾使用氯霉素片口服治疗有效，可能存在沙门氏菌及肠杆菌、厌氧菌感染。④无家族性遗传病史。

入院后完善血培养、PCT、CRP、肝肾功、血沉、电解质、肿瘤标志物、抗核抗体谱、ANCA、甲状腺功能、类风湿三项、布氏杆菌、胸部 CT、心脏超声、腹部超声等检查。辅助检查：肝肾功（－），BNP 381 pg/mL，PCT 0.077 μg/L，肿瘤标志物（－）、抗核抗体谱（－）、ANCA（－）、类风湿三项（－）、布氏杆菌（－）。2018 年 9 月 13 日胸部 CT 示，双肺肉芽肿性变，纵隔淋巴结肿大，肝内低密度影，建议增强扫描（图 4–5）。2018 年 9 月 13 日甲状腺超声示，左侧甲状腺实性结节，考虑良性（图 4–6）。2018 年 9 月 13 日腹部超声示，肝内多发实性占位，建议进一步检查，肝癌不排外；肝右叶高回声结节，血管瘤可能性大（图 4–7）。结合以上辅助检查及病史，认为患者可能的诊断：①肺结核。②肺隐球菌病。③肝癌。④肝脓肿。完善 T–SPOT、支气管镜、隐球菌荚膜抗原、上腹部 MRI 平扫＋增强等检查。支气管镜检查示，支气管黏膜炎症（图 4–8）。BALF 细胞分类技术示，中性粒细胞比例增高，含铁血黄素细胞可见，占 1.80%（图 4–9）。2018 年 9 月 14 日上腹部 MRI 示，肝内弥漫性感染性病变，考虑肝脓肿，肝右叶血管瘤（图 4–10）。因患者肝脏脓肿病灶较小，无法进行肝脏穿刺检查，等待支气管镜检查结果。实验室检查示：T–SPOT 示 A，10（0 ~ 6）；B，0（0 ~ 6）；群体监测（＋）；隐球菌荚膜抗原（－）；肺炎链球菌尿抗原（－）；血培养（－）。BALF 细菌培养（－）；结核 Xpert（－）；真菌培养（－）；GM 试验 0.51；分枝杆菌 BD960 培养（－）。结合以上辅助检查，认为肝脏结核依据不足，细菌性肝脓肿可能性大。细菌性肝脓肿常见致病菌：①肺炎克雷白杆菌。②大肠埃希菌。

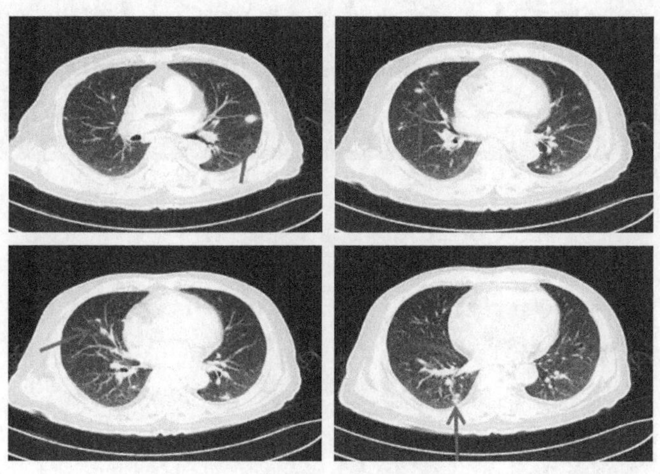

图 4–5 2018 年 9 月 14 日胸部 CT 检查

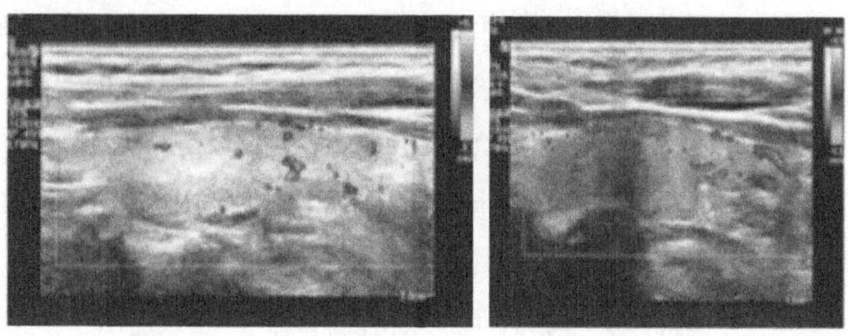

图 4-6　2018 年 9 月 13 日甲状腺超声检查

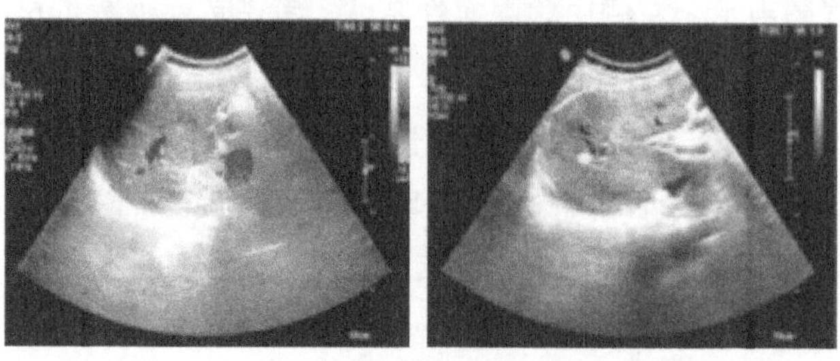

图 4-7　2018 年 9 月 13 日腹部超声检查

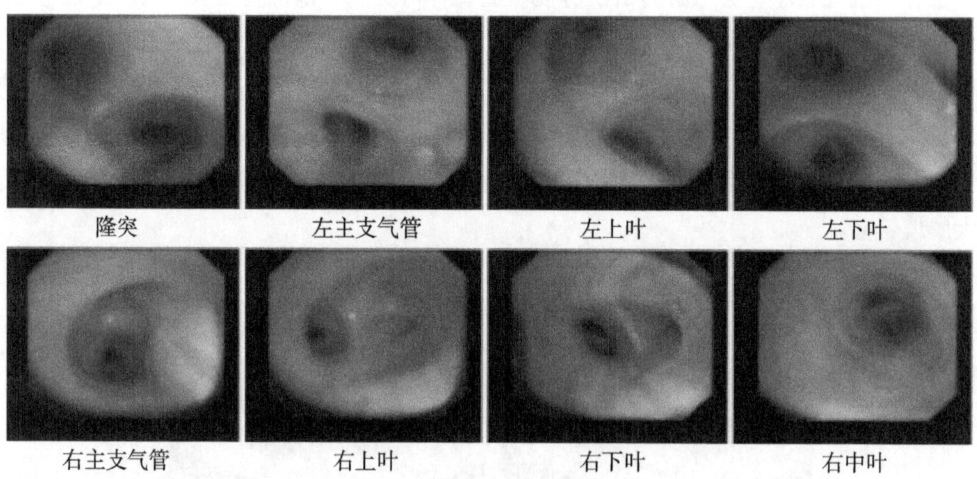

图 4-8　2018 年 9 月 13 日支气管镜检查

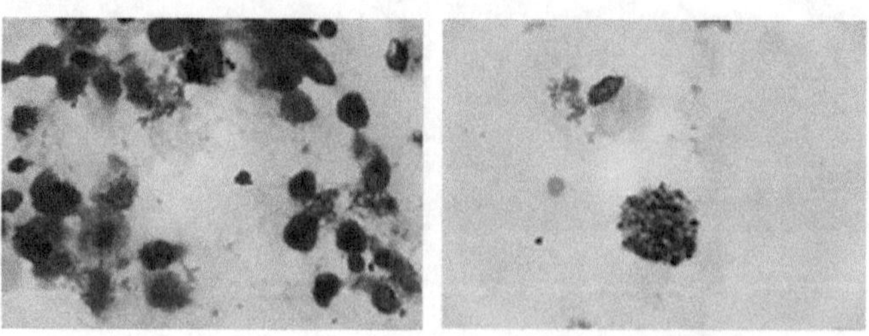

图 4-9　2018 年 9 月 13 日 BALF 细胞分类（见彩插 9）

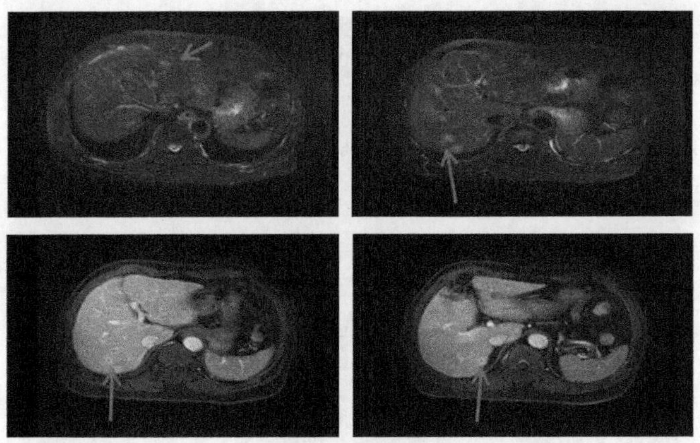

图 4-10 2018 年 9 月 14 日上腹部 MRI 检查

治疗：患者存在青霉素过敏史，抗生素选择为头孢哌酮舒巴坦，但患者头孢哌酮舒巴坦出现皮试（+），最终抗生素选择为莫西沙星 0.4 g/d，静滴。莫西沙星使用 3 天，体温完全降至正常。2018 年 9 月 13 日体温 37.8℃，WBC 4.59×10^9/L，ESR 54 mm/h，PCT 0.077 μg/L；2018 年 9 月 19 日体温 36.8℃，WBC 4.24×10^9/L，ESR 47 mm/h，PCT 0.038 μg/L；2018 年 10 月 7 日体温 36.5℃，WBC 4.11×10^9/L，ESR 41 mm/H，PCT 0.034 μg/L；2018 年 10 月 15 日体温 36.2℃，WBC 4.07×10^9/L，ESR 28 mm/H，PCT 0.021 μg/L。

2018 年 10 月 8 日胸部 CT 见图 4-11；2018 年 10 月 14 日上腹部 MRI 检查见图 4-12；患者上腹部 MRI 示肝脓肿消失。

2018 年 10 月 15 日复查实验室检查。血常规检查示，WBC 4.07×10^9/L，RBC 3.55×10^{12}/L，HGB 109 g/L，PLT 194×10^9/L；ESR 28 mm/h；hs-CRP 31.51 mg/L；PCT 0.021 μg/L；肝肾功（-）。患者经积极莫西沙星抗感染治疗，住院 35 天，于 2018 年 10 月 18 日出院。出院带药：莫西沙星 0.4 g，qd，口服 ×1 月；叶酸 5 mg，tid，口服；维生素 B_{12} 25 μg，tid，口服；右旋糖酐铁分散片 25 mg，tid，口服。建议患者出院 1 月后复查。2018 年 11 月 22 日患者回院复诊。血常规检查示，WBC 5.15×10^9/L，RBC 4.41×10^{12}/L，HGB 135 g/L，PLT 178×10^9/L，ESR 16 mm/h；PCT 0.032 μg/L；肝肾功（-）。腹部彩色多普勒超声检查见图 4-13。患者治疗满意，停用所有药物。

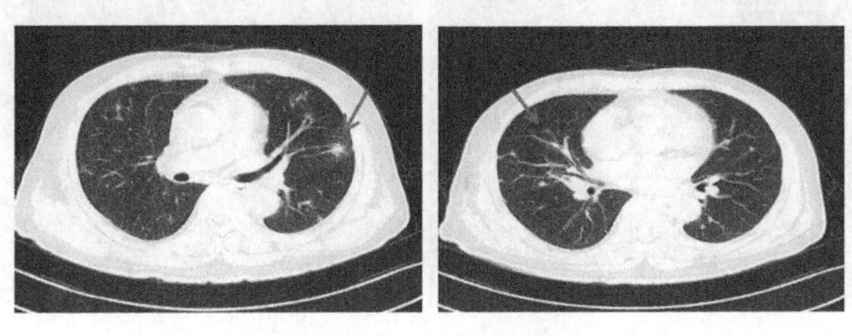

图 4-11 2018 年 10 月 8 日胸部 CT 检查

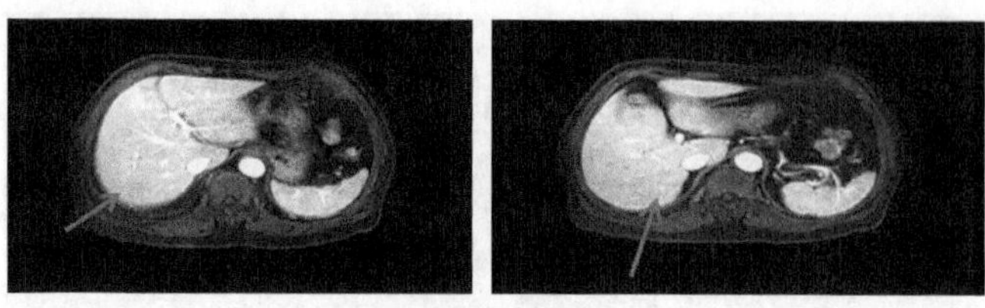

图 4-12　2018 年 10 月 14 日上腹部 MRI 检查

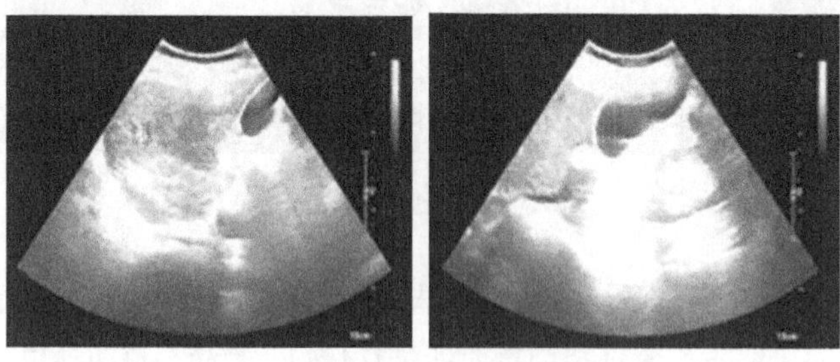

图 4-13　2018 年 11 月 22 日腹部彩色多普勒超声检查

第二次诊疗经过：

2019 年 3 月 28 日患者因发热 25 天再次入院，最高体温可达 38.2℃，夜间发热明显，伴有盗汗，无明显腹痛腹泻，曾到省内多地市三甲医院就诊，均诊断为“肝脓肿”。

入院查体：贫血貌，余无明显阳性体征。2019 年 3 月 23 日上腹部 MRI 示，肝脏多发性肝脓肿（图 4-14）。患者本次入院前曾在外院肝胆外科住院治疗，并行肝脏穿刺活检检查。患者肝脏病变穿刺病理示，肉芽肿性变，找到抗酸染色阳性杆菌，考虑结核不能除外。2019 年 3 月 18 日胸部 CT 检查见图 4-15。

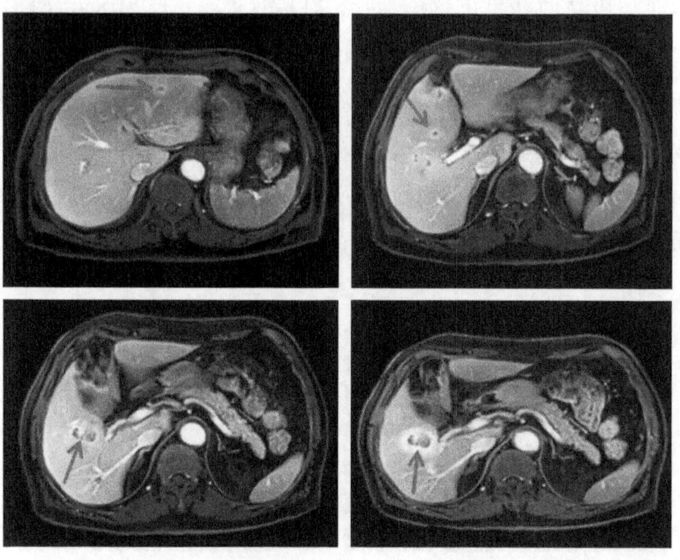

图 4-14　2019 年 3 月 23 日上腹部 MRI 检查

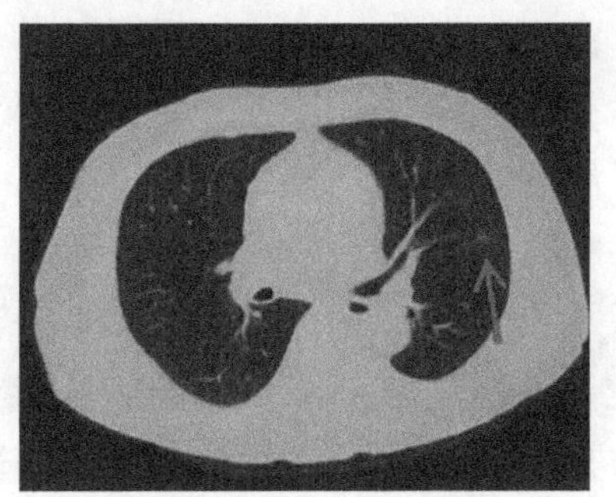

图 4-15 2019 年 3 月 18 日胸部 CT 检查

诊断思路：需要考虑的致病菌有：①结核菌。②非结核分枝杆菌。③奴卡菌。

患者肝脏病变复发，而肺部病变好转，可能不是同一病因。

下一步诊疗计划：①借外院病理蜡块，进行结核 Xpert、TB-DNA 检验。②再次行肝脏穿刺检查，送检病理，病原微生物培养，结核 Xpert 检查。③完善 T-SPOT、血培养等其他实验室检查。一般实验室检查，血常规检查示，WBC 2.54×10^9/L，RBC 2.92×10^{12}/L，HGB 85 g/L，PLT 192×10^9/L，ESR 65 mm/h；PCT 0.099 μg/L；肝肾功（－），白蛋白 31.3 g/L。T-SPOT 示：A 组 23，SFC（0 ~ 6）；B 组 0，SFC（0 ~ 6）；群体监测（＋）。外院病理蜡块结核 Xpert（－），TB-DNA（－）。

患者入院后当天下午在超声引导下进行在肝脏穿刺检查。患者穿刺顺利，穿出肝脏组织 4 条，3 条送检检验科，微生物培养，1 条送检病理科。患者术中、术后未述特殊不适，观察病情变化。等待病理及实验室检查结果，病情方面给予对症处理。2019 年 3 月 29 日肝脏穿刺标本示（图 4-16），结核 Xpert（－）；血培养（－）；患者连续 2 次肝脏穿刺病理均提示结核，但连续 2 次组织结核 Xpert 均为（－）。

可能的致病菌：①结核分枝杆菌感染？②非结核分枝杆菌感染？③奴卡菌感染？患者穿刺肝脏组织中细菌镜下形态见图 4-17，非结核分枝杆菌镜下形态见图 4-18，奴卡菌镜下形态见图 4-19。

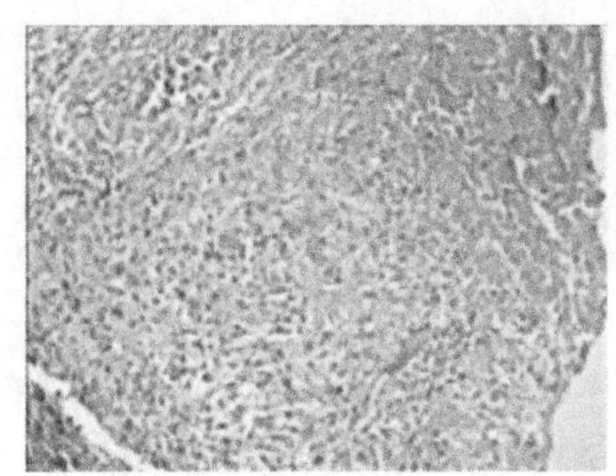

图 4-16 肝脏穿刺病理结果（见彩插 10）

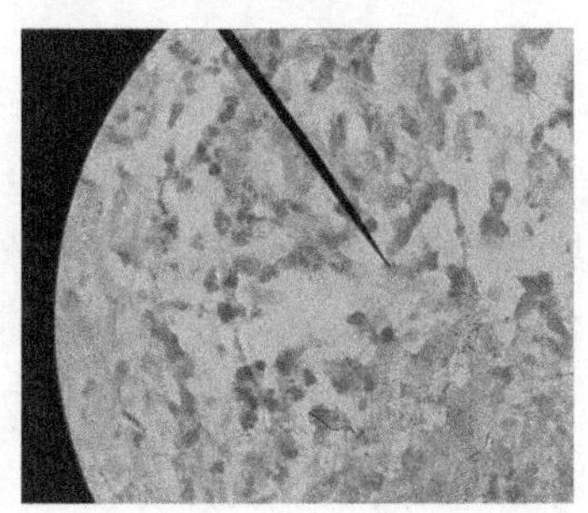

图 4-17 穿刺肝脏组织中细菌镜下形态（见彩插 11）

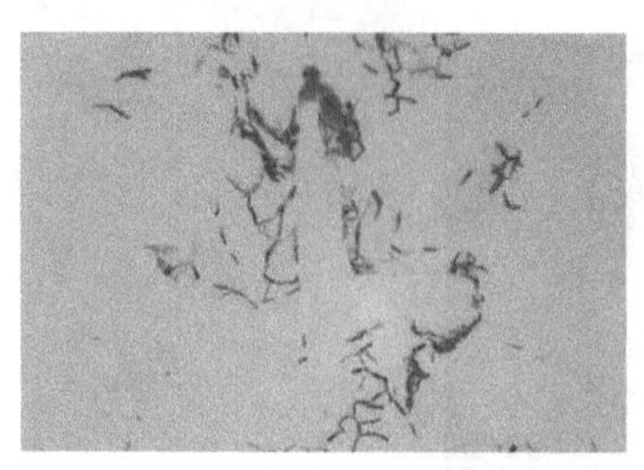

图 4-18　非结核分枝杆菌镜下形态（见彩插 12）

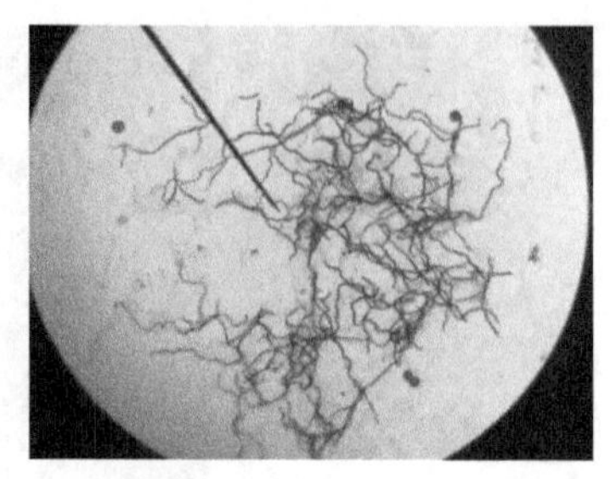

图 4-19　奴卡菌镜下形态（见彩插 13）

请北京中日友好医院感染与微生物室教授会诊，认为病菌镜下符合非结核分枝杆菌形态，建议抗非结核分枝杆菌治疗，并等待肝脏穿刺组织 BD960 培养结果。

治疗方案：根据《非结核分枝杆菌病诊断与治疗专家共识》2012 版，认为患者肝脏病灶生长快，存在脓肿分枝杆菌感染可能，选用克拉霉素 + 阿米卡星 + 头孢西丁 + 利福平方案，因患者头孢菌素过敏，方案调整为克拉霉素 + 阿米卡星 + 利福平 + 莫西沙星。选用 4 联方案治疗后，病情好转，体温逐渐降至正常，嘱患者加强营养，坚持下床活动，预防 VTE 事件，促进食欲。后患者体温又逐渐升高，最高可达 38℃，食欲缺乏、乏力，2019 年 4 月 26 日复查上腹部 MRI 示，肝内多发感染性病变，较 2019 年 4 月 14 日 MRI 片进展。患者经上述治疗，病灶较前进展，且最终患者肝脏穿刺组织 BD960 培养（ - ）。患者转往上海市肺科医院继续治疗，密切随访中。

思考患者治疗效果不佳的可能原因：①诊断方向错误，因患者组织培养未能培养到 NTM 菌，肝脏 NTM 病诊断不能成立。②肝脏 NTM 病诊断成立，但患者为 NTM 复治，存在耐药情况。③患者肝脏病变进展，但肺部病变好转的原因？

五、讨论

非结核分枝杆菌（Nontuberculous mycobacteria，NTM）是指除了 MTB 复合群和麻风分枝杆菌以外的一大类分枝杆菌总称；NTM 病：感染了 NTM，并引起相关组织、脏器的病变。

NTM 病的病理：渗出性反应、增值性反应、硬化性反应。

肺外 NTM 病的诊断：具有局部和全身性症状，经相关检查发现肺外组织、器官病变，已经排除其他疾病，在确保标本无外源性污染的前提下，病变组织中 NTM 培养阳性，即可做出肺外 NTM 病的诊断。

NTM 病的治疗原则：尽可能根据药敏试验结果和用药史，选择 5 ~ 6 种药物联合治疗，强化期 6 ~ 12 个月，巩固期 12 ~ 18 个月，在 NTM 培养结果转阴后继续治疗 12 个月以上。

六、参考文献

[1] PARK Y S，LEE C H，LEE S M，et al. Rapid increase of nontuberculous mycobacterial lung diseases at a tertiary referral hospital in South Korea [J]. International Journal of Tuberculosis and Lung Disease，2010，14（8）：1069-1071.

[2] ISEMAN M D，MARRAS T K. The importance of nontuberculous myco-bacterial lung disease [J]. American Journal of Respiratory and Critical Care Medicine，2008，178（10）：999-1000.

[3] 中华医学会结核病学分会，《中华结核和呼吸杂志》编辑委员会. 非结核分枝杆菌病诊断与治疗专家共识 [J]. 中华结核和呼吸杂志，2012，35（8）：572-580.

[4] DOGGETT J S，STRASFELD L. Disseminated mycobacterium genavense with pulmonary nodules in a kidney transplant recipient case report and review of the literature [J]. Transplant Infectious Disease，2011，13（1）：38-43.

[5] DOS SANTOS R P，SCHEID K，GOLDANI L Z. Disseminated nontuberculous mycobacteria disease in patients with acquired immune deficiency syndrome in the south of Brazil [J]. Tropical Doctor，2010，40（4）：211-213.

[6] 王宇. 全国第五次结核病流行病学抽样调查资料汇编 [M]. 北京：军事医学科学出版社，2011：15-18.

[7] WU U I，HOLLAND S M. Host susceptibility to non-tuberculous mycobacterial infections [J]. The Lancet Infectious Diseases，2015，15（8）：968-980.

[8] DE GROOTE M A. HUITT G. Infections due to rapidly growing Mycobacteria [J]. Clinical Infectious Diseases，2006，42（12）：1756-1763.

[9] VAN INGEN J，FERRO B E，HOEFSLOOT W，et al. Drug treatment of pulmonary nontuberculous mycobacterial disease in HIV-negative patients：the evidence [J]. Expert Review of Anti-infective Therapy，2013，11（10）：1065-1077.

（于国华）

第五章　创伤

第一节　创伤性气胸

胸膜腔内积气称为气胸，多由于肺组织、气管、支气管、食管破裂，致使空气逸入胸膜腔，或因胸壁伤口穿破胸膜，胸膜腔与外界沟通，外界空气进入所致。创伤性气胸按其病理生理变化不同可分为闭合性气胸、开放性气胸及张力性气胸。如果创伤性气胸合并出血，称为创伤性血气胸。

一、病因

1. 闭合性气胸

闭合性气胸是指胸部创伤后肺、支气管或食管的破裂，空气进入了胸膜腔，此时胸壁及皮肤仍保持着完整，胸膜腔不与外界直接相交通，其特点是胸膜腔内压力尚低于大气压。

常见原因为胸部钝性伤合并肺破裂、肋骨骨折端刺破肺组织。当气体进入胸膜腔后局部破口已经闭合，气体不再继续入。气体进入胸膜腔后会造成肺组织的受压萎陷，出现不同程度的呼吸和循环功能的紊乱。

2. 开放性气胸

开放性气胸是指胸膜腔与外界相通，胸壁的完整性丧失，空气可自由进出胸膜腔，其特点是胸膜腔内压力与大气压相等。

其常见于火器伤，胸壁上有缺损者也会造成胸膜腔经胸壁创口直接与外界相通，空气随呼吸运动自由地出入胸膜腔。

3. 张力性气胸

张力性气胸是指胸壁、肺或支气管伤虽造成伤道与胸膜腔相通，但通常形成单方向开放呈活瓣状的气胸创口。

其特点是胸膜腔内压力短期内迅速升高，并高于大气压。

胸部的闭合伤或开放伤均可能造成张力性气胸，例如肺裂伤、胸壁小的穿透伤或支气管、食管裂伤等。只要形成单向活瓣状创口，即可形成张力性气胸。

二、临床表现

1. 闭合性气胸

单纯性气胸的临床症状是胸部疼痛、呼吸异常改变，呼吸困难的程度取决于肺压缩的程度。少量气体进入胸膜腔一般对纵隔和心脏无明显影响和移位，临床上仅有呼吸急促，极轻者可能毫无症状。较大量的气胸时，肺大部分压缩则可出现胸闷、气短，气管和纵隔可移向对侧，叩诊呈鼓音，听诊出现呼吸音减弱或消失。

2. 开放性气胸

当伤员有严重呼吸困难、面色苍白、发绀、休克等，结合胸部有开放性伤口，或听到了胸壁创口有空气进出胸腔的吸吮声；伤侧胸部叩诊为鼓音、呼吸音明显减弱或消失。根据外伤史，听到上述吸吮声和其他临床表现，再结合胸部 X 线检查即可确定诊断。

3. 张力性气胸

伤员多半有进行性呼吸困难、发绀和休克，常表现为躁动不安、痛苦样呼吸窘迫、大汗淋漓等。气管向健侧偏移，有时并有纵隔和皮下气肿，伤侧胸廓膨隆、肋间隙饱满，叩诊呈鼓音和呼吸音消失。胸部 X 线检查可见到不同程度的气胸、肺不张、纵隔移位等。胸腔穿刺对于张力性气胸有特殊的诊断价值，如果经穿刺排气减压后短时间内又出现呼吸困难及张力性气胸的征象，则可确立诊断。

三、辅助检查

普通胸部 X 线片检查对于气胸的诊断具有特异性，并可进一步明确气胸的严重程度和部位。但对于患者生命体征不稳定或张力性气胸危及生命，可根据患者临床表现及体征试行胸腔穿刺诊断。

四、诊断及鉴别诊断

1. 诊断

根据受伤病史、临床表现及 X 线检查易于诊断。

2. 鉴别诊断

闭合性气胸按肺被压缩的程度见表 5–1。

表 5–1 闭合性气胸分类及压缩程度

类别	压缩程度
少量气胸	肺压缩 15% 以下
中等量气胸	肺压缩 15% ~ 60%
大量气胸	压缩 60% 以上

在胸部X线片上如果显示伤侧胸部外1/3被气体占据者，则提示肺已被压缩约50%；如果显示伤侧胸部外1/2被气体占据，则提示肺已被压缩约75%。

查体可见气管向健侧偏移，伤侧胸部叩诊呈鼓音，呼吸音明显减弱或消失，少部分患者可出现皮下气肿且常在肋骨骨折部位。

五、治疗

1. 闭合性气胸

闭合性气胸见表5-2。

表5-2　闭合性气胸

类别	治疗
少量气胸	通常患者临床症状不明显，应严密观察，让其卧床休息，给予口服镇静药、止痛药物等，通常1 ~ 2周后可自行吸收，不需特殊处理
中量气胸	多有胸闷、气促不适症状，应做胸腔穿刺抽气，抽除气体后再严密观察伤情，如果数小时后气胸仍继续加重，则应施行胸腔闭式引流术
大量气胸	大部分伤患都有呼吸困难症状，应尽早施行胸腔闭式引流术
血气胸	尽早排出胸膜腔内气体和积血，减少伤后胸膜粘连或感染的并发症，宜行胸腔闭式引流术

2. 开放性气胸

（1）急救：急救原则是紧急封闭创口，使开放性气胸尽快变成闭合性气胸，然后再按闭合性气胸急救原则进行处理。如果创口的直径超过声门的内径（2.75 cm），不及早封闭，伤员将在短时间内死亡。开放性气胸的急救中应强调现场的自救和互救。

（2）清创缝合和闭式引流：通常在气管插管后行胸壁清创缝合术的同时探查和处理胸膜内器官损伤，然后放置胸腔闭式引流。如果没有气管插管的条件，应先放置胸腔闭式引流，才能后送至能做清创术的医疗单位进行胸壁的清创缝合术。

（3）防治感染：常规应用抗生素，鼓励伤者咳嗽、排痰及早期离床活动，以促进肺复张和防治肺部感染。

3. 张力性气胸

张力性气胸是非常紧急、严重的胸部伤并发症，必须紧急救治。

（1）急救：原则是将张力性气胸变为开放性气胸，然后再变为闭合性气胸，最后按闭合性气胸来处理。在紧急情况下可用粗针头在第2肋间的锁骨中线处刺入胸膜腔内排气，使用恰当可以挽救伤员的生命。在平时紧急穿刺后应立即在穿刺处放置胸腔闭式引流管。

（2）闭式引流术：一般在局部麻醉下进行。气胸于锁骨中线第2肋间麻醉，然后放置引流管，血气胸则要求在腋中线第5与6肋间进行置入口径为0.5 ~ 1.0 cm的胶管作闭式引流用，保持着连续减压，待肺完全膨胀后其漏气已停止24小时才考虑拔管问题，应持慎之又慎的态度。

（3）开胸手术：如果置放闭式引流后，仍不断有大量漏气，有肺不张甚至不断出现皮下气肿增加，这些多属肺、气管、支气管或食管大范围严重损伤，则应考虑开胸探查术。

（程向丽）

第二节 创伤性血胸

胸部损伤引起胸膜腔积血，称为血胸。其可与气胸同时存在，在闭合性胸部创伤的发生率占25%～75%，在穿透性伤中占60%～80%。胸膜腔积血多来自：①肺组织裂伤出血，一般出血量少而缓慢，多可自行停止。②肋间血管或胸廓内血管损破出血，如果累及压力较高的动脉，则出血量多，不易自动停止，常需手术止血。③心脏和大血管受损破裂出血，出血量多而急，如不及早救治，往往于短期内导致失血性休克而死亡。

一、病理

血胸发生后，会因丢失血容量出现内出血征象，且随着胸膜腔内血液的积聚和压力的增高，迫使肺萎陷，并将纵隔推向健侧，严重地影响呼吸和循环功能。血胸形成后，如果破裂的血管被血块阻塞，出血停止，称为非进行性血胸。如破裂的血管继续出血，症状逐渐加剧，则称为进行性血胸。由于肺、胸膜和心脏的不断搏动有去血纤维蛋白的作用，因此胸腔内的积血在短期内不易凝固，但胸膜受到刺激后，常渗出纤维素，时间较久则在胸膜覆盖成层，且呼吸动作减弱或消失后又可失去血纤维蛋白的作用，而造成凝固性血胸。覆盖于胸膜的纤维素和血块，逐渐有成纤维细胞和血管细胞侵入，形成一纤维层，慢慢增厚。这一纤维层无弹性，压迫肺脏，并使胸壁活动受到很大限制。在初期，纤维层和胸膜易于分离，到后期纤维组织侵入胸膜和肺，就失去胸膜和纤维层的界限，当胸膜上纤维素和血块成为厚层纤维组织覆盖肺和胸壁时，则称为机化血胸。如胸膜间空隙完全为纤维组织填塞，又称为纤维血胸。如伴有感染，则称为感染性血胸。

早期胸部损伤发现有血胸，需进一步判断出血是否已停止或还在进行。下列征象提示进行性出血：①脉搏逐渐增快，血压持续下降。②经输血补液后，血压不回升或升高后又迅速下降。③血红蛋白、红细胞计数和血细胞比容等重复测定，持续降低。④胸膜腔穿刺因血凝固抽不出血液，但连续胸部X线检查显示胸膜腔阴影继续增大。⑤闭式胸膜腔引流后，引流血量连续3小时，每小时超过200 mL。

二、临床表现

临床表现根据出血量、出血速度和患者的体质而有所不同。少量血胸（成人500 mL

以下）可无明显症状，胸部X线检查仅示肋膈窦消失。中量血胸（500 ~ 1000 mL）和大量血胸（1000 mL以上），可出现脉搏快弱、血压下降、气促等低血容量休克症状，检查发现肋间隙饱满、气管向健侧移位、伤侧胸部叩诊呈浊音、心界移向健侧、呼吸音减弱或消失。

三、诊断

（1）病史：胸部外伤史。

（2）临床症状和体征见上。

（3）X线检查：伤侧胸膜腔有大片积液阴影，纵隔向健侧移位。如合并气胸，则显液平面。

（4）胸腔穿刺：抽出血液，更能明确诊断。

四、治疗

1. 急救处理

现场可通过胸腔穿刺明确诊断，但不能判断出血量，如有条件，可紧急作胸膜腔闭式引流术，不但可以观察出血量，而且可以缓解积血对心肺的压迫。但当发现出血迅猛时，不要持续引流，而应夹闭引流管，以减少出血，并输入足量血液，以防治低血容量性休克。

2. 后送伤员

转运途中严密观察患者的生命体征，保持呼吸道畅通，同时补充血容量。一旦患者呼吸困难加重，脉搏细速且血压迅速下降，应迅速查明原因，及时予以处理。

3. 医院救护

①非进行性血胸：少量血胸可自然吸收，不需穿刺抽吸。若积血量较多，应早期进行胸膜腔穿刺，抽除积血，促使肺膨胀，以改善呼吸功能。早期施行闭式胸膜腔引流术有助于观察有无进行性出血。②进行性血胸：首先输入足量血液，以防治低血容量性休克。及时剖胸探查，寻找出血部位。如为肋间血管或胸廓内血管破裂，予以缝扎止血。肺破裂出血，一般只需缝合止血。如肺组织严重损伤，则需作部分肺切除术或肺叶切除术。大血管破裂，修补裂口，如修补困难，则行人造血管移植术。③凝固性血胸：最好在出血停止后数日内剖胸，清除积血和血块，以防感染或机化。对机化血块，在伤情稳定后早期进行血块和纤维组织剥除术为宜。至于血胸并发感染，则应按脓胸处理。

（程向丽）

第三节　肺挫伤

肺挫伤是主要的胸部钝性伤，占胸部创伤的30% ~ 70%，是胸部创伤的主要死亡原因之一。严重肺挫伤死亡率较高，死亡率可达10% ~ 20%，如不及时有效地处理，会发展成急性呼吸窘迫综合征（ARDS），后果更为严重，可因呼吸循环衰竭而死亡。

一、病因

肺挫伤大多为钝性伤所致，以交通伤最为常见。暴力局限时，往往仅产生小面积的肺实质挫伤，强大暴力则可引起肺叶甚至整个肺的损伤。高速投射物亦可在弹道周围产生肺挫伤。一般认为肺挫伤是由于强大暴力作用于胸壁，使胸腔缩小、增高的胸膜腔内压压迫肺脏，引起肺实质的出血水肿，外力消除后，变形的胸廓弹回，在增大胸内负压的一瞬间又可导致原损伤区的附加损伤。此外，原发和继发的炎症反应在肺损伤的发展中也起着关键作用，是肺挫伤后病情复杂的主要原因。

二、病理

无论何种原因引起的肺挫伤，其病理学改变都是相似的。由于肺循环压力低，肺泡内及肺泡周围缺乏支持组织，加上毛细血管内压与血浆渗透压之间的平衡又不稳定，易使肺组织对创伤产生一系列独特反应。肺挫伤是一种实质细胞损伤。早期的病理改变主要是肺泡内出血、肺不张、水肿、实变和实质破坏，因而造成肺的通气 / 血流比例失调引起组织缺氧，这些改变在早期是可逆的，在伤后 12 ～ 24 小时内呈进行性发展。原发或继发炎症反应又进一步引起健康肺组织的损伤，进而引发全肺损伤，造成全身组织缺氧。严重肺挫伤常常在早期发生急性肺损伤，急性肺损伤一方面是外力直接作用于肺组织引起，另一方面是细胞和体液免疫介导的多种炎性细胞向肺部迁移、聚集，炎性介质释放，促炎因子和抗感染因子作用失衡，导致肺泡毛细血管急性损伤的结果。

病理检查发现，大体上肺的完整性并无破坏，但重量变重，含气少，不易萎缩，外观呈暗紫色。光镜下所见主要是肺泡毛细血管损伤，并有间质及肺泡内的血液渗出及间质性肺水肿。红细胞及渗出液广泛地充满肺泡内，肺泡间隙出血，而大多数肺泡壁是完整的。

三、临床表现

局限而不严重的肺挫伤，其症状往往为合并的胸壁损伤所掩盖，多在 X 线检查时发现。严重病例有呼吸困难、发绀、心动过速及血压下降。咯血亦为常见症状。严重肺挫伤患者可并发急性呼吸窘迫综合征（ARDS），与肺出血、水肿、肺内分流、无效腔增大、肺顺应性降低及高凝状态等有直接关系。此外，肺挫伤常合并其他部位损伤而出现休克，在创伤及休克基础上机体组织产生一系列体液因子及细胞因子，引起一系列病理生理改变，成为创伤后 ARDS 发病的基本因素。

四、诊断

（1）病史：常发生于交通事故、坠跌、挤压及高速钝性武器击中等情况下，致伤暴力强大。

（2）临床表现和体征见上。

（3）血气分析大多数患者有低氧血症，出现在创伤早期。

（4）X 线检查：胸部 X 线检查是诊断肺挫伤的重要手段，70% 的病例 X 线的表现在受伤后 1 小时内出现，其余 30% 可延迟到 4 ~ 6 小时出现。X 线表现最常见的是肺的浸润，呈斑片状边缘模糊的阴影，范围可由小的局限区域到一侧或两侧肺广泛的一致性阴影，这是由于肺泡内出血所致，经治疗后一般在 48 ~ 72 小时开始吸收，但完全清晰可能需要 2 ~ 3 周。如果经治疗后病变未见吸收反而加重者，应考虑合并其他并发症，如脂肪栓塞、肺炎或肺栓塞。

（5）CT 检查：表现为肺纹理增多、增粗，轮廓模糊，伴有斑点状阴影或边缘模糊不清的片絮状影。CT 敏感性高，可明确损伤部位、性质、程度，尤其对伤势严重且有复合伤的患者，可快速明确诊断，大大提高治愈率。

五、治疗

轻度肺挫伤无须特殊治疗，很快就可吸收而好转，严重肺挫伤时，应及时有效地进行处理。

1. 对症处理

及时处理合并伤，如合并骨折、内脏破裂、气胸及血胸等。保持呼吸道通畅，给氧，抗感染，早期、大剂量、短疗程应用皮质激素，限制水分及晶体液输入，可适量输注白蛋白、血浆或全血。另外，充分止痛也是改善通气、减轻并发症的有效措施，有人认为采用硬膜外麻醉止痛可以降低肺挫伤的死亡率、缩短机械通气的时间。

2. 机械通气

严重肺挫伤后常有呼吸窘迫和低氧血症，应及早气管插管行机械通气治疗。近年来对严重肺挫伤及 ARDS 提出了一些新的通气模式，如保护性通气的新概念。保护性通气包括低潮气量、压力限制通气、最佳 PEEP、容许的高碳酸血症和反比通气等。采用 6 mL/kg 体重的潮气量，中等水平［0.98 ~ 1.47 kPa（10 ~ 15 cmH_2O）］的 PEEP 可以满足肺挫伤患者的氧合需要，同时又可以减少并发症的发生。应用小潮气量和限制压力可使分钟肺泡通气量降低，$PaCO_2$ 随之升高。只要 $PaCO_2$ 上升速度不是太快，肾脏有时间进行代偿，维持 pH > 7.20 ~ 7.25，则机体可以耐受，称为允许性高碳酸血症。此外，有人利用液体通气可以明显改善肺的通换气功能和减轻肺部炎症。也有报道在采用机械通气的同时间歇吸入 NO 气体，可使患者的血氧饱和度明显上升，达到降低通气压力的目的。

3. 其他

针对肺挫伤的损伤机制，采用相应的药物进行治疗，如抗氧化剂、蛋白酶抑制剂、肝素和右旋糖酐、钙通道阻滞剂，以及外源性肺泡表面活性物质等，此外还可采用体外模式氧合（ECMO）治疗严重肺挫伤。

（程向丽）

第四节　创伤性窒息

创伤性窒息是闭合性胸部创伤中的一种综合征，发生率占胸部创伤的2%～8%，是钝性暴力作用于胸部所致的上半身广泛皮肤、黏膜、末梢毛细血管瘀血及出血性损害，亦称为“挤压伤发绀综合征”“颈面部静止性发绀”。常见的致伤原因有坑道塌方、房屋倒塌、车祸、钝器伤及高空坠落等。

一、病理

当胸部和腹上区遭受强力挤压的瞬息间，伤者声门突然紧闭，气管及肺内空气不能外溢，两种因素同时作用而引起胸膜腔内压骤然升高，压迫心脏及大静脉。由于上腔静脉系统缺乏静脉瓣，这一突然高压使右心血液逆流而引起静脉过度充盈和血液淤滞，并发广泛的毛细血管破裂和点状出血，甚至小静脉破裂出血。

二、临床表现

创伤性窒息表现为头、颈、胸及上肢范围的皮下组织、口腔黏膜及眼结膜均有出血性瘀点或瘀斑，严重时皮肤和眼结膜呈紫红色并水肿。眼球深部组织内有出血时可致眼球外凸，视网膜血管破裂时可致视力障碍、失明。鼓膜破裂可引起外耳道出血、耳鸣，甚至听力障碍。颅内轻微的点状出血和脑水肿产生缺氧，可引起一过性意识障碍、头昏、头胀、烦躁不安，少数有四肢抽搐、肌张力增高和腱反射亢进等现象，瞳孔可扩大或缩小。若发生颅内血肿则引起偏瘫和昏迷。

三、诊断

1. 病史

有明确的外伤史，如踩踏挤压、高速车祸、迅猛钝器伤及高空坠落等致伤因素。

2. 临床表现

如胸、颈、颜面部出现瘀斑、青紫、红眼为特征的创伤性窒息的特殊表现。

四、治疗

对单纯创伤性窒息患者仅需在严密观察下给予对症治疗，半卧位休息、保持呼吸道通畅、吸氧、适当止痛和镇静，以及应用抗生素预防感染等。一般应限制静脉输液量和速度。对皮肤黏膜的出血点或瘀血斑，无须特殊处理，2～3周可自行吸收消退。少数患者在压力移除后可发生心跳呼吸骤停，应做好充分抢救准备。对于合并损伤，应采取相应的急救和治疗措施，对合并血气胸者尽快行胸腔闭式引流术，对合并伤较重的患者早期施行机械通气、及时开颅或开胸或剖腹手术等。创伤性窒息并不引起严重后果，其预后取决于胸内、颅脑及其他脏器损伤的严重程度。

（程向丽）

第五节　肺爆震伤

爆炸释放出巨大能量，借助于气体或液体等周围介质，形成高速高压的气浪或水波浪，冲击胸壁并使肺撞击胸壁，所造成的肺损伤称为肺爆震伤。其特点为多处损伤，外轻内重，迅速发展，常伴有精神症状，死亡率高。爆炸对机体的损伤效应可分为三类：①原发损伤，是直接由冲击波对含气器官如肺的损伤。②继发损伤，是由爆炸时产生的破片和碎石块等投射物在冲击波的推动下对机体的撞击而产生的，这类损伤包括穿透伤和钝性撞击伤。③动压（高速气流冲击力）产生的抛掷和位移，可将人员抛至空中再摔向地面，由此造成各种损伤。

一、病理

肺出血是肺爆震伤的主要病变。轻者仅见脏层胸膜下浅层斑块状出血，稍重者可见一叶或数叶不规则的片状出血，并可见贴近胸壁的脏层胸膜下组织有特征性的相互平行的血性压痕。出血一般为毛细血管或微静脉损伤的结果。肺实质内血管破裂可形成血肿，甚至可出现血凝块堵塞气管而迅速致死。镜下观察表明血管内皮细胞极度肿胀、断裂，a 型肺泡上皮细胞板层体结构消失，“小泡”形成，Ⅰ型上皮细胞局灶性坏死，肺泡和间质水肿。肺水肿轻者为间质性或肺泡腔内含有少量积液，重者可见大量的水肿液溢至支气管以及气管内，常混有血液。肺出血和水肿可致肺不张。肺气肿可为间质性或肺泡性，重者在胸膜下出现含有血和气的肺大疱，发生肺破裂时可引起血胸或血气胸。

二、临床表现

轻者仅有短暂的胸痛、胸闷或憋气感。稍重者伤后 1 ~ 3 天内出现咳嗽、咯血或血丝痰，少数有呼吸困难，听诊可闻及变化不定的散在湿性啰音或捻发音。严重者可出现明显的呼吸困难、发绀、咯血性泡沫痰等，常伴休克。查体除肺内啰音外，可有肺实变体征和血气胸体征。此外，常伴有其他脏器损伤的表现。

三、诊断

1. 病史

有明确的爆炸伤史。

2. 临床表现

临床表现因伤情轻重不同而有所差异。

3. X线检查

肺内可见肺纹理增粗、斑片状阴影、透光度减低，以至大片状密影，亦可有肺不张和血气胸的表现。CT可见到肺纹理增多、增粗、模糊、粗细不均及中断现象，两肺透光度显著降低，广泛及散在分布密度较高的云絮状阴影。可见到多发性局限性肺气肿、多发性肺大病形成、胸腔积液、纵隔气肿。

四、治疗

肺爆震伤的救治在于维护呼吸和循环功能，包括保持呼吸道通畅、给氧、必要时行气管切开、人工呼吸器辅助呼吸，以及输血、补液、抗休克等治疗。有血气胸者尽早作胸腔闭式引流，给予止血药物，应用足量的抗生素预防感染，对合并其他器官损伤进行相应的处理。

（程向丽）

第六节　胸腹联合伤

胸腹联合伤是指同一致伤原因导致胸部及腹腔脏器伤，同时伴有膈肌损伤，致伤物入口位于胸部者。如伤口位于腹部，则称为腹胸联合伤。对无膈肌损伤的胸腹伤，则称为胸腹多发伤。严重胸腹联合伤病死率高达20%，严重并发症为27%～43%。胸腹联合伤的伤情严重，容易漏诊，病死率甚高，应引起足够重视。

一、病因

胸腹联合伤可分为开放性和闭合性损伤，以胸部穿透伤为多见。当胸腹部受到撞击、挤压、坠落、枪弹穿透伤、爆炸物碎片、锐器穿通伤时均可发生。利器穿透伤时为利器在损伤胸内脏器后直接穿透膈肌、腹内脏器，此后随胸、腹腔内的压力差而可以发生膈疝。由于受损的器官多是大脏器，往往引发大出血、休克而危及生命。闭合性损伤在胸部脏器受损伤的同时，能使膈肌横跨的自然长度突然变短，而与此短长度相垂直的方向使膈肌突然拉长，膈肌位置上的内径这种突然变短变长的瞬间急变产生一种剪应力，导致抗牵拉力较薄弱的膈肌中心腱破裂，暴力产生的冲击通过破裂处直接损害腹腔脏器。

二、病理

由于胸腔与腹腔的完整性和稳定性遭到破坏，加之大量失血和剧烈的疼痛，导致呼吸和循环功能的严重紊乱。同时由于膈肌破裂，膈肌运动功能丧失，严重威胁呼吸和循环功能，并随着胸廓运动，损伤膈肌成为开放活瓣，成为腹腔内实质脏器损伤出血或空腔脏器破裂消化液进入胸膜腔的通道。因此，膈肌破裂不仅严重损害呼吸、循环功能，而且增加胸膜腔污染和发生脓胸的危险。其常伴肋骨骨折、血胸及血气胸、肝脾破裂等。

三、临床表现

临床表现根据胸、腹部脏器损伤情况而定，以呼吸和循环功能障碍为主。患者可因胸廓损伤、肺挫伤、疝入胸腔内的脏器压迫肺组织、膈肌损伤和血气胸等使呼吸运动受限，发生肺不张和肺部感染，甚至发展为急性呼吸窘迫综合征。张力性气胸、胸腹腔内脏损伤出血、心脏压塞、纵隔及腹膜后巨大血肿等均可造成循环功能障碍。胸部损伤的临床表现有呼吸困难、胸痛、胸闷、发绀、反常呼吸、休克及胸颈部皮下气肿等。腹部实质性脏器损伤主要表现为内出血和失血性休克，空腔脏器损伤则出现急性腹膜炎的表现和中毒性休克。

四、诊断

1. 病史

有明确的外伤史，应注意锐器伤口的方向及深度、子弹的入出口及弹道的走行、患者受伤时的体位、体内异物的位置。闭合性损伤应了解外力的大小及作用的部位。

2. 临床症状

临床症状可表现不一，主要以呼吸和循环功能障碍为主。

3. 胸膜腔穿刺、心包腔穿刺，以及腹腔穿刺术

这是简便而又可靠的诊断方法。若胸腔引流液中，有胆汁或胃肠液或胸部伤口有大网膜脱出可明确诊断为胸膜联合伤。

4. 影像学检查

B 超、X 线和 CT 检查可发现肋骨骨折、气胸、血胸、肺挫伤、心包积液、肝脾破裂、腹腔积血等。

5. 电视胸腔镜

可对膈肌或胸腹联合伤的患者提供剖胸探查的确切依据，减少胸腹联合伤因诊断不明而进行不必要的手术探查。

五、治疗

1. 急救

如有胸部开放性损伤，应立即关闭胸部伤口。有气胸和血胸者，应尽快行胸腔闭式引流或胸腔穿刺术。如怀疑急性心脏压塞，立即行心包腔穿刺术减压，争取抢救时间。如有休克表现应快速建立静脉通道，输血、输液、注射升压药物纠正休克，同时清除呼吸道污物，保持呼吸道通畅，并给予吸氧，必要时行气管插管或气管切开，同时尽快做好术前检查和准备工作。

2. 手术

对胸腹合并伤患者，首先应明确是否需要剖胸或剖腹手术治疗。原则上胸部创伤严

重，先开胸处理胸部创伤；腹部创伤严重，则剖腹探查先处理腹腔内脏器损伤；胸腹部创伤均严重，可同时分别开胸、开腹处理胸、腹内损伤。胸腹联合切口创伤大，对呼吸的影响较大，应尽可能避免采用。对于损伤的脏器，应尽最大的努力进行保留，决不能轻易切除。修复撕裂膈肌，对疝入器官经充分止血修补，严重者经部分切除后可还纳入腹腔，但对于疝内容物巨大如餐后胃还纳困难时，可先行胃切口减压后再还纳，既可防止腹胀对呼吸循环的影响，又可防止呕吐误吸引发窒息。术后应严密观察病情变化，禁食，持续胃肠减压，输血，补液，维持水、电解质平衡，保持胸腔闭式引流通畅，应用大剂量广谱抗生素防治感染。

3. 损伤控制性手术

当胸部严重创伤、出血，尤其是合并代谢性酸中毒、低温、凝血功能障碍时，患者难以承受时间较长的手术，但由于存在必须手术处理的外科情况，损伤控制技术则尤显重要。具体内容包括：①立即手术，用最简单的方法控制出血和污染。②重症监护室的复苏，包括纠正低温、纠正凝血障碍和酸中毒，呼吸支持。③当患者生理条件允许时实施确定性手术。

（程向丽）

病例 1 多发伤 1

一、基本信息

姓名：王 ×× 性别：女 年龄：69 岁

过敏史：无。

主诉：车祸致伤头、胸、腹 7 小时余。

现病史：7 小时前患者骑电动车被大货车撞伤，当时具体情况不详，被行人发现后，急拨打当地 120 后到达外院，在当地医院行胸腹部 CT 平扫提示：多发肋骨骨折，肺挫伤，肝挫伤，病情危重，遂转入我院进一步治疗，到达我院急诊科时，患者神志清、精神差，面罩吸氧，末梢血氧饱和度 93%，急查血常规检查示，白细胞 17.03×10^9/L，中性粒细胞百分比 94.2%，淋巴细胞百分比 3.6%，红细胞 2.76×10^{12}/L，血红蛋白 85 g/L，红细胞比容 0.3，血小板 101×10^9/L，RH 血型阳性，ABO 血型 B 型；颅脑、胸腹部 CT 平扫示，右侧额部头皮肿胀，蛛网膜下腔少量出血，双肺炎症或挫伤，双侧多发肋骨骨折。双侧胸腔少量积液，腹腔积液，肝右后叶密度稍减低，考虑挫伤可能，右肾上腺体积增大、密度增高，考虑挫伤、血肿形成，L3 椎体压缩性骨折，L1 右侧横突骨折，骶骨右侧翼骨折，右侧耻骨上支骨折。患者病情危重，急诊遂以“多发伤”为诊断收入我科。发病以来，患者神志清楚，精神差，未进食，睡眠一般，留置尿管，大便未解。

既往史：患有高血压病 3 年余，收缩压最高 180 mmHg 左右，具体用药及血压控制情况不详。平素身体一般，否认糖尿病、肾炎、冠心病病史，否认肝炎、结核等传染病史，肱骨骨折切开复位内固定术后 10 余年，无输血史，否认药物、食物过敏史，系统回顾无其他异常，预防接种随当地进行。

二、查体

体格检查：体温 36.5℃，脉搏 104 次 / 分，呼吸 21 次 / 分，血压 104/63 mmHg。发育正常，营养中等，神志清楚，精神差，平卧位，平车推入病房，查体欠合作。全身可见多处皮肤挫伤，全身皮肤黏膜无黄染、蜘蛛痣及皮疹，全身浅表淋巴结无肿大及压痛。头部无畸形，眼睑无水肿、下垂及闭合不全，巩膜无黄染，结膜苍白，角膜透明，双侧瞳孔等大等圆，直径约为 3.0 mm，对光反射灵敏，眼球活动自如，耳郭正常，无畸形，外耳道通畅，无异常分泌物，鼻外形正常无畸形，无鼻翼翕动，双侧鼻腔通畅，无异常分泌物及出血，口唇苍白，无皲裂及色素沉着，伸舌居中，口腔黏膜无异常，扁桃体无肿大，咽部无充血水肿，咽反射正常。颈软，无抵抗，未见颈静脉怒张，颈动脉搏动正常，未闻及明显血管杂音，气管居中，甲状腺正常，无肿大，未触及明显震颤，未见包块。胸廓一侧变形，胸骨无压痛，呼吸运动两侧不对称，未触及胸膜摩擦感，两肺呼吸音粗，可闻及痰鸣音。心前区无隆起，心尖冲动不能明视，未触及震颤，心率 104 次 / 分，心律规则，心音正常，心脏各瓣膜听诊区未闻及病理性杂音。腹部平坦，腹肌不紧张，全腹轻度压痛及无反跳痛，未触及腹部包块，肝脾肋下未触及，双肾区有叩痛，移动性浊音阴性，肠鸣音减弱。肛门与直肠及生殖器未见明显异常。脊柱生理弯曲存在，无病理性畸形，活动度受限。四肢无畸形，活动自如，双下肢无明显水肿。生理反射存在，病理反射阴性。

辅助检查：2020 年 9 月 8 日本院血常规检查示，白细胞 17.03×10^9/L，中性粒细胞百分比 94.2%，淋巴细胞百分比 3.6%，红细胞 2.76×10^{12}/L，血红蛋白 85 g/L，红细胞比容 0.3，血小板 101×10^9/L，RH 血型阳性，ABO 血型 B 型。2020 年 9 月 8 日本院颅脑、胸腹部 CT 平扫检查示，右侧额部头皮肿胀，蛛网膜下腔少量出血，双肺炎症或挫伤，双侧多发肋骨骨折。双侧胸腔少量积液，腹腔积液，肝右后叶密度稍减低，考虑挫伤可能，右肾上腺体积增大、密度增高，考虑挫伤、血肿形成，L3 椎体压缩性骨折，L1 右侧横突骨折，骶骨右侧翼骨折，右侧耻骨上支骨折。

三、诊断

初步诊断：①肺挫伤。②四根以上肋骨骨折不伴第一肋骨骨折。③肺部感染。④创伤性蛛网膜下腔出血。⑤肝挫伤。⑥肾上腺损伤。⑦胸腔积液。⑧腹腔积液。⑨腰椎压缩性骨折。⑩趾骨骨折。⑪腰椎骨折 L1。⑫腰骶横突骨折。⑬骶骨骨折。⑭高血压。⑮陈旧性肱骨骨折。

鉴别诊断：患者外伤病史，诊断明确，无须鉴别。

最终诊断：①肺挫伤。②四根以上肋骨骨折不伴第一肋骨骨折。③肺部感染。④创伤性小脑挫伤。⑤创伤性蛛网膜下腔出血。⑥肝挫伤。⑦肾上腺损伤。⑧胸腔积液。⑨腹腔积液。⑩腰椎压缩性骨折。⑪趾骨骨折。⑫腰椎骨折 L1。⑬腰骶横突骨折。⑭骶骨骨折。⑮高血压。⑯陈旧性肱骨骨折。⑰败血症。⑱开放性外耳道损伤。

四、诊疗经过

入院后给予气管插管，呼吸机辅助呼吸，定时给予输血静脉补液扩容对症处理，定时给予抗炎、抑酸、止血、保护重要脏器等药物治疗。患者肝破裂给予普外科开腹止血，效果差，请介入科会诊后给予介入治疗，患者肝出血逐渐停止。患者右侧血胸，给予胸腔闭式引流。患者需要长期呼吸机辅助呼吸，给予气管切开。患者全身水肿，肾功能不全，给予床旁血液净化治疗，患者全身水肿消失，肾功能逐渐恢复。患者肺部感染、败血症，给予加强抗感染治疗等，患者病情逐渐好转出院。

五、出院情况

患者鼻导管吸氧，3 L/min，血氧饱和度维持在 97% 左右。查体：体温 36.6℃，脉搏 78 次 / 分，呼吸 20 次 / 分，血压 117/69 mmHg，神志清。两肺呼吸音清，未闻及干、湿性啰音。心律规则，心音正常。腹肌软，肠鸣音正常。四肢均可见活动，双下肢无明显水肿。生理反射存在，双侧病理阴性。

六、讨论

（1）诊断：多发伤，即同一致病因素造成两个或两个以上器官或部位损伤，其中一种损伤可危及生命。

严重休克时，不允许过多辅助检查，只能依靠体检、胸腹腔穿刺、导尿等简便可行的诊断方法决定是否行手术治疗，不苛求准确定位诊断，一旦病情稳定，应及时全面检查，以免漏诊。

伤后 48 小时应分段观察，1 小时内首先了解有无失血性休克，有无呼吸衰竭，常见原因为肺挫伤、连枷胸、主支气管断裂等。

伤后12小时，尤其前6小时内胸腹穿及辅助检查阴性不能排除内出血，应以临床表现为主，及时复查，注意对隐匿性损伤的追查。

警惕多发伤症状互相掩盖，采用创伤评分（AIS、ISS），对疾病的严重程度及愈后给予正确评估。

（2）治疗：重视创伤急救的“黄金时刻”，首先针对最致命的损伤，指定抢救程序和方案，需急诊手术者，争取1小时内将患者送上手术台；呼吸循环已停或严重休克、通气障碍等危重患者，先行液体复苏，改善通气障碍，按边治疗边诊断的原则进行。

（葛保国）

病例2　多发伤2

一、基本信息

姓名：陈××　　　性别：男　　　年龄：25岁

过敏史：无。

主诉：车祸致伤头部、胸腹部及四肢3小时。

现病史：3小时前患者在附近开轿车穿过马路时被一辆高速行驶的货车撞击，伤及头部、胸腹部及四肢。现场具体情况不详，现场人员急拨打我院120联系救护车，由救护车送我院急诊就医。到我院后行心电监护示，心率132次/分，血压90/50 mmHg，血氧饱和度98%，查体发现四肢发凉，左侧头部可见一开放性伤口，长度约5 cm，深可见颅骨，左侧口唇撕裂缺损，下唇呈“倒V”形贯穿伤，上下颌骨可见骨折断端，部分牙齿（上2，3，4；下1，2，3，4）损伤脱落，腹部膨隆，腹肌紧张，右侧腹部轻度压痛，左前臂可见开放性伤口，长度约6 cm；左下肢肿胀并畸形，活动受限。给予加压包扎止血，急查血常规示：白细胞15.38×10^9/L，中性粒细胞百分比83.0%，淋巴细胞百分比13.9%，红细胞5.03×10^{12}/L，血红蛋白163 g/L，红细胞比容45.7%，血小板268×10^9/L，Rh（D）血型阳性，ABO血型正定型A型，ABO血型反定型A型。血生化示：尿素氮2.80 mmol/L，葡萄糖10.78 mmol/L，钾3.49 mmol/L。凝血功能：活化部分凝血活酶时间19.90 s，纤维蛋白原1.75 g/L，D-二聚体测定11.82 mg/L FEU，纤维蛋白降解产物46.96 mg/L。颅脑+胸部+上腹部CT平扫示：左侧额顶部软组织肿胀，下颌骨左侧骨折，错位，左肺上叶肺挫伤，右肺中叶少许纤维性病变，左侧第1～3肋骨骨折，脾挫裂伤？右肾结石，腹腔积血。左股骨

+骨盆+左尺桡骨正侧位示，左股骨中段骨折，断端错位、分离，骨盆构成骨X线未见明显骨折征象，左尺桡骨未见明显骨折。腹部+腹腔+盆腔彩超示，脾脏内不均质回声，考虑脾破裂可能，建议进一步检查。腹、盆腔积液；肝、胆、胰、肾超声检查未见明显外伤性改变。请肝胆外科、骨科、口腔科、烧伤整形科等医师会诊，因患者创伤严重，病情危重，建议收入我科。为进一步治疗，急诊以“失血性休克”转入我科。发病以来，患者神志意识模糊，精神欠佳，未进食，睡眠一般，乏力，无大小便，其他情况未见明显异常。

既往史：平素身体良好，否认高血压、糖尿病、肾炎、冠心病病史，否认肝炎、结核等传染病史，否认外伤史，否认手术史，无输血史，系统回顾无其他异常，预防接种随当地进行。

二、查体

体格检查：体温36.8℃，脉搏132次/分，呼吸26次/分，血压90/50 mmHg。发育正常，营养中等，神志意识模糊，平卧位，平车推入病房，查体欠合作。全身皮肤黏膜无黄染、出血点、蜘蛛痣及皮疹，全身浅表淋巴结无肿大及压痛，四肢发凉，脉搏细速。头部无畸形，左侧头部可见一开放性伤口，长度约5 cm，深可见颅骨，眼睑无水肿、下垂及闭合不全，巩膜无黄染，结膜无充血水肿，角膜透明，双侧瞳孔等大等圆，直径约为3.0 mm，对光反射灵敏，眼球活动自如，耳郭正常，无畸形，外耳道通畅，无异常分泌物，鼻外形正常无畸形，无鼻翼翕动，双侧鼻腔通畅，无异常分泌物及出血，口唇苍白，左侧口唇撕裂缺损，下唇呈“倒V”形贯穿伤，上下颌骨可见骨折断端，部分牙齿（上2，3，4；下1，2，3，4）损伤脱落，伸舌居中，口腔黏膜破损出血，扁桃体无肿大，咽部无充血水肿，咽反射正常。颈软，无抵抗，未见颈静脉怒张，颈动脉搏动正常，未闻及明显血管杂音，气管居中，甲状腺正常，无肿大，未触及明显震颤，未见包块。胸廓对称无畸形，胸骨无压痛，肋间隙正常，呼吸运动两侧对称，语颤两侧对称，未触及胸膜摩擦感，两肺呼吸音粗，可闻及少量湿性啰音。心前区无隆起，心尖搏动不能明视，未触及震颤，心率132次/分，心律规则，心音正常，心脏各瓣膜听诊区未闻及病理性杂音。腹部膨隆，腹肌紧张，右侧腹部无压痛，无反跳痛，未触及腹部包块，肝脾肋下未触及，双肾区无叩痛，移动性浊音阳性，肠鸣音消失。肛门与外生殖器未见异常。脊柱生理弯曲存在，无病理性畸形，活动度正常。左前臂外侧处可见开放性伤口，长度约6 cm；左下肢肿胀并畸形，活动受限，右下肢无明显水肿。生理反射存在，病理反射未引出。

辅助检查：2022年3月3日本院血常规检查示，白细胞15.38×10^9/L，中性粒细胞百分比83.0%，淋巴细胞百分比13.9%，红细胞5.03×10^{12}/L，血红蛋白163 g/L，红细胞比容45.7%，血小板268×10^9/L，Rh（D）血型阳性，ABO血型正定型A型，ABO血型反定型A型；2022年3月3日本院血生化检查示，尿素氮2.80 mmol/L，葡萄糖10.78 mmol/L，钾3.49 mmol/L；2022年3月3日本院凝血功能检查示，活化部分凝血活酶时间 19.90 s，纤维蛋白原 1.75 g/L，D– 二聚体测定 11.82 mg/L FEU，纤维蛋白降解产物 46.96 mg/L；2022 年 3 月 3 日本院颅脑 + 胸部 + 上腹部 CT 平扫检查示，左侧额顶部软组织肿胀，下颌骨左侧骨折，错位，左肺上叶肺挫伤，右肺中叶少许纤维性病变，左侧第 1 ~ 3 肋骨骨折，脾挫裂伤？右肾结石，腹腔积血；2022 年 3 月 3 日本院左股骨 + 骨盆 + 左尺桡骨正侧位检查示，左股骨中段骨折，断端错位、分离，骨盆构成骨 X 线未见明显骨折征象，左尺桡骨未见明显骨折；2022 年 3 月 3 日本院腹部 + 腹腔 + 盆腔彩超检查示，脾脏内不均质回声，考虑脾破裂可能，建议进一步检查；腹、盆腔积液；肝、胆、胰、肾超声检查未见明显外伤性改变。

三、诊断

初步诊断：①失血性休克。②创伤性脾破裂并腹腔积血。③肺挫伤。④左侧第 1 ~ 3 肋骨骨折。⑤左侧股骨中段骨折。⑥上颌骨骨折。⑦下颌骨左侧骨折。⑧唇裂伤。⑨头皮裂伤。⑩腹腔积液。⑪盆腔积液。⑫左侧额顶部软组织肿胀。⑬上肢皮肤裂伤。⑭右肾结石。

鉴别诊断：外伤病史明确，诊断明确，无须鉴别。

最终诊断：①失血性休克。②创伤性脾破裂并腹腔积血，脾切除术后继发血小板增多。③肺挫伤。④左侧第 1 ~ 3 肋骨骨折。⑤左侧股骨中段骨折。⑥上颌骨骨折。⑦下颌骨左侧骨折。⑧唇裂伤。⑨头皮裂伤。⑩腹腔积液。⑪盆腔积液。⑫左侧额顶部软组织肿胀。⑬上肢皮肤裂伤。⑭右肾结石。

四、诊疗经过

入院后，完善检查、患肢抬高、消肿等治疗，择期由骨科行左股骨骨折切开复位内固定术，术后给予镇静（咪达唑仑）、镇痛（盐酸氢吗啡酮）、抗炎、抑酸、营养支持治疗等，病情稳定，恢复良好。

五、出院情况

伤口无红肿渗出，清洁干燥，愈合良好。复查 X 线见骨折复位良好，固定牢固。左下肢静脉彩超未见静脉血栓，左大腿稍肿胀，左足趾末梢循环正常，足踝活动正常，膝关节活动受限。患者好转出院。

六、讨论

患者多发伤术后，给予呼吸机辅助呼吸，给予镇静、镇痛治疗，治疗过程中患者出现烦躁、谵妄、腹胀等表现，复查头颅 CT 未见明显异常，腹部 CT 未见腹腔积液及脏器损伤表现，患者出现上述表现考虑镇静、镇痛药物过量，咪达唑仑长时间应用可在体内蓄积。给予停用镇静、镇痛药物，同时给予胃肠减压、促进胃肠蠕动的药物，3 天后患者神志转清，腹胀缓解，因此治疗过程中要考虑药物的作用，同时也要考虑药物的副作用。

（葛保国）

病例 3　骨盆骨折合并颅脑损伤救治

一、基本信息

姓名：赵 ××　　　性别：男　　　年龄：63 岁

过敏史：无。

主诉：车祸伤至右髋部及左肩部疼痛活动受限 5 小时。

现病史：患者于 2022 年 3 月 29 日 17：00 许发生车祸，致右髋部及左肩部疼痛，伴活动受限，遂就诊于外院，行相关检查后诊断为“骨盆骨折左锁骨骨折 ”，建议转上级医院治疗；随后就诊于我院急诊，行相关检查后诊断为“骨盆骨折，左锁骨骨折，脑挫裂伤，蛛网膜下腔出血”，为求进一步诊治转入重症医学科三病区。

既往史：患者 2022 年 2 月 16 日因“脑梗”于外院住院治疗，好转出院，规律口服阿司匹林肠溶片（100 mg，qd）、瑞舒伐他汀钙片（10 mg，qd）治疗，否认高血压、糖尿病病史；否认传染病史；有手术史，30 年前因右手食指外伤在当地医院行手术治疗；否认输血史；否认药物过敏史；否认食物过敏史；预防接种史不详。

个人史：生于原籍，无疫水疫区接触史，生活规律，吸烟史 45 年，平均 40 支 / 天；饮酒史 35 年，白酒平均 100 g/d，无毒物、粉尘及放射性物质接触史。

二、查体

体格检查：体温 36.8℃，脉搏 92 次 / 分，呼吸 27 次 / 分，血压 101/71 mmHg［间羟胺 2μg/（min · kg）维持］，身高 178.0 cm，体重 90.0 kg。一般情况尚可，轻度谵妄，查体欠配合，轻度贫血貌，腰背部及左肩背部皮肤大片瘀斑，双侧瞳孔等大等圆，对光反射存在，右眼睑青紫肿胀，头面部多处皮肤擦伤；桶状胸，肋骨走行平直，胸廓挤压实验阴性，双肺呼吸音粗，双下肺呼吸音弱，可闻及少量湿性啰音；心率 92 次 / 分，律齐，各瓣膜听诊区未闻及病理性杂音；腹软，无明显压痛及反跳痛，肠鸣音弱，1 ~ 2 次 / 分；颈项轻微抵抗，余神经系统检查未及异常体征。

专科检查：脊柱生理弯曲存在，各棘突无明显的压痛及叩击痛。左锁骨处压痛（+），可触及骨擦音骨擦感；骨盆挤压分离试验阳性，右髋部局部皮肤瘀青，皮温略高，压痛阳性，右髋关节及左膝关节因疼痛活动受限，右下肢感觉正常，足背动脉搏动可扪及，末梢血运可，余肢体未见异常。

辅助检查：2022 年 3 月 29 日外院骨盆 CT 示，骨盆骨折。2022 年 3 月 29 日外院骨盆 DR 片示，骨盆骨折。2022 年 3 月 29 日外院胸部 DR 片示，左锁骨骨折。2022 年 3 月 30 日血常规示，白细胞计数 $13.12 \times 10^9/L$ ↑，红细胞计数 $3.61 \times 10^{12}/L$ ↓，血红蛋白 106.0 g/L ↓，红细胞比容 0.323 L/L ↓，血小板 $137 \times 10^9/L$；2022 年 3 月 30 日生化检验示，血清丙氨酸氨基转移酶 25.90 U/L，血清天门冬氨酸氨基转移酶 42.70 U/L ↑，人血清白蛋白 32.40 g/L ↓，尿素 8.86 mmol/L，肌酐 90.61 μ mol/L，钾 4.56 mmol/L，钠 139.50 mmol/L，氯 109.70 mmol/L，钙 2.01 mmol/L ↓；2022 年 3 月 30 日降钙素原 4.18 ng/mL ↑；2022 年 3 月 30 日脑自然肽 N 端前体蛋白 108.00 pg/mL，肌红蛋白 > 2000 ng/mL ↑，超敏肌钙蛋白 I 33.20 pg/mL ↑；2022 年 3 月 30 日凝血检验示，凝血酶原时间对照 13.50 s，纤维蛋白原对照 3.68 g/L，部分凝血活酶时间对照 30.00 s，凝血酶原时间 16.90 s ↑，国际标准化比值 1.30 ↑，凝血酶原活动度 74.0%，纤维蛋白原 1.89 g/L ↓，活化部分凝血活酶时间 31.30 s，APTT 比率 1.04，D– 二聚体 21 284.00 ng mL ↑；2022 年 3 月 30 日血气分析示，pH 7.33，PCO_2 36.3 mmHg，PO_2 61.6 mmHg，Hb 10.5 g/dL，SaO_2 91.1 %，K^+ 4.3 mmol/L，Na^+ 139 mmol/L，Ca^{2+} 1.12 mmol/L，Lac 3.7 mmol/L，BE –6.9 mmol/L，HCO_3^- 19.2 mmol/L。2022 年 3 月 30 日生化检查示，血清天门冬氨酸氨基转移酶 42.70 U/L ↑，血清直接胆红素 4.20 μ mol/L ↑，人血清总蛋白 55.50 g/L ↓，血清白蛋白 32.40 g/L ↓，血清胆碱酯酶 4.93 kU/L ↓。2022 年 3 月 31 日外院头颅 CT 示，脑挫裂伤、蛛网膜下腔出血。

三、诊断

诊断：①骨盆骨折，髋臼粉碎性骨折。②锁骨骨折。③脑挫裂伤。④创伤性蛛网膜下腔出血。⑤谵妄。⑥肺部感染，急性肺损伤。⑦高乳酸血症。⑧低蛋白血症。⑨陈旧性脑梗死。⑩右手食指术后。

诊断依据：

（1）中老年男性，既往脑梗史；30 年前因右手食指外伤在当地医院行手术治疗。

（2）患者于 2022 年 3 月 29 日 17：00 左右车祸伤致右髋部及左肩部疼痛活动受限 5 小时。

（3）查体：一般情况尚可，轻度谵妄，查体欠配合。轻度贫血貌，腰背部及左肩背部皮肤大片瘀斑，双侧瞳孔等大等圆，对光反射存在，右眼睑青紫肿胀，头面部多处皮肤擦伤；桶状胸，肋骨走行平直，胸廓挤压实验阴性，双肺呼吸音粗，呼吸频率 27 次 / 分，双下肺呼吸音弱，可闻及少量湿性啰音；心率 92 次 / 分，律齐，各瓣膜听诊区未闻及病理性杂音；腹软，无明显压痛及反跳痛，肠鸣音弱，1 ~ 2 次 / 分；颈项轻微抵抗，余神经系统检查未及异常体征。专科检查：脊柱生理弯曲存在，各棘突无明显的压痛及叩击痛。左锁骨处压痛（+），可触及骨擦音骨擦感；骨盆挤压分离试验阳性，右髋部局部皮肤瘀青，皮温略高，压痛阳性，右髋关节及左膝关节因疼痛活动受限，右下肢感觉正常，足背动脉搏动可扪及，末梢血运可，余肢体未见异常。

（4）辅助检查：2022 年 3 月 29 日外院骨盆 CT 示，骨盆骨折。2022 年 3 月 29 日外院骨盆 DR 片示，骨盆骨折。2022 年 3 月 29 日外院胸部 DR 片示，左锁骨骨折。2022 年 3 月 30 日血气分析示，pH 7.33，PCO_2 36.3 mmHg，PO_2 61.6 mmHg，Lac 3.7 mmol/L；2022 年 3 月 30 日生化检验示，血清白蛋白 32.40 g/L ↓。2022 年 3 月 31 日外院头颅 CT 示，脑挫裂伤、蛛网膜下腔出血。2022 年 3 月 31 日外院头颅 + 胸腹盆 CT 示，①左侧额颞叶脑挫裂伤、蛛网膜下腔出血。②左侧颧骨、额骨、眼眶外侧壁骨折伴左侧额颞部头皮软组织肿胀，双侧蝶窦、筛窦积液。③右侧丘脑及侧脑室体旁缺血、梗塞灶。④老年性脑改变。⑤双肺挫伤，双侧胸腔积液伴双肺下叶膨胀不全。⑥双肺上叶肺气肿；左侧锁骨及左侧第 2 前肋骨折，建议完善胸廓骨三维检查。⑦右侧腹腔内积血，右侧肾周筋膜增厚。⑧右侧髂骨、髋臼、耻骨上下支及坐骨骨折伴周围软组织肿胀，右髋关节脱位。2022 年 3 月 31 日双下肢血管超声示，双侧股静脉、股浅静脉、股深静脉入口处、胆静脉、胫前静脉、胫后静脉未见明显异常。

四、诊疗经过

患者转入我科后给予积极生命支持、吸氧及湿化气道、西咪替丁抑酸护胃、乌司他丁减轻炎症反应、头孢呋辛抗感染、适度镇静镇痛、营养支持等对症治疗。2022 年 4 月 1 日 09：00 左右患者谵妄明显，伴呼吸困难，呼吸频率加快达 40 次 / 分，指脉氧饱和度下降至 90% 左右，听诊两肺满布哮鸣音，考虑肺部感染合并哮喘发作，先后给予地塞米松 5 mg，iv 和甲基强的松龙 40 mg+5% 葡萄糖注射液 100 mL，ivgtt 减轻炎症反应；氨茶碱 0.25 g+10% 葡萄糖 100 mL 平喘；硫酸特布他林 + 异丙托溴铵 + 丙酸倍氯米松雾化吸入扩张支气管；效果欠佳，哮喘持续状态不缓解，于 11：00 给予气管插管，接呼吸机持续辅助通气，深度镇静镇痛；考虑可能存在误吸，肺部感染重，故停用头孢呋辛，改用头孢哌酮舒巴坦 3.0，q12 h 抗感染治疗；4 月 4 日逐步撤除升压药物。2022 年 4 月 3 日快速全自动化一般细菌培养及鉴定，检验结果示，热带念珠菌、布干达肠杆菌。涂片结果示，鳞状上皮细胞 < 10 个 /LP、多形核白细胞 > 25 个 /LP。培养结果示，草绿色链球菌（+），正常菌群；咽部奈瑟菌（+），正常菌群；热带念珠菌（ + + ）。2022 年 4 月 6 日头颅平扫、胸部平扫示，①左侧额颞叶脑挫裂伤，蛛网膜下腔出血。②左侧颧骨、额骨、眼眶外侧壁骨折伴左侧额颞部头皮软组织肿胀，双侧上颌窦、蝶窦、筛窦积液。③右侧丘脑及侧脑室体旁缺血、梗塞灶。④老年性脑改变。⑤双肺挫伤，双侧胸腔积液伴双肺下叶膨胀不全。⑥双肺上叶肺气肿：左侧锁骨及左侧第 2 前肋骨折，建议完善胸廓骨三维检查。患者 2022 年 4 月 8 日病情相对稳定，于全麻下行左锁骨骨折切开复位内固定术，术程顺利；2022 年 4 月 9 日快速全自动化一般细菌培养及鉴定，检验结果示，医院不动杆菌、肺炎克雷伯菌、肺炎链球菌。涂片结果示，鳞状上皮细胞 < 10 个 /LP、多形核白细胞 > 25 个 /LP。培养结果示，未见正常菌群生长，热带念珠菌（+），医院不动杆菌（ + + ）。2022 年 4 月 10 日快速全自动化一般细苗培养及鉴定，检验结果示，医院不动杆菌、肺炎克雷伯菌、肺炎链球菌。涂片结果示，鳞状上皮细 < 10 个 /LP、多形核白细通 > 25 个 /LP。培养结果示，无正常菌群，热带念珠菌（+），医院不动杆菌（ + + ）。2022 年 4 月 12 日上午 09：00 左右局麻下行气管切开术。为减少骨盆手术大出血风险，2022 年 4 月 12 日下午 17：00 局麻下行右侧髂内动脉造影 + 右侧臀上动脉栓塞术。2022 年 4 月 13 日全麻下行骨盆骨折髋臼粉碎性骨折切开复位内固定术，术程顺利；行骨盆骨折髋臼粉碎性骨折切开复位内固定术后间断发热，体温间断升高可达 38.5℃以上，经气管切开部位可吸出大量黄黏痰，多次痰培养药敏示：肺炎克雷伯菌、医院不动杆菌、肺炎链球菌、热带念珠菌；给予头孢哌酮舒巴坦 + 阿米卡星 + 氟康唑联合抗感染，效果差。2022 年 4 月 14 日双下肢血管彩超（图 5-1）示，①左侧股浅静脉下段、左侧腘静脉及右侧腘静脉下段血栓形成（不全型）。②左侧胫后静脉及双侧小腿多处肌间静脉血栓形成（完全型）。2022 年 4 月 14 日头颅平扫、胸部平扫、盆腔（骨盆）示，①左侧额颞叶脑挫裂伤吸收后改变：蛛网膜下腔出血。②额骨、左侧颧骨、眼眶外侧壁骨折伴双侧上颌窦、蝶窦、筛窦积液。③右侧丘脑及侧脑室体旁缺血、梗死灶。④老年性脑改变。⑤双肺挫伤，双侧胸腔积液，较 2022 年 4 月 6 日减轻。⑥双肺上叶肺气肿。⑦右侧额骨、髋臼、耻骨上下支及坐骨骨折、部分术后改变，请结合临床。2022 年 4 月 14 日骨盆出口位、骨盆入口位、骨盆正位、有闭孔前后斜位，右额骨前后斜位影像检查示，骨盆骨折内固定术后改变，请与旧片对照。2022 年 4 月 14 日上腹部 + 下腹部平扫示，肝、胆、胰、脾、双肾 CT 平扫未见明显异常。于 2022 年 4 月 15 日局麻下行下腔静脉造影 + 下腔静脉滤器置入术，术程顺利。4 月 16 日监测肝功能示总胆红素、直接胆红素进行性升高，4 月 18 日总胆红素最高达 109.49 μmol/L，直接胆红素 69.05 μmol/L，考虑肺部感染重合并急性肝损伤，故于 2022 年 4 月 17 日停用头孢哌酮舒巴坦 + 阿米卡星，改用亚胺培南西司他丁 0.5，q8 h 联合氟康唑抗感染治疗，同时予还原型谷胱甘肽保肝治疗；随后体温下降趋势，精神食欲转好。2022 年 4 月 21 日右髋部手术切口换药，发现伤口部位积聚大量血性渗液，约 200 mL 之多，考虑手术切口脂肪液化，给予加强换药治疗，肝功能明显好转。2022 年 4 月 18 日生化检查示，血清总胆红素 109.49 μmol/L ↑，血清直接胆红素 69.05 μmol/L ↑，血清间接胆红素 40.44 μmol/L ↑，人血清白蛋白 30.30 g/L ↓，降钙素原 4.29 ng/mL ↑。2022 年 4 月 23 日生化检查示，血清丙氨酸氨基转移酶 75.00 U/L ↑，血清天门冬氨酸氨基转移酶 62.90 U/L ↑，血清总胆红素 49.37 μmol/L ↑，血清直接胆红素 22.37 μmol/L ↑，血清间接胆红素 27.00 μmol/L ↑，人血清白蛋白 36.50 g/L ↓，血清 γ－谷氨酰基转移酶 142.96 U/L ↑，血清碱性磷酸酶 243.62 U/L ↑，血清胆碱酯酶 2.14 kU/L ↓。于 4 月 18 日脱呼吸机，4 月 22 日更换金属套管。2022 年 4 月 18 日肝、胆、胰、脾、双肾、门静脉血流、腹水超声检查示，①胆囊体积增大，胆囊内胆汁淤积。②肝、胰、脾、双肾未见明显异常。2022 年 4 月 23 日生化检查示，血清丙氨酸氨基转移酶 75.00 U/L ↑，血清天门冬氨酸氨基转移酶 62.90 U/L ↑，血清总胆红素 49.37 μ mol/L ↑，血清直接胆红素 22.37 μ mol/L ↑，血清间接胆红素 27.00 μ mol/L ↑，血清白蛋白 36.50 g/L ↓，白球比例 1.13 ↓，血清 γ - 谷氨酰基转移酶 142.96 U/L ↑，血清碱性磷酸酶 243.62 U/L ↑，血清胆碱酯酶 2.14 kU/L ↓。于 4 月 25 日麻醉下行右髋部手术切口清创 +VSD 安置术，术程顺利。4 月 26 日复查骨盆 DR 平片示骨盆内固定术后改变；复查头颅 + 胸腹盆腔 CT 示：①双侧侧脑室旁缺血灶，老年性脑改变。②双侧额部硬膜下积液。③额骨左侧、左侧眼眶外侧壁及颧弓骨折伴右侧眶周软组织肿胀，建议 CT 三维重建进一步检查。④颅内未见明显外伤性改变，必要时复查。⑤双肺上叶肺气肿、下叶间质性改变，双侧胸膜增厚。⑥右肾囊肿。⑦右侧髂骨、髋臼、耻骨上下支及坐骨骨折，部分术后改变，伴右侧髋关节腔积液，请结合临床，与旧片对照。2022 年 4 月 26 日双下肢静脉超声示，①双侧腓静脉、左侧胫后静脉、右侧胫腓干静脉血栓形成（完全型）。②双侧胆静脉下段、左侧胫腓干静脉血栓形成（不全型）。③双侧小腿局部肌间静脉血栓形成（完全型）。2022 年 4 月 26 日骨盆正位、骨盆入口位、骨盆出口位、右闭孔前后斜位、右髂骨前后斜位影像检查示，骨盆内固定术后改变，请与旧片对照。于 4 月 27 日转出重症医学科。转出时情况：患者一般情况好，精神食欲佳，生命体征平稳，无发热，咳嗽咳痰有力，咳痰畅利；气道已封闭，颈部创口愈合理想；右髋部术区伤口渗液明显减少，伤口愈合可。

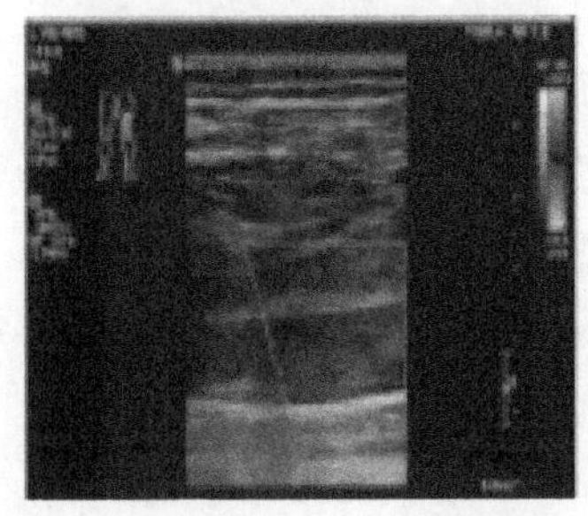
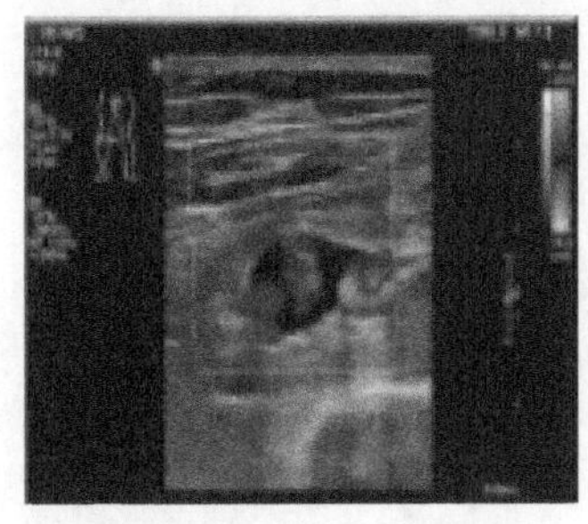

图 5-1　双下肢血管彩插

五、讨论

骨盆骨折：是一种严重外伤，多由高能外伤所致，半数以上伴有并发症或多发伤，致残率高达 50% ~ 60%。骨盆骨折的并发症有出血性休克、腹膜后血肿、尿道或膀胱损伤、直肠损伤、神经损伤。最严重的是创伤性休克及盆腔脏器合并伤，救治不当可引起严重的后果。

患者术后出现肝功能异常，表现为直接胆红素、间接胆红素同步升高，为肝细胞性的损害，分析原因为严重肺部感染或大量镇静镇痛药物所致；4 月 21 月骨盆手术伤口换药时发现伤口周围大量脂肪组织液化，给予清创术 +VSD 安置术持续负压吸引等处理后，患者肝功能逐渐转为正常，提示手术切开脂肪液化，大量坏死物质吸收是导致患者肝损害的主要原因。

患者脑挫裂伤、蛛网膜下腔出血诊断明确，为抗凝药物使用禁忌证，骨盆骨折术前术后需长期卧床，易发生下肢深静脉血栓，既往又有脑梗死病史，继发脑梗及血栓形成风险大大增加，可能导致肺栓塞等严重后果，治疗存在矛盾，宜根据病情进行取舍，把并发症风险降到最低。

（程向丽）

第六章　休克

第一节　感染性休克

感染性休克是最常见的内科休克类型，任何年龄均可罹患，治疗较为困难。这是由于原发感染可能不易彻底清除，且由其引起的损害累及多个重要器官，致使病情往往极为复杂，给治疗带来一定的困难。

一、发病机制

关于感染性休克的发病机制，20 世纪 60 年代之前医者们认为血管扩张致血压下降是休克发病的主要环节。当时认为，治疗休克最好是用升压药，但效果不佳。

1961 年，钱潮发现中毒型菌痢休克患者眼底血管痉挛性改变。继而祝寿河创造性地提出微循环疾病的理论，并提出微循环小动脉痉挛是感染性休克的原因。后反复证明微循环痉挛是休克发生和发展的主要因素。在重度感染时致病因子的作用下，体内儿茶酚胺浓度升高，通过兴奋受体的作用引起微循环痉挛，导致微循环灌注不足，组织缺血、缺氧，并有动－静脉短路形成，加以毛细血管通透性增加，液体渗出，致使微循环内血黏度增加、血流缓慢、血液淤滞，红细胞聚集于微循环内。最后导致回心血量减少，心排血量降低，血压下降。近年国外医者又认为，感染性休克主要是由于某一感染灶的微生物及其代谢产物进入血液循环所致。休克如进一步发展，则周围血管功能障碍连同心肌抑制，可造成 50%病死率。死亡原因为难治性低血压和（或）多器官功能衰竭。

二、诊断

1. 病史

患者有局部化脓性感染灶（疖、痈、脓皮症、脓肿等）或胆管、泌尿道、肠道感染史。

2. 临床表现特点

（1）症状：急性起病，以恶寒或寒战、高热起病，伴急性病容、消化障碍、神经精神症状等。年老体弱者发热可不高。

（2）体征：呼吸急促，脉搏细弱，血压下降甚至测不出等。

3. 实验室检查特点

外周血白细胞高度增多（革兰阴性杆菌感染可正常或减少），伴分类中性粒细胞增多且核左移，中毒颗粒出现。血、痰、尿、粪、脑脊液、化脓性病灶等检出病原菌。

4. 诊断要点

（1）临床上有明确的感染灶。

（2）有全身炎症反应综合征（SIRS）的存在。

（3）收缩压低于 12.0 kPa（90 mmHg）或较原基础血压下降的幅度超过 5.3 kPa（40 mmHg）至少 1 小时，或血压需依赖输液或药物维持。

（4）有组织灌注不足的表现，如少尿（< 30 mL/h）超过 1 小时，或有急性神志障碍。

（5）血培养常发现有致病性微生物生长。

三、治疗

（一）补充血容量

如患者无心功能不全，快速输入有效血容量是首要的措施。首批输入 1000 mL，于 1 小时内输完最理想。有作者主张开始时应用 2 条静脉，双管齐下。一条快速输入右旋糖酐 40 ~ 500 mL，这是一种胶体液，又有疏通微循环的作用。一条输入平衡盐液 500 mL，继后输注 5%碳酸氢钠 250 ~ 300 mL。可用 pH 试纸检测尿液 pH，如 pH 小于 6 示有代谢性酸中毒存在。

首批输液后至休克恢复与稳定，在合理治疗下需 6 ~ 10 小时。此时可用 1 ∶ 1 的平衡盐液与 10%葡萄糖液输注。普通病例有中度发热时，每日输液 1500 mL（如 5%葡萄糖氯化钠液、10%葡萄糖液、右旋糖酐 -40 各 500 mL），另加 5%碳酸氢钠 250 ~ 300 mL、钾盐 1 g（酌情应用）、50%葡萄糖液 50 mL 作为基数，每日实际剂量可按病情适当调整。如患者有心功能不全或亚临床型心功能不全，则宜作 CVP 测定，甚至 PCWP 测定指导补液，并同时注射速效洋地黄制剂，方策安全。

补液疗程中注意观察和记录每日（甚至每小时）尿量，定时复测血浆 CO_2 结合力、血清电解质等以指导用药。

（二）血管扩张药的应用

血管扩张药必须在扩容、纠酸的基础上应用。

在休克早期，如患者血压不太低，皮肤尚温暖，无明显苍白（此即高排低阻型或称温暖型休克），静滴低浓度血管收缩药，如间羟胺，往往取得较好疗效。当患者处于明显的微血管痉挛状态时（即低排高阻型或寒冷型休克），则必须应用血管扩张药。

当输液和静滴血管扩张剂，患者血压回升、面色转红、口渴感解除、尿量超过

30 ~ 40 mL/h 时，可认为已达到理想的疗效。

血管扩张药品种很多，应用于感染性休克的血管扩张药有肾上腺能阻滞剂与莨菪类药物两类。前者以酚妥拉明最有代表性，后者以山莨菪碱（654–2）最有代表性，得到国内专家的推荐。

1. 酚妥拉明

制剂为无色透明液体，水溶性好，无臭，味苦，为 α 受体阻滞剂，药理作用以扩张小动脉为主，也能轻度扩张小静脉。近年研究认为，此药对 β 受体也有轻度兴奋作用，可增加心肌收缩力，加强扩血管作用，明显降低心脏后负荷，而不增加心肌耗氧量，并具有一定的抗心律失常作用，但缺点是能增加心率。

此药排泄迅速，给药后 2 分钟起效，维持时间短暂。停药 30 分钟后作用消失，由肾脏排出。

用法：抗感染性休克时酚妥拉明通常采用静滴法给药。以 10 mg 稀释于 5% 葡萄糖液 100 mL 的比例，开始时用 0.1 mg/min（即 1 mL/min）的速度静滴，逐渐增加剂量，最高可达 2 mg/min，同时严密监测血压、心率，调整静滴速度，务求取得满意的疗效。不良反应：鼻塞、眩晕、虚弱、恶心、呕吐、腹泻、血压下降、心动过速等，需按情况在扩容基础上调整静滴给药速度，肾功能减退者慎用。

2. 山莨菪碱

根据休克时微循环痉挛的理论，救治中毒性休克需用血管扩张药。莨菪类药物是最常用的一族。其中，山莨菪碱近年又特别受到重视，国内临床实践经验屡有介绍，业已成为常用的微循环疏通剂和细胞膜保护剂。

山莨菪碱是胆碱能受体阻滞剂，有报道其抗休克机制是抗介质，如抗乙酰胆碱、儿茶酚胺、5- 羟色胺。山莨菪碱又能直接松弛血管痉挛，兴奋中枢神经，抑制腺体分泌，且其散瞳作用较阿托品弱，无蓄积作用，半减期为 40 分钟，毒性低，故为相当适用的血管扩张剂。近年，国内还有作者报道，山莨菪碱有清除氧自由基的作用，从而有助于防治再灌注损伤。

山莨菪碱的一般用量因休克程度不同、并发症不同、病程早晚、个体情况而有差异，早期休克用量小，中、晚期休克用量大。一般由 10 ~ 20 mg 静注开始，每隔 5 ~ 30 分钟逐渐加大，可达每次 40 mg 左右，直至血压回升、面色潮红、四肢转暖，可减量维持。作者又提到感染性休克时应用山莨菪碱治疗 6 小时仍未显效，宜联用其他血管活性药物。

山莨菪碱治疗的禁忌证：①过高热（39℃以上），但在降温后仍可应用。②烦躁不安或抽搐，用镇静剂控制后仍可应用。③血容量不足，需在补足有效血容量的基础上使用。④青光眼，前列腺肥大。

（三）抗生素的应用

感染性休克是严重的临床情况，必须及时应用足量的有效抗生素治疗，抗生素的选择，原则上以细菌培养和药敏试验结果为依据。但在未取得这些检查的阳性结果之前，可根据患者原感染灶与其临床表现来估计。例如患者有化脓性感染灶如疖、痈、脓皮症、脓肿时，金黄色葡萄球菌（简称“金葡菌”）感染值得首先考虑，特别是曾有挤压疖疮的病史者。又如患者原先有胆管、泌尿道或肠道感染，则革兰阴性细菌感染应首先考虑。一旦有了药敏结果，重新调整有效的抗生素。

抗生素的应用必须尽早、足量和足够疗程，最少用至 7 天，或用至退热后 3 ~ 5 天才考虑停药，以免死灰复燃，或产生耐药菌株，致抗休克治疗失败。有时需商请外科协助清除感染灶。抗生素治疗如用至 4 ~ 5 天仍未显效，需调整或与其他抗生素联合治疗。抗生素疗程长而未见预期疗效或病情再度恶化者，需考虑并发真菌感染。

目前常用于抗感染性休克的抗生素有如下几类。

1. 青霉素类

（1）青霉素：青霉素对大多数革兰阳性球菌、杆菌，革兰阴性球菌均有强大的杀菌作用，但对革兰阴性菌作用弱。目前，青霉素主要大剂量用于敏感的革兰阳性球菌感染，在感染性休克时超大剂量静滴。金葡菌感染时应作药敏监测。大剂量青霉素静滴，由于它是钠盐或钾盐，疗程中需定时检测血清钾、钠。感染性休克时最少用至 160 ~ 320 mg/d，分次静滴。应用青霉素类抗生素前必须作皮内药敏试验。

（2）半合成青霉素：①苯唑西林（苯唑青霉素、新青霉素Ⅱ），对耐药性金葡菌疗效好，感染性休克时静滴（4 ~ 6 g/d）。有医院应用苯唑西林与卡那霉素联合治疗耐药金葡菌败血症，取得佳良疗效。②萘夫西林（新青霉素Ⅱ），对耐药性金葡菌疗效好，对肺炎双球菌与溶血性链球菌作用较苯唑西林佳，对革兰阴性菌的抗菌力弱。感染性休克时用 4 ~ 6 g/d，分次静滴。③氨苄西林，主要用于伤寒、副伤寒、革兰阴性菌败血症等。感染性休克由革兰阴性菌引起者，常与卡那霉素（或庆大霉素）联合应用，起增强疗效的作用。成人用量为 3 ~ 6 g/d，分次静滴或肌内注射。④羧苄西林，治疗铜绿假单胞菌（又称铜绿假单胞菌）败血症，成人 10 ~ 20 g/d，静滴或静注，或与庆大霉素联合治疗铜绿假单胞菌败血症。

（3）青霉素类与 β – 内酰胺酶抑制剂的复合制剂：①阿莫西林 – 克拉维酸（安美汀），用于耐药菌引起的上呼吸道、下呼吸道感染，皮肤软组织感染，术后感染和泌尿道感染等。成人每次 1 片（375 mg），每日 3 次；严重感染时每次 2 片，每日 3 次。②氨苄西林 – 舒巴坦，对大部分革兰阳性菌、革兰阴性菌及厌氧菌有抗菌作用。成人每日 1.5 ~ 12 g，分 3 次静注，或每日 2 ~ 4 次，口服。

2. 头孢菌素类

本类抗生素具有抗菌谱广、杀菌力强、对胃酸及 β – 内酰胺酶稳定、变态反应少（与青霉素仅有部分交叉过敏现象）等优点。现已应用至第四代产品，各有优点。本类抗生素已广泛用于抗感染性休克的治疗。疗程中需反复监测肾功能。

（1）第一代头孢菌素。本组抗生素特点为：①对革兰阳性菌的抗菌力较第二、三代强，故主要用于耐药金葡菌感染，而对革兰阴性菌作用差。②对肾脏有一定毒性，且较第二、三代严重。

①头孢噻吩（头孢菌素Ⅰ）：严重感染时 2 ～ 4 g/d，分次静滴。②头孢噻啶（头孢菌素Ⅱ）：成人 0.5 ～ 1.0 g/ 次，每日 2 ～ 3 次，肌内注射。每日量不超过 4 g。③头孢唑啉（头孢菌素Ⅴ）：成人 2 ～ 4 g/d，肌内注射或静滴。④头孢拉定（头孢菌素Ⅵ）：成人 2 ～ 4 g/d，感染性休克时静滴，每日用量不超过 8 g。

（2）第二代头孢菌素。本组抗生素的特点有：①对革兰阳性菌作用与第一代相仿或略差，对多数革兰阴性菌作用明显增强，常主要用于大肠埃希菌属感染，部分对厌氧菌有高效。②肾毒性较小。

头孢孟多：治疗重症感染，成人用至 8 ～ 12 g/d，静注或静滴。头孢呋辛：治疗重症感染，成人用 4.5 ～ 8 g/d，分次静注或静滴。

（3）第三代头孢菌素。本组抗生素特点有：①对革兰阳性菌有相当抗菌作用，但不及第一、二代。②对革兰阴性菌包括肠杆菌、铜绿假单胞菌及厌氧菌如脆弱类杆菌有较强的作用。③其血浆半减期较长，有一定量渗入脑脊液中。④对肾脏基本无毒性。

目前较常用于重度感染的品种有以下几种。①头孢他啶（头孢噻甲羧肟）：临床用于单种的敏感细菌感染，以及 2 种或 2 种以上的混合细菌感染。成人用量 1.5 ～ 6 g/d，分次肌内注射（加 1% 利多卡因 0.5 mL）。重症感染时分次静注或快速静滴。不良反应：可有静脉炎或血栓性静脉炎，偶见一过性白细胞计数减少、中性粒细胞减少、血小板减少。不宜与肾毒性药物联用。慎用于肾功能较差者。②头孢噻肟：对肠杆菌活性甚强，流感嗜血杆菌、淋病奈瑟菌对本品高度敏感。成人 4 ～ 6 g/d，分 2 次肌内注射或静滴。③头孢曲松（罗氏芬）：抗菌谱与头孢噻肟相似或稍优。成人 1 g/d，每日 1 次，深部肌内注射或静滴。

3. 氨基糖苷类

本类抗生素对革兰阴性菌有强大的抗菌作用，且在碱性环境中作用增强。其中卡那霉素、庆大霉素、妥布霉素、阿米卡星（丁胺卡那霉素）等对各种需氧革兰阴性菌如大肠埃希菌、克雷菌属、肠杆菌属、变形杆菌等具有高度抗菌作用。此外，它对沙门菌、产碱杆菌属、痢疾杆菌等也有抗菌作用。但铜绿假单胞菌只对庆大霉素、阿米卡星、妥布霉素敏感。金葡菌包括耐药菌株对卡那霉素甚敏感。厌氧菌对本类抗生素不敏感。

应用本类抗生素时需注意：①老年人革兰阴性菌感染，宜首先应用头孢菌素或广谱青霉素（如氨苄西林）。②休克时肾血流量减少，剂量不要过大，还要注意定期复查肾功能。③尿路感染时应碱化尿液。④与呋塞米（速尿）、依他尼酸（利尿酸）、甘露醇等联用时能增强其耳毒性。

感染性休克时常用的本类抗生素有以下几种。

（1）硫酸庆大霉素：成人 16 万 ～ 24 万 U/d，分次肌内注射或静滴。忌与青霉素类混合静滴。本品与半合成青霉素联用可提高抗菌疗效（如对大肠埃希菌、肺炎杆菌、铜绿假单胞菌）。

（2）硫酸卡那霉素：成人 1.0 ~ 1.5 g/d，分 2 ~ 3 次肌内注射或静滴。疗程一般不超过 10 ~ 14 天。

（3）硫酸妥布霉素：成人每日 1.5 mg/kg，每 8 小时 1 次，分 3 次肌内注射或静注。总量每日不超过 5 mg/kg。疗程一般不超过 10 ~ 14 天。

（4）阿米卡星：目前主要用于治疗对其他氨基糖苷类耐药的尿路、肺部感染，以及铜绿假单胞菌、变形杆菌败血症。成人 1.0 ~ 1.5 g/d，分 2 ~ 3 次肌内注射。

4. 大环内酯类

红霉素：本品主要用于治疗耐青霉素的金葡菌感染和青霉素过敏者的金葡菌感染。其优点是无变态反应，又无肾毒性。但金葡菌对红霉素易产生耐药性，静滴又可引起静脉炎或血栓性静脉炎，故自从头孢菌素问世以来，红霉素已大为减色，目前较少应用。红霉素常规剂量为 1.2 ~ 2.4 g/d，稀释于 5% 葡萄糖液中静滴。

红霉素与庆大霉素联用时，尚未见有变态反应，故对药物有高度变态反应者，罹患病原待查的细菌感染时，联用两者可认为是相当安全的。

5. 万古霉素

万古霉素仅用于严重革兰阳性菌感染。成人每日 1 ~ 2 g，分 2 ~ 3 次静滴。

6. 抗生素应用的一些问题

抗生素种类虽多，但正如上述，其应用原则应根据培养菌株的药敏性而定。在未取得药敏试验结果时，一般暂按个人临床经验而选用。临床上，肺部感染、化脓性感染常为革兰阳性菌引起，泌尿道、胆管、肠道感染常为革兰阴性菌引起，据此有利于抗生素的选择。

感染中毒性休克的主要元凶是细菌性败血症，故必须有的放矢以控制之，表 6–1 可供参考。

表 6–1 各类型败血症的抗生素应用

感染原	首选抗生素	替换的抗生素
金葡菌（敏感株）	青霉素	头孢菌素类
金葡菌（耐青霉素株）	苯唑西林	头孢菌素类、红霉素、利福平
溶血性链球菌	青霉素	头孢菌素类、红霉素
肠球菌	青霉素 + 庆大霉素	氨苄西林 + 氨基糖苷类
脑膜炎双球菌	青霉素	氯霉素、红霉素
大肠杆菌	庆大霉素或卡那霉素	头孢菌素类、氨苄西林
变形杆菌	庆大霉素或卡那霉素	羧苄西林、氨苄西林
产气杆菌	庆大霉素或卡那霉素	同上
铜绿假单胞菌	庆大霉素或妥布霉素	羧苄西林、阿米卡星

抗生素治疗一般用至热退后 3 ~ 5 天，此时剂量可以酌减，可期待满意的疗效。

感染性休克患者由于细菌及其代谢产物的作用，常伴有不同程度的肾功能损害。当肾功能减退时，经肾排出的抗生素半减期延长，致血中浓度增高。故合理应用抗生素（特别是氨基糖苷类）抗感染性休克时，必须定期检测肾功能，并据此以调节或停用这些抗生素。表 6–2 可供参考。

表 6–2 一些抗生素半减期及肾功能不全患者用药间隔时间

抗生素	半减期（小时）		用药间隔时间（小时）			
	正常人	严重肾功能不全者	> 80*	50 ~ 80*	10 ~ 50*	< 10*
青霉素	0.65	7 ~ 10	6	8	8	12
苯唑西林	0.4	2	4 ~ 6	6	6	8
氟氯苯唑西林	0.75	8	6	8	8	12
氨苄西林	1.0	8.5	6	8	12	24
羧苄西林	1.0	15	6	8	12	24
头孢噻吩	0.65	3 ~ 18	4 ~ 6	6	6	8
头孢唑啉	1.5	5 ~ 20	6	8	12	24 ~ 48
头孢氨苄	1	30	6	6	8	24 ~ 48
庆大霉素	2	60	8	12	18 ~ 24	48
卡那霉素	2 ~ 3	72 ~ 96	8	24	24 ~ 72	72 ~ 96
阿米卡星	2.3	72 ~ 96	8	24	24 ~ 72	72 ~ 96
多黏菌素	2	24 ~ 36	8	24	36 ~ 60	60 ~ 92
万古霉素	6	216	12	72	240	240
红霉素	2	5 ~ 8	6	6	6	6

注：* 指肌酐廓清率（mL/min）。

联合应用抗生素有利有弊。其弊端为不良反应增多，较易发生双重感染，且耐药菌株也更为增多，因此只在重症感染时才考虑应用。甚至如耐药金葡菌败血症时，可单独应用第一代头孢菌素。铜绿假单胞菌败血症时可以单独应用羧苄西林。可是，青霉素类、头孢菌素类是繁殖期杀菌药，而氨基糖苷类是静止期杀菌药，两者联用效果增强，故对严重感染时联合应用也是合理的。例如，对耐药金葡菌败血症，常以苯唑西林与卡那霉素联合应用；对严重肠道革兰阴性菌败血症，也有用氨苄西林与卡那霉素（或庆大霉素）联合应用。此外，对原因未明的重症细菌感染与混合性细菌感染，也常联合应用两种抗生素。

（四）并发症的防治

感染性休克的并发症往往相当危险，且常为死亡的原因，对其必须防治。其并发症一般有代谢性酸中毒、ARDS、急性心力衰竭、急性肾衰竭、DIC、多器官衰竭等，请详见有关章节。至于有外科情况者，还应商请外科协助解决。

（葛保国）

第二节 心源性休克

一、诊断与鉴别诊断

心源性休克典型表现发生在急性心肌梗死和重症心肌炎后，也可继发于其他各类心脏疾病而急性发病。其临床表现与其他休克相似，但值得注意原有高血压，虽收缩压未低于 90 mmHg，但比原血压下降 80 mmHg 或 > 30%以上，脉压小，具有心功能下降指标，心脏指数（CI）每分钟 < 2.2 L/（min · m^2），PAWP > 18 mmHg。伴高乳酸血症和重要脏器灌注不足临床表现如皮肤湿冷、苍白或青紫、脉搏细弱、尿量减少（ < 20 mL/h）。肺梗死所致心源性休克表现为起病急、剧烈胸痛、咳嗽、咯血、气急、可在 1 小时内死亡。心脏压塞引起者病情发展快，有低血压、脉压小、奇脉、心音遥远微弱、心率过快、肝大、肝 - 颈静脉反流阳性、心电图有 ST-T 改变但无 Q 波等。

二、鉴别诊断

（一）休克伴呼吸困难

在心源性休克并发左心衰竭、肺水肿时可出现严重气急，但需注意与急性呼吸窘迫综合征鉴别。后者常因创伤、休克、感染等引起肺泡表面活性物质破坏，透明膜形成，肺顺应性下降，肺泡功能低下，气体弥散功能障碍，肺内通气与血流比率失调，肺分流增加，引起进行性低氧血症和极度呼吸困难，但能平卧，肺 X 线表现肺门变化不大，周边明显，ARDS 晚期气管内有血浆样渗出物，PAWP 不高。

（二）休克伴 DIC

心源性休克发展至晚期也可导致继发性 DIC，但一般 DIC 常出现在感染性或创伤性休克。血液凝血机制障碍等情况不出现在心功能不全、心排量减少，需注意鉴别。

（三）休克伴昏迷

心源性休克引起脑灌注减少，脑缺氧、脑水肿、脑细胞功能受损，患者可出现烦躁不安，易激动，但很少发生昏迷。故昏迷出现较早者，应考虑颅内疾病（如脑膜炎、脑炎、脑血管意外、脑外伤等）或其他病因（如严重水、电解质失衡，血糖高或低，肝、肾、脑衰竭，血浆渗透压异常改变等）。

（四）休克伴心电改变

心源性休克最常见于急性心肌梗死（AMI），故有其特异心电图改变，包括异常Q波、ST-T演变和严重心律失常，但值得注意老年AMI临床不典型表现和心电图无异常改变常可遇到，注意鉴别。心肌炎、心肌病亦可有相应ST-T心电改变，心脏压塞或炎症有低电压、S-T抬高、T波高耸或倒置。电解质失衡中常见的低钾、镁，其心电改变明显，如U波高或交替电压、Q-T（U）延长、室速、扭转型室速等。其他休克引起心电改变多为继发。

（五）休克合并心功能改变

休克本身为严重循环障碍，但就其血流动力学改变而言，心源性休克始终存在心功能不全，处于低排血量，而外周血管呈现收缩状态，四肢厥冷，脉细。而感染性休克合并低血容量时，心排量可不下降，心音不减弱，不遥远，无病理性第三、第四心音，奔马律，以及各种病理性杂音，较少发生急性肺水肿。心肌酶谱（CK-MB、AST、LDH同工酶）、肌钙蛋白检查有利于鉴别。

（六）休克伴有消化道出血

心源性休克由于胃肠缺血缺氧亦导致急性胃肠黏膜病变而出血，但量小，而消化道疾病出血量 > 800 mL才有休克表现，故必然有黑便或呕血，注意两者鉴别。

三、急救与处理

绝对卧床休息，给氧，严防输液量过多、速度过快。剧痛时宜用罂粟碱、哌替啶、吗啡、曲马朵等一般处理外，应同时采取如下措施。

（一）病因治疗

急性心肌梗死可采用溶栓、冠状动脉置入支架、活血化瘀等治疗：心脏压塞者及时行心包穿刺放液或切开引流，心脏肿瘤宜尽早切除。严重心律失常者迅速予以控制。

（二）血管活性药与血管扩张剂联合使用

前者（多巴胺、多巴酚丁胺、间羟胺等）以提高血压，恢复生命器官的灌注；后者（硝酸盐、酚妥拉明、硝普钠等）扩张动、静脉，增大脉压，将黏附在微血管的白细胞脱落，改善微循环。降低体、肺动脉高压有利于减轻心脏前、后负荷，解除支气管痉挛，提高肺通气量，纠正低氧血症，防止肺水肿。此外，酚妥拉明尚有增强心肌收缩力和治疗心律失常等作用，故联合使用更为合理，但要注意两者的合适比率，使其既能维持血压，又能改善微循环。方法上两者宜用微泵分别输入。根据血压、心率等可以不断调整速度。

（三）控制补液量，注意输液速度

鉴于心功能不全，肺脏受损，故成人每日液体量应控制在1500 mL左右。输胶体或盐水时速度宜慢，如CVP < 10 cmH_2O 或PAWP < 12 mmHg时输液速度可略快，一旦CVP和PAWP明显上升则需严格控制输液速度，否则会出现心力衰竭、肺水肿。

（四）强心药

该药对心源性休克的作用意见不一，在急性心肌梗死发病 24 小时以内原则上不主张使用，其理由是梗死心肌已无收缩作用，未梗死部分已处于极度代偿状态，强心药应用不但未起到应有作用，反而增加心肌耗氧量，甚至发生心脏破裂的严重并发症。出现心力衰竭、肺水肿时亦主张用非洋地黄正性肌力药物。

（五）肾上腺皮质激素

在急性心肌梗死中一般认为宜少用或不用激素，一旦出现心源性休克，仍需采用，剂量宜小，使用时间宜短，否则影响梗死心肌愈合，加重心功能不全，易造成心脏破裂。

（六）心肌保护药

能量合剂和极化液对心肌具有营养支持和防止严重快速心律失常作用，而 1，6– 二磷酸果糖在心源性休克中具有一定外源性心肌保护作用。

（七）机械辅助循环

急性心肌梗死心源性休克患者药物治疗无效时，应考虑使用机械辅助循环，以减轻左室负担及工作量，同时改善冠状动脉及其他重要器官的血液灌注。其方法有多种，包括部分心肺转流术、人工心脏、主动脉内气囊反搏术，尤其是左室机械辅助装置是为心源性休克救治开辟的另一途径。

（八）中医中药

中医学“真心痛”“趺心痛”的描述，有手足厥寒而通身冷汗出，重者手足青至节，旦发夕死，夕发旦死，与现代医学急性心肌梗死心源性休克表现相似。严重救治上主张宣痹通畅、芳香温通、活血化瘀、辨证论治。目前临床应用麝香保心丸、救心丹、参附汤、生脉散、四逆汤等均有一定疗效，尤其人参在心源性休克上有较理想作用。丹参注射液不但具有活血化瘀功效，且具有清除氧自由基和保护细胞线粒体功能，适合此症应用。

（程向丽）

病例　感染性休克

一、基本信息

姓名：席 ××　　　性别：男　　　年龄：68 岁

过敏史：无。

主诉：间断发热半月余。

现病史：半月前患者无明显诱因出现发热，体温最高 39.2℃，在当地诊所口服及肌注退热药物后（具体治疗不详）体温下降，后体温反复发热。2 天前患者腹痛，未在意。1 天前体温升高至 39.2℃，血压下降至 90/60 mmHg，伴寒战、意识障碍，为求诊治至外院，给予抗感染、血管活性药物等对症治疗，效果欠佳。现为求进一步治疗，遂拨打我院 120 送至我院，至我院急诊科时血压 90/60 mmHg，心率 135 次 / 分，四肢湿冷未见花斑，脉搏细速，行血常规示，白细胞 25.98×10^9/L，中性粒细胞百分比 94.5%，中性粒细胞计数 24.6×10^9/L，C- 反应蛋白 209.51 mg/L。生化检查示，白蛋白 28.6 g/L，总蛋白 66.2 g/L，球蛋白 37.60 g/L，谷草转氨酶 70.0 U/L，尿素氮 19.52 mmol/L，肌酐 315.8 μmol/L，葡萄糖 13.75 mmol/L，钠 123.0 mmol/L，氯 93.0 mmol/L，二氧化碳结合率 11.0 mmol/L。尿常规示，红细胞 23/μL，白细胞 75/μL，细菌 9/μL，隐血 3 +。胸部及全腹 CT 检查示，双肾轻度积水。双肾周围少量渗出，请结合临床。腹腔少量积液。左肺上叶下舌段少量慢性炎症。右侧胸腔少量积液。急诊以“感染性休克”收住我科。发病以来，患者神志清楚，精神差，饮食差，睡眠差，体力下降，今晨至入院来尿量约 100 mL，大便正常。

既往史：发现血压升高 5 年，血压最高 150/120 mmHg，口服“硝苯地平缓释片，1 片 / 天”，血压控制不佳，维持至 130 ~ 140/80 ~ 100 mmHg。发现血糖升高 8 年，口服“消渴丸，6 粒 / 次，2 次 / 天；二甲双胍 1 片 / 天”，血糖控制差，饮食控制差，晨起空腹血糖约 11.0 mmol/L。平素身体一般，否认肾炎、冠心病病史，否认肝炎、结核等传染病史，否认外伤史，否认手术史，5 年前于外院行“肝脓肿穿刺引流术”。无输血及献血史，否认药物、食物过敏史，预防接种随当地进行。

二、查体

体格检查：体温 36.6℃，脉搏 132 次 / 分，呼吸 26 次 / 分，血压 104/66 mmHg。发育正常，营养中等，神志清楚，精神差，自动体位，平车推入病房，查体合作。全身皮肤黏膜无黄染、出血点、蜘蛛痣及皮疹，全身浅表淋巴结无肿大及压痛。头部无畸形，眼睑无水肿、下垂及闭合不全，巩膜无黄染，结膜无充血水肿，角膜透明，双侧瞳孔等大等圆，直径约为 2.5 mm，对光反射灵敏，眼球活动自如，耳郭正常，无畸形，外耳道通畅，无异常分泌物，鼻外形正常无畸形，无鼻翼翕动，双侧鼻腔通畅，无异常分泌物及出血，口唇发绀，无皲裂及色素沉着，伸舌居中，口腔黏膜无异常，扁桃体无肿大，咽部无充血水肿，咽反射正常。颈软，无抵抗，未见颈静脉怒张，颈动脉搏动正常，未闻及明显血管杂音，气管居中，甲状腺正常，无肿大，未触及明显震颤，未见包块。胸廓对称无畸形，胸骨无压痛，肋间隙正常，呼吸运动两侧对称，未触及胸膜摩擦感，两肺呼吸音粗，闻及干、湿性啰音。心前区无隆起，心尖冲动不能明视，未触及震颤，心率 132 次 / 分，脉搏细速，心律规则，心音正常，心脏各瓣膜听诊区未闻及病理性杂音。腹部稍膨隆，腹肌略紧，下腹部压痛，右下腹反跳痛，未触及腹部包块，肝脾肋下未触及，双肾区叩击痛，移动性浊音阴性，肠鸣音弱。肛门与直肠及生殖器未见明显异常。脊柱生理弯曲存在，无病理性畸形，活动度正常。四肢无畸形，四肢湿冷，活动自如，双下肢无明显水肿。生理反射存在，病理反射未引出。

辅助检查：2021 年 11 月 29 日我院胸部及全腹 CT 检查示，双肾轻度积水。双肾周围少量渗出，请结合临床。腹腔少量积液。左肺上叶下舌段少量慢性炎症。右侧胸腔少量积液。2021 年 11 月 29 日我院血常规检查示，血小板 123×10^9/L，C- 反应蛋白 209.51 mg/L，白细胞 25.98×10^9/L，中性粒细胞百分比 94.5 %，中性粒细胞计数 24.6×10^9/L，红细胞 3.97×10^{12}/L，血红蛋白 115 g/L。2021 年 11 月 29 日我院生化检查示，总蛋白 66.2 g/L，白蛋白 28.6 g/L，球蛋白 37.60 g/L，谷草转氨酶 70.0 U/L，尿素氮 19.52 mmol/L，肌酐 315.8 μmol/L，葡萄糖 13.75 mmol/L，钠 123.0 mmol/L，氯 93.0 mmol/L，二氧化碳结合率 11.0 mmol/L，总胆红素 5.4 μmol/L，直接胆红素 2.8 μmol/L，间接胆红素 2.60 μmol/L，谷丙转氨酶 23.0 U/L。2021 年 11 月 29 日我院尿常规检查示，红细胞 23/μL，白细胞 75/μL，细菌 9/μL。2021 年 11 月 29 日我院动脉血气分析检查示，pH 值 7.448。二氧化碳分压 18.6 mmHg，吸氧浓度 21.0 %，动脉血氧分压 72.6 mmHg，钠 125 mmol/L，离子钙 0.98 mmol/L，糖 13.1 mmol/L，乳酸 3.9 mmol/L，实际碱剩余 –9.3 mmol/L，标准碱剩余 –11.2 mmol/L，总血红蛋白 103 g/L，全血氧含量 13.8 mL/dL，含 K 阴离子间隙 21.2 mmol/L，阴离子间隙 17.3 mmol/L，晶体渗透压 264.0 mmol/kg。凝血功能检查示，凝血酶原时间 15.20 s，凝血酶原活动度 63.60 %，凝血酶原时间比率 1.33，国际标准化比值 1.34，活化部分凝血活酶时间 42.90 s，纤维蛋白原 6.24 g/L，凝血酶时间 16.20 s，D– 二聚体测定 15.12 mg/L FEU，纤维蛋白降解产物 48.36 mg/L。N 端 –B 型钠尿肽前体 > 25 000 pg/mL。肌酸激酶同工酶 11.05 ng/mL，肌红蛋白 137.34 ng/mL，肌钙蛋白 I 0.32 ng/mL，降钙素原 > 100 ng/mL。

三、诊断

初步诊断：①感染性休克。②败血症。③急性肾衰竭。④急性心力衰竭。⑤特发性肾积水。⑥泌尿道感染。⑦肾盂肾炎。⑧肺部感染。⑨胸腔积液。⑩低蛋白血症。⑪凝血功能异常。⑫腹痛。⑬低钠血症。⑭低氯血症。⑮呼吸性碱中毒。⑯代谢性酸中毒。⑰ 2 型糖尿病。⑱高血压病 3 级（极高危）。

鉴别诊断：

（1）糖尿病性酮症或糖尿病性酮症酸中毒，患者血糖升高，出现胰岛素缺乏，未及时补充胰岛素，大量消耗自身脂肪，出现酮体增多，导致血液、尿液酮体增多，形成“糖尿病酮症”，酮体增多形成酮酸，出现“酮症酸中毒”，患者表现为恶心、呕吐、腹痛、胸闷，重可出现意识不清，属于糖尿病急性并发症，需积极输注胰岛素治疗，查动脉血气及尿酮体。

（2）急性上呼吸道感染：鼻咽部症状明显，咳嗽轻微，一般无痰。肺部无异常体征。胸部 X 线正常。

（3）全身系统性疾病肾脏受累：系统性红斑狼疮、过敏性紫癜肾炎、乙型肝炎相关性肾炎等最后均可导致肾功能衰竭，但伴有其他系统受累的典型临床表现和实验室检查，可鉴别。此患者病情不符，可暂时排除上述原因所致肾脏损害。

（4）慢性肾炎所致肾功能衰竭：由慢性肾炎导致的肾功不全，多有反复水肿蛋白尿、血尿、多尿、少尿史，可同时伴有高血压，数年后出现肾功不全，与本患者病史不符，可除外此诊断。

（5）肾前性、肾后性肾衰：肾前性常见原因包括血容量减少（如各种原因的液体丢失和出血）、有效动脉血容量减少和肾内血流动力学改变等。肾后性特征是急性尿路梗阻，梗阻可发生在尿路从肾盂到尿道任一水平。该患者病情不符待排除。

（6）高热所致尿液异常：于高热期间可出现一过性蛋白尿及镜下血尿，可能与肾血流量增加、肾小球通透性增加及肾小管上皮细胞肿胀变性有关。此种尿改变常发生于感染高热的极期，随着热度减退，尿液异常恢复。不伴有水肿、高血压等其他急性肾炎综合征的临床表现。

（7）急性泌尿系统感染或急性肾盂肾炎：急性肾炎除有肉眼血尿或镜下血尿外，部分患者尿中还可见白细胞和肾小管上皮细胞，易与急性泌尿系感染或急性肾盂肾炎相混淆。但泌尿系感染患者的全身及局部症状，如发热、尿路刺激症状、腰痛多较明显。此外，尿中大量白细胞，甚至白细胞管型，尿细菌培养阳性，经抗生素治疗有效等有助于鉴别。

（8）非溶血性链球菌感染后急性肾炎：感染性心内膜炎患者，临床上可呈现急性肾炎综合征。患者可有冷球蛋白血症、低补体血症和循环免疫复合物阳性。依据多数患者有心瓣膜病和先天性心脏病史，感染性心内膜炎的全身表现和血培养阳性等与急性链球菌感染后肾炎相区别。

（9）泌尿系统结石：CT 可见高密度影。

最终诊断：①感染性休克。②败血症。③急性肾衰竭。④急性心力衰竭。⑤泌尿道感染。⑥肾盂肾炎。⑦肾周围感染。⑧特发性肾积水。⑨肺部感染。⑩胸腔积液。⑪低蛋白血症。⑫凝血功能异常。⑬腹痛。⑭低钠血症。⑮低氯血症。⑯呼吸性碱中毒。⑰代谢性酸中毒。⑱ 2 型糖尿病。⑲高血压病 3 级（极高危）。

四、诊疗经过

患者入院后完善检查，给予美罗培南联合替加环素抗感染、纠正贫血、纠正凝血功能、抑酸护胃、保肝、降糖、补充白蛋白、营养支持等治疗，血液净化 CVVHDF 模式，择期给予双侧输尿管置入术，患者病情较前改善，患者家属要求前往县级医院继续巩固治疗，好转出院。

五、出院情况

查体：体温 36.7℃，脉搏 78 次 / 分，呼吸 18 次 / 分，血压 142/68 mmHg；两肺呼吸音粗，可闻及少量干、湿性啰音。心前区无隆起，心尖冲动不能明视，未触及震颤。听诊：心率 78 次 / 分，心律规则，心音正常，心脏各瓣膜听诊区未闻及病理性杂音。腹软，无压痛。四肢无畸形，活动自如，双下肢无水肿。

六、讨论

（1）患者感染性休克，入院 1 小时内给予留取血培养、痰培养，考虑革兰阴性菌感染，给予美罗培南抗感染治疗。液体复苏：给予晶体液（平衡盐）及胶体液（人血清白蛋白）。复苏的目标：尿量大于 0.5 mL/（kg · min），中心静脉压维持在 8 ~ 12 cmH_2O，混合静脉血氧饱和度大于 70%，平均动脉压大于 65 mmHg。液体复苏达标后患者血压仍低，给予血管活性药物应用维持血压。治疗过程中患者出现肾功能不全，脓毒症休克合并肾功能衰竭或肾功能不全时有血液净化的指征，给予持续床旁血液净化治疗 5 天，患者脓毒症休克逐渐好转。

（2）患者肾盂肾炎，肾积水，输尿管扩张，考虑尿路梗阻，请泌尿外科会诊后给予膀胱镜下行输尿管置管，置管后尿路梗阻解除，患者肾功能逐渐恢复正常，患者病情逐渐好转出院。

（葛保国）

第七章 急性中毒

第一节 有机磷杀虫药中毒

有机磷农药多为油状液体，少数为晶状固体，分子中含硫的品种多有蒜臭味。一般挥发性大，易溶于有机溶剂，微溶或不溶于水。对氧、热、光稳定，除敌百虫外遇碱迅速被水解破坏。有机磷农药可因食入、吸入或经皮肤吸收而中毒。由消化道进入较一般浓度的呼吸道吸入或皮肤吸收中毒症状重、发病急。当有机磷进入人体后，以其磷酰基与酶的活性部分紧密结合，形成磷酰化胆碱酯酶而丧失分解乙酰胆碱的能力，以致体内乙酰胆碱大量蓄积，并抑制仅有的乙酰胆碱酯酶活力，使中枢神经系统及胆碱能神经过度兴奋，最后转入抑制和衰竭。有机磷农药种类很多，根据其毒性强弱分为高毒、中毒、低毒 3 类。高毒类有机磷农药少量接触即可中毒，低毒类大量进入体内亦可发生危害。人体对有机磷的中毒量、致死量差异很大。

一、临床表现

急性胆碱能危象：胆碱能危象在中毒后立即出现，是急性有机磷杀虫剂中毒的主要临床表现，为体内乙酰胆碱酯酶被抑制，导致乙酰胆碱过量积聚，过度激动胆碱能受体的结果。

（一）主要临床表现

1. 毒蕈碱（M）样症状

多数腺体分泌、平滑肌收缩及括约肌松弛。腺体分泌表现为多汗、流涎、流泪、鼻溢、痰多及肺部湿啰音。平滑肌收缩表现为胸闷、气短、呼吸困难、瞳孔缩小、视物模糊、恶心、呕吐、腹痛、腹泻、肠鸣音亢进。括约肌松弛表现为尿、便失禁。

2. 烟碱样症状

交感神经节和肾上腺髓质兴奋，表现为皮肤苍白、心率增快、血压升高。作用于骨骼肌神经肌肉接头，表现为肌颤、肌无力、肌麻痹等，呼吸肌麻痹可致呼吸停止。

3. 中枢神经系统症状

轻者头晕、头痛、情绪不稳；重者抽搐（有机磷杀虫剂中毒较少见）、昏迷；严重者呼吸、循环中枢抑制，因呼吸、循环衰竭而死亡。

4. 中间综合征（IMS）

此综合征多发生于中毒后 24 ~ 96 小时（或 2 ~ 7 天），在胆碱能危象和迟发性多神经病之间，故称中间综合征，并非每个中毒者均发生。发病时胆碱能危象多已被控制，表现以肌无力最为突出。涉及颈肌、肢体近端肌、脑神经Ⅱ ~ Ⅵ和Ⅹ所支配的肌肉，重者累及呼吸肌。表现为抬头困难、肩外展及髋屈曲困难；眼外展及眼球活动受限，眼睑下垂，睁眼困难，可有复视；颜面肌、咀嚼肌无力、声音嘶哑和吞咽困难；呼吸肌麻痹则有呼吸困难、频率减慢、胸廓运动幅度逐渐变浅，进行性缺氧致意识障碍、昏迷以至死亡。远端肢体肌力、肌张力正常，无肌颤。在进行性缺氧发生之前意识正常，无感觉障碍。当呼吸肌麻痹时，大多数患者膝反射和跟腱反射减退或消失。神经肌电图检查正中神经运动和感觉传导速度，以及腓神经运动传导速度正常。发生 24 ~ 48 小时后，以 20 Hz 和 50 Hz 高频率持续刺激腕部正中神经或尺神经，发现拇短展肌和左小指展肌的肌肉反应波幅进行性递减，类似重症肌无力的反应，但低频率刺激未见波幅改变，也无强直后易化现象。全血或红细胞胆碱酯酶活性明显低于正常。该综合征一般持续 2 ~ 20 天，个别可长达 1 个月。此类病变主要见于经口中毒的重症患者，多见于含二甲氧基的化合物，如倍硫磷、乐果、氧乐果等。

5. 迟发性多神经病（OPID）

有机磷迟发性多神经病多在急性中毒恢复后 1 ~ 2 周开始发病，部分延迟至 3 ~ 5 周。我国部分地区调查显示，甲胺磷急性中毒后 OPID 发病率为 10%。首先累及感觉神经，逐渐发展至运动神经；开始多见于下肢远端部分，后逐渐发展，有时可累及上肢。最初表现为趾 / 指端麻木、疼痛等感觉异常，逐步向近端发展，疼痛加剧，脚不能着地，手不能触物。约 2 周后，疼痛减轻转为麻木，运动障碍开始表现为肢体无力，逐渐发展为弛缓性麻痹，出现足 / 腕下垂、腱反射消失。少数可发展为痉挛性麻痹，较重者出现肢体肌萎缩，有时伴有自主神经功能障碍。在我国引起此类病变的杀虫剂，发病率最高的是甲胺磷，恢复期一般为 0.5 ~ 2 年，少数患者遗留终身残废。

（二）不同中毒程度的表现

中毒程度的分级有机磷杀虫剂中毒的急性胆碱能危象可分为轻、中、重 3 级。

1. 轻度中毒

轻度中毒有头晕、头痛、恶心、呕吐、出汗、胸闷、视物模糊、无力等症状，瞳孔可能缩小，全血胆碱酯酶活力一般在 50% ~ 70%。

2. 中度中毒

除上述中毒症状外，中度中毒尚有肌束震颤、瞳孔缩小、轻度呼吸困难、大汗、流涎、腹痛、腹泻、步态蹒跚、神志清楚或模糊，血压可以升高。全血胆碱酯酶活力一般在30%～50%。

3. 重度中毒

除中度中毒症状外，重度中毒还可出现神志不清、昏迷，瞳孔如针尖大小，呼吸极度困难、发绀，肺水肿，全身明显肌束震颤，大小便失禁，可发生呼吸肌麻痹。少数患者并出现脑水肿、心率减慢、心律不齐、血压下降等。全血胆碱酯酶活力一般在30%以下。

二、辅助检查

（1）检验患者的呕吐物或洗胃时初次抽取的胃内容物，以及呼吸道分泌物，可以证明有机磷化合物的存在。

（2）测定尿中的有机磷分解产物：可以作为接触毒物的指标，有些并可协助早期诊断。

（3）血液胆碱酯酶活力测定：如胆碱酯酶活力降低至正常人的80%以下，即有诊断意义，并可据此数值估计中毒程度及作为用药的参考。轻症患者血液胆碱酯酶活力降至正常人的70%～50%，中度者达50%～30%，重度者在30%以下。在农村和其他抢救现场，采用简便适用的溴麝香草酚蓝纸片比色法，可在20分钟内测定胆碱酯酶活力的大致结果。

（4）血、尿常规检查：外周血白细胞总数及中性粒细胞增多，伴核左移，或有红细胞减少。一过性出现尿糖、血尿、蛋白尿及管型尿。

（5）血生化检查：可有代谢性酸中毒表现、低血钾、暂时性血糖增高、凝血功能障碍等。

三、临床诊断

根据病史，结合临床表现和辅助检查，即可明确诊断。

四、处理措施

（一）清除毒物，防止继续吸收

首先使患者脱离中毒现场，尽快除去被毒物污染的衣、被、鞋、袜，用肥皂水、碱水或2%～5%碳酸氢钠溶液彻底清洗皮肤（敌百虫中毒时，用清水或1%食盐水清洗），特别要注意头发、指甲等处附藏的毒物。如眼睛受污染，用1%碳酸氢钠溶液或生理盐水冲洗，以后滴入1%阿托品溶液1滴。对口服中毒者若神志尚清，立即引吐，酌情选用1%碳酸氢钠溶液或1 ∶ 5000高锰酸钾溶液洗胃。在抢救现场，如无以上液体，亦可暂以淡食盐水（约0.85%）或清水洗胃。敌百虫中毒时，忌用碳酸氢钠等碱性溶液洗胃，因可使之变成比它毒性大10倍的敌敌畏。对硫磷、内吸磷、甲拌磷、马拉硫磷、乐果、杀螟松、亚胺硫磷、倍硫磷、稻瘟净等硫代磷酸酯类忌用高锰酸钾溶液等氧化剂洗胃，因硫代磷酸酯被氧化后可增加毒性。洗胃后用硫酸钠导泻，禁用油脂性泻剂。食入时间较久者，可作高位洗肠。应用活性炭血液灌流（HPA）可以清除血中有机磷毒物，对抢救小儿重度有机磷中毒有良好效果。

（二）积极采取对症治疗

保持患者呼吸道通畅，消除口腔分泌物，必要时给氧。发生痉挛时，立即以针灸治疗，或用短效的镇静剂，忌用吗啡和其他呼吸抑制剂，以及茶碱、氨茶碱、琥珀酰胆碱、利舍平、新斯的明、毒扁豆碱和吩噻嗪类镇静剂。呼吸衰竭者除注射呼吸兴奋剂和人工呼吸外，必要时作气管插管正压给氧。及时处理脑水肿和肺水肿，注意保护肝、肾功能。心脏骤停时速作体外心脏按压，并用 1 ∶ 10 000 肾上腺素 0.1 mL/kg 静脉注射，必要时可在心搏内注射阿托品。在静滴解毒剂的同时适量输液，以补充水分和电解质的丢失，但须注意输液的量、速度和成分。在有肺水肿和脑水肿的征兆时，输液更应谨慎。严重病例并用肾上腺皮质激素。在抢救过程中还须注意营养、保暖、排尿、预防感染等问题，必要时适量输入新鲜血液或用换血疗法。

（三）解毒药物的应用

在清除毒物及对症治疗的同时，必须应用解毒药物。常用特效解毒药物有如下两类。

1. 胆碱能神经抑制剂

如阿托品及山莨菪碱等，能拮抗乙酰胆碱的毒蕈碱样作用，提高机体对乙酰胆碱的耐受性，故可解除平滑肌痉挛，减少腺体分泌，促使瞳孔散大，制止血压升高和心律失常，对中枢神经系统症状也有显著疗效，且为呼吸中枢抑制的有力对抗剂；但对烟碱样作用无效，也无复活胆碱酯酶的作用，故不能制止肌肉震颤、痉挛和解除麻痹等。应用阿托品抢救有机磷中毒，必须强调早期、足量、反复给药，中、重度中毒患者均须静脉给予。在用阿托品过程中，注意达到“化量”指标，即当患者瞳孔散大、不再缩小，面色转红，皮肤干燥，心率增快，肺水肿好转，意识开始恢复时，始可逐渐减少阿托品用量，并延长注射间隔时间，待主要症状消失，病情基本恢复时停药。停药后仍需继续观察，如有复发征象，立即恢复用药。山莨菪碱的药理作用与阿托品基本相同，毒性较小，治疗量和中毒量之间距离较大，其“化量”指标亦和阿托品相同，轻度有机磷中毒单用阿托品或山艺莨菪碱即可治愈。中度和重度中毒必须配合氯磷定或解磷定治疗。

2. 胆碱酯酶复能剂

如解磷定（PAM）、氯磷定（PAM-Cl）、双复磷（PMO4）等能夺取已与胆碱酯酶结合的有机磷的磷酰基，恢复胆碱酯酶分解乙酰胆碱的能力，又可与进入体内的有机磷直接结合，故对解除烟碱样作用和促使患者苏醒有明显效果，但对毒蕈碱样症状疗效较差。虽然它们也有一定程度的阿托品作用，但对于控制某些危重症状如中枢呼吸抑制、肺水肿、心率减慢等不如阿托品的作用快速。解磷定和氯磷定毒性较小，可任选一种，二者均不可与碱性药物混合使用。其对内吸磷、对硫磷、甲拌磷、碘依可酯、苏化 203 等急性中毒疗效显著，其对敌敌畏、敌百虫等疗效较差，重症中毒时应与阿托品同用；对马拉硫磷、乐果疗效可疑；对谷硫磷及敌匹硫磷无效。故对后几种有机磷农药中毒的治疗，应以阿托品为主，亦可应用双复磷。双复磷复活胆碱酯酶的作用强，较易透过血－脑脊液屏障，并有阿托品样作用，故对有机磷农药中毒所引起的烟碱样、毒蕈碱样及中枢神经系统症状均有效果。其对敌敌侵及敌百虫中毒，效果较解磷定好。本品可作皮下、肌内或静脉注射，但其副作用较多，如剂量过大，尚可引起室性期前收缩、传导阻滞、室颤等，偶有中毒性肝炎及癔症发作。

特效解毒药物的剂量和用法：均应早期、足量应用，并根据病情变化适量增减，治疗期间，应监测红细胞胆碱酯酶活性。N ＜ 30%时，必须联合用药。但胆碱能神经抑制剂及胆碱酯酶复活剂中的同类药物，每次只能选用一种，以下剂量和用法可作参考。

（1）轻度中毒：阿托品每次 0.02 ～ 0.03 mg/kg，口服或肌内注射；或用氯解磷定每次 15 mg/kg，肌内注射；或解磷定每次 10 ～ 15 mg/kg，加于 5% ～ 25% 葡萄糖溶液 20 mL 静脉缓慢注射。必要时，阿托品或后二者之一均可于 2 ～ 4 小时重复 1 次，至症状消失为止。一般 1 ～ 2 次即可。

（2）中度中毒：应以阿托品与胆碱酯酶复能剂合用，阿托品剂量为每次 0.03 ～ 0.05 mg/kg，每 30 ～ 60 分钟肌内或静脉注射 1 次。氯磷定或解磷定剂量为每次 15 ～ 30 mg/kg，静脉注射。每 2 ～ 4 小时可重复 1 次（剂量减半），症状好转后，逐渐减少药量及延长用药间隔时间。胆碱酯酶复能剂对谷硫磷和敌匹硫磷等无效，治疗则以阿托品为主，剂量为每次 0.03 ～ 0.05 mg/kg，15 ～ 30 分钟 1 次，至病情好转后逐渐减量，并延长间隔时间。

（3）重度中毒：应用阿托品每次 0.05 ～ 0.1 mg/kg，静脉注射。特别对危重患者，开始应大量突击使用阿托品以挽救生命，首次可用 0.1 ～ 0.2 mg/kg，静脉注射，每 10 ～ 15 分钟一次，以后改为每次 0.05 ～ 0.1 mg/kg（按首次半量），10 ～ 20 分钟 1 次，至瞳孔散大、肺部啰音消退或意识恢复时，减量并延长注射时间，同时静注氯磷定或解磷定（每次 30 mg/kg）。如症状无好转，可于半小时后重复 1 次，剂量减半或 20 mg/kg；以后视病情需要，可每 2 ～ 4 小时 1 次或改为静脉滴注，每小时 0.4 g。如病情好转，逐渐减少阿托品及胆碱酯酶复能剂的用量，延长用药间隔时间，并酌情考虑停止注射（病情好转至少 6 小时以后）。待症状基本消失后至少还应观察 24 小时。此外，有机磷中毒时也可酌情选用山莨菪碱（代替阿托品）及双复磷。山莨菪碱的剂量和用法：轻症中毒每次 0.3 ～ 0.5 mg/kg，肌内注射或静注；中度中毒每次为 1 ～ 2 mg/kg，静注；重症中毒每次为 2 ～ 4 mg/kg，静注。必要时每隔 10 ～ 30 分钟可重复给药。双复磷的剂量和用法：轻度、中度中毒每次为 5 ～ 10 mg/kg，重度中毒每次为 10 ～ 20 mg/kg。根据病情，每隔 30 分钟～ 3 小时 1 次。

（葛保国）

第二节　一氧化碳中毒

一氧化碳中毒在日常生活及工作中较为常见，特别是在寒冷的冬天，由于环境通风不良或防护不当可使空气中一氧化碳浓度超过容许范围而发生中毒。

一、临床表现

（一）一般症状与 COHb 浓度关系

其关系见表 7-1。

表 7-1　一氧化碳中毒的症状与 COHb 浓度关系

	症状	血液 COHb 浓度
轻度中毒	出现头痛、头昏、恶心、呕吐、全身无力	10% ~ 20%
中度中毒	症状加重，还可伴腹泻、兴奋、判断力减低、运动失调、幻觉、视力减退、意识模糊或浅昏迷	30% ~ 40%
	皮肤、黏膜也可呈“樱桃红色”，但临床上很少见	
重度中毒	迅速出现昏迷，常并发脑水肿、呼吸抑制、肺水肿、心肌损害、心律失常或心力衰竭等	40% ~ 60%
	部分患者因吸入呕吐物引起吸入性肺炎。皮肤受压部位发生水疱。眼底检查发现眼底静脉瘀血伴视盘水肿	

（二）迟发脑病

急性一氧化碳中毒患者意识障碍恢复后，经过 2 ~ 60 天的“假愈期”，3% ~ 10%患者出现迟发脑病，表现出人格异常、慢性头痛、惊厥和 Parkinson 病等多灶性神经病学障碍，40 岁以上、一氧化碳暴露时间较长和脑 CT 有异常者更易发生。

二、辅助检查

（一）血 COHb 测定

血 COHb 测定是诊断一氧化碳中毒的特异性指标，需早期及时取血测定才有诊断价值。如脱离中毒环境 8 小时后测定则诊断价值不大。血 COHb 浓度不仅能反映一氧化碳暴露时间长短，也可作为判断一氧化碳中毒严重程度的指标。简易碳氧血红蛋白测定法有 3 种，即加碱法、煮沸法和硫酸铜法。

（二）脑电图检查

脑电图检查可呈两半球有弥漫性 δ 或 θ 波活动。

（三）头部 CT 检查

严重者可见大脑深部白质或双侧苍白球部位有病理性密度减低区。

三、诊断与鉴别诊断

（一）诊断步骤

1. 第一步

一氧化碳中毒的可靠方法是根据一氧化碳暴露史、一氧化碳中毒表现和实验室检查综合考虑。

2. 第二步

尽快测定血中 COHb 浓度有诊断价值，其中毒严重性与一氧化碳暴露时间和浓度密切有关。

3. 第三步

轻至中度中毒患者，其多数可有口唇黏膜呈樱桃红样改变，有助于对本病的诊断。

（二）鉴别诊断

一氧化碳中毒昏迷患者应与安眠药过量或中毒、其他气体中毒、脑血管意外、糖尿病酮症酸中毒鉴别。血 COHb 测定及相关检查有助于鉴别。

四、处理措施

（一）急救治疗

迅速使患者脱离现场，吸入新鲜空气，解开领口、腰带等，清除口、鼻分泌物，保持呼吸道通畅。

（二）氧疗

最好吸入含 5%二氧化碳的氧气。有条件的医院立即放入高压氧舱内治疗，重症者高压氧舱治疗次数应在 20 次以上，早期显效率达 95% ~ 100%。

（三）防治脑水肿

应用甘露醇、地塞米松、呋塞米和甘油氯化钠等药物治疗，严重者可每 6 小时 1 次。频繁抽搐、脑性高热和昏迷时间超过 10 ~ 21 小时者可采用人工冬眠疗法。

（四）高压氧治疗

高压氧能加速 COHb 的解离，促进一氧化碳的清除，使 Hb 恢复携氧功能；高压氧能提高血氧分压，增加血氧含量，使组织得到足够的溶解氧，大大减少机体对 HbO 的依赖性，从而迅速纠正低氧血症，改善机体缺氧状态；高压氧能使颅内血管收缩，使其通透性降低，有利于降低颅内压，打断大脑缺氧与脑水肿的恶性循环；高压氧对一氧化碳中毒后遗症及其迟发脑病有明显防治作用。一般说来，首次压力 2 ~ 3 标准大气压，开始治疗的

1 ~ 3 天，每天应加压治疗 1 ~ 3 次，以后改为每天 1 次，压力稍低于首次治疗。治疗时程应依病情酌定，一般是重者时程长，轻者时程短。

（五）促进脑细胞功能恢复

应用能量合剂，甲氯芬酯 250 ~ 500 mg 肌内注射，也可用注射用水或 5% 葡萄糖液 20 ~ 40 mL 稀释静注，每天 2 次；胞磷胆碱 500 ~ 1000 mg 加 5% 葡萄糖溶液 250 mL 中静滴，每天 1 次；或醒脑静 2 ~ 4 mL，肌内注射，每天 2 次。

（六）防治并发症

加强护理，定期翻身，防止发生压力性损伤和肺炎，必要时采用抗生素防治感染。对症处理有呼吸衰竭者，用呼吸兴奋剂；有血压下降者，予抗休克治疗。

（肖　岳）

第三节　急性百草枯中毒

近年来，化学除草剂发展很快。发达国家除草剂的使用已占农药的第一位，随着我国农业的发展，我国使用的除草剂的数量与品种也逐年增多，除草剂中毒的报道也逐渐增多。目前世界范围内应用的除草剂有 100 多种，以百草枯较为常用。

百草枯（paraquat，PQ）又称对草快、克芜踪，为联吡啶杂环化合物，化学名 1，1–二甲基 –4，4– 联吡啶阳离子盐，一般制成二氯化物或二硫酸甲酯。其最早合成于 1882 年，开始时用作氧化还原反应的指示剂，1955 年其除草性被发现，1962 年作为除草剂开始在全世界广泛应用。百草枯纯品为白色结晶，易溶于水，酸性环境下稳定，在碱性溶液中易分解，与阴离子表面活性剂（如肥皂、洗衣粉中的烷基苯磺酸钠）接触也易失去活性，常用商品多为 20% 的水剂。属中等毒类，大鼠经口 LD50 为 110 ~ 150 mg/kg；但对人的毒性较高，成人估计致死量：20% 水剂 5 ~ 15 mL 或 40 mg/kg，是人类急性中毒致死率最高的除草剂。

一、中毒原因

百草枯可经完整皮肤、消化道吸收，因其无挥发性，一般不易经呼吸道吸收中毒。皮肤若长时间接触或短时间接触高浓度百草枯，特别是破损的皮肤或阴囊、会阴部的污染均可引起全身中毒，但急性中毒几乎均为由口服吸收引起。

二、吸收、代谢

吸收速度快，动物试验表明口服百草枯后 90 分钟血浓度即达高峰。百草枯吸收后随血液分布至肺、肾脏、肝脏及甲状腺等器官，但以肺内含量最高，含量可大于血中含量的十至数十倍，且存留时间较久。在体内很少降解，常以原形随粪、尿排出，少量经乳汁排出，24 小时由肾排出 50% ~ 70%，由粪排出 30%。

三、中毒机制

致毒机制尚不完全清楚，目前认为百草枯为电子受体，在细胞内被活化为氧自由基是其致毒作用的基础。百草枯进入细胞后，作用于细胞的氧化还原反应，产生超氧化阴离子自由基（O_2^-）及过氧化氢（H_2O_2）等，引起肺、肝及其他器官细胞膜脂质过氧化，从而造成多系统组织器官的损害。百草枯的肺损伤最为严重，表现为肺水肿、瘀血及出血，此后进入组织修复阶段，成纤维细胞增生，发生进行性不可逆的肺间质纤维化，又称“百草枯肺”。另外，它对皮肤、黏膜也有明显的刺激作用，可引起严重的局部损害。

四、临床表现

（一）局部刺激症状

1. 皮肤污染

可引起接触性皮炎，甚至出现灼伤性损害，临床表现为红斑、水疱、溃疡、坏死等。高浓度百草枯接触指甲后，可致指甲严重破坏甚至脱落。

2. 眼睛

接触后可引起结膜和角膜水肿、灼伤和溃疡。

3. 呼吸道损伤

呼吸道吸入者出现鼻出血和鼻咽部刺激症状，如喷嚏、咽痛、充血及刺激性咳嗽。

4. 口腔黏膜

经口服中毒者引起口腔及咽部烧灼，可出现口腔、舌、咽部及食管溃烂，个别患者可引起食管气管瘘。

（二）全身中毒症状急性

中毒可引起多器官损害，除少数大量经口服中毒较快出现肺水肿和出血外，大多呈渐进式发展。

1. 消化系统

早期表现为恶心、呕吐、腹痛、腹泻，甚至出现呕血、便血和胃穿孔。3 ~ 7 天出现中毒性肝病表现，表现为肝区疼痛、肝脏肿大、黄疸及肝功能异常，严重者可引起急性重型肝炎。

2. 肺损害

肺损害为百草枯中毒最突出的临床表现，也是中毒致死的主要原因。中毒早期改变可不明显，甚至无症状，但最后均可发展至肺纤维化，出现顽固性低氧血症。其肺损害大致有三种表现：①大量经口服吸收中毒者在 24 小时内迅速出现肺水肿和肺出血，严重者引起死亡，1 ~ 2 天内未死亡者其后出现 ARDS，最后进展为迟发性肺纤维化，两者均呈进行性呼吸困难，绝大多数因呼吸衰竭致死亡。②非大量中毒者在 1 ~ 2 周出现肺损害的表现，导致肺浸润、肺不张、胸膜渗出、纵隔气肿、气胸和肺功能受损，临床表现为胸痛、憋喘和咳嗽等，此后可发生肺纤维化。③部分患者无明显肺浸润、肺不张和胸膜渗出等改变，无明显临床症状，但缓慢发展为肺间质纤维化，肺功能损害随病变的进展而加重，最终也发展为呼吸衰竭而死亡。

3. 泌尿系统

于中毒 2 ～ 3 天出现尿频、尿急、尿痛等膀胱刺激症状，以及血尿、少尿。尿液检查可见尿蛋白、管型、镜下血尿，血肌酐、尿素氮升高，严重者发生急性肾衰竭。

4. 循环系统

重症可有中毒性心肌损害、血压下降甚至心包积血，心电图可有 S–T 段压低，T 波倒置和心律失常。

5. 神经系统

神经系统症状见于严重中毒病例，可出现头痛、头晕、精神异常，幻觉、嗜睡、手震颤、面瘫，并可有脑水肿和脑出血等。

6. 血液系统

个别病例可出现贫血、血小板减少和高铁血红蛋白血症，甚至发生急性血管内溶血。

（三）中毒的分级

1. 轻度中毒

百草枯摄入量小于 20 mg/kg，除胃肠道刺激症状外，无其他明显器官损害，肺功能可能有暂时性减退。

2. 中、重度中毒

百草枯摄入量 20 ～ 40 mg/kg，除胃肠道症状外，尚伴有多系统损害的表现，数日或数周后出现肺纤维化，多数于 2 ～ 3 周内死亡。

3. 爆发性中毒

百草枯摄入量大于 40 mg/kg，有严重的消化道症状，口咽腐蚀溃烂；多数患者因多脏器功能衰竭、进行性呼吸困难在数小时至数日内死亡。

（四）实验室检查

1. 百草枯检测

血、尿及胃内容物中可检出百草枯，有确诊价值。

2. 其他

临床检验、肺功能、胸片、心电图等可出现异常，但均无特异性，对病情评估有重要价值。

五、诊断

根据百草枯的接触史或服毒史，以肺损害为主的多脏器功能损伤的临床表现，参考尿、血或胃内容物中百草枯的测定，即可明确诊断。

六、治疗

本病无特效治疗，减少毒物吸收及加速其排出为治疗的主要目的，而且处理宜早。

（一）清洗排毒

1. 体表毒物

应尽快去除污染衣物，然后用肥皂水彻底清洗后用清水洗净。眼部污染者用 2% ~ 4% 碳酸氢钠冲洗 15 分钟以上，然后再用生理盐水洗净。

2. 胃内毒物

经口服者应于现场立即口服肥皂水，既可引吐，又可促进百草枯失活。再口服 30% 白陶土（每次 60 g）或皂土吸附百草枯，必须在 1 小时内使用才有较好疗效。若无白陶土或皂土，也可用普通黏土冲成泥巴水用纱布过滤后服用，或服用活性炭悬液吸附。百草枯具有腐蚀作用，洗胃动作应较柔，不宜使用灌流式无压力报警的自动洗胃机，以手工洗胃较好，每次交换液量为 200 ~ 300 mL，以免引起食管或胃穿孔和出血。洗胃液先用 2% ~ 4% 碳酸氢钠液内加适量肥皂液或洗衣粉，以促进毒物失活，洗胃后可再给 30 g 活性炭悬液，并用盐类泻剂导泻。

3. 血内毒物

主要是血液净化，用于百草枯中毒的血液净化方法包括持续动静脉过滤、血液灌注、血液透析或血浆置换。普遍认为持续动静脉滤过清除百草枯的作用有限，应选用血液灌流和血浆置换。血液灌流比血液透析更为有效，特别是在中度中毒和中毒剂量未知的患者。血浆置换术可以逐步减少血液中的药物毒性成分，同时补充正常血液成分，从而达到解除或减少百草枯毒性的作用。

血液净化对清除体内的百草枯虽有一定作用，但并不能降低患者的病死率，仅能延长患者的生存时间。主要原因是经口摄入百草枯后约 90 分钟即达血浆浓度峰值，在实施血液净化前，致死量的百草枯已进入肺泡细胞及重要器官的血管组织，此时通过改变百草枯的毒物动力学已不可能救治患者。尽管如此，血液净化对清除体内的百草枯还是有益的，应尽可能在中毒 4 ~ 12 小时内进行，且越早越好。

（二）药物治疗

1. 竞争性药物

普萘洛尔、丙咪嗪可与结合于肺的毒物竞争，使其释放出来，然后被清除，但临床效果尚难肯定，可试用观察。维生素 B_1 与百草枯的化学结构式同为季胺类型，推测有拮抗作用，可试用。

2. 抗感染、阻止肺纤维化形成

有报道认为早期肺部病变主要为化学性肺间质炎性变，肾上腺皮质激素有消除此炎症和预防肺纤维化的作用，可早期、足量、脉冲式应用皮质激素，一般成人剂量相当于甲强龙，每天 0.5 ~ 1.0 g，连用 3 天，必要时重复应用。单纯肾上腺皮质激素治疗疗效难以肯定，可采用与其他药物联合治疗，如给予环磷酰胺，每天 0.5 ~ 1.0 g，共 2 天，必要时再重复应用，同时注意血象监测。有报道与复方丹参液、东莨胆碱合用也有一定疗效。

3. 过氧化及自由基清除剂

一般认为百草枯是一种电子受体，在细胞内活化为自由基是毒性作用的基础，因此，及早大量应用自由基清除剂是必要的。但疗效不肯定，在肺损伤出现后使用无效。维生素 C、维生素 E、超氧化物歧化酶（SOD）、还原型谷胱甘肽等均可使用。

4. 抗生素

适当使用抗生素预防感染。

（三）氧疗

一般禁止或限制吸氧，以免加强百草枯在细胞内活化为氧自由基的作用，只有在 $PaO_2 \leqslant 40$ mmHg 或出现 ARDS 时，才考虑吸氧，但吸氧浓度不宜过高，使 PaO_2 达到 70 mmHg 即可。

（四）加强对症、支持治疗

保护肝、肾、心脏功能，加强口、咽、皮肤炎症的护理，积极处理 ARDS、急性重型肝炎和急性肾衰竭，对迟发性广泛肺纤维化患者可做肺移植。

（肖　岳）

第四节　毒蕈中毒

毒蕈又称为毒蘑菇、毒菌等。全世界已知的毒蕈百余种，目前在我国已发现的约 80 余种。能威胁人类生命的有 20 余种，极毒者有 10 种左右。一般来说，含毒蘑菇外观比较艳丽。

一、临床分类与症状

（一）临床分类

根据毒蕈中毒的主要表现，临床大致分为 4 种类型。

1. 胃肠毒素类

含有胃肠毒素的毒蕈很多，其中有的中毒表现很严重，偶可致死。

2. 神经、精神毒素类

该类型目前尚在研究中，一般可分为 4 类。

（1）毒蝇碱：毒蝇碱具有抗胆碱能作用，其毒理作用类似于毛果芸香碱。皮下注射毒蝇碱 3 ~ 5 mg 或经口投予 0.5 g，可致人死亡。

（2）异噁唑衍生物：可引起精神错乱、幻觉和色觉紊乱，另外毒蝇碱与异噁唑衍生物之间有拮抗作用。

（3）色胺类化合物：表现头痛、皮肤潮红、出汗、恶心、气急、瞳孔散大、眼球震颤、幻视和轻度呼吸障碍等，然而它的主要作用是产生极明显的色幻视。

（4）致幻素：表现手舞足蹈、狂笑、行动不稳、幻觉、谵语、意识障碍等。牛肝菌属中的某些种毒菌除上述症状外出现小人国幻觉为其特征，还可以有精神异常。

3. 血液毒素

服后可使大量红细胞破坏，出现急性溶血危象，如贫血、黄疸、血红蛋白尿、肝大、急性肾衰竭等。

4. 原浆毒素

毒肽类作用于肝细胞的内网质，作用快，大剂量在 1 ~ 2 小时内即可引起死亡；毒伞肽类主要作用于肝细胞核，有可能抑制 RNA 聚合酶，并能显著减少肝糖原而导致肝细胞迅速坏死。其虽然作用较慢，即使在大剂量时，15 小时内也不会致死，但毒性甚强，死亡率很高。

5. 类光过敏毒素

可出现类似植物日光性皮炎的症状，故推测该毒蕈中可能含有类光过敏毒素，但具体成分不详。

6. 其他毒素

以口内有金属味为其特征，其中含有的毒素也不清楚。

（二）一般症状

误食毒蘑菇后的中毒表现较为复杂，常以某一系统的症状为主，兼有其他系统的症状。根据其主要特点，一般常分为以下几类。

1. 胃肠炎症状

误食含有胃肠毒素的毒蘑菇后，表现以胃肠道症状为主。一般潜伏期比较短，在 0.5 ~ 6 小时。轻者可有剧烈的恶心、呕吐、腹痛、腹泻，持续时间比较短，症状可逐渐好转，预后较好。较重者常因剧烈的呕吐和腹泻引起严重脱水及电解质紊乱，造成血容量不足、血压下降，甚至休克、昏迷、急性肾衰竭。最严重者偶有死亡。

2. 神经精神症状

（1）以副交感神经兴奋为主的症状：潜伏期短，多在 10 分钟 ~ 2 小时出现症状，除呕吐、腹泻等一般消化道症状外，还有流涎、大汗、面色苍白、流泪、瞳孔缩小、对光反射消失、心率减慢、血压下降，严重时可见呼吸困难、急性肺水肿等，有时出现谵妄、幻觉等症状。可因呼吸衰竭或循环衰竭而死亡。

（2）以精神症状为主：潜伏期 1 小时左右，可出现幻视、幻听、幻觉、唱歌、跳舞、忧虑、焦躁或狂笑、行动不稳、谵语、精神错乱、意识障碍、昏迷，亦可伴有瞳孔散大、心跳过速、血压升高、体温上升等交感神经兴奋症状。此外，误食牛肝菌属中的某些毒蕈中毒时，除胃肠炎症状及精神异常外，还有特有的小人国幻觉（矮小幻视）。

3. 溶血症状

潜伏期比较长，症状多出现在 6 ~ 12 小时，黄疸发生在胃肠炎症状之后，同时可见血红蛋白尿、急性贫血、肝脾大等，并可引起急性肾脏损害，严重时可发生死亡。

4. 多种脏器损害症状

出现多脏器损伤症状。潜伏期为 10 ~ 24 小时，也有长达数天者。有少数病例呈暴发型经过，潜伏期后 1 ~ 2 天突然死亡，可能为中毒性心肌炎或中毒性脑炎等所致。

（三）典型症状

大多数患者在不同时期可见以下典型症状。

1. 潜伏期

食后 15 ~ 30 小时，一般无任何症状。

2. 肠胃炎期

可有吐泻，但多不严重，常在一天内自愈。

3. 假愈期

此时患者多无症状，或仅感轻微乏力、不思饮食等。此时肝脏损害已经开始。轻度中毒患者肝损害不严重，可由此进入恢复期。

4. 内脏损害期

此期内肝、脑、心、肾等器官可有损害，但以肝脏的损害最为严重。可有黄疸、转氨酶升高、肝大、出血倾向等表现。死亡病例的肝脏多显著缩小，切面呈槟榔状，肝细胞大片坏死，肝细胞素支架塌陷，肝小叶结构破坏，肝窦扩张，星状细胞增生或有肝细胞脂肪变性等。少数病例有心律失常、少尿、蛋白尿、血尿及管型尿、尿闭等表现，血中肌酐、尿素氮迅速升高。

5. 精神症状期

部分患者呈烦躁不安或淡漠嗜睡，甚至昏迷惊厥。可因休克或消化道大出血，或中毒性心肌炎、中毒性脑病、呼吸循环中枢抑制或肾衰竭、肝性脑病等多种原因而死亡。

6. 恢复期

经过积极治疗的病例一般在 2 ~ 3 周后进入恢复期，各项症状体征渐次消失而痊愈。该类毒蕈中毒病程长且重，死亡率高达 90%，类植物日光性皮炎症状。当误食胶陀螺（猪嘴蘑）中毒时，在身体暴露部位，如颜面等出现明显肿胀、疼痛，特别是嘴唇肿胀外翻，形如猪唇。另外还可有指尖疼痛、指甲根部出血等。

二、临床诊断

毒蕈中毒的临床表现虽各不相同，但起病时多有吐泻症状，如不注意询问食蕈史，常易被误诊为肠胃炎、菌痢或一般食物中毒等。故当遇到此类症状之患者时，尤其在夏秋季节呈一户或数户同时发病时，应考虑到毒蕈中毒的可能性。如有食用野蕈史，则对诊断有很大意义。其临床特点为消化道症状、神经精神症状和多脏器损伤等。

对食余的毒蕈进行形态学鉴定，有条件的进行含毒成分检验或动物毒性试验。取食后残余毒蕈物观察，或作毒物鉴定。也可从胃内容物或残余毒蕈中提取易溶于水的毒蕈碱，注入青蛙体内观察，如有毒蕈碱，可见蛙心处于舒张状态，如再注入阿托品，则此作用可被抑制，但如所食毒蕈不含毒蕈碱（如白帽蕈），则此试验即无诊断价值。

三、处理措施

（一）催吐，洗胃

以手指或鸡毛探咽部引起呕吐，亦可口服吐根糖浆 15 ~ 30 mL。洗胃可用 0.05%高锰酸钾溶液，0.05%活性炭悬浮液或浓茶水，或将 2%碘酒 20 滴加入 200 mL 水中口服以沉淀毒蕈碱后，再进行洗胃。吐泻剧烈者可不必洗胃，应给大量活性炭吸附毒素，活性炭剂量 1 ~ 2 g/kg，并从胃管注入或口服硫酸镁 30 g 导泻，或温肥皂水高位灌肠以排除肠内毒物。

（二）根据中毒毒蕈种类给予相应治疗

（1）含毒蕈碱的毒蕈中毒有副交感神经兴奋症状，可给阿托品皮下或静脉注射，每次 0.5 ~ 1.0 mg，15 分钟 1 次，直至瞳孔扩大、对光反射迟钝、心率增加到 90 次 / 分以上，即出现轻度阿托品中毒症状时方可停药，严重者可反复给药。阿托品尚可用于缓解腹痛、吐泻等胃肠道症状，对中毒性心肌炎所致的房室传导阻滞亦有作用。如伴有交感神经症状者，阿托品则应慎用。

（2）巯基类络合剂对肝损害型毒蕈中毒有一定疗效，适用于白毒伞、毒伞、鳞柄白毒伞、褐鳞小伞等肝损害型毒蕈中毒。对处于假愈期的患者，也应早期使用此类药物。其作用机制可能是此类药可与肝毒素结合，阻断毒素分子中的硫醚键，使毒素活力减弱，从而保护了巯基酶的活性，并恢复部分已与毒素结合的含巯基酶的活性。一般选用 5%二巯丙磺钠 5 mL 作肌内注射（成人），或用 10%葡萄糖溶液 20 mL 稀释后静脉注射，每天 2 次，连用 5 ~ 7 天。也可用二巯丁二钠，成人首剂用 1 ~ 2 g，以注射用水 10 ~ 20 mL 稀释后静脉注射，其后每小时注射 1 g，共 4 ~ 5 次。肝损害型毒蕈中毒，尚可用细胞色素 C（用前先做皮试）300 mg/d，可降低毒素与蛋白质结合，加速毒素的清除。肝损害型中毒病情严重者，均宜早期防治 DIC。

（3）紫芝对白蕈伞中毒所致中枢神经系统的损害和急性肾衰竭的治疗有效。可取紫芝干品 30 g 磨粉，加水煎 2 次，浓缩至 100 mL，每天 3 次口服，每次 50 mL。昏迷者鼻饲给药。WHO 曾推荐用水飞蓟宾治疗本类型毒蕈中毒，用法每次 2 片（每片 35 mg），每天 3 次。肝脏衰竭时按内科常规治疗，可试用血液灌流。

（4）溶血型毒蕈中毒及其他重症中毒病例，特别是有中毒性心肌炎、中毒性脑炎、严重的肝损害及有出血倾向的病例皆可应用肾上腺皮质激素，有溶血表现者除可给肾上腺皮质激素外，还应碱化尿液，注意保护肾脏功能，必要时换血、输血。

（5）有类植物日光性皮炎者，可口服氯苯那敏、苯海拉明等抗过敏药物。严重者可静脉滴注氢化可的松（100 ~ 200 mg 加入 5% ~ 10% 葡萄糖液 500 ~ 1000 mL 中）。

（三）其他对症治疗

（1）各型毒蕈中毒的胃肠炎期应积极输液，纠正脱水、酸中毒及电解质紊乱。

（2）有肝损害者给予保肝治疗，可用水飞蓟宾（每片 38.5 mg）或水飞蓟宾葡甲胺盐片（每片 50 mg）口服，每次 2 片，每天 3 次。

（3）神经型症状严重者，早期防治中毒性脑水肿，及时用解痉药物控制抽搐，并防治呼吸衰竭。有精神症状或有惊厥者予镇静或抗惊厥治疗，并可试用脱水剂。

（4）昏迷患者应加用抗生素，防治感染。

（5）迟发型毒蕈中毒的患者，常于吐泻症状缓解后出现一段假愈期，其后出现多种脏器的损害（主要是肝、脑、肾损害），所以对该类患者应给予相应处理，对同时进食而尚未发病者，也应视为患者来对待，及时给予治疗。

（6）出血严重者应及时输新鲜血。

（7）急性肾衰竭可行血液净化处理。

毒蕈中毒目前尚缺乏理想的特效疗法，故应针对不同毒蕈中毒引起的不同临床类型，分别采取相应的急救治疗措施，并早期防治并发症。

（肖　岳）

病例 1　有机磷中毒

一、基本信息

姓名：张 × ×　　　性别：女　　　年龄：62 岁

过敏史：无。

主诉：误服有机磷农药 5 小时余。

现病史：家属自诉5小时前患者误服有机磷农药（甲安新硫磷），量约100 mL，当时神志清，无恶心、呕吐，小便失禁，无抽搐发作。患者自行告知家属自己误服农药，家人遂把患者送到当地诊所，到达诊所时，患者全身抽搐，呕吐数次，呕吐物为胃内容物，有农药味道，当地诊所嘱患者大量饮水并给予催吐药物，具体不详，病情危重，遂转入我院进一步治疗，到达我院急诊科后，急查胆碱酯酶，病情危重，急诊科遂以“有机磷中毒”为诊断收入我科。发病以来，患者神志清楚，精神差，未进食，睡眠差，乏力，大便1次，小便失禁。

既往史：平素身体较差，发现高血压1年，长期口服降压药，具体用药及血压控制情况不详；发现2型糖尿病半年，未用药治疗，具体血糖情况不详；否认肾炎、冠心病病史；否认肝炎、结核等传染病史；否认外伤史，否认手术史，无输血史，系统回顾无其他异常，预防接种随当地进行。

二、查体

体格检查：体温36.7℃，脉搏118次/分，呼吸20次/分，血压188/105 mmHg。发育正常，营养中等，神志浅昏迷，自动体位，平车推入病房，查体不合作。全身皮肤黏膜无黄染、出血点、蜘蛛痣及皮疹，全身浅表淋巴结无肿大及压痛。头部无畸形，眼睑无水肿、下垂及闭合不全，巩膜无黄染，结膜无充血水肿，角膜透明，双侧瞳孔等大等圆，直径约为3.0 mm，对光反射灵敏，耳郭正常，无畸形，外耳道通畅，无异常分泌物，鼻外形正常无畸形，无鼻翼翕动，双侧鼻腔通畅，无异常分泌物及出血，口唇红润，无皲裂及色素沉着，口腔黏膜无异常，扁桃体无肿大，咽部无充血水肿，咽反射正常。颈软，无抵抗，未见颈静脉怒张，颈动脉搏动正常，未闻及明显血管杂音，气管居中，甲状腺正常，无肿大，未触及明显震颤，未见包块。胸廓对称无畸形，胸骨无压痛，肋间隙正常，呼吸运动两侧对称，语颤两侧对称，未触及胸膜摩擦感，两肺呼吸音清，未闻及干、湿性啰音。心前区无隆起，心尖冲动不能明视，未触及震颤，心律规则，心音正常，心脏各瓣膜听诊区未闻及病理性杂音。腹部平坦，全腹柔软，全腹无压痛及反跳痛，未触及腹部包块，肝脾肋下未触及，双肾区无叩痛，移动性浊音阴性，肠鸣音亢进。肛门与直肠及生殖器未见异常。脊柱生理弯曲存在，无病理性畸形，活动度正常。四肢无畸形，双下肢无明显水肿。生理反射存在，病理反射未引出。

辅助检查：2020年10月22日我院胆碱酯酶914 U/L。2020年10月22日我院生化检查示，谷草转氨酶22.0 U/L，总蛋白81.2 g/L，白蛋白49.3 g/L，球蛋白31.9 g/L，总胆红素8.8 μmol/L，直接胆红素4.6 μmol/L，间接胆红素4.2 μmol/L，尿素氮4.60 mmol/L，肌酐78.05 μmol/L，钾2.73 mmol/L，钠134.4 mmol/L，氯94.5 mmol/L，钙2.15 mmol/L，葡萄糖18.80 mmol/L。2020年10月22日我院血常规检查示，白细胞 11.79×10^9/L，中性粒细胞百分比84.1%，淋巴细胞百分比13.1%，单核细胞百分比2.0%，红细胞 4.63×10^{12}/L，血红蛋白135 g/L，红细胞比容41.1%，血小板 273×10^9/L，C-反应蛋白 $<$ 0.50 mg/L。

三、诊断

初步诊断：①有机磷中毒。②低钾血症。③低钠血症。④ 2 型糖尿病。⑤高血压。

诊断依据：根据病史、辅助检查及临床表现进行诊断。

鉴别诊断：诊断明确，无须鉴别。

最终诊断：①有机磷中毒。②低钾血症。③低钠血症。④ 2 型糖尿病。⑤高血压。

四、诊疗经过

入院后给予气管插管，呼吸机辅助呼吸，模式：SIMV + PSV，参数：PS 14 cmH_2O，FiO_2 40%，PEEP 5 cmH_2O，f 15 次 / 分，末梢血氧饱和度维持在 98%左右；持续镇静状态；定时给予抗胆碱能药物及胆碱酯酶复能剂应用；定时给予抗炎、抑酸、保肝、营养支持治疗等；定时给予翻身叩背、湿化吸痰等肺部护理；持续给予床旁血液净化治疗等，患者病情逐渐好转出院。

五、出院情况

患者鼻导管吸氧 3 升 / 分，末梢血氧饱和度维持在 97%左右；定时给予抗炎、保肝、营养支持治疗等。患者生化检查：谷丙转氨酶 53.1 U/L，谷草转氨酶 43.5 U/L，总胆红素 11.0 μmol/L，直接胆红素 4.5 μmol/L，总蛋白 66.9 g/L，白蛋白 35.8 g/L，胆碱酯酶 5040 U/L，肌酐 49.0 μmol/L，尿素氮 6.41 mmol/L，钾 4.10 mmol/L，钠 139.0 mmol/L，氯 106.0 mmol/L，钙 2.00 mmol/L，铁 7.5 μmol/L。查体：体温 36.7℃，脉搏 80 次 / 分，呼吸 21 次 / 分，血压 127/71 mmHg。患者神志清，精神差，无肌束震颤，双瞳孔等大等圆，直径约 3.0 mm，对光反射灵敏，全身皮肤黏膜干燥，双肺未闻及湿性啰音，腹平软，肠鸣音正常。

六、讨论

（1）重度有机磷中毒，除了毒蕈碱和烟碱样症状外，患者还出现不同程度的肺水肿、昏迷、抽搐、呼吸麻痹等症状，胆碱酯酶活性低于 30%。

（2）治疗：①急救处理，维持基本的生命体征，及时催吐洗胃；呼吸抑制者及时气管插管，清理气道分泌物，肺水肿者要及时静注阿托品，心搏骤停者及时行 CPR。②一般治疗，入住 ICU 后给予气管插管，镇静、镇痛，预防交感风暴，给予胆碱酯酶复能剂及抗胆碱能药物，碳肾吸附血管内毒物，持续血液净化清除代谢废物及炎症介质，给予导泻药物，抑酸保护胃黏膜，脏器支持治疗等。

（葛保国）

病例 2 急性重度有机磷农药中毒（ASOPP）

一、基本信息

姓名：王 ×× 性别：女 年龄：75 岁

过敏史：无。

主诉：自服乐果 9 小时。

现病史：2020 年 8 月 10 日急诊收入院，患者于 9 小时前与家人发生争执后自服乐果（总量约 200 mL）后逐渐出现流涎、腹痛，腹痛呈持续性钝痛，伴有呕吐，呕吐带强烈刺激性气味的胃内容物，当时神志尚清，但烦躁不安，无伴发热，无气促，无视物模糊，无肢体抽搐，被家人发现后急送当地卫生院。当地医院尝试洗胃不成功，遂转诊至当地县人民医院，予洗胃、护胃、静脉注射阿托品等治疗，患者神志由烦躁不安转为神志不清，呼之不应，无伴大、小便失禁，今为进一步诊治，遂呼我院 120 接回急诊科。急诊完善相关检查后，拟“农药中毒”收住我科。

既往史：否认肝炎史、疟疾史、结核史，否认高血压史、冠心病史，否认糖尿病史、脑血管病史、精神病史，否认手术史、外伤史，否认输血史，否认过敏史，预防接种史不详。

个人史：否认发病前 14 天国内外有新型冠状病毒病例报告社区的旅行史或居住史，否认发病前 14 天内与新型冠状病毒感染者（核酸检测阳性者）有接触史，否认发病前 14 天内曾接触过来自国内外有新型冠状病毒病例报告社区发热或有呼吸道症状的患者，否认有聚集性发病［2 周内在小范围如家庭、办公室、学校班级等场所，出现 2 例及以上发热和（或）呼吸道症状的病例］；否认嗜酒史、吸烟史、常用药物嗜好、麻醉药品嗜好；无工业毒物接触史、粉尘接触史、放射性物质接触史；否认冶游史，无性病。

二、查体

体格检查：体温 37.0℃，脉搏 112 次 / 分，呼吸 26 次 / 分，血压 89/60 mmHg。神志昏迷，查体不能合作，不能睁眼，不能发音，刺痛能躲避，GCS 评分 7 分，双侧瞳孔等大等圆，直径约 5.0 mm，对光反射迟钝，口腔内可闻及大蒜味，双肺呼吸音粗，可闻及湿性啰音，无胸膜摩擦音。心率 112 次 / 分，律齐，各瓣膜听诊区未闻及病理性杂音。腹部软，腹部压痛检查不配合，肠鸣音 2 次 / 分。四肢肌力检查不配合，肌张力正常，生理反射存在，病理征未引出。脑膜刺激征阴性。

辅助检查：2020 年 8 月 10 日血细胞分析示，白细胞 10.4×10^9/L，中性粒细胞比率 94.5%，血红蛋白 114 g/L，血小板 223×10^9/L。2020 年 8 月 10 日凝血功能正常。2020 年

8 月 10 日肌钙蛋白 I 、BNP 阴性。2020 年 8 月 10 日动脉血气示，pH 7.42，二氧化碳分压 26.6 mmHg，PO_2 57 mmHg，乳酸 3.9 mmol/L。2020 年 8 月 10 日肾功能示，Cr 49.4 μ mol/L。2020 年 8 月 10 日胆碱酯酶 0.2 kU/L（参考值 5.9 ~ 12.2 kU/L）。2020 年 8 月 10 日新型冠状病毒 IgG 抗体检测、新型冠状病毒 IgM 抗体检测均阴性。2020 年 8 月 10 日新型冠状病毒核酸阴性。2020 年 8 月 10 日 CT 示，双侧放射冠、基底节区少许小缺血灶；大脑镰前部钙化灶；脑萎缩；双肺散在炎症，建议治疗后复查；主动脉硬化；双侧胸膜增厚。

三、诊断

初步诊断：①急性重度有机磷农药中毒（ASOPP）。②急性呼吸衰竭。

鉴别诊断：①脑梗死。②脑出血。③低血糖昏迷。④其他原因引起的意识障碍。

最终诊断：①急性重度有机磷农药中毒（ASOPP）。②急性呼吸衰竭。

诊断依据：①患者有明确的有机磷药物接触史，有残留的药瓶等支持证据。②外院临床表现及体格检查提示瞳孔变小、大汗、肌肉震颤、意识障碍。③入院后仍可闻及明显刺激性大蒜味。④辅助检查见胆碱酯酶显著降低。

四、诊疗经过

（1）入院后紧急抢救生命，积极维持生命体征稳定。对于该患者，急性呼吸衰竭是威胁生命的首要因素。有效的人工气道是保证患者的通气与氧合的关键，所以我们采取气管插管建立人工气道并使用呼吸机通气，以达到开放和保护气道、改善缺氧和通气不足的目的，稳定患者的生命体征，为后续的救治工作争取时间。

（2）减少毒物的继续吸收，促进毒物排泄。患者神志昏迷，已行气管插管，在人工气道的保护下，留置胃管彻底洗胃。洗胃的同时，我们还用甘露醇导泻，促进已进入肠道的毒物尽早排出。2020 年 8 月 11 日至 2020 年 8 月 12 日共 3 次行床边血液灌流及血液透析滤过，加快清除进入血液和组织内的毒物。

（3）特效解毒剂肟类复能剂和抗胆碱能药物是目前 ASOPP 的主要特效解毒剂，使用时应遵循早期、足量、重复的原则，对此我们选择了碘解磷定联合阿托品，进行特效解毒，给予阿托品负荷剂量 10 mg 静脉注射，改用持续微量泵泵入，约 4 小时后达到阿托品化，第 10 天停用阿托品。碘解磷定首次静脉注射 1 g，根据病情重复注射。

（4）对症支持治疗、预防并发症。入院后给予呼吸机正压通气、定期纤维支气管镜加强气道内痰液引流、早期营养支持、维持电解质和酸碱平衡等治疗。

经过上述抢救处理后，患者呼吸衰竭迅速得到控制，胆碱能危险症状减轻，病情开始好转，神志转清，循环稳定，自主呼吸加强，2020 年 8 月 14 日顺利停用呼吸机并成功拔除气管插管，随后转入消化内科病房住院。治疗期间患者未再出现明显的阿托品中毒及 ASOPP“反跳”情况，也没有出现中间型综合征等严重并发症。2020 年 8 月 10 日复查胆碱酯酶 3.7 KU/L，2020 年 8 月 21 日生命体征稳定，顺利出院。

五、出院情况

体温 37.0℃，脉搏 81 次 / 分，呼吸 20 次 / 分，血压 124/68 mmHg，SpO_2 100%。患者神志清，双侧瞳孔等大等圆，直径约 3.0 mm，对光反射迟钝，胃管内未闻及明显农药味，双肺呼吸音粗，可闻及少许湿性啰音，无胸膜摩擦音。心率 81 次 / 分，律齐，各瓣膜听诊区未闻及病理性杂音；腹部软，腹部无明显压痛、反跳痛，肠鸣音 3 次 / 分。四肢肌力、肌张力正常，生理反射存在，病理征未引出。脑膜刺激征阴性。

六、讨论

（1）急性重度有机磷农药中毒（ASOPP）是山区地市级医院常见的病种，其病情进展和中毒程度密切相关。接诊时，如能早期识别重度中毒患者，并在最短时间内做出准确的评估，给予恰当的救治手段，可以提高患者的抢救成功率。患者除毒蕈碱样症状及烟碱样症状外，出现昏迷、脑水肿、肺水肿、呼吸功能衰竭等重要器官功能衰竭的临床表现，全血胆碱酯酶活力在正常值 30% 以下，考虑患者为急性重度有机磷农药中毒。临床上因技术条件限制，通过毒物检测无法第一时间在医院内完成，但我们可以根据病史、临床表现及胆碱酯酶活力等综合判断，避免延误患者救治。

（2）阿托品的应用原则是早期、足量、重复给药，尽早达到阿托品化，阿托品化时间越长，死亡率越高。有文献报道，超过 24 小时仍不能达到阿托品化，通常提示阿托品在体内利用和受体反应异常，预后极差。但是需注意阿托品使用过程中，因有机磷农药不同种类、中毒剂量及个体的差异化，仅仅按照说明书推荐的剂量极易造成阿托品用量不足或者阿托品中毒。传统的阿托品化临床观察指标包括：瞳孔较前扩大，腺体分泌物减少，皮肤干燥，口干，肺部湿啰音减少；颜面潮红，皮肤灼热，体温升高；心率加快，血压上升等。但是临床工作中并不是总能观察到上述典型的阿托品化指标。由于传统阿托品化指标在使用中经常造成临床医师“误判”，新进提出超早期阿托品冲击针对 ASOPP 患者的方案。提高首次给予的阿托品剂量 40 ~ 60 mg，然后根据治疗反应进行调整，建议可使用微量泵持续静脉泵入的方法维持给药。

（3）肟类复能剂主要包括碘解磷定和氯解磷定，其中碘解磷定在欧美国家早已淘汰，但在国内仍有许多医院在使用。国内对 ASOPP 救治中肟类复能剂认识不够，使用方法也较为混乱，最常见的一种是没有做到早期、足量给药，不能尽快达到血液浓度，因而无法获得相应的治疗效果。

（4）血液净化治疗 ASOPP 随着国内血液净化治疗的发展，已逐步开展。ASOPP 首选的血液净化方式为血液灌流，应在中毒 24 小时内开展，一般 2 ~ 3 次即可。对于合并肾功能不全、MODS 等情况，可考虑血液灌流基础上联合血液透析滤过或者 CRRT 治疗。注意因为阿托品是中分子物质，血液滤过可能会给阿托品化带来困难。

七、参考文献

[1] 中国医师协会急诊医师分会. 急性有机磷农药中毒诊治临床专家共识（2016）[J]. 中国急救医学，2016，36（12）：1057-1065.

[2] 菅向东，杨晓光，周启栋. 中毒急危重症诊断治疗学［M］. 北京：人民卫生出版社，2009.

[3] 朱子扬，龚兆庆，汪国良. 中毒急救手册［M］. 3版. 上海：上海科学技术出版社，2007.

[4] 方克美，杨大明，常俊. 急性中毒治疗学［M］. 南京：江苏科学技术出版社，2002.

（肖　岳）

病例3　致命鹅膏菌中毒

一、基本信息

姓名：彭 ×× 　　性别：女 　　年龄：22岁

过敏史：无。

主诉：口服野生蘑菇45小时。

现病史：2022年2月15日急诊收入院。患者于45小时前自行采摘野生蘑菇并食用（当地专家考虑为鹅膏菌），32小时前出现反复恶心、呕吐，10次/天，呕吐物为胃内容物，非喷射状，解一次黄色烂便，无血便、黑便，伴有腹部不适，无明显腹痛、腹胀，精神疲乏，无伴畏寒、发热，无头晕、头痛，无心悸、气促，遂至当地县人民医院住院诊治，予催吐、导泻、抑酸护胃、护肝等对症治疗，患者今晨仍有呕吐，2次/日，呕吐物为胃内容物，非喷射状，解黄色水样便多次，无发热、畏寒、寒战，无头痛、头晕，无心悸、气促，无胸闷、胸痛，无晕厥、昏迷等不适，现患者为求进一步诊治来我院急诊治疗，急诊拟"蘑菇中毒"收入院。患者自起病以来，精神、食欲及睡眠欠佳，大便如前所述，无血尿、泡沫尿，无尿量减少，近期体重无明显改变。

既往史：否认肝炎史、疟疾史、结核史，否认高血压史、冠心病史，否认糖尿病史、脑血管病史、精神病史，否认手术史、外伤史，预防接种史不详。

个人史：生于本地，久居本地，否认血吸虫病疫水接触史，无到过地方病高发地区，无到过传染病流行地区，无接触过传染患者。否认嗜酒史、吸烟史、常用药物嗜好、麻醉药品嗜好。无工业毒物接触史、粉尘接触史、放射性物质接触史。否认冶游史，无性病。

二、查体

体格检查：体温 36.0℃，脉搏 100 次 / 分，呼吸 20 次 / 分，血压 124/71 mmHg。神志清晰，精神稍疲乏，全身皮肤黏膜无苍白、黄染，无皮下出血点，无瘀点、瘀斑、皮疹，无肝掌、蜘蛛痣，浅表淋巴结无肿大。腹部平坦，胃肠蠕动波无，腹式呼吸存在，未见腹壁静脉曲张。腹柔软，无液波震颤，振水声无，腹部包块未触及，无压痛、反跳痛，脾肝未触及，Murphy 征阴性，麦氏点无压痛、反跳痛，腹部血管搏动未见明显异常。输尿管压痛点无明显压痛。肝浊音界存在，肝上界位于右锁骨中线第 5 肋间，肝区无叩痛，无明显肾区叩击痛，移动性浊音无，肠鸣音 12 次 / 分，未闻及腹部血管杂音，双下肢无水肿。

辅助检查：2022 年 2 月 15 日血细胞分析（急）示，白细胞 10.5×10^9/L，中性粒细胞比率 81.0%；2022 年 2 月 15 日心酶（急）示，谷草转氨酶 279 U/L，磷酸肌酸激酶同工酶 53.9 U/L ↑，乳酸脱氢酶 262 U/L；2022 年 2 月 15 日肝功七项（急）示，谷丙转氨酶 219 U/L；2022 年 2 月 15 日电解质四项（急）示，钠 134 mmol/L ↓，氯 97.3 mmol/L，钙 2.55 mmol/L；2022 年 2 月 15 日肾功五项示，尿酸 376.5 μmol/L；2022 年 2 月 15 日凝血四项（急）示，凝血酶原时间 15.5 s，国际标准化比例 1.26 ↑，部分凝血活酶时间 43.4 s；2022 年 2 月 16 日血细胞分析（急）示，白细胞 9.1×10^9/L，中性粒细胞比率 84.5%；2022 年 2 月 16 日凝血四项（急）示，凝血酶原时间 16.9 s，国际标准化比例 1.41 ↑，凝血酶时间 39.8 s，部分凝血活酶时间 66.3 s；2022 年 2 月 16 日肝功四项示，总蛋白 58.7 g/L，球蛋白 18.2 g/L，前白蛋白 187.50 mg/L；2022 年 2 月 16 日肝功七项示，谷丙转氨酶 613 U/L；2022 年 2 月 16 日心酶测定示，谷草转氨酶 622 U/L，磷酸肌酸激酶同工酶 54.4 U/L，乳酸脱氢酶 454 U/L，α – 羟丁酸脱氢酶 238 U/L；2022 年 2 月 17 日心酶测定示，谷草转氨酶 952 U/L，乳酸脱氢酶 722 U/L，α – 羟丁酸脱氢酶 341 U/L；肝功四项示，总蛋白 61.8 g/L，白蛋白 42.5 g/L，肝功七项示，谷丙转氨酶 1587 U/L。

三、诊断

初步诊断：①致命鹅膏菌中毒。② MODS。

鉴别诊断：①急性胃肠炎。②细菌性痢疾。

最终诊断：①致命鹅膏菌中毒。② MODS。

诊断依据：①患者有明确的服用野生蘑菇史，共同进食人员出现类似症状，据家属提供的照片（图 7–1），经专家辨认该野生蘑菇为致命鹅膏菌。②患者出现恶心、呕吐、解水样便等症状。③辅助检查转氨酶高、心肌酶显著升高，提示多脏器损害。

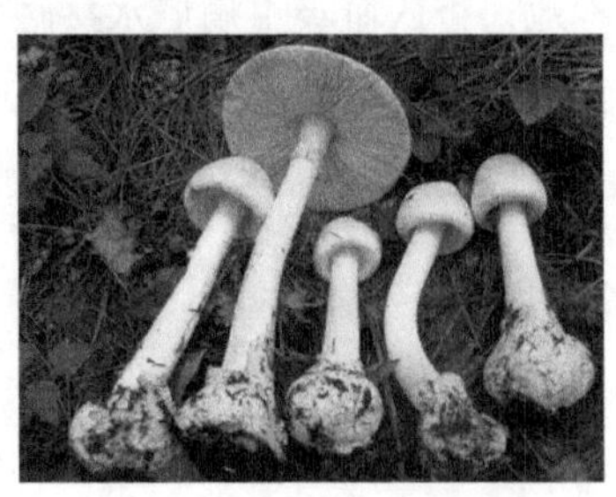

图 7-1　致命鹅膏菌

四、诊疗经过

（1）入院后紧急抢救生命，积极维持生命体征稳定。积极监测和评估患者生命体征，对威胁患者的生命体征优先处理。对于该患者，器官功能损害是威胁生命的首要因素。稳定患者的生命体征及器官功能支持，为后续的救治工作争取时间。2022 年 2 月 16 日转入 ICU 加强器官功能支持治疗。

（2）促进毒物排泄，早期通过洗胃、导泻、利尿药物促进毒物排出。患者肝功能衰竭，予床边行血液灌流、血浆置换、CRRT 滤过，加快清除进入血液和组织内的毒物。

（3）对症支持治疗，预防并发症。积极输液，纠正腹泻所致脱水。监测血气分析，评估患者内环境，对于酸中毒及电解质紊乱予药物纠正。根据肝功能等情况，适当给予多稀磷脂酰胆碱、水飞蓟宾护肝支持。患者无肠内营养禁忌，早期给予滋养型喂养，逐步过渡到正常肠内饮食。

经过上述抢救处理后，患者肝功衰竭逐步得到纠正，病情开始好转，神志转清，循环稳定，呼吸平顺，氧合良好，随后转入肝病科住院治疗后顺利康复出院。门诊随诊患者肝功能已恢复正常。

五、出院情况

体温 36.5℃，脉搏 81 次 / 分，呼吸 20 次 / 分，血压 120/72 mmHg，全身皮肤黏膜无苍白、黄染，无皮下出血点，无瘀点、瘀斑、皮疹，无肝掌、蜘蛛痣，浅表淋巴结无肿大。双肺呼吸音清，未闻及明显干、湿性啰音，心律齐，腹部平坦，腹柔软，无压痛、反跳痛，脾肝未触及，Murphy 征阴性，肝浊音界存在，肝上界位于右锁骨中线第 5 肋间，肝区无叩痛，无明显肾区叩击痛，移动性浊音无，肠鸣音正常，无亢进或减弱，未闻及腹部血管杂音，双下肢无水肿。

六、讨论

（1）致命鹅膏菌，又名致命白毒伞，大量生长于春季潮湿温暖的三、四月，五至七月也有少量出现。剧毒，其毒素主要为毒伞肽和毒肽类，在新鲜的蘑菇中其毒素含量甚高。由于食用蘑菇与有毒蘑菇在形态上极为相似，误采误食而导致中毒的事件时有发生。提高居民对野生蘑菇中毒的意识，减少蘑菇中毒事件的发生是我们医护人员需要重视的工作。我们应该加强宣传，强化群众自我保护意识，建议不要随意采摘、食用蘑菇。

（2）早期诊断致命鹅膏菌中毒是抢救成功的关键。对于临床医师来说，提高鹅膏菌中毒诊断成功率，避免误诊非常重要，要求我们重视病史采集，全面分析病情，特别是以胃肠炎为主要临床表现入院的患者，一定要注意询问有无使用蘑菇等其他特殊饮食病史，与细菌性痢疾、一般食物中毒等进行鉴别；同时还要询问有无集体中毒等。此病例发生在华南地区潮湿温暖的野生蘑菇生长季节，患者发病前进食过野生菌，同时患者配偶及另外两位朋友也出现了相似症状。以腹痛、恶心、呕吐、腹泻等为首要症状入院，随后出现多器官功能障碍，故此次成功救治很重要的原因在于病史的准确采集。

（3）积极器官功能支持治疗是救治的必要手段。我国菌类专家研究表明，致命鹅膏菌中的主要毒素为一种名叫"α－鹅膏蕈碱"的剧毒元素。这种毒素误服剂量超过 0.1 mg/kg 就足以导致死亡。毒素对人体肝、肾、血管内壁细胞及中枢神经系统的损害极为严重，可致使人体内各器官功能衰竭而死亡，死亡率高达 95% 以上。目前国际上还没有完全有效的解毒剂，所以器官功能支持治疗是治疗过程中极其重要的一环。积极监测患者和评估患者生命体征，对威胁患者生命的情况进行干预，维持患者呼吸、循环、器官等功能，应充分利用现有的支持手段，如 DPMAS 人工肝技术、血浆置换、血液灌流、CRRT 等。同时，有相关报道提示中药灵芝 200 g 煎剂 600 mL，每日 3 次口服，连用 7 日对毒蕈类中毒有效。

七、参考文献

[1] 李增攀，黄亮，曹春水，等. 毒蕈中毒的分类诊治进展（一）——早发型中毒[J]. 岭南急诊医学杂志，2008（2）：157–159.

[2] 李增攀，黄亮，曹春水，等. 毒蕈中毒的分类诊治进展（二）——迟发型中毒[J]. 岭南急诊医学杂志，2008（3）：239–240.

[3] 李增攀，黄亮，曹春水，等. 毒蕈中毒的分类诊治进展（三）——缓发型中毒[J]. 岭南急诊医学杂志，2008（4）：318–319.

（肖 岳）

第八章　重症感染

第一节　炭疽

炭疽是由炭疽芽孢杆菌引起的一种自然疫源性传染病，主要发生于牛、羊和马等草食动物。人类主要通过接触病畜毛皮和食肉而感染。临床表现为局部皮肤坏死、特征性的焦痂、周围组织广泛水肿及毒血症症状，肺部、肠道及中枢神经系统的急性感染，部分患者可出现炭疽杆菌性败血症。人类炭疽病例以皮肤炭疽最为常见，多为散发病例，肺炭疽及肠炭疽病死率高。

一、病原学

炭疽杆菌（Bacillus anthracis）是两端钝圆、形体最大的革兰阳性需氧芽孢杆菌，菌体大小为（5 ~ 10）μm×（1 ~ 3）μm，芽孢呈卵圆形居中，排列成长链，呈竹节状，在宿主体内形成具有抗吞噬作用和很强致病性的荚膜。炭疽杆菌具有荚膜抗原、菌体抗原、保护性抗原及芽孢抗原 4 种抗原。荚膜抗原具有抗吞噬和抑制调理作用，与细菌的侵袭力、生长和扩散有关；菌体抗原无毒性，具有特异性；保护性抗原具有很强的免疫原性；芽孢抗原有免疫原性及血清学诊断价值。

炭疽杆菌繁殖体能分泌由保护性抗原（PA）、水肿因子（EF）和致死因子（LF）等 3 种毒性蛋白组成的复合多聚体外毒素。只有 3 种成分混合注射方可致小鼠死亡。炭疽杆菌在有氧条件下的普通培养基可良好生长，在体外可形成芽孢。细菌的繁殖体对热和常用消毒剂均敏感；芽孢抵抗力强，可在动物尸体及土壤中存活数年。

二、流行病学

炭疽散布于世界各地，在南美洲、亚洲及非洲的牧区仍呈地方性流行。由于施行普遍接种疫苗和广泛的动物类医疗工作，发达国家动物及人类炭疽病几乎消灭，重点防控炭疽被作为生物武器带来的威胁。在发展中国家，本病仍在一定范围内流行，每年发病数估计为1万～20万。近年来，我国仅有个别暴发案例，多集中在贵州、新疆、甘肃、四川、广西、云南等西部地区，每年炭疽发病数波动在40～1000人。

（一）传染源

人类炭疽的主要传染源是患病的牛、马、羊、骆驼等食草动物，其次是猪和狗。它们的皮毛、肉、骨粉等均可携带细菌造成传播。炭疽患者的痰、粪便及病灶分泌物可检出细菌具有传染性，但人与人之间的传播极少见。

（二）传播途径

人类炭疽主要通过接触传播，常因肢体直接接触病畜或污染的畜产品、土壤及用具等感染。通过呼吸道吸入带芽孢的粉尘或气溶胶可引起肺炭疽；进食被炭疽杆菌污染的肉类和乳制品可引起肠炭疽，如吸血昆虫牛虻等叮咬病畜后，再叮咬人类，亦可能传播炭疽，但较少见。

（三）人群易感性

人群普遍易感，动物饲养、屠宰、制品加工、销售及兽医等行业的从业人员为高危人群。炭疽多为散发，病后可获得持久的免疫力。

（四）流行特征

全年均有发病，7～9月为高峰，吸入型多见于冬、春季。患者多见于牧区，呈地方性散发流行；由于皮毛加工等集中于城镇，使炭疽病在城市暴发的可能性增大。

三、发病机制与病理

炭疽杆菌通过皮肤、黏膜侵入人体，被吞噬细胞吞噬后在局部繁殖，之后播散至局部淋巴结，并经淋巴管或血管扩散，引起局部出血、坏死、水肿性淋巴结炎、毒血症或败血症。细菌繁殖过程中产生外毒素和抗吞噬作用的荚膜。外毒素是炭疽杆菌致病的主要物质，保护性抗原（PA）结合于细胞表面受体，促进致死因子（LF）和水肿因子（EF）进入细胞内。LF和PA结合形成致死毒素（LT），EF和PA结合形成水肿毒素（ET）。引起明显的细胞水肿和组织坏死，形成原发性皮肤炭疽，严重时可导致多器官衰竭死亡。

炭疽的病理特征是组织和脏器的水肿、出血和坏死。皮肤炭疽的病灶呈痈样，出现周界明显的红色浸润，中央隆起，呈炭块样黑色痂皮，四周为凝固性坏死区。肺炭疽为出血性气管炎及小叶性肺炎，常累及胸膜和心包，纵隔呈胶冻样水肿团块。肠炭疽主要病变在回盲部，呈局限性痈样病灶及弥漫性出血性浸润，肠系膜淋巴结肿大，腹腔有血性浆液性渗出液。炭疽杆菌脑膜炎的软脑膜及脑实质均有极度充血、出血及坏死，大脑、脑桥和延髓等组织切面均见显著水肿和充血。炭疽杆菌败血症患者，全身各组织及脏器均表现广泛性的出血性浸润、水肿及坏死，并有肝、肾脓肿和脾大。上述病灶内均可检出炭疽杆菌。

四、临床表现

潜伏期因侵入途径不同而异，皮肤炭疽的潜伏期一般为 1 ~ 5 天，可短至几小时，长至 2 周左右；肺炭疽的潜伏期较短，一般在几小时之内；肠炭疽潜伏期短于 24 小时。

（一）皮肤炭疽

皮肤炭疽为最常见的临床类型，占 90%以上。病变多见于面、颈、手、足、前臂等裸露部位皮肤。初为红斑疹或丘疹，次日变为内含淡黄色液体的水疱，周围组织肿胀变硬。第 3 ~ 4 天病变中心呈现出血性坏死而稍下陷，周围出现成群小水疱，水肿区扩大。第 5 ~ 7 天坏死区形成浅溃疡，其血样渗出物结成黑色坚硬的焦痂，焦痂周围皮肤发红，肿胀，病变部位有轻微痒感，无脓肿形成，因末梢神经受压而疼痛不明显，是皮肤炭疽的特征性表现。焦痂直径一般 1 ~ 5 cm，大小不等，痂内有肉芽组织（即炭疽痈）；焦痂周围皮肤浸润及水肿直径可达 5 ~ 20 cm。病程 8 ~ 21 天水肿消退，黑痂脱落，逐渐愈合形成瘢痕。少数严重病例，局部呈大片水肿和坏死。大多数病例为单灶性发病，但个别病例可因挠抓病变部位而出现多处疱疹，致自身感染。病程 1 ~ 6 周。

病程中常有轻至中度发热、头痛和全身不适等中毒症状及局部淋巴结和脾大。

（二）肺炭疽

肺炭疽多为原发性，较少见，诊断困难。急性起病，多在暴露后 2 ~ 5 天出现低热、疲劳和心前区压迫感等短期、非特异流感样表现，持续 2 ~ 3 天后，症状突然加重，轻者表现为胸闷、胸痛、发热、咳嗽、咯带血黏液痰，重者除寒战、高热、出现严重的呼吸困难外，由于纵隔淋巴结肿大、出血并压迫支气管造成呼吸窘迫、气急喘鸣、咳嗽、发绀、咯血样痰等，并可伴有胸腔积液。肺部体征与病情常不相符，仅可出现散在的细小湿啰音、摩擦音、呼吸音降低等胸膜炎体征。X 线检查见纵隔增宽、胸腔积液及肺部浸润性阴影。常并发败血症及脑膜炎，若诊治不及时，多在急性症状出现 1 ~ 2 天内发生感染中毒性休克、呼吸或循环衰竭而死亡。

（三）肠炭疽

肠炭疽极罕见，临床表现不一，诊断困难。轻者出现恶心、呕吐、腹痛、腹泻，但便中无血，里急后重不明显，多于数日内恢复。重者出现高热、腹胀、剧烈腹痛、腹泻、血样便或血水样便，恶心、呕吐，呕吐物中含血丝及胆汁，并很快出现腹腔积液。腹部出现明显的压痛、反跳痛及肌紧张，类似急腹症，易并发败血症及感染性休克，如不及时治疗，常于病后 3 ~ 4 天内死于感染性休克。

（四）炭疽杆菌脑膜炎

炭疽杆菌脑膜炎可继发于炭疽败血症，也可直接发生。病情凶险，进展迅速，预后很差。患者有剧烈头痛、呕吐、颈强直，继而出现意识障碍、谵妄、昏迷、抽搐及呼吸衰竭等。脑脊液压力增高，多呈血性，细胞数增多。

（五）炭疽败血症

炭疽败血症常继发于肺、肠道和严重皮肤炭疽，也可直接发生。除局部症状加重外，全身毒血症状更为严重，出现高热、寒战、感染性休克和弥散性血管内凝血（DIC）等表现，皮肤出现出血点或大片瘀斑，腔道中出现活动性出血，迅速出现呼吸与循环衰竭。在循环血液中可检出大量炭疽芽孢杆菌。此型患者常很快死亡，病死率几乎100%。

五、实验室及辅助检查

（一）血常规

白细胞计数升高，一般为（10 ~ 20）×10^9/L，病情严重时高达（60 ~ 80）×10^9/L，中性粒细胞显著增多。

（二）病原学检查

患者的病灶渗出物、痰液、呕吐物、粪便、血液、脑脊液培养阳性是确诊依据。上述标本涂片染色，镜下见革兰阳性粗大、呈竹节样排列的杆菌有助于临床诊断，同时须与类炭疽杆菌相鉴别。

（三）血清学检查

血清抗炭疽特异性抗体滴度出现4倍以上升高具有诊断意义，主要用于炭疽的回顾性诊断和流行病学调查，对未获得细菌检查证据患者的诊断具有较好的特异性和敏感性。此外，还可进行抗荚膜抗体和PA外毒素抗体的免疫印迹试验。

（四）细菌核酸检测

在正常的无菌标本（如血液、脑脊液）涂片镜检中，未发现大量均一的革兰阳性杆菌，而仅依靠细菌分离培养才能获得可疑的炭疽杆菌的细菌时，可采用PCR方法进行细菌核酸检测以帮助确诊。

（五）动物接种

将患者的病灶渗出物、痰液、呕吐物、粪便、血液、脑脊液等注射于豚鼠或小白鼠皮下，动物可出现局部肿胀、出血等阳性反应，并多于48小时内死亡。

六、诊断与鉴别诊断

患者生活在疫区或在发病前14天内到达过疫区，有与病畜接触史或从事与动物及其产品接触的工作等流行病学史。临床出现皮肤无痛性非凹陷性水肿、焦痂等特征性皮肤改变即可临床诊断皮肤炭疽。肺部X线表现为出血性肺炎和纵隔影增宽是肺炭疽的特点，出血性肠炎是肠炭疽的特点。细菌培养阳性即可确定诊断。

具有典型皮肤损害，或具有流行病学线索，并具有其他类型炭疽的临床表现之一者可诊断炭疽疑似病例；具有患者标本镜检发现炭疽芽孢杆菌并具有各型炭疽临床表现之一者可诊断为炭疽临床诊断病例；具有炭疽芽孢杆菌分离阳性或血清抗炭疽特异性抗体滴度出现 4 倍以上升高者可诊断为炭疽确诊病例。

皮肤炭疽应同痈、蜂窝织炎、恙虫病、兔热病等鉴别；肺炭疽需与肺炎链球菌肺炎、肺大出血型钩端螺旋体病及肺鼠疫等疾病进行鉴别；肠炭疽主要与出血坏死性肠炎等疾病进行鉴别。

七、治疗

炭疽治疗原则是严密隔离、对症支持、积极抗菌。

（一）一般治疗和对症治疗

患者应严密隔离，卧床休息。尤其是肺炭疽患者，严防其通过空气导致感染扩散。对其分泌物和排泄物按芽孢的消毒方法彻底消毒。患者应多饮水及给予流食或半流食，给予足量维生素 B、C。对呕吐、腹泻或进食困难者给予静脉补液，以维持水、电解质及热量平衡。对有出血、休克和神经系统症状者给予止血、抗休克、镇静、降低颅内压等治疗。对皮肤恶性水肿和重症患者，可短期应用肾上腺皮质激素治疗，以控制局部水肿的发展及减轻毒血症。氢化可的松一般 100 ~ 300 mg/d，分 1 ~ 2 次静脉滴入，泼尼松 30 ~ 60 mg/d，分 1 ~ 2 次口服，疗程 1 ~ 3 天。高热、惊厥患者可给予退热药及镇静药。皮肤炭疽禁忌挤压和切开引流，局部可用 1 ∶ 20 000 高锰酸钾温敷或 2% 过氧化氢液喷洗。重度颈部肿胀导致呼吸困难者，可考虑气管插管或气管切开。

（二）病原治疗

病原治疗是关键。目前苄青霉素尚未发现耐药菌株，仍是治疗炭疽的首选药物。皮肤炭疽可以口服给药，其他型炭疽开始均须静脉滴注，病情控制后可序贯口服给药。用药前应采集标本做细菌培养及药物敏感性试验，并及时按试验结果调整抗菌药物。皮肤型炭疽用青霉素，每天 240 万 ~ 320 万单位，分 3 ~ 4 次口服或肌内注射，疗程 7 ~ 10 天；恶性水肿病例用苄青霉素 400 万单位 ~ 1200 万单位 / 天，分 4 次，加入葡萄糖 200 mL 内静滴。青霉素过敏者，可用氧氟沙星 400 mg 或环丙沙星 500 mg，2 次 / 天；多西环素 0.1 g，2 次 / 天，肌内或静脉注射。肺炭疽、重症肠炭疽、炭疽败血症及炭疽性脑膜炎：青霉素 1000 万 ~ 2000 万单位 / 天，分 4 次，加入 5% 葡萄糖 200 mL 内静脉滴注，疗程 2 ~ 3 周；或用喹诺酮类环丙沙星 500 mg，2 次 / 天，加头孢唑林 2 ~ 4 g/d，静脉滴注治疗；同时联合应用氨基糖苷类阿米卡星，0.2 ~ 0.4 g/d，分 2 次静脉滴注。脑膜炎患者则必须选用能透过血 – 脑屏障的药物，如青霉素、头孢曲松、左氧氟沙星等静脉滴注治疗。

（三）抗炭疽血清治疗

因抗生素只对炭疽杆菌有效，而对炭疽毒素无效，故重症病例可在应用抗生素治疗的同时加用抗炭疽血清中和毒素。原则应是早期给予大剂量，第 1 天 2 mg/kg，第 2、3 天 1 mg/kg，应用 3 天。应用前必须先做过敏试验。

八、预防

（一）严格管理传染源

炭疽属乙类传染病，但肺炭疽需按甲类传染病进行管理，患者严密隔离至创口愈合、痂皮脱落，或症状消失，分泌物或排泄物培养每5天一次，连续2次阴性为止。患者分泌物和排泄物应彻底消毒，接触者医学观察8天。对病畜应隔离治疗或处死，死畜焚毁或深埋于撒布有漂白粉或生石灰的坑内。

（二）切断传播途径

对从事兽医、牧畜、饲养、收购、贩运、销售、屠宰及加工等高危行业从业人员应严格进行劳动保护，加强对牛羊等动物的检验检疫，防止水源、食物及乳制品的污染。患者的分泌物和排泄物污染的敷料及用品等均应焚毁，也可用煮沸、高压蒸气或20%漂白粉液等严格消毒处理。

（三）保护易感人群

对流行区的动物进行预防接种是最重要的预防措施。从事畜牧产品饲养、收购、加工、屠宰及兽医等工作的人员及疫区的人群注射炭疽减毒活疫苗，可有效阻止易感者感染，接种后2天即产生免疫力，可维持1年，发生疫情时可进行应急接种。

（李高波）

第二节　狂犬病

狂犬病又名恐水症，乃病毒所致的急性传染病。本病是一种自然疫源性疾病，多见于狗、狼、猫等食肉动物，人通过病兽咬伤而获得感染。狂犬病的临床特征为脑脊髓炎，主要表现为兴奋、恐水、咽肌痉挛、进行性瘫痪等。

一、临床表现

潜伏期在10天～12个月以上，一般为20～90天。临床一般可分为三期。

（一）前驱期

在兴奋状态出现前大多患者有低热、头痛、倦怠、恶心、烦躁、恐惧不安等，继对声、光、风等刺激敏感而有咽喉发紧感觉，伤口附近及其神经通路上有麻木、痒或持续疼痛，在咬伤部位的远端有放射状刺痛。四肢有蚁走感。本期持续2～4天。

（二）兴奋期

患者逐渐进入兴奋状态，恐惧异常，并有恐水、怕风、发作性咽肌痉挛、呼吸困难等。恐水的表现，如饮水、见水闻流水声，或仅提起饮水时均可导致严重咽肌痉挛，因此渴极而不敢饮，饮也无法下咽。咽肌严重痉挛，不仅使患者无法饮水和进食，且常伴发呼吸辅助肌痉挛而发生呼吸困难，甚至全身进入疼痛性抽搐状态，交感神经功能亢进，表现为大汗、心率增快、血压增高、唾液分泌增加等。患者可有高热，达 38 ~ 40℃，神志大多清晰，但部分患者则可出现精神失常、谵妄等，本期持续 1 ~ 3 天。

（三）麻痹期

患者渐趋安静，痉挛发作停止。各种瘫痪出现，尤以肢体松弛性瘫痪为多见，此外尚无眼肌瘫痪、颜面及咀嚼肌瘫痪、失声、感觉减退、反射消失等；可迅速因呼吸和循环衰竭而死亡，临终前可进入昏迷状态，本期持续 6 ~ 18 小时。

二、实验室检查

（一）周围血象及脑脊液

白细胞总数轻、中度增多，中性粒细胞百分比一般在 80% 以上。脑脊液压力正常或稍升高，细胞数及蛋白量均稍增多。

（二）病毒分离

从患者的脑组织、脊髓、唾液腺、肌肉等脏器虽可分离出病毒，但机会不多，自脑脊液和唾液中更不易分离出病毒。

（三）免疫荧光实验

应用荧光抗体检查脑组织涂片中的病毒抗原，可于数小时内得出结果，且与动物接种（检查内基氏小体）有较高的符合率。

三、治疗

（一）病源治疗

目前无特效治疗措施。

（二）一般治疗

将患者置于单独房间，严密隔离，避免声、光等各种刺激。医护人员应做好自我防护，鼻饲饮食，静脉补充液体及电解质。

（三）对症处理

患者极度兴奋时可给镇静剂，如地西泮（安定）10 mg 肌内注射，有脑水肿者给 20% 甘露醇 250 mL 静滴，若咽肌、呼吸肌痉挛应用镇静剂不能控制时，可早期做气管切开，吸氧；若心动过速、心律失常、高血压等分别给予相应处理。

四、预防

因该病患者几乎 100% 死亡，所以预防该病的发生显得尤为重要。对传染源的管理主要为捕杀犬类及对家犬进行预防接种。对伤口进行冲洗、消毒，可用20%肥皂水或0.1%苯扎溴铵，或70%乙醇消毒，最后用浓碘酊涂擦，伤口周围用狂犬病免疫血清注射（先做皮试）以延长其潜伏期，如一时搞不到免疫血清，也可用干扰素。接种狂犬病疫苗是较为稳妥的预防措施，目前国内常用地鼠肾细胞培养的疫苗，通常在咬伤当天及第3、7、17、30天分别肌内注射2 mL。

（程向丽）

第三节 重型病毒性肝炎

大多数病毒性肝炎预后良好，少部分人出现肝功能衰竭，我国定名为重型肝炎，预后较差。起病10天内出现急性肝功能衰竭现象称急性重症型；起病10天以上出现肝功能衰竭现象称亚急性重症型；在有慢性肝炎、肝硬化或慢性病毒携带状态病史的患者，出现肝功能衰竭表现称慢性重型肝炎。

一、诊断

（一）病因

本病病原体为各型肝炎病毒。肝炎病毒与机体的免疫反应都与本病的发病有关。发病多有诱因，如急性肝炎起病后，未适当休息、治疗，嗜酒或服用损害肝脏药物，妊娠或合并感染等。

（二）诊断要点

1. 病史

急、慢性肝炎患者有明显的恶心、呕吐、腹胀等消化道症状。肝功能严重损害，特别是黄疸急骤加深，血清总胆红素 > 171 μmol/L或每天上升幅度 > 17 μmol/L。在胆红素增高的同时，血清转氨酶活性反而相对较低，呈“胆－酶分离”现象。凝血酶原活动 ≤ 40%，有肝性脑病、出血、腹腔积液等表现。要注意区别急性、亚急性、慢性重型肝炎的不同点，发病10天以内出现的重型肝炎是急性重型肝炎，其特点为肝性脑病出现早、肝浊音界缩小较明显。发病10天～8周出现的重型肝炎为亚急性重型肝炎，临床表现主要为严重消化道症状、重度黄疸、水肿及腹腔积液，可有肝性脑病。慢性重型肝炎是在原有慢性肝炎或肝炎后肝硬化基础上出现的亚急性重型肝炎的临床表现，肝浊音界缩小不明显，病程一般较长。

2. 危重指标

（1）突然出现精神、神志改变，即肝性脑病变化，从轻微的情绪与言行改变至严重的肝性脑病。

（2）短期内黄疸急剧加重，胆固醇或胆碱酯酶明显降低。

（3）腹胀明显加重，出现“胃型”；腹腔积液大量增加，尿量急剧减少。

（4）凝血酶原活动度极度减低，出血现象明显，或有 DIC 表现。

（5）出现严重并发症，如感染、肝肾综合征等。

3. 辅助检查

（1）血象：急性重型肝炎可有白细胞升高及核左移。慢性重型肝炎由于脾功能亢进，故白细胞总数升高不明显，血小板多有减少。

（2）肝功能明显异常：尤以胆红素升高明显，胆固醇（酯）与胆碱酯酶明显降低。慢性重型肝炎多有白蛋白明显减少，球蛋白升高，A/G 比值倒置。

（3）凝血酶原时间延长：凝血酶原活动度降低至 40% 以下。可有血小板减少、纤维蛋白原减少、纤维蛋白降解产物（FDP）增加等 DIC 的表现。

（4）血氨升高：正常血氨静脉血中应 < 58 μmol/L（100 μg/dL），动脉血氨更能反映肝性脑病的轻重。

（5）氨基酸谱的测定：支链氨基酸正常或轻度减少，而芳香氨基酸增多，故支 / 芳比值下降。

（6）脑电图：可有高电压及阵发性慢波。脑电图检查有助于肝性脑病的早期诊断及判断预后。

（7）肾功能检查：有肝肾综合征时常有尿素及血清肌酐升高。

（8）各种肝炎病毒标志物检查：可确定病原及发现多型病毒重叠感染病例。

（9）肝活检：对不易确诊的病例应考虑做肝穿刺活检，但术前、术后应做好纠正出血倾向的治疗，如注射维生素 K_1、凝血酶原复合物、新鲜血浆，以改善凝血酶原活动度。术前、术后还可注射止血药。加强监护以防意外。

（三）鉴别诊断

1. 药物及肝毒性毒物引起的急性中毒性重型肝炎

应有服药史及毒物史，如抗结核药、磺胺类药、抗真菌药（酮康唑）等，中草药中的川楝子、雷公藤、黄药子也可引起，毒物中有毒蕈中毒、蛇毒等。

2. 妊娠急性脂肪肝

多发生于第 1 胎，妊娠后期，急性上腹痛，频繁呕吐，黄疸深重，出血，很快出现昏迷、抽搐，B 超检查可见肝脏回声衰减。

二、治疗提示

（一）治疗原则

主要是综合治疗，包括支持疗法，防止肝坏死，改善肝功能，促进肝细胞再生，防止出血、肝性脑病、肝肾综合征、合并感染等并发症出现。

（二）常规治疗

1. 一般支持疗法

（1）绝对卧床休息，记 24 小时出入量，密切观察病情变化。

（2）保证必要的热量供应，尽可能减少饮食中的蛋白质，以控制肠内氨的来源。补充足量维生素 C、维生素 K_1 及 B 族维生素。

（3）静脉输液，以 10% 葡萄糖液 1500 ~ 2000 mL/d，内加水飞蓟素、促肝细胞生长素、维生素 C 2.0 ~ 5.0 g，静滴。大量维生素 E 静脉滴注，有助于消除氧自由基的中毒性损害。

（4）输新鲜血浆或全血，2 ~ 3 次 / 天，人血清白蛋白 5 ~ 10 g，1 次 / 天。

（5）支链氨基酸 250 mL，1 次或 2 次 / 天。

（6）根据尿量及血中钠、钾、氯化物检测结果，调整补充电解质，以维持电解质平衡，防止低血钾。

2. 防止肝细胞坏死，促进肝细胞再生

（1）肝细胞再生因子（HGF）80 ~ 120 mg 溶于 10% 葡萄糖液 250 mL，静脉滴注，1 次 / 天。

（2）胸腺肽 15 ~ 20 mg/d，溶于 10% 葡萄糖液内静脉滴注。

（3）10% 葡萄糖液 500 mL 加甘利欣 150 mg 或加强力宁注射液 80 ~ 120 mL，静脉滴注，1 次 / 天。10% 门冬氨酸钾镁 30 ~ 40 mL，溶于 10% 葡萄糖液中静脉滴注，1 次 / 天。长期大量应用注意观察血钾。复方丹参注射液 8 ~ 16 mL 加入 500 mL 右旋糖酐 -40 内静脉滴注，1 次 / 天。改善微循环，防止 DIC 形成。

（4）前列腺素 E_1（PGE_1），开始为 100 μg/d，以后可逐渐增加至 200 μg/d，加于 10% 葡萄糖液 500 mL 中缓慢静滴，半个月为一疗程。

（5）胰高血糖素 – 胰岛素（GD）疗法，方法为胰高血糖素 1 mg、普通胰岛素 10 U 共同加入 10% 葡萄糖液 500 mL 内，缓慢静滴，1 或 2 次 / 天。

3. 防治肝性脑病

（1）严格低蛋白饮食，病情严重时可进无蛋白饮食，待病情好转后再逐渐增加。

（2）口服乳果糖糖浆 10 ~ 30 mL，3 次 / 天，以使粪便 pH 降到 5 为宜，从而达到抑制肠道细菌繁殖、减轻内毒素血症。选用大黄煎剂、小量硫酸镁、20% 甘露醇 20 ~ 50 mL 口服，口服新霉素，食醋保留灌肠等。

（3）防止低血钾与碱血症，用支链氨基酸或六合氨基酸 250 mL 静脉滴注，1 次或 2 次 / 天。

（4）消除脑水肿，有脑水肿倾向者用 20% 甘露醇 250 mL，加压快速静脉滴注。

4. 防治出血

（1）观测血小板计数、凝血酶原时间、纤维蛋白原等，以便及早发现 DIC 征兆，尽早采取相应措施。早期应给改善微循环、防止血小板聚集的药物，如川芎嗪 160 ~ 240 mg，复方丹参注射液 8 ~ 18 mL，双嘧达莫 400 ~ 600 mg 等，加入葡萄糖液内静脉滴注。500 mL 右旋糖酐 -40 加山莨菪碱注射液 10 ~ 20 mg，静脉滴注。如确已发生 DIC，应按 DIC 治疗。

（2）凝血因子的应用，纤维蛋白原 1.5 g 溶于 100 mL 注射用水中，缓慢静脉滴注，1 次 / 天。输新鲜血浆或新鲜全血。

（3）大剂量维生素 K_1 应早应用，有人认为大剂量维生素 K_1、维生素 C、维生素 E 合用，可使垂死的肝细胞复苏。

（4）酚磺乙胺 500 mg，静脉注射，1 次或 2 次 / 天。

（5）对有消化道大出血者，除输血及全身用止血药外，应进行局部相应处理。消化道出血，可口服凝血酶，每次 2000 U；奥美拉唑 40 mg 静脉注射，1 次 /6 小时，西咪替丁，每晚 0.4 ~ 0.8 g，可防治胃黏膜糜烂出血。对门静脉高压引起的上消化道出血，在血压许可的条件下，持续静滴酚妥拉明以降低门脉压，可起到理想的止血效果。酚妥拉明 20 ~ 30 mg 加入 10% 葡萄糖液 1000 ~ 1500 mL 缓慢静滴 8 ~ 12 小时，注意观察血压。

5. 防治肾衰竭

（1）尽量避免用有肾毒性的药物。

（2）选用川芎嗪、复方丹参、山莨菪碱、右旋糖酐 -40 等。如已有肾功能不全、尿少者，应按急性肾衰竭处理。注意水、电解质平衡，防止高血钾。

（3）适当用利尿药，可用呋塞米 20 ~ 100 mg 稀释后静脉注射。

（4）经用药不能缓解高血钾与氮质血症，应行腹膜透析。

6. 防感染

（1）注意口腔护理，保持病室空气清新，防止交叉感染。及早发现感染征兆，要特别注意腹腔、消化道、呼吸道、口腔、泌尿系感染。可用乳酸菌制剂，以 < 50℃的低温水冲服，以预防肠道感染。

（2）及早用抗生素，在没有找到致病菌前，一般首先考虑革兰阴性菌感染，全面考虑选用抗生素。要特别注意避免使用肾毒性与肝毒性抗生素。

（李高波）

第四节　肾病综合征出血热

肾病综合征出血热（HFRS）原称流行性出血热（EHF），是由肾综合征出血热病毒引起的一种自然疫源性传染病。临床上以急性起病、发热、低血压休克、出血及肾损害为主要特征。

一、诊断依据

（一）流行病学资料

鼠是本病主要传染源。本病的发生有一定地区性和季节性。一年四季均可发病，但有两个流行高峰，野鼠型主要发生于每年10月到次年1月，家鼠型发病季节主要在4 ~ 6月。患者来自疫区或有在潜伏期内进入疫区病史，与鼠类等宿主动物（如猫、狗、猪等）或其污染物有直接或间接接触史（如被鼠咬伤、食用过被鼠排泄物污染的食物等）。

（二）临床表现

本病潜伏期4 ~ 6天，以7 ~ 14天为多见。典型病例常具备三大主要症状（即发热、出血、肾损害）及五期经过（即发热期、低血压休克期、少尿期、多尿期和恢复期）。非典型和轻型病例可以出现跳跃期现象［越过低血压休克期和（或）少尿期］，而重型患者则可出现发热期、休克期和少尿期之间相互重叠。

1. 发热期

多为急起发热，体温常波动于39℃ ~ 40℃，可伴有畏寒或寒战，热程3 ~ 13天，一般为4 ~ 6天。伴有头痛、腰痛及眼眶痛（“三痛”）。多数患者可出现恶心、呕吐、腹痛及腹泻等胃肠道症状。可有毛细血管损害的表现：①颜面、颈部及上胸部皮肤充血潮红（“三红”）如酒醉貌。咽部、软腭及球结膜也可见充血。②皮肤出血点多见于腋下、胸背部位，多呈搔抓样、条索状或簇集状分布。软腭部可见针尖样出血点。③眼睑及球结膜水肿，严重者可出现面部水肿（“三肿征”）。病后1 ~ 2天即可出现肾脏损害。早期表现以蛋白尿为主，发热末期部分患者有少尿倾向。

2. 低血压休克期

低血压休克多发生于病程4 ~ 6天。多数患者发热末期或热退的同时出现血压下降，少数热退后发生，主要表现为心慌烦躁、面色苍白、四肢厥冷、脉搏细弱、血压下降、脉压缩小及尿量减少等休克症状。同时发热期症状如“三痛”及消化道症状加重，出血、外渗征更明显。此期一般1 ~ 3天。

3. 少尿期

低血压期之后，少尿期接踵而至，或与低血压期重叠，亦有从发热期直接进入少尿期者，也可有发热、休克、少尿三期重叠者。本期常发生于5 ~ 8病日。24小时尿量少于1000 mL者为少尿倾向，少于400 mL者为少尿，少于50 mL者为无尿。此期可有尿毒症、高血容量综合征、酸中毒、水与电解质紊乱等一系列症状、体征。消化道症状及出血、渗出现象加重，常有顽固性呃逆、呕吐、腹痛，皮肤瘀斑，并可有便血、呕血、咯血等，颜面及全身可出现水肿，可有胸、腹腔积液形成。可出现血压增高，心音亢进。本期易出现各种严重并发症，如：腔道出血以消化道出血最常见；脑水肿、脑出血引起抽搐、昏迷；心衰、肺水肿表现为呼吸困难，咯粉红色泡沫痰；呼吸窘迫综合征及继发细菌感染等。

4. 多尿期

多数患者少尿期过后进入此期，亦有从发热期或低血压期直接进入此期者 [无低血压和（或）少尿期]。此期多发生于病程第 9 ～ 14 天，持续时间一般 1 ～ 2 周。少尿期末尿量渐增多，每日尿量达 3000 mL 以上即为多尿期。通常随尿量增多，患者其他症状随之日见好转。此期主要的并发症是水、电解质紊乱及继发感染。

5. 恢复期

尿量逐渐恢复到每日 2000 mL 左右，食欲增加，临床症状逐渐消失，体力渐恢复，各种实验室检查指标渐恢复正常。此期一般持续 1 ～ 3 月。

（三）实验室检查

1. 血常规

白细胞计数早期可正常，病后 3 ～ 4 天见白细胞总数增高，多有（10 ～ 20）$\times 10^9$/L，重症患者可高达 50×10^9/L，少数呈类白血病反应。淋巴细胞增高并可见异形淋巴细胞。血小板计数减少并可见异形血小板。红细胞及血红蛋白于发热末期及低血压期由于血液浓缩可见明显升高。

2. 尿常规

蛋白尿于病程第 2 天即可出现，随病情加重而增加，少尿期达高峰，亦可有血尿及管型尿。部分患者尿中可见膜状物。

3. 血液生化检查

血尿素氮及肌酐多在低血压休克期开始增加，少尿期及多尿早期达高峰，以后渐下降。低血压休克期及少尿期二氧化碳结合力下降最明显。血清钾、钠、钙、氯等随病期不同可有增高或降低。

4. 凝血功能检查

血小板减少，凝血酶原时间延长，部分患者可有 DIC 存在的证据。

5. 免疫学检查

血清特异性 IgM 抗体阳性或 IgG 抗体效价于恢复期较发病早期有 4 倍以上升高即有确诊价值。另外，从早期患者血清及尿沉渣中检出该病毒抗原或聚合酶链反应检出血清中该病毒 RNA 均可确定诊断。

二、诊断要点

（1）居住疫区或 2 月内有疫区旅居史，流行季节有与鼠类及其污染物直接或间接接触史。

（2）临床上急性起病，有发热中毒症状，有毛细血管损害表现（充血、出血及外渗征）及肾损害证据。典型病例有五期经过（发热期、低血压休克期、少尿期、多尿期及恢复期）。

（3）外周血白细胞总数升高，可见异形淋巴细胞，血小板减少，突然出现大量蛋白尿及尿中膜状物均有助于诊断。血清学检查特异性 IgM 抗体阳性或 IgG 抗体滴度恢复期较早期有 4 倍以上增高即可确定诊断。

三、治疗

治疗原则是早诊断、早休息、早治疗和就近治疗，并针对各期病理生理改变对休克、肾衰竭和出血进行预防性综合性治疗。

（一）发热期

1. 一般及对症治疗

卧床休息，给高热量、高维生素及易消化的饮食，高热者以物理降温为主，忌用强烈发汗退热药。中毒症状严重者可选用肾上腺皮质激素（如氢化可的松 100 ~ 200 mg 加入葡萄糖液中静脉滴注）。呕吐可给予甲氧氯普胺（灭吐灵）10 mg 肌内注射或维生素 B_6 50 ~ 100 mg 静滴。对精神紧张、烦躁者可用地西泮 10 mg 肌内注射。

2. 液体疗法

补充足够的液体和电解质。一般每日补液量为前一日出量加 1000 ~ 1500 mL 为宜，以口服为主，不足者可静脉输入。输液以平衡盐液为主，注意补充电解质（如钾），发热后期根据患者情况必要时适量补充 5%碳酸氢钠等。

3. 出血的防治

可选用酚磺乙胺、卡络柳钠（安络血）及维生素 K_1、维生素 C 等药。

4. 抗病毒治疗

常用病毒利巴韦林（唑）成人 1000 mg 溶于葡萄糖液中静脉滴注，每日一次，连用 3 ~ 5 天，也可应用肾病综合征出血热恢复期患者血清或特异性高价免疫球蛋白、干扰素等。

（二）低血压休克期

1. 扩充血容量

以早期、快速、适量为原则，争取 4 小时内使血压稳定。常用液体有平衡盐、低分子右旋糖酐、碳酸氢钠、甘露醇、清蛋白、血浆等。晶胶比例以 3 ∶ 1 为宜。通常先用平衡盐或 10%低分子右旋糖酐 200 ~ 300 mL 快速静滴或静推，使收缩压维持在 13.3 kPa（100 mmHg）左右，以后根据血压、脉压、末梢循环和组织灌注情况及血红蛋白等，选用适当液体，调整输液速度和用量。扩容量要适宜，一般每日补液不超过 2500 ~ 3000 mL。

2. 纠正酸中毒

常用 5%碳酸氢钠，可根据二氧化碳结合力的测定结果酌量给予补充，或按每次 5 mL/kg 给予，每日总量不超过 800 mL；亦可选用 11.2%的乳酸钠。

3. 血管活性药

经补液、纠正酸中毒后血红蛋白自己恢复正常，但血压仍不稳定者，可根据休克类型合理选用血管收缩剂（常用间羟胺）或血管扩张剂（常用多巴胺或苄胺唑啉）或两种药物联合应用。

4. 其他

①如有心功能不全，应及时应用强心剂。②吸氧。③应用肾上腺皮质激素，如氢化可的松或地塞米松。

（三）少尿期

本期主要矛盾是肾功能不全及其各种并发症。治疗原则是“稳、促、导、透”，即稳定机体内环境、促进利尿、导泻和透析治疗。

1. 稳定内环境

给予高热量、低蛋白易消化的食物。补液量应限制为前一日出量（尿、便及呕吐量）多 500 ~ 700 mL，以高渗葡萄糖液为主，限制钠盐。注意维持酸碱及电解质平稳、稳定血压及血浆渗透压。

2. 促进利尿

常用呋塞米，从小量开始，如每次 20 ~ 40 mg，如利尿效果不明显可逐步加大剂量至每次 100 ~ 200 mg，静脉推注，2 ~ 6 小时可重复一次，每日可连用 2 ~ 6 次。强效利尿剂还可用依他尼酸钠每次 25 ~ 50 mg 或布美他尼 1 ~ 2 mg 加入葡萄糖中，静脉注射。亦可联合应用血管扩张剂如酚妥拉明 10 ~ 20 mg 或山莨菪碱 10 ~ 20 mg 加入葡萄糖液中静脉滴注。

3. 导泻疗法

常用甘露醇粉 25 ~ 50 g 或 20% 甘露醇 125 mL 口服，每日 1 ~ 2 次。亦可应用硫酸镁口服或大黄 30 g 泡水后冲服。肠出血者不宜应用。

4. 透析疗法

透析疗法有助于排除血中尿素氮和过多水分，纠正电解质和酸碱平衡失调，缓解尿毒症。有明显氮质血症、高血钾或高血容量综合征患者，均可采用血液透析或腹膜透析。

5. 治疗并发症

（1）出血的治疗：应针对出血原因选用药物治疗。凝血因子消耗所致者补充凝血因子或血小板，DIC 纤溶亢进期则应用六氨基己酸或对羧基苄胺，肝素类物质增加所致者宜选用鱼精蛋白，尿毒症所致出血则需透析治疗。消化道出血除上述治疗外，应按消化道溃疡病出血的治疗方法，应用西咪替丁及局部应用止血药如凝血酶、云南白药等。

（2）心衰、肺水肿：应停止或控制输液，应用毛花苷 C（西地兰）强心、地西泮镇静及扩血管（如酚妥拉明）和利尿药。若无尿或少尿且存在高血容量者，紧急情况下可采用放血疗法。

（3）如合并 ARDS（急性呼吸窘迫综合征），应严格控制补液量，选用大剂量肾上腺皮质激素（如地塞米松）静脉注射，进行高频通气或应用呼吸机进行人工终末加压呼吸等。

（4）继发感染时选用对肾脏无毒性或低毒性的抗生素。

（四）多尿期

此期主要是维持水和电解质平衡，防治继发感染。补充足量液体和电解质，一般补液量按输出量的 75% 计为宜。应尽量口服补液，因为过多的静脉补液易使多尿期延长。

（五）恢复期

加强营养，按病情轻重休息 1 ~ 3 个月或更长时间，体力活动宜逐步增加。

（李高波）

第九章　其他急危重症

第一节　脓毒症

一、概述

严重脓毒症和感染性休克是影响人类健康的重大疾病，每年都影响着全球范围内成千上万的患者，其中四分之一甚至更多的患者死亡，并且病死率仍然不断升高。Rangel Frausto 指出，美国 1995 年因感染性休克而住院治疗者达 50 万人。目前在美国每年脓毒症病例约 75 万，占总住院患者的 2%，每年用于脓毒症救治的费用约 160 亿。预计到 2020 年年发患者数将达 100 万，感染性休克的患者预后较差，美国统计的死亡率达 35%，随后，长期的死亡率可高达 45%。与多发性创伤、急性心肌梗死和脑卒中一样，在严重脓毒症发病的最初几小时内采取积极有效的治疗很有可能改善患者的预后。

2002 年 10 月在西班牙巴塞罗那的第 15 届国际危重病年会上，由美国危重病学会（SCCM）、欧洲危重病协会（ESICM）和国际脓毒症论坛（ISF）等共同发起拯救脓毒症运动（SSC），又称“巴塞罗那宣言”。作为第一阶段的标志，该宣言“呼吁全球医务工作者和他们的医学专业组织、政府、慈善机构甚至公众对该行动的支持，力图在 5 年内将脓毒症的病死率减少 25%”。2004 年全球范围内 11 个代表感染和脓毒症诊断治疗最高水平的组织的 46 位专家组成委员会，以循证医学为基础制定了《拯救脓毒症运动之严重脓毒症和脓毒症休克治疗指南》，以指导临床医师改善严重脓毒症以及感染性休克患者的预后。此指南作为 SSC 第二阶段的标志，旨在进一步提高全球对脓毒症的认识并努力改善预后。2008 年在上述两个阶段工作的基础上，运用新的循证医学方法评估了证据的质量和推荐的强度，对以往的指南进行了修订，形成了 2008 年版指南，进一步规范了其临床诊断和治疗。2014 年 1 月，来自 SCCM 与 ESICM 的 19 位专家在美国旧金山组建脓毒症 3.0 定义工作小组。随后，小组成员通过四次面对面会议，以及邮件、投票等进行讨论。该定义的制定过程基于专家共识模式，对脓毒症病理生理机制、临床诊疗进展等进行了充分的文献检索和复习。2016 年 2 月，在第 45 届危重病医学年会上，美国重症医学会（SCCM）与欧洲重症医学会（ESICM）联合发布脓毒症 3.0 定义及诊断标准，相关内容同期发表于 *Journal of the American Medical Association* 杂志。脓毒症 3.0 定义也得到了全球 31 家相关学术组织的认可。

二、脓毒症和感染性休克的概念

（一）脓毒症（sepsis）

脓毒症是宿主对感染的反应失调而致的危及生命的器官功能障碍，也就是说当机体对感染的反应损伤了自身组织和器官进而危及生命就称为脓毒症。

（二）感染性休克（sepsic shock）

感染性休克指脓毒症合并出现严重的循环障碍和细胞代谢紊乱，其死亡风险较单纯脓毒症显著升高。显而易见，脓毒症休克患者的病情更重，死亡风险更高。脓毒症休克的临床表现为持续性低血压，在充分容量复苏后仍需血管收缩药以维持平均动脉压≥ 65 mmHg（1 mmHg = 0.133 kPa），血清乳酸浓度 > 2 mmol/L。若照此诊断标准，脓毒症休克患者的病死率 > 40%。

三、感染性休克的诊断

（一）感染依据

大多数感染性休克患者可找到感染灶，病原体有细菌、病毒、真菌、立克次体、螺旋体及寄生虫等，以细菌性最为多见。革兰阴性菌常见的有大肠埃希菌、铜绿假单胞菌、克雷伯肺炎杆菌、不动杆菌，革兰阳性球菌常见的有金黄色葡萄球菌、表皮葡萄球菌和链球菌等，真菌感染近来发病有增加趋势。感染的来源可来自全身各系统、皮肤软组织，以及各种检查治疗性的器械和导管。但也有部分感染性休克患者找不到明确的感染灶，需与其他病因引起的休克相鉴别。

（二）全身炎症反应综合征的临床表现

临床表现有发热或体温不升、寒战、皮肤潮红、呼吸急促、心率增快、白细胞计数升高等，具体包括体温 > 38℃或 < 36℃，心率 < 90 次 / 分，呼吸 > 20 次 / 分，$PaCO_2$ < 32 mmHg，WBC > 12×10^9/L 或 < 4×10^9/L 或未成熟白细胞 > 10%。

（三）血流动力学改变

收缩压 < 90 mmHg 以下或平均动脉压 < 70 mmHg，或较原基础值下降的幅度 > 40 mmHg 至少 1 小时；混合静脉血氧饱和度（SvO_2）> 70%，心排血指数 > 3.5 L/（min · m^2），或血压依赖输液或药物维持；经快速输液 1 小时不能恢复或需升压药维持。

（四）组织低灌注表现

组织低灌注表现有急性意识障碍，皮肤苍白、发绀或呈花斑，肢端湿冷，尿量减少（< 30 mL/h）等。

（五）实验室检查

①血常规：细菌感染常有，白细胞和中性粒细胞计数增多，有中毒颗粒及核左移现象，晚期可有血小板减少，血红蛋白降低。②出、凝血时间和凝血酶原时间延长，FDP 增高。血浆 C- 反应蛋白水平 > 正常值 ±2 SD，血浆前降钙素（PCT）水平 > 正常值 ±2 SD。血乳酸浓度常升高 > 2 mmol/L（正常值 1 ~ 1.5 mmol/L）。无糖尿病情况下高血糖（血浆糖水平 > 7.7 mmol/L）。

（六）器官功能评估

急性少尿［尿量 < 0.5 mL/（kg·h）至少 2 小时］，肌酐增加 ≥ 38 μmol/L，凝血异常（INR > 1.5 或 APTT > 60 s），腹胀，无肠鸣音，血小板减少症（血小板计数 < 100×10^9/L），高胆红素血症（总胆红素 > 70 μmol/L）。此外可有血清肌酐、尿素氮、ALT、心肌标志物的升高（肌钙蛋白等）。动脉血气是评价机体酸碱状况和氧输送水平的重要手段，pH < 7.35 提示存在酸中毒，同时也说明器官和组织灌注不足，存在缺氧。如经氧疗后 PaO_2 < 60 mmHg，氧合指数 < 300，缺氧无改善，可能并发 ALI/ARDS。

四、严重脓毒症的治疗

纠正休克和控制感染并重，在积极抗感染基础上，针对休克的病理生理变化给予补充血容量、纠正酸中毒、调整血管舒缩功能、改善微循环，以及维护重要脏器功能等治疗，以达到恢复全身脏器组织的血液灌注和正常代谢的目的。

（一）一般治疗和监测

对于感染性休克患者要重视一般治疗和血流动力学监测：患者采取卧位，抬高下肢 20° ~ 30° 或头和胸部抬高 20° ~ 30°，下肢抬高 15° ~ 20° 的体位，以利下肢静脉回流；保暖；吸氧；安静休息；保持呼吸道通畅；高温时物理降温。常用的血流动力学监测指标为：①临床表现：出现皮肤温度降低或花斑、毛细血管再充盈速度减慢和神志改变等表现，提示组织灌注降低。②尿量达到 0.5 mL/（kg·h）可作为治疗目标，但易受治疗措施影响，如利尿剂、补液速度或血管活性药物，观察尿量变化时应考虑这些因素。③ MAP < 65 ~ 70 mmHg 一般视为组织灌注不足，治疗目标是将其维持 MAP 在 65 mmHg 以上。④ CVP 和 PAWP：CVP 反映右心室舒张末压，PAWP 则反映左心室的舒张末压，都是反映前负荷的压力指标。一般认为 CVP 8 ~ 12 mmHg、PAWP 12 ~ 15 mmHg 作为严重感染和感染性休克的治疗目标。⑤ SvO_2、$ScvO_2$：SvO_2 是混合静脉血氧饱和度，反映组织器官摄取氧的状态。当全身氧输送降低或全身氧需求超过氧输送时，SvO_2 降低，提示机体无氧代谢增加。$ScvO_2$ 与 SvO_2 有一定的相关性，它们所代表的趋势是相同的，可以反映组织灌注状态。一般情况下，

SvO_2 的范围为 60% ~ 80%。在严重感染和感染性休克患者，SvO_2 < 70% 提示病死率明显增加。

（二）早期复苏治疗

一旦临床诊断为感染性休克，应尽快进行积极液体复苏，如证实存在组织低灌注，应尽早开始实施复苏计划，而且不应等待入住 ICU 后延迟复苏。6 小时内达到复苏目标：①中心静脉压（CVP）8 ~ 12 mmHg。②平均动脉压 ≥ 65 mmHg。③尿量 ≥ 0.5 mL/（kg · h）。④中心静脉或混合静脉血氧饱和度 ≥ 0.70。液体复苏采用胶体还是晶体一直存在争议，一般主张先晶后胶，先快后慢，纠酸和保护心功能兼顾。对高龄或心、肾功能欠佳者宜适当减慢补液速度并观察心、肾功能变化。若液体复苏后 CVP 达 8 ~ 12 mmHg，而 $ScvO_2$ 或 SvO_2 仍未达到 0.70，则应根据血红蛋白浓度输注浓缩红细胞，使血细胞比容达到 0.30 以上；若 $ScvO_2$ 或 SvO_2 仍未达到 0.70，应给予多巴酚丁胺，最大剂量至 20 μg/（kg · min），以达到复苏目标。研究表明达到早期复苏目标可以提高急诊感染性休克患者的生存率，最初 6 小时内达到上述复苏目标可减少患者 28 天死亡率。

对以下几种情况患者，监测 CVP 时应将其保持较高水平（12 ~ 15 mmHg），以克服充盈障碍：行机械通气、存在心室顺应性降低、腹压增高、合并肺动脉高压等。研究表明外周静脉血氧饱和度较中心静脉血氧饱和度低 5% ~ 7%，对于无条件测定中心静脉血氧饱和度的单位可依据外周静脉血氧饱和度落实早期复苏计划。

（三）控制感染

1. 病原学检查

在开始抗生素治疗之前进行合适的细菌培养，但不能因此导致抗生素治疗显著延迟。应用抗生素前至少采集两处血液标本：一是经皮穿刺，另一是留置超过 48 小时的血管内导管。在不延误抗生素治疗的前提下，应用抗生素前尽量留取其他培养标本，如尿液、脑脊液、伤口、呼吸道分泌物或可能为感染源的其他体液。采集的标本如果不能立即进行培养，标本必须立即送到微生物实验室冷藏或冷冻。经外周血管采集标本与血管通路采集标本同样重要。如果两个标本的病原微生物结果相同，则该病原微生物致使脓毒症的可能性增加。保证一定的采血量可提高血培养阳性率。经导管采取至少 10 mL 血液。呼吸道分泌物培养可用于诊断呼吸机相关性肺炎，感染部位病原微生物涂片的培养和革兰染色可有助于快速检出病原，指导抗生素的应用，尤其是对呼吸道标本。

影像学检查有助于潜在的感染源的发现，一旦明确了感染源的存在，应留取标本，但有些患者由于病情不稳定而不能接受有创操作或无法转运出 ICU，床旁检查（如超声检查）是有效的方法。通过特定的诊断方法以明确感染源，并通过引流或去除体外异物清除该感染源可以最大可能地提高临床疗效。

2. 抗生素的应用

严重感染时在留取合适的标本后，必须立即予以经验性抗生素治疗。经验性抗生素选择要有充分的依据，既要考虑到患者的病史、基础疾病、临床症状、体征和可能的感染部位，同时也应充分考虑到患者所在社区、医院或病区的微生物流行病学情况。所选择的抗生素应为广谱，能覆盖所有可能的致病菌。此外，还应考虑到抗生素的药效动力学和药代动力学，保证感染部位有足够的抗生素组织浓度。应用抗生素 48 ~ 72 小时后，根据微生物培养结果和临床反应评估疗效，选择目标性的窄谱抗生素治疗。抗生素疗程一般为 7 ~ 10 天。

3. 局部感染病灶的处理

对局限的化脓性脓肿、化脓性胆管炎、消化道穿孔并发膜炎等及妇产科感染性病灶，在尽快恢复有效循环血量后，及时对原发病灶进行手术处理。即使有时病情尚未稳定，为避免延误抢救时机，仍应在积极抗休克的同时进行针对病因的外科处理或手术治疗。

4. 液体疗法

液体复苏采用胶体还是晶体一直存在争议，天然 / 人工胶体或晶体液均可用于液体复苏，并无循证医学的证据支持某种液体优于其他液体。一般主张先晶后胶，先快后慢，纠酸和保护心功能兼顾。对高龄或心、肾功能欠佳者，宜适当注意补液速度并观察心、肾功能变化。

SAFE 研究表明，给予白蛋白是安全的，且疗效与晶体液等同。由于晶体液的分布容积较胶体液大得多，要达到同样的治疗目标时，晶体液用量要明显多于胶体液量，另外晶体液更便宜。液体复苏初始的目标应使 CVP 至少达到 8 mmHg（机械通气的患者应达到 12 mmHg），之后通常还需要进一步的液体治疗。如果患者血流动力学（例如动脉压、心率、尿量）持续改善，应该继续补液。对疑有血容量不足的患者，可采用液体冲击疗法，在开始 30 分钟内至少补充 1000 mL 晶体液或 300 ~ 500 mL 胶体液，并严密监测患者的临床反应。有条件应行监测 CVP 或肺动脉楔压，当两者增高而血流动力学却无改善时，应该降低补液速度，以避免发生肺水肿。由于脓毒症患者存在静脉扩张和进行性的毛细血管渗漏，大部分患者在最初 24 小时内需要持续积极的液体复苏，特别是液体入量要远大于出量。故而在这段时期，不应根据入量 / 出量比来判断是否需要液体复苏。

若液体复苏后 CVP 达 8 ~ 12 mmHg，而 $ScvO_2$ 或 SvO_2 仍未达到 0.70，则应根据血红蛋白浓度输注浓缩红细胞，使血细胞比容达到 0.30 以上；若 $ScvO_2$ 或 SvO_2 仍未达到 0.70，应给予多巴酚丁胺，最大剂量至 20μg/（kg・min），以达到复苏目标。

5. 血管收缩药

经充分的液体复苏后，如果平均动脉压仍然低于 60 mmHg，则应使用升压药物。对于存在威胁生命的低血压，液体复苏的同时即应使用升压药。去甲肾上腺素和多巴胺是纠正感染性休克低血压的首选药物。去甲肾上腺素对 α 受体作用较 β 受体作用强，它可通过收缩血管来提高平均动脉压，尤其适用于感染性休克顽固性低血压，此外还能增加脏器灌注。用法：其常用剂量为 0.03 ~ 1.50μg/（kg・min），剂量 > 1.00μg/（kg・min），可由于对 β 受体的兴奋加强而增加心肌做功与氧耗。多巴胺为去甲肾上腺素和肾上腺素的前体，兴奋 α、β、多巴胺受体，作用依剂量而不同：小剂量 < 5 μg/（kg · min），主要兴奋多巴胺受体，中剂量 5 ~ 10 μg/（kg · min），主要兴奋 β 受体，使心脏收缩增强，心排血量增加，但对心率影响较小；大剂量 > 10 μg/（kg · min），主要兴奋 α 受体，使内脏血管尤其是肾血管收缩。用法：开始即从 5 μg/（kg · min）用起，逐步增量以达到满意效果，不建议使用小剂量多巴胺治疗感染性休克。而多巴胺可通过增加每搏量和心率来提高平均动脉压和心排血量，对于伴有心脏收缩功能障碍的患者更为有效。经充分液体复苏和大剂量常规升压药的使用，低血压仍不能纠正者，可应用血管升压素。血管升压素通过强力收缩扩张的血管，提高外周血管阻力而改善血流的分布，起到提升血压、增加尿量的作用。由于大剂量血管升压素具有极强的收缩血管作用，使得包括冠状动脉在内的内脏血管强力收缩，甚至加重内脏器官缺血，故目前多主张在去甲肾上腺素等儿茶酚胺类药物无效时才考虑应用，且以小剂量给予，成人使用剂量为 0.01 ~ 0.04 U/min。

6. 糖皮质激素

糖皮质激素治疗适用于经足够液体复苏治疗后，仍需升压药来维持血压的感染性休克患者。建议使用中小剂量糖皮质激素治疗方案，有利于休克的逆转，改善器官功能损害。不推荐使用大剂量糖皮质激素短疗程冲击治疗。

建议静脉应用氢化可的松每日剂量不大于 300 mg。但其他原因需要，如患者有明确的内分泌疾病需要使用激素、既往有糖皮质激素治疗史或存在肾上腺功能不全的患者，可以根据病情需要使用相应剂量的糖皮质激素。糖皮质激素治疗可以提高机体对血管收缩药无反应，改善使用血管收缩药和液体复苏后仍然存在的低血压，但无明显证据表明激素治疗可以降低死亡率。

7. 重要脏器的功能维护

（1）心功能的维护：休克晚期都可显示不同程度的心功能不全，可给予多巴酚丁胺和控制输液量和滴速，同时给氧、纠酸和维持电解质平衡，给予能量合剂营养心肌。

（2）呼吸功能的维护：防止 ARDS，保持气道通畅，迅速给氧，经鼻导管（4 ~ 6 L/min）或面罩间隙加压输入。必要时气管插管或切开，辅以机械通气，纠正低氧血症和高碳酸血症。

（3）肾功能的维护：监测尿量的变化，定期检测尿常规和肾功能，注意鉴别肾前性肾功能不全和急性肾功能不全，出现急性肾功能不全时应及时给予透析治疗。

（4）脑功能的维护：防止脑水肿，保护脑细胞，可选用脱水剂（甘露醇）降低颅内压和脑保护剂（胞磷胆碱、吡拉西坦、纳洛酮等）。多脏器功能衰竭时，针对各脏器损伤的程度采取相应的措施，如急性呼吸窘迫综合征的机械通气，急性肾功能不全时的血液净化，肝功能衰竭时人工肝支持，呼吸循环衰竭时体外膜肺支持等，维护、支持和替代重要脏器功能。

8. 其他药物治疗

重组人活化蛋白 C（rhAPC）可降低 APACHE Ⅱ ≥ 25 分或 MOF 的临床死亡风险较高

的成人患者；对于 APACHE Ⅱ < 25 分或单个器官功能衰竭的死亡风险较低的患者，rhAPC 的疗效不明显。故建议严重脓毒症患者，其 APACHE Ⅱ评分≥ 25 分或存在多个器官功能衰竭，可考虑使用 rhAPC。

血液制品的使用，一旦患者组织低灌注得到纠正且无心肌缺血，如果血红蛋白低于 70 g/L，推荐输注红细胞，将血红蛋白提高至 70 ~ 90 g/L。脓毒症患者输注红细胞可增加氧输送。当有凝血因子缺乏且有活动性出血时或进行外科手术、有创性操作前，可输注新鲜冷冻血浆。对于血小板计数 < 5×10^9/L 的严重脓毒症患者，应输注血小板；当血小板计数为（5 ~ 30）$\times 10^9$/L 且有明显出血危险时，可考虑输注血小板；需进行外科手术或有创性操作时应维持血小板计数≥ 50×10^9/L。

通过对感染性休克发病机制研究认为，细胞因子、炎症介质、氧自由基等对推动其病程发展有重要作用，故目前正在研究开发阻断和调整上述物质释放的药物，这是感染性休克治疗的新策略，有可能降低感染性休克的病死率。目前国内临床常用的有丹参、参附注射液、血必净、乌司他丁、纳洛酮，以及莨菪类药物等，临床观察有一定的疗效。

总之，脓毒症仍然是临床严重的危重疾病之一，虽然近来研究对其认识加深，治疗手段和方法不断进步，但其预后仍不容乐观。早期识别，规范治疗，综合措施是目前改善其预后的主要手段。在灾害发生的情况下，对于此类患者的救治尤应如此。

（魏晓芬）

第二节　急性肾衰竭的持续性肾替代治疗

一、持续性肾替代治疗的起源和发展

间断性血液透析（IHD）对急性肾衰竭治疗是确切有效的，很大程度上可降低 ARF 的病死率。这种治疗方式的局限性也越来越受到关注，最为突出的问题是 IHD 常常加重患者的血流动力学不稳定，特别是缺血性急性肾衰竭常伴随肾脏自身调节能力丧失，受损肾脏对肾血流减少更加敏感，IHD 甚至可使这些患者从非少尿型急性肾衰竭演变成少尿型急性肾衰竭。研究者发现，ARF 患者应用血液透析后，可出现新的肾小管上皮细胞损伤，这为 IHD 诱发血流动力学不稳定而加重肾损伤提供了直接证据。

IHD 血流动力学不稳定的缺陷使其不能满足临床需要，临床迫切需要一种能克服这个问题的新透析方式，经过不懈努力，一种更缓慢、温和的肾替代治疗方法——持续性肾替代治疗（CRRT）终于问世。早在 1977 年，Kramer 开创性地将连续性动 – 静脉血液滤过（CAVH）技术应用于危重患者的临床治疗，其连续性的容量调节使单位时间超滤需求降低，相对于间断性血液透析，血流动力学稳定性得到显著增强。由于 CAVH 操作简单、耐受性好，在很大程度上克服了传统间断性血液透析所存在的“非生理性”缺陷，因此在

急性肾衰竭的救治中得到广泛推广。1979 年，Bishof 首次报道使用连续性静脉－静脉血液滤过（CVVH），并逐渐取代 CAVH。1980 年，Paganini 首次报道应用缓慢连续性超滤（SCUF），该技术主要原理是以对流方式清除溶质。1982 年 4 月，美国 FDA 批准 CAVH 在 ICU 使用。为了弥补 CAVH 对氮质清除不足的缺点，在 CAVH 基础上又发展起来连续性动－静脉血液透析滤过（CAVHDF）。该技术不仅增加了对小分子物质的清除率，还能有效地清除大、中分子物质，使溶质清除率增加 40%。1992 年，Grootendorst 等研究显示，如果持续进行 CVVH，每天输入置换液 > 50 L，能使血浆细胞因子水平降低，称之为高容量血液滤过（HVHF）。1995 年在美国圣地亚哥举行的第一届国际连续性肾脏替代治疗会议提出持续性肾脏替代治疗（CRRT）的概念：采用每天持续 24 小时或者接近 24 小时的一种长时间连续体外血液净化疗法，替代受损的肾脏，包含所有能够连续性清除溶质，对器官功能起支持作用的各种血液净化技术。CRRT 实际上不仅仅是一组有关维护肾脏功能的医疗措施，它还能在调节体液电解质平衡的同时，清除各种代谢产物、毒物、药物和各种致病性生物分子。1998 年，Teta 等提出连续性血浆滤过吸附（CPFA）。其方法是用血浆滤过器连续分离血浆，滤过的血浆进入包裹的碳或树脂吸附装置，净化治疗后血浆再经静脉通路返回体内。总之，经过二十多年的临床实践，人们将 CAVH 派生出上述各种治疗模式统称为 CRRT。2002 年季大玺等认为，CRRT 应该从最初肾替代治疗的目的，扩展至各种临床常见危重病例救治，其治疗适应范围已远远超出了肾脏病领域，成为各种危重病救治的重要支持方法，临床疗效日益被肯定。他认为 CRRT 这一名词似乎不能完全概括此项技术的实际价值，建议将 CRRT 改为连续性血液净化（CBP）。国际上，Ronco 等则提出采用多器官功能支持治疗（MOST）一词更能反映这项技术在重症患者救治中的作用。鉴于临床医师工作中习惯使用 CRRT 这个名称，本书仍沿用 CRRT 这个名词。近年来，CRRT 越来越广泛地用于 ICU 复杂性 ARF 患者的治疗，尤其是合并 MODS 患者，并且有取代其他肾脏替代治疗之势，有人称其为“体外循环生命保障系统”。但是，CRRT 对复杂性 ARF 及 MODS 患者预后的影响尚有争议，目前已有许多针对这些问题的临床研究，有望得到更加圆满的结果。

二、设备、作用机制及优点

（一）设备简介

自 1983 年 Lauer 详细描述 CRRT 理论以来的二十多年时间里，CRRT 技术发生了巨大的改进，由以心脏作动力泵、动静脉压力差作驱动力开始，再逐渐发展为单一血泵、辅助体外循环，而目前已设计并生产出专为进行 CRRT 的系统，将血泵、置换液泵、超滤泵，以及透析液泵合为一体，并设置有全自动控制程序及详细操作指南、报警监控、全自动联机平衡系统和适合不同流量的加热系统等，如金宝的 PRISMA、百特的 BM25、Acura、Aquarius、费森尤斯的 ADM08TM/ABM 血液净化系统。现代 CRRT 系统是集计算机、电子技术、机械、流体力学、生物化学、光学、声学等于一体的体外循环系统，以硬件为基础，应用人工神经网络和模糊控制技术，在 CRRT 治疗过程中能够监测各项压力、脱水剂量等，数字化和自动化程度较高，最大限度地保证了患者安全，确保治疗顺利进行。

1. CRRT 系统的组成

CRRT 系统包括动力系统、自动控制系统和检测系统三个主要部分，以及血管通路、管道连接、滤器等。CRRT 三个主要部分保证在治疗过程中，系统维持流经滤器的透析液或置换液浓度、温度和压力各项指标正常，保证体内电解质、酸碱平衡，排除多余的水分，以维持患者生命。

（1）动力系统：动力系统包括血泵、超滤液泵、置换液泵和透析液泵，其主要作用是为血路和水路循环提供动力，保证治疗过程中血流动力学稳定，治疗正常进行。在 CRRT 中，若体外循环中没有血泵驱动血液流动，而是依靠患者自身动脉压力完成体外循环，如果患者血压不稳定，治疗难以保证，因而需要血泵提供体外循环的动力。血泵是体外循环装置的主要部分之一，是体外循环的动力部分。由于 CRRT 是连续性的治疗过程，精确耐用的驱动泵和泵管及动态流量监测是 CRRT 系统不可或缺的组成部分。

血泵特点为：①流量小，血液通过透析器的流率通常为 300 mL/min 左右，最大也不超过 500 mL/min。②速度可调，因为为了控制血液中有害物的清除率，需要在一定范围内改变血液通过透析器的速率。③无泄漏，血泵不允许有任何泄漏现象，也不允许血液与空气接触。④泵的部件不能与血液接触，因为如果血液与机械部件接触时，容易污染血液或易形成血栓，另外血液与运动的机械部件接触会导致血球破碎或由于机械的离心作用使血细胞与血浆分离。

临床对血泵的要求：①对血液的破坏性小。②不会产生有损失性的压力，能类似人的心脏，对压力和阻力能适当地调节。③气泡进入血液的危险性小。④流量传感精确。⑤密封性更好。⑥操作更简单、灵活、安全。

（2）自动控制系统：实现 CRRT 治疗过程自动化，降低护理人员的使用难度，减少治疗过程中人为因素引发医疗事故的发生率。早年的 CRRT 没有自动反馈的容量控制系统，超滤需人工控制。为克服此问题，人们引入输液泵用以控制透析液、置换液和超滤液的流速，但输液泵误差较大，且没能和血泵联动，不能精确控制出入量，不能满足危重 ARF 患者容量平衡调控的需要。现代 CRRT 机自动反馈式容量控制系统，精确调控血流量和超滤量，使 CRRT 更加安全有效。

（3）检测系统：检测系统包括压力检测、漏血检测、空气捕获器、液位检测、容量控制系统和阻流夹，在治疗过程中起到监控的作用，一旦出现治疗异常，及时报警并通过自动控制系统采取相应措施。通过导管流出端阻力、导管流入端阻力、跨膜压等压力参数的变化及漏血检测及时判断滤器、管道及血流通路、空气捕获器功能状态，及时发现凝血、血流不畅、破膜等异常情况，及时处理，使 CRRT 过程更加安全有效。

（4）血管通路：建立和维持一个良好的血管通路是保证 CRRT 顺利进行的基本条件。

（5）管道连接：目前临床使用的 CRRT 管路往往是机器配套专用的。随着人们对 CRRT 凝血和血流阻力的研究，管道连接方面的问题引起了重视。确保管路连接正确，减少涡流和凝血系统、血小板激活。通常管路的直径较双腔导管大，而管路与双腔导管连接接头的直径比双腔导管小，这可能是影响血流量的因素之一，已有公司试图改进。

（6）滤器：CRRT 治疗是接近 24 小时的体外连续性血液净化疗法，因此，理想的滤器应该能连续使用 24 小时，价格合理，膜的生物相容性好，不激活补体和凝血反应，超滤系数大，通透性高，具有抗凝活性。CRRT 治疗使用的滤器，通常由合成的高分子聚合材料膜制成，生物相容性好，通透性高，超滤系数高。近年来随着技术的进步，不断有新型的滤器问世，新型的滤器的滤过膜孔径更大，对溶质的截留分子量更大，高通透性滤器还能有效地清除大量细胞因子，如 TNF-α、IL-1、IL-6、IL-8、C3a、D 因子、血小板活化因子（PAF），滤器对细胞因子的清除包括吸附与对流两种方式相结合。滤器中不同的生物膜清除细胞因子的能力不同，高通透性合成膜如聚丙烯腈膜（PAN）、聚砜膜（PS）等，有一疏水性表面，刺激细胞因子产生减少，而且可通过滤过或吸附机制使之清除，这类滤器尤其适用于脓毒症合并的急性肾衰竭。

2. 常用 CRRT 系统简介

临床常用 CRRT 机器通常为容量平衡 / 血泵系统一体化型，早年的容量平衡 / 血泵系统分离型机器由于其液体平衡不够精准，操作使用复杂，安全性较差，目前已较少使用，常用的 CRRT 机器有 Prisma，BM25，Diapact CRRT，Acumen 和 Multimat BIC 等型号。以上 CRRT 机器均具备控制置换液和超滤液速度的容量泵、生物相容性的高通量膜、相应的安全报警设备和无菌置换液。

（1）Accura、Aquarius 同为百特公司产品，机器彩屏视窗设计可旋转 360°，方便临床工作状态下护士在各个角度观察机器的工作状态。它们有治疗处方调整便捷、治疗方式切换方便的优点。该机具有四个蠕动泵（血泵、置换液泵、透析液泵和超滤液泵），置换液可以有前稀释、后稀释和前后稀释同时补给 3 种方式。该机操作简单，其独特的卷管加热装置可以使每小时 6 L 的液体加热到 37℃。有“人机对话”模式，只要按照机器显示的操作图进行操作就行，是一款“傻瓜机”。可以同时接三个或四个置换液袋，几小时换液一次，因而工作量大大减少。超滤准确、随意调动的称重系统使液体的平衡精确度误差小于 1%。除了双重血浆置换，各种治疗模式都可以进行。机器性能良好，售后服务也较好。缺点是在季节变换时，压力感受器非常敏感，容易出现“压力漂移”而导致自检失败，治疗时压力感受器过于敏感，血液透析导管位置稍微偏移就可能导致压力频繁报警。总体来讲，Accura、Aquarius 是一款救治范围较宽广，操作简便的机器。

（2）Prisma 控制部分有 4 个内置泵（血泵、置换液泵、透析液泵和超滤液泵），置换液可以有前稀释、后稀释 2 种方式。专用管路系统已预先与 AN69 膜的滤器密闭连接，形成封闭的回路系统，增加了安全性，但同时由于管路和滤器是连在一起的，因此当需要更换滤器如滤器凝血时，必须将管路一起更换。管路中 4 个非侵入式压力传感器接点，可连续监测滤器及管路内压力变化而不会发生交叉感染，分别于滤器动静脉采血口设置有两个空气捕获壶。Prisma 所有的设置均能通过触摸屏完成操作，内置软件能为操作者提供快速连续的指导，在系统提供信息帮助下，即使非专业护士也能学会操作。短时间内可完成全管路的自动安装和预冲程序。治疗开始后，有关资料可保存 24 小时并能经端口传送至计算机。体外循环血量少，比较适合小孩、老年危重症患者和心功能不好、有出血倾向的患者，在 ICU 是首选。由于管道是全封闭的，整个机器智能化高，人机对话比较简单，操作也很方便，安全保护系数也很高，可以连续工作至少 10 小时以上。该机血流量最大为 180 mL/min；净超滤率最大为 1000 mL/h；CVVH 模式下，置换液流率最大 4500 mL/h；CVVHDF 模式下，置换液流率最大 2000 mL/h，透析液流率最大为 2500 mL/h；SCUF 模式下，净超滤率最大为 2000 mL/h。抗凝剂的给药模式有连续性和间歇性两种，速度 0 ~ 5 mL/h，间隔时间 0 ~ 24 小时，两种模式可联合应用。

（二）CRRT 作用机制

CRRT 治疗通过弥散、对流与吸附原理清除体内的代谢废物、毒物、多余水分，纠正酸碱平衡、电解质紊乱。

1. 弥散

弥散是透析治疗时溶质清除的主要机制。经由半透膜两侧的血液及透析液中的分子，在限定的空间内自由扩散，分子由高浓度一侧转运至低浓度一侧，以达到相同的浓度。影响弥散清除的主要因素：①溶质的分子量：分子量越小，跨膜弥散速率越高，弥散清除率越高，对血液中小分子溶质（BUN、Scr 等）清除效果好于大分子溶质（细胞因子等），因为血液中小分子溶质的浓度高，膜内外浓度差大，而且同样的膜对小分子溶质阻力小。②血液与透析液中溶质的浓度梯度差：浓度梯度越大，跨膜转运量越大。③膜阻力：膜的面积、厚度、结构、孔径的大小，以及膜所带的电荷、膜两侧滞留的液体层的阻力等决定了膜阻力，膜阻力越小，弥散清除率越高。④溶质的蛋白结合率：结合率越低，蛋白结合部分解离成游离溶质的速度越快，弥散清除率越高。⑤透析液流速：增加血液与透析液流速可最大限度地保持溶质的浓度梯度差，降低滞留液体层厚度，减少膜阻力，从而增加弥散清除率。

2. 对流

液体从压力高的一侧通过半透膜向压力低的一侧移动，液体中的溶质也随之通过半透膜，对流不受溶质分子量及其浓度梯度差的影响，跨膜的动力是跨膜压，由静水压和渗透压组成。利用这种作用清除水分和溶质称为超滤，人的肾小球通过超滤对流清除溶质和水分，血液滤过即是利用此原理清除水分及溶质。连续性血液滤过中的滤器在一定程度上模仿了肾小球。对流清除溶质的效果主要由超滤率和膜对该溶质的筛系数决定。对流清除率（C）= 溶质的筛系数（S）× 超滤率（Q_{uf}），筛系数是指超滤液中某溶质的浓度与其血中浓度的比值，取决于膜的特点、溶质大小、血流量及滤器的几何形状；超滤率为单位时间内通过滤器的液体量，$Qu = K_{uf} \times \Delta P$，$K_{uf}$ 为滤器的超滤系数，等于膜的超滤系数乘以膜面积。ΔP 为膜内外压力差，即跨膜压（TMP）。治疗所选的稀释模式也影响超滤率，上述公式是后稀释血液滤过方式中物质清除率的计算。对于前稀释，溶质进入滤器时由于稀释作用浓度已经降低，超滤出滤器的浓度也降低，因此同样流量的置换液清除效率要比后稀释低，清除率的计算公式要在后稀释的基础上乘以稀释系数 Qb/（Qb + Qr），Qb 为血流速度，Qr 为置换液输入速度。单纯提高超滤率，会加重血液浓缩，降低膜的通透性，筛选系数也会下降，因此后置换模式清除率的增加有一定的限制。影响超滤的因素主要有：膜的特性、血液成分（血浆蛋白浓度、血细胞比容和血液黏滞度均影响超滤率）、液体动力学（膜表面的切变力或速度梯度会影响滤过量）和温度。

3. 吸附

吸附是溶质吸附在滤器膜的表面或滤器中的药用炭及吸附树脂上，从而达到清除的效果，应用于血液灌流等模式中。吸附对某些溶质或特定溶质起作用，与溶质和吸附物质的化学亲和力及吸附面积有关，而与溶质浓度关系不大。滤器膜表面的电荷量决定了吸附带有异种电荷蛋白的量，膜的亲水性越低，吸附的蛋白量越大。大多数合成膜材料由高度疏水性物质如聚砜、聚酰胺等组成，吸附蛋白能力强。微孔膜的表面与孔道均参与吸附，增加了吸附面积。溶质的分子量大小与结构的对称性也影响吸附效果。如果溶质的分子量大到不能通过膜孔，只能靠膜表面吸附，则吸附量小。AN69 膜是水凝胶膜，全层参与吸附，相同膜面积吸附量最大。近年技术的发展，可将能与特定物质结合的成分标记到膜上，如多黏菌素 B、葡萄球菌 A 蛋白，可大大增加对特定物质如内毒素、细胞因子的吸附清除率。

（三）各种持续性肾替代治疗的技术特点

随着技术的进步，各种 CRRT 技术日趋成熟，其技术和方法也将不断推陈出新，常用于急性肾衰竭的 CRRT 治疗技术有连续性动 – 静脉血液滤过（CAVH）、连续性静 – 静脉血液滤过（CVVH）、连续性静（动）– 静脉血液透析［CV（A）VHD］、连续性静（动）– 静脉血液透析滤过［CV（A）VHDF］、缓慢持续超滤（SCUF）、连续性高通量透析（CHFD）、连续性高容量滤过（HVHF）、连续性血浆滤过吸附（CPFA）。

1. 连续性动 – 静脉血液滤过

CAVH 治疗模式是最先应用于临床的 CRRT 治疗模式。它以人体动、静脉间的压力差作为体外循环驱动力，以超滤作用清除体内过量的水分，以对流原理清除中、小分子溶质，利用吸附清除炎症介质。CAVH 具有自限性（平均动脉压下降，超滤会自动下降）、持续性（24 小时连续治疗）、稳定性（对心血管系统影响甚小）、简便性（可在床边进行，不用搬动患者）等特点，治疗简便，易操作，不需要仪器辅助，只用滤器和管路便可在患者床旁完成治疗等，是血液透析无法与之相比的优势，能有效调节患者水、电解质平衡。但随着临床使用增多，它的缺陷和不足逐渐暴露出来：①动脉通路并发症发生率很高。②小分子物质清除率仅为 10 ~ 12 mL/min，尿毒症毒素的清除不足，常常需要透析辅助，特别是重症 ARF 患者常常存在高分解代谢，CAVH 常不能满足这类患者增高的代谢需求。③血流量低，抗凝剂使用多，出血风险增加。④它以动、静脉压力差作为体外循环的驱动力，对于血流动力学不稳定的重症患者，很难达到所需的动脉压力，满足 CAVH 的血流量。⑤液体平衡的精确性差。特别是对于血流动力学不稳定的重症脓毒症合并 ARF 的患者，CAVH 不能满足患者肾替代治疗要求，现较少应用。

2. 连续性静 – 静脉血液滤过

CVVH 和 CAVH 溶质清除原理相同，不同的是 CVVH 在体外循环管路中加入了血泵进行驱动，可以调整所需要的血液流量；同时采用中心静脉留置单针双腔导管建立血管通路，避免了动脉穿刺的并发症。CVVH 被临床广泛应用，已经基本取代 CAVH 成为标准的 CRRT 治疗模式。由于有血泵辅助，血流量可达 100 ~ 300 mL/min，同时可以加大置换液量，提高清除率，更有效地清除致病因子，并可打开静脉通道，保证患者所需液体，临床效果明显优于 CAVH。

3. 连续性静（动）– 静脉血液透析

连续性静（动）– 静脉血液透析仍是以人体动静脉间的压力差作为体外循环的驱动力，溶质转运原理主要依赖弥散及少量对流。1987 年后出现 CVVHD，应用血泵驱动，同时采用中心静脉留置单针双腔导管建立血管通路。相对 CAVH 与 CVVH，CAVHD 和 CVVHD 有以下优点：能清除更多小分子物质、不需要补充置换液、每小时平衡液量减少。

4. 连续性静（动）– 静脉血液透析滤过

连续性静（动）– 静脉血液透析滤过是在 CAVH 或 CVVH 基础上加做血液透析，弥补对氮质清除不足的缺点，溶质清除增加 40%。溶质转运机制是对流加弥散，增加了小分子溶质的清除，还能有效清除中、大分子物质，适用于高分解代谢的 ARF 患者。

5. 缓慢持续性超滤

SCUF 是 CAVH 的一种，以对流为主的方式清除溶质，不同的是不需补充置换液，也不用透析液。SCUF 分为应用动静脉压力差作为驱动力，利用动脉、静脉建立血管通路的动 – 静脉缓慢连续超滤和应用血泵驱动、单针双腔中心静脉置管建立血管通路的静 – 静脉缓慢连续超滤。SCUF 主要超滤脱水，溶质清除不理想，目前临床主要用于水肿、心衰、心脏直视手术、创伤或大手术复苏后伴有容量超负荷者。

6. 连续性高通量透析

ARF 伴高分解代谢患者，尿素清除率每天需达 20 ~ 30 L 以上才能控制氮质血症，因此只有在对流清除溶质的基础上加弥散透析，才能使小分子物质清除满意。CHFD 于 1992 年由 Roncon 提出，这个系统由连续性血液透析和一个透析液容量控制系统组成，使用高通量血滤器，10 L 碳酸氢钠透析液以 100 mL/min 的速度再循环。超滤过程由速度不同的两个泵控制，第一泵输送已经过加温的透析液，第二泵调节透析液流出量和控制超滤。该系统应用高通量、筛选系数大的合成膜血滤器，透析液逆向输入，两个泵控制超滤率，不用置换液，既可控制超滤又能保证对流，是对流和弥散的优化组合，较单纯血液透析能增加大分子物质的清除。该系统既可以控制超滤又可保证对流，与单纯血液透析相比能清除大分子物质。当透析4小时透析袋中尿素和肌酐浓度与血浆中浓度达到平衡后，应予以更换，尿素清除率每天可达60 L。如果连续进行CHFD，每周KT/V指数也很容易达到7 ～ 10。

7. 连续性高容量滤过

HVHF在CVVH基础上发展而来，通过增加置换液的输入量来提高对大中分子溶质的对流清除作用。1992年，Grootendorst等研究发现，如果持续进行CVVH治疗，每天输入置换液＞50 L，能使血浆细胞因子水平降低，称为高容量血液滤过（HVHF）。2000年ADQI名词工作组将HVHF定义为Qu＞35 mL/（h·kg）。HVHF使用较大的滤过器膜面积（1.6 m^2），通过吸附或可能通过溶质对流作用清除大量的炎症介质，使炎症反应下调。近年来的动物实验和临床研究均显示，HVHF与传统的CVVH治疗相比较，治疗感染性休克及多器官功能障碍综合征时，能明显改善血流动力学、减少正性肌力药物用量，同时清除可溶性炎症介质，下调炎症反应。Belomo等用HVHF与常规CVVH（1 L/h）对照治疗败血症休克多脏器功能衰竭患者，与CVVH相比，HVHF能明显地使血管加压药剂量减少而能维持同样的平均动脉压。

8. 连续性血浆滤过吸附

连续性血浆滤过吸附1998年由Teta等提出，用血浆吸附滤过器连续分离血浆，滤过的血浆进入包裹的药用炭或树脂吸附装置，选择性去除炎症介质、细胞因子、活化的补体和内毒素。CPFA不需要置换液，可以与血液滤过或血液透析联合用于重症脓毒症合并急性肾衰竭的患者，但治疗费用高昂。

（四）CRRT的优点

1. 血流动力学稳定

重症ARF患者多存在心血管功能障碍、血流动力学异常，并常伴有容量负荷过多，可直接导致患者死亡。若用传统的IHD治疗时，短时间内清除大量液体，通常会引起血流动力学不稳定，不利于肾功能的恢复，使生存率降低。尤其是血流动力学不稳定的患者，通常难以在IHD治疗中清除较多的液体。与IHD相比，CRRT优点为连续性治疗，可缓慢、等渗地清除水和溶质，有效循环容量波动小，渗透压变化程度小，基本无输液限制，从而一般对血流动力学影响较小，更符合生理情况。低于体温的置换液，使外周血管收缩、血管阻力增加，有助于血压维持；通过清除部分中、大分子炎症介质和血管活性物质，从而影响血流动力学状况；一些血管活性物质，如肾上腺素、去甲肾上腺素等均是小分子物质，在IHD治疗中易通过弥散清除，继而加重低血压，CRRT治疗中超滤可引起代偿性血管收缩，有利于稳定血压，保证脑灌注。CRRT治疗时，血流动力学稳定，血压的发生率低，不会造成肾缺血，从而减少肾缺血－再灌注的发生，对肾功能的恢复以及机体的其他脏器都有很好的保护作用。通过控制体外循环液体的温度，可强效调节体温；通过调节容量平衡，减轻器官水肿，维持理想的心脏前、后负荷，从而起到心脏功能支持作用；通过调控容量状态，清除肺间质液体，改善氧合，起到保护肺功能的作用。

2. 溶质清除率高

CRRT 治疗缓慢、连续性清除液体和溶质，整个治疗过程中，溶质清除率高于 IHD，能使氮质血症控制在稳定水平。由于体内的毒素一直处于较低的水平，对机体的损害也较轻。而 IHD 使氮质血症存在峰值和谷值波动，尿毒症毒素平均浓度较高。CRRT 比 IHD 有更高的尿素清除率，并且 CRRT 对中、大分子溶质的清除优于 IHD，有利于脓毒症和多器官功能障碍的治疗。CRRT 时血浆渗透压缓慢下降，能更多地清除小分子物质，防止透析失衡综合征，能更好地控制氮质血症，有利于重症急性肾衰竭或伴有多脏器功能障碍、败血症和心力衰竭、脑水肿患者的治疗。

3. 清除炎性介质

CRRT 通过多种方式清除溶质，其中对流起主要作用，大、中分子主要靠对流和吸附作用清除，小分子物质主要通过对流和弥散作用清除。因此，CRRT 治疗除了能清除血肌酐、尿素氮、电解质等小分子溶质外，还可以清除许多导致疾病发生、发展的炎性介质和毒性物质等中、大分子溶质，截断炎症介质释放的瀑布效应，如 TNF-α、IL-1、IL-6、IL-8、PAF、心肌抑制因子等，减轻这些炎症因子对脏器的损害。CRRT 非选择性地抑制促炎或抗感染性介质，可有助于恢复或重建免疫稳态。CRRT 使用无菌 / 无致热原溶液，以消除在 IHD 中潜在的炎性刺激因素，并使用高生物相容性、高通透性滤器，能通透分子量达 300 kDa 的物质。大部分细胞因子分子量为 10 ~ 300 kDa，可被对流机制所清除。CRRT 技术不仅从体内清除致病物质，而且改善机体免疫功能和内皮细胞功能，并维持血流动力学、电解质及体液平衡，从而为脓毒症性 AKI 和 MODS 等危重病症的救治创造了有利条件。CRRT 还能逆转免疫麻痹和骨髓功能，具有促进红细胞生成的作用。CRRT 治疗时置换液量大，置换液温度可调，这样可以降低高热患者机体的温度，减轻应激反应，减少各种炎症介质的产生。

4. 改善营养支持

大多数急性肾衰竭危重病患者消化吸收功能差，肝脏合成功能下降，加之反复感染，合并高分解代谢等，一般都伴有营养不良。传统的透析治疗对水清除的波动较大，制定的热卡摄入量往往不能达到要求，蛋白质摄入量常需控制在较低水平，常出现负氮平衡，影响患者的营养支持。CRRT 的主要优势是能精确调控液体平衡，保持血流动力学稳定，对心血管功能影响小，机体内环境稳定，能满足大量液体的摄入，可以不断地补充水分、营养物质、治疗用药，较少地顾虑水平衡、氮平衡的问题，有利于营养支持治疗，保证了每日的能量及各种营养物质的供给，并维持正氮平衡。

（五）CRRT 的缺点

与 IHD 相比，CRRT 有诸多优势，但是也有不足：①需要连续抗凝。②间断性治疗会降低疗效。③滤过可能丢失有益物质，如营养物质。④乳酸盐对肝功能衰竭患者不利，现多使用碳酸氢盐置换液。⑤能清除分子量小或蛋白结合率低的药物，故其剂量需要调整，难以建立每种药物的应用指南。⑥CRRT机器复杂，价格昂贵。⑦尚无确实证据说明CRRT可以改善预后，今后仍需要大规模、多中心、前瞻性的临床研究，探讨CRRT对疾病的生理、病理及预后等的影响。

（六）CRRT与IHD比较的临床研究

尽管循证医学证据不足，但临床工作中但凡有CRRT应用经验的医师，在其临床实践中自然会偏爱CRRT。CRRT尤其在常合并多器官功能障碍的ICU患者中受到青睐。2005年的一项多国多中心关于ICU中急性肾衰竭的调查表明：超过80%的患者接受CRRT治疗，只有17%患者接受了IHD治疗，另3%患者接受了腹膜透析或单纯超滤。Gatward等2008年发表的一项在英联邦所做的调查表明，303个中心中有269个ICU（89%）为AKI患者提供肾替代治疗，65%的ICU使用CVVH作为大多数患者的一线治疗，31%的ICU使用CVVHDF。所有这些调查研究都表明CRRT在ICU急性肾衰竭患者治疗中处于中心地位。虽然CRRT治疗被广泛应用于急性肾衰竭的治疗，但IHD和CRRT孰优孰劣仍存在很大争议。

大多关于CRRT与IHD比较的临床研究，是非随机的或回顾性的。Swartz等研究了2000至2001年接受肾替代治疗的ARF患者，住院期间以及100天的病死率，经疾病严重性调整后，CRRT组较IHD组的病死率相对降低（RR = 0.81，P = 0.32，n = 383），重症监护期大于5天的患者接受至48小时以上的肾替代治疗，住院期间的病死率CRRT组比IHD组低接近45%，100天的病死率CRRT组也显示了潜在的存活优势。

而另一项来自圣地亚哥的多中心随机对照临床研究，将166例ARF患者随机分为IHD组和CRRT组，结果发现，28天病死率CRRT组为59.5%，IHD组为41.5%，应用多元回归调整了组间不平衡因素后，CRRT组的死亡危险系数是1.3。CRRT组较IHD组死亡风险更高，这项研究显示相对于IHD，CRRT治疗并不能提高患者生存率，肾功能恢复率两组间无差异。但此研究没有控制影响ARF预后的其他如营养支持、循环支持、开始治疗时机和治疗剂量等重要临床决策和支持治疗策略，使这一结论的可靠性受到影响。Belomo等发现，CRRT治疗的优势体现在2 ~ 4个脏器衰竭或APACHE Ⅱ评分在24 ~ 29之间的患者中，而对于极危重或轻症患者，CRRT较IHD的治疗优势不能体现。

Kelum等荟萃分析了13个研究的结果，显示IHD和CRRT对患者的预后和其病死率并无差异，但通过APACHE Ⅱ评分校正后，接受CRRT治疗者比接受IHD者病死率低。Pannu等选择了九项随机对照比较CRRT和IHD的研究（总例数989）进行荟萃分析，结果显示接受CRRT治疗和接受IHD治疗的患者在生存率方面没有差异，亚组分析显示低血压的发生率和存活者中依赖透析的比例也没有差异。Bagshaw等的荟萃分析所得出来的结论是，AKI患者透析模式的选择目前不可能给出确定的推荐建议。尽管三项荟萃分析的结论不一致，后两项荟萃分析未得出 CRRT 和 IHD 孰优孰劣的确定结论，但综合现有的临床研究的依据，CRRT 在重症 ARF 治疗中仍存在优势。

2009 年发表的一项在 ICU 的 AKI 患者中进行的多中心前瞻性随机对照研究将 316 例 AKI 患者随机分为间歇性肾替代（IRRT）治疗（n = 144）和 CRRT 治疗（n = 172），两组中死亡率、肾功能恢复情况、ICU 停留时间和住院时间均无差异。研究得出肾替代治疗的方式，CRRT 或是 IHD，对 ICU 中 AKI 患者的预后无明显影响。二者都是 AKI 患者重要的治疗手段。

总之，虽然一些回顾性及前瞻性研究认为 CRRT 可以促进肾功能的恢复，提高生存率，改善预后，但这一结论尚没有被大规模随机对照临床研究所支持。现有的证据还不足以得出 AKI 患者肾替代治疗究竟 IHD 和 CRRT 哪种更好的结论，这一问题还需要大规模的前瞻性的随机对照研究来回答。

我们的临床经验对于合并多器官损害的患者，CRRT 治疗具有明显的优势，而且这类 ICU 重症 AKI 患者往往不便于搬动，国内的 ICU 患者行 IHD 治疗受到明显限制，而床边进行的 CRRT 治疗是国内几乎所有有 CRRT 治疗条件的 ICU 重症 AKI 患者的首选。而对于无合并其他脏器损害的单纯 AKI 患者，二者均可选择。

三、CRRT 在急性肾衰竭中的应用指征及禁忌证

目前，对 ARF 患者 CRRT 治疗的指征和 CRRT 开始治疗时机尚无统一认识。传统观念主张在内科保守治疗失败，出现尿毒症综合征或严重并发症和水、电解质、酸碱平衡紊乱时，才开始 CRRT 治疗。这种标准对于单纯性 ARF 可能是合理的。但临床上多数 ARF 患者是伴发或继发于其他器官功能障碍，或是脓毒症、休克、严重创伤等危重状态，尤其是 ICU 患者，往往存在血流动力学不稳定、容量超负荷、高分解代谢等，难以耐受 IHD，常常需要 CRRT 支持治疗。我们应该明确的是：传统用于单一肾衰竭的肾替代治疗指征并不能完全适用于重症 ARF 的治疗。另外，越来越多的证据表明 ARF 患者的容量超负荷明显增加死亡率，而 CRRT 的容量控制能够改善预后，尤其是在心脏手术后的患者和儿童患者。

（一）CRRT 应用指征

（1）容量负荷过重：急性肾衰竭伴血流动力学不稳定、心外科术后、新发心肌梗死、脓毒症的患者，充血性心力衰竭、急性肺水肿、少尿而又需要大量补液时，如全静脉营养、各种药物治疗、慢性液体潴留（腹腔积液、肾性水肿）。

（2）清除溶质：急性肾衰竭伴有心血管功能障碍、脑水肿、高分解代谢等需要静脉营养。

（3）酸碱和电解质紊乱：代谢性酸中毒、代谢性碱中毒、高或低钠血症、高或低钾血症。

（4）多器官功能障碍综合征、全身炎症反应综合征、急性呼吸窘迫综合征、急性重症胰腺炎、挤压综合征、中毒、心肺旁路手术、肝功能衰竭、横纹肌溶解综合征、急性肿瘤

溶解综合征、药物和毒物中毒、肝性脑病、降温、复温等。

近期有人将 AKI 的肾替代治疗指征分为绝对指征和相对指征，认为 CRRT 治疗指征要建立在对患者临床情况的综合评估基础上，大部分指征是相对适应证，少部分是绝对适应证。

（二）CRRT 使用禁忌证

只有相对禁忌证，没有绝对禁忌证。下列情况行 CRRT 治疗时要慎重并作严密监测和适当处理。

（1）严重贫血（血红蛋白 < 50 g/L），最好能在 CRRT 治疗时补充红细胞。

（2）严重低血压患者，严重心律失常或不能耐受体外循环者。

（3）有出血倾向的患者，有严重出血倾向的患者，如消化道出血、弥漫性血管内凝血、严重血小板减低等，CRRT 治疗时不使用或少使用抗凝剂，并密切监测凝血指标。

（4）患者有严重的动脉硬化、凝血功能不佳者或最近一周内卒中的患者，不管是出血性还是缺血性，都可能使病情恶化。

四、CRRT 方案的设置

（一）急性肾衰竭开始 CRRT 的时机

CRRT 开始治疗的时机是影响患者预后的重要因素，目前还没有公认的 ARF 患者 CRRT 开始治疗的标准：有以生化指标的变化作为开始 CRRT 治疗的判断标准，有以少尿作为开始 CRRT 治疗的判断标准，有以 ICU 转入时间作为开始 CRRT 治疗的判断标准，有以容量状态作为开始 CRRT 治疗的判断标准。一般认为急性肾衰竭患者肾小球滤过率下降导致少尿、严重内环境紊乱及液体超负荷时需要肾替代治疗。理论上及早开始肾替代治疗对急性肾衰竭患者有益，因为早期或预防性 CRRT 能更好地控制水、电解质、容量和免疫平衡，避免其他脏器进一步损伤，促进肾功能恢复，改善整体预后。

有几项回顾性研究评价了 CRRT 开始治疗时机和 ARF 预后的关系。Getings 等分析了 CVVH 开始治疗时机与创伤后 AKI 患者预后的关系，共 100 例患者，以 BUN 60 mg/dL 作为界定早治疗或晚治疗。在早治疗组，CVVH 开始于入院后（10 ± 15）天，平均 BUN 在（43 ± 13）mg/dL；而晚治疗组，CVVH 开始于入院后（19 ± 27）天，平均 BUN 在（94 ± 28）mg/dL 水平，早治疗组生存率 39%，而晚治疗组生存率 20%。另一项心脏手术后患者行 CRRT 时机的回顾性研究中也得到了类似的结果。Demirkilic 等对 61 例心脏手术后的患者进行分析。这些患者被随机分为两组：第一组 27 例，当 Scr > 700 μmol/L 或血 K^+ > 5.5 mmol/L 时接受 CVVHDF，开始治疗时间为术后（2.6 ± 1.7）天；第 2 组 34 例，应用利尿剂 8 小时后尿量仍 < 100 mL 时即行 CVVHDF 治疗，开始治疗时间为术后（0.9 ± 0.3）天。结果早期治疗组显示了较短的机械通气时间、较少的 ICU 住院天数和较低的病死率。与之类似的是 2009 年发表的来自 Elahi 等对 64 名心脏手术后患者的研究，28 名患者直到 BUN 高达 84 mg/dL

和 Scr 高达 2.8 mg/dL 或血钾高于 6 mmol/L 才开始 CVVH，而不管尿量如何；而另 36 名在使用呋塞米情况下 8 小时尿量仍小于 100 mL 即开始 CVVH，手术距离 CRRT 开始时间分别是（2.6 ± 2.2）天和（0.8 ± 0.2）天，结果两组住院死亡率分别是 43% 和 22%。Piccinni 等也有类似报道。Liu 等分析了一项多中心临床研究，243 名接受了肾替代治疗的患者用开始治疗时平均 BUN（27 mmol/L）为界分为早启动组和晚启动组，尽管晚启动组器官衰竭情况较轻，但 14 天和 28 天生存率均低于早启动组。但这几项回顾性研究都有较明显的缺陷。

到目前为止，探讨这个问题的前瞻性研究不多。一项前瞻性队列研究显示：在重症患者，当 BUN 水平在 76 mg/dL（27 mmol/L）或更低时开始肾替代治疗死亡风险显著降低。另一项包含 28 例冠状动脉旁路术后合并急性肾衰竭的患者的对照研究，早期组于尿量 < 30 mL/h 即开始 CRRT 治疗，而晚期组则在尿量 < 20 mL/h 持续 14 天后才开始 CRRT 治疗，结果证实早期开始 CRRT 治疗显著降低了死亡率。另外一项包含 214 名 ARF 患者（三家综合 ICU）的对照研究发现，179 例在进入 ICU 当天开始接受肾替代治疗患者的死亡率为 65%，而非当天开始肾替代治疗的患者的死亡率为 85%。近期开展了一项 23 个国家 54 个 ICU 参加的多中心前瞻性 BEST Kidney 研究，共纳入 1238 例患者，结果发现：当以平均 BUN 24.2 mmol/L 作为分界线分早启动组和晚启动组时，两组病死率无差异；当以平均 Scr（309 mmol/L）作为分界线时，早期组病死率为 71.4%，晚期组 53.4%；当以进入 ICU 到肾替代治疗开始时间分早期组（< 2 天）、延迟组（2 ~ 5 天）和晚期组（> 5 天）时，则越晚死亡率越高，分别为 59%、62.3% 和 72.8%。

以上研究结果归结起来可以得出初步结论，开始肾替代治疗的时间在很大程度上影响患者的存活率。当然关于这个问题也有研究得出了不同甚至相反的结论。Bouman 等的研究纳入了两个中心 106 例重症急性肾衰竭行 CVVH 治疗的患者，分为三组：早治疗高容量组（n = 35）、早治疗低容量组（n = 35）和晚治疗低容量组（n = 36）。早治疗组肾替代治疗开始于尿量 < 30 mL/h 持续 6 小时或 Ccr 小于 20 mL/min 后，而晚治疗组直到 BUN 超过 112 mg/dL，钾离子浓度超过 6.5 mmol/L，或出现了肺水肿才开始行 CVVH 治疗。结果发现治疗开始的早晚对病死率和肾脏预后均无影响。

在没有权威指南的情况下，临床实践中 ARF 患者何时开始 CRRT 治疗？目前多参考欧洲 ICU 患者开始 CRRT 治疗的指征：①尿量 < 200 mL/12 小时。②无尿 / 极度少尿，尿量 < 50 mL/12 h。③高血钾，血 K^+ 严重高钠血症（> 6.5 mmol/L）。④严重代谢性酸中毒，血 pH < 7.1。⑤氮质血症，BUN > 30 mmol/L。⑥明显的组织水肿，尤其是肺水肿。⑦怀疑有与尿毒症相关的疾病（心包炎、脑病、神经病、肌病）。⑧严重高钠血症（Na^+ > 160 mmol/L）或低钠血症（Na^+ < 115 mmol/L）。⑨高热，体温 > 39.5℃。⑩药物过量和可透析的毒素。符合以上一项就可开始 CRRT 治疗；符合其中两项必须立即进行 CRRT 治疗；存在多项异常，即使未达到以上限值，也应开始 CRRT 治疗。

由于重症 ARF 患者往往病情复杂，很难平衡影响预后的各种临床指标和其他治疗措施。因此纵观现有的文献资料，不同研究对早治疗和晚治疗的界定不同，同一研究在早治疗和晚治疗开始所依据的指标很多也不同，致使这些研究的可比性不高，最后导致无法得出 ARF 患者开始 CRRT 治疗最佳时机的确定结论，但主要的研究结果倾向于主张较早开始 CRRT 治疗以改善预后，但还需要更权威的循证医学证据来支持这一观点。根据我们的临床经验，同时结合文献资料，目前我们认为对于疾病严重程度较高，出现多器官功能障碍可能性大的患者，以及合并容量负荷较重的患者，早期开始 CRRT 治疗可能改善总体预后。RIFLE 分级或可成为 AKI 患者开始 CRRT 治疗的客观指标，对于个体的患者应综合多方面的指标制定个体化的方案。直接的临床或生化指标，特别是近年来发现的新型 AKI 的生物学标志物或许有可能成为 ARF 开始 CRRT 治疗的指征。

（二）CRRT 治疗的剂量

治疗剂量是临床实施 CRRT 治疗的一个关键问题，理论上，充分的肾替代治疗可使患者生存率提高，治疗剂量达标与否直接关系到患者的预后。CRRT 使用日益广泛，不同的治疗目的，要求不同的治疗剂量。对于单纯 ARF 患者应以控制氮质血症、维持内环境稳定为基本目的；而对合并脓毒症及多器官功能障碍的 ARF 患者则可能需要更高的治疗剂量以维持体内免疫稳态。

CRRT 治疗剂量的确立，目前尚无统一的标准。传统的 CRRT 治疗剂量是依据 CRRT 的尿素动力学模型计算的，用 Kt/V 判断 CRRT 的总尿素清除率。若血滤器尿素清除率 K（dL/min）和患者尿素生成率 G（mg/min）保持不变，则经过一段时间的 CRRT 后，BUN 浓度可保持在一个稳定的水平 Css（mg/dL）。因此，K 与 G 关系可由下式表示：$G = Css \times K$，Css 即 CRRT 的治疗目标，目前理想水平难以确定，多主张定为 21.4 mmol（60 mg/dL）。G 有多种计算方法：①估算法，即根据公式 $nPCR = 9.35G/W + 0.168$，nPCR 为标准的蛋白分解率，W 是干体重（单位是 kg）。大多数需要 CRRT 治疗的患者均处于中度高分解状态，而中度高分解状态的患者其 nPCR 值约为 2 g/（kg · d），由此可计算出：$G = 0.2\ W$。②测定法，根据物质守恒原理，一段时间的始末，尿素氮的平衡可用下面的公式表示：初始体内尿素氮贮存量 + CRRT 期间尿素氮生成量 = 终末体内尿素氮贮存量 + CRRT 清除量 + 尿中尿素氮排出量。初始体内尿素贮存量 = 初始时刻 BUN（mg/L）× 初始体重（kg）× 0.6，CRRT 期间尿素生成量 = G（mg/min）× CRRT 治疗时间（min），终末体内尿素氮贮存量 = 终末时刻 BUN（mg/L）× 终末体重（kg）× 0.6，CRRT 期间清除量 = 超滤液平均尿素氮浓度（mg/dL）× 超滤液总量（dL），尿排出量 = 治疗期间总尿量（dL）× 尿中平均尿素氮浓度（mg/dL），根据上述公式，可得 G 值。在已知 G、Css 的情况下，可得 K 值。若采用血滤后稀释法输入置换液，则 K 相当于置换液流量；若为前稀释法，置换液流量应为 1.2 K。

ARF 患者尿素动力学个体差异非常大，重症 ARF 患者往往存在高分解代谢，体重及水负荷情况复杂多变，存在一定的血管通路再循环率、心肺再循环率，氮质血症控制的理想水平即目标水平难以确定，所选择的 CRRT 治疗模式清除能力不同。对于单纯 ARF 患者，清除小分子代谢物是主要治疗目的，尚可用 Kt/V 或 BUN、Scr 水平来评价 CRRT 剂量，但对于重症合并多器官功能障碍或脓毒症的患者，清除炎症介质，维持免疫稳态，多器官支持才是治疗目的。在这种情况下，应采用何种指标来评价 CRRT 剂量和清除效果，目前还没有确切答案。

根据对流清除溶质的原理：对流清除率（C）=溶质的筛系数（S）× 超滤率（Qu）。前稀释清除率的计算公式要在此基础上乘以稀释系数 Qb/（Qb + Qr），Qb 为血流速度，Qr 为置换液输入速度。同一研究中同一溶质的筛系数相同，采用的稀释方式也常常相同，因此近年来的文献中 CRRT 治疗的剂量常以单位时间单位体重的超滤率来表示，采用的稀释模式、膜的筛选系数、血流量等多种因素影响超滤率。

也有文献以置换量来表示 CRRT 的治疗剂量，分为极低容量血液滤过，又称为不充分的 ICU 剂量 < 35 mL/（kg·h）；低容量血液滤过，又称为 ICU 肾脏剂量 35 ~ 50 mL/（kg·h）；高容量血液滤过，又称为 ICU 脓毒症剂量 50 ~ 100 mL/（kg·h）；极高容量血液滤过，又称为 ICU 脓毒症相关的心血管抑制剂量 100 ~ 120 mL/（kg·h）。

研究 CRRT 治疗剂量和预后关系的经典文献是 2000 年 Ronco 等在 *Lancet* 发表的随机对照研究，该研究随机将 425 例接受 CRRT 治疗的重症 AKI 患者分到超滤率分别为 20 mL/（kg·h）、35 mL/（kg·h）和 45 mL/（kg·h）的三组中，超滤率 20 mL/（kg·h）组 15 天存活率 41%，明显低于 35 mL/（kg·h）组的 57% 和 45 mL/（kg·h）的 58%。超滤率 35 mL/（kg·h）组和 45 mL/（kg·h）组存活率无明显差异。这个研究证实大剂量 CVVH 组［（35 ~ 45）mL/（kg·h）］的 15 天存活率明显高于小剂量组［20 mL/（kg·h）］。

显示对 AKI 的危重患者进行 CVVH 治疗的超滤率不应低于 35 mL/（kg·h），否则预后差。此外，对脓毒症性 ARF 所做的亚组分析提示 35 mL/（kg·h）和 45 mL/（kg·h）剂量的临床效果存在差异，提示脓毒症合并 ARF 更高的治疗剂量可能有益。

另外的多项研究提示更大剂量的对流清除对脓毒症患者可能有优势。Piccinni 等报道 40 例感染性休克患者在进入 ICU12 小时内以 45 mL/（kg·h）的剂量进行早期等容血液滤过治疗 6 小时，排除了水负荷的影响，然后再接受常规 CVVH［20 mL/（kg·h）］至少 3 小时，而对照组 40 例感染性休克患者开始时间参考 Belemo 等 2001 年提出的经典的 ARF 标准，治疗剂量 20 mL/（kg·h），结果显示治疗组 48 小时肺功能、血流动力学指标较对照组明显好转；而且治疗组成功撤离呼吸机的百分率高于对照组，机械通气的时间缩短；此外，治疗组 ICU 停留时间和住院天数明显短于对照组；而且此研究中对照组的病死率（为 70%）与以往文献报道非常一致，而治疗组病死率仅为 45%。另一个小样本研究也得出了 HVHF 能降低脓毒败血症休克合并 ARF 患者血管加压药物用量和增加患者尿量的结论。

Saudan 等在两个 ICU 所做的随机研究比较平均超滤率（25 ± 5）mL/（kg·h）的 CVVH 治疗（n = 102）和平均流出液流速 42 mL/（kg·h）的 CVVHDF 治疗（n = 104），结果发现，CVVH 组 28 天存活率为 39%，而 CVVHDF 组则为 59%；90 天存活率分别是 34%

和59%，生存率均有差异，但两组肾功能恢复方面没有差异，这一研究认为小分子溶质清除的增加与生存率的提高相关。

以上研究均提示高CRRT治疗剂量能提高重症ARF患者的存活率，尤其是在早期应用时。对ARF合并MODS患者更倾向于高容量血液滤过HVHF。充分的血液净化治疗不仅能更好地改善心脏和循环功能、提供电解质及液体平衡、清除炎症介质，而且能纠正高分解代谢状态和血气参数异常、酸中毒和肠壁水肿，改善器官的血流灌注和功能，形成良性循环，从而为抗生素、手术及其他治疗疗效发挥创造条件和争取时间，使患者度过危险期。据此意大利的一个研究小组提出了脉冲式高容量血液滤过（即在24小时内行6～8小时HVHF，剩余时间再行CVVH）来治疗这类患者，这种治疗方法的生物学理论基础是炎症介质的多层动力学。研究者将15例严重脓毒症患者进行脉冲式HVHF治疗，先以85 mL/（kg·h）行6小时HVHF，再以35 mL/（kg·h）超滤率行CVVH治疗18小时，结果证实这种剂量模式可以有效改善患者的血流动力学状态，疗效和全天24小时的HVHF相近。脉冲式HVHF介于HVHF和CVVH之间，可以根据患者病情灵活应用，对于提高医疗效率，降低医疗费用很有帮助。

相反，也有多项研究发现高剂量对患者存活率没有影响的研究报道。尤其是最近大规模临床研究均显示高剂量对存活率没有影响。

Tolwani等的研究将200例重症ARF患者随机分为CVVHDF前置换量35 mL/（kg·h）（高剂量）和20 mL/（kg·h）（标准剂量），高剂量组49%和标准剂量组56%的患者存活了30天或是转出ICU。医院存活者中，高剂量组69%，标准剂量组80%恢复了肾功能。高剂量和标准剂量CVVHDF对患者存活率和肾功能恢复情况的影响没有差异。

2008年在新英格兰医学杂志发表的ATN研究将1124例合并AKI和至少一个肾外器官衰竭或脓毒症的重症患者随机分至强化肾替代治疗组和非强化肾替代治疗组。初级终点是60天全因死亡。两组中，血流动力学稳定患者接受IHD，血流动力学不稳定的接受CVVHDF或持续低效透析（SLED）治疗。1124例患者的基本情况在两组中相似。研究得出与IHD每周三次和CRRT 20 mL/（kg·h）的非强化治疗剂量相比，强化肾替代治疗不降低重症AKI患者死亡率，不改善肾功能恢复情况，亦不减少肾外器官衰竭率。ATN研究是AKI领域里程碑式的研究，课题设计按照血流动力学和器官衰竭将患者治疗方式分为IHD和CRRT或者SLED，病情变化治疗方式会相应改变，肯定了CRRT是血流动力学不稳定患者的标准治疗。

2009年发表的一项欧洲8个国家30个ICU553例AKI患者参加的前瞻性多中心队列观察研究（DO-RE-MI Study）报道，患者在ICU住院期间的肾脏替代治疗剂量分为高剂量组和普通剂量组，主要观察指标为ICU病死率、ICU住院时间和机械通气时间。553例AKI患者接受了肾替代治疗，包括338例接受CRRT治疗，87例接受IRRT治疗，其余患者接受联合治疗。多变量分析显示，肾替代治疗剂量和ICU死亡率无相关关系。存活者中，高剂量组ICU停留时间和机械通气时间缩短。多变量分析该研究不能为高剂量肾替代治疗为患者存活带来益处提供依据。但在存活者中高剂量肾替代治疗缩短了 ICU 停留时间和机械通气时间。该研究中高剂量组患者的 ICU 住院时间以及机械通气时间明显缩短，而其他的研究没有得到类似结果，可能仍需要进行以非预后指标为观察终点的临床研究进一步证实。

2009 年 10 月发表的澳大利亚和新西兰的 35 个 ICU 参加的前瞻随机平行对照研究 RENAL 研究入选 1508 名患者，其中 747 名入选高强度治疗组［40 mL/（kg・h）］，761 名入选低强度治疗组［25 mL/（kg・h）］。主要研究终点为随机分组后 90 天病死率，次要终点包括随机分组后 28 天病死率、ICU 病死率、住院病死率、终止肾脏替代治疗、ICU 住院日、总住院日机械通气时间、肾脏替代治疗时间、90 天时透析状态、新出现器官功能衰竭。研究发现，高强度 CRRT 治疗不能降低病死率，且不影响肾脏恢复比例、器官功能衰竭、机械通气需求、ICU 住院日或总住院日。RENAL 研究中低强度治疗与澳大利亚和新西兰 ICU 中常规治疗相似，且与 Saudan 研究中低剂量组治疗相似，高强度治疗为 40 mL/（kg・h），介于 Ronco 研究中的两个高强度之间，且与 Saudan 的高强度治疗剂量相似。

高剂量肾替代治疗能否改善预后一直是这一领域争论的焦点。这几项大规模临床研究中高剂量的肾替代治疗并不降低 AKI 患者的 ICU 病死率。当然，除了肾替代治疗的剂量外，患者的预后还受到很多其他因素的影响，如肾替代治疗的方式、开始治疗时间以及患者的病情特征等等。因此单纯肾替代剂量对预后的影响可能被其他诸多因素的影响所掩盖。虽然近期的大规模临床试验得出了高剂量不改善预后的结论，但危重患者病情复杂，预后影响因素众多，我们是否应该就此降低 CRRT 治疗剂量是值得思考的，但这些结果至少提醒我们在一定的治疗剂量基础上盲目增加治疗剂量并不一定带来预后的改善。

综上所述，合并 ARF 的危重患者最适 CRRT 治疗剂量尚无既定的衡量标准，目前几乎所有的临床试验设计均存在不同程度的偏颇。CRRT 的剂量单纯以高、低区分似乎过于简单武断，如何界定 CRRT 治疗剂量的高低仍未达成共识。而大多数合并 ARF 的危重患者进行 CRRT 治疗的目标并非单纯清除溶质，因此单纯以 Kt/V 或以 mL/（kg・h）为单位的超滤量或每周几次 IRRT 作为衡量最适肾替代治疗剂量的尺度似乎也并不合适，但目前仍没有更好的指标适用于大多数危重患者。CRRT 剂量的设置还应该考虑到患者的液体管理需求，以及内环境稳定、重建免疫稳态的需求等指标。此外，危重病患者的病情在不断变化，最适 CRRT 剂量可能也会随之不断变化。因此，目前对于高剂量 CRRT 能否改善预后仍无定论，对于 ICU 中重症 AKI 患者，个体差异非常大，临床工作中不可能制定一个确定的治疗剂量适应所有的危重患者，在一定治疗剂量范围内的个体化的治疗方案，并随时根据患者的病情加以调整可能对患者有益。

（三）CRRT 治疗的液体管理

液体平衡是 CRRT 治疗中非常重要的基础问题，因为低血容量会导致心排血量降低和组织低灌注，从而导致多器官功能障碍，而容量太高则会导致心衰等并发症，危重患者常常合并容量超负荷或是第三间隙液体的增加，更有合并脑水肿的 AKI 患者，容量管理对于这些患者的治疗至关重要。CRRT 治疗过程中的液体管理要求在保证患者有效循环血量的前提下，尽可能脱出体内多余的水分。因此，容量平衡的监测和管理在 CRRT 治疗过程中至关重要，要求医师对患者的病情特点、容量状态充分了解，制定明确的治疗目标，治疗过程中严密监测患者心血管系统对液体丢失的反应，从而决定超滤率。对于血流动力学不稳定患者，要求监测每小时的液体平衡，随时调整输液速度和脱水量，以精确的血流动力学指标指导液体平衡。CRRT 设定超滤量需要考虑以下三个因素：一是患者当前的液体平衡情况，是水潴留还是脱水，量有多大；二是当天治疗需要输入的液体量；三是预计患者当天排出的液体量，包括尿量、出汗和从气道呼出的水蒸气，腹泻者还要计算排便量。综合这三个因素，就可以确定当天的超滤量。确定超滤量后，还需要在机器上设定超滤速度。一般将当天要超滤的数量除以治疗时间，就得出超滤的速度。治疗期间监测每小时的液体平衡，尤其是血流动力学不稳定的患者，保证安全有效地治疗，确保超滤平衡，每小时总结出入量，随时调节超滤速度，液体管理要求均匀输液，均匀脱水，大部分液体在 CRRT 治疗期间输入，单位时间内的脱水量应根据患者的容量状态和病情随时调整。

（四）置换液

除了连续缓慢单纯超滤模式，其他各种 CRRT 治疗模式都需要使用大量的置换液或透析液，与血液进行交换，达到治疗目的。如果液体配制不当，可导致严重并发症。因此，置换液的配制是非常重要的，直接关系到能否纠正患者的水、电解质和酸碱平衡紊乱。

国内大部分单位采用商品化的置换液，也有部分单位采用自行配制置换液，商品化的置换液在使用前还需进行配置，调整糖和电解质浓度，置换液的配置过程中要严格注意无菌操作，最好在超净工作台或是层流环境中操作。

目前常见的置换液和透析液用乳酸盐、醋酸盐、碳酸氢盐和柠檬酸盐作为碱基。危重患者多存在多器官功能障碍，肾衰竭往往只是衰竭器官之一，机体对乳酸和醋酸的代谢能力降低，可加重酸中毒。国外有的医院使用商品化的枸橼酸盐置换液、乳酸盐置换液，大量使用的还是碳酸氢盐置换液。柠檬酸盐置换液在国内几乎不用，国外使用量也很低。RENAL 研究中，药厂提供给参与研究的 ICU 商品化置换液中 55% 是乳酸盐置换液，碳酸氢盐置换液占 43%，柠檬酸盐置换液占 2%。碳酸氢盐是较为理想的缓冲剂，因此，国内大部分单位使用碳酸氢盐置换液，下面介绍几种常用的置换液配方。

1. Port 配方

第一组为生理盐水 1000 mL + 10% 氯化钙 10 mL；第二组为生理盐水 1000 mL + 50% 硫酸镁 1.6 mL；第三组为生理盐水 1000 mL；第四组为 5% 葡萄糖 1000 mL + 5% 碳酸氢钠 250 mL。最终离子浓度分别为 Na^+ 143 mmol/L、Cl^- 116 mmol/L、Ca^{2+} 2.07 mmol/L、Mg^{2+} 1.56 mmol/L、HCO_3^- 34.9 mmol/L、Glu 11.8 g/L，根据患者的需要加入适量氯化钾。目前国内常用的置换液配方多是在 Port 配方基础上改良的。

2. 南京军区总医院的改良配方

A 液：生理盐水 3000 mL + 5% 葡萄糖 170 mL + 注射用水 820 mL + 25% 硫酸镁 3.2 mL + 10% 葡萄糖酸钙 30 mL，10% 氯化钾视患者的情况，用时再加入。B 液：5% 碳酸氢钠 250 mL，A 液和 B 液视患者的电解质、酸碱情况按一定的比例输入。

3. 某医院改进的 Port 配方

A 液：生理盐水 3000 mL + 5% 葡萄糖液 1000 mL + 10% 氯化钙 10 mL + 25% 硫酸镁 3.2 mL（依患者血钾、血钠水平加入适量 10% 氯化钾溶液、10% 氯化钠溶液）。B 液：5% 碳酸氢钠 250 mL。以上 2 组液体不同通道同步输入，B 液不加入 A 液中，以免离子沉淀。配制的 A 液最终离子浓度为：Na^{+} 143.6 mmol/L、Cl^{-} 116.7 mmol/L、Ca^{2+} 2.15 mmol/L、Mg^{2+} 1.57 mmol/L、HCO_3^{-} 35.0 mmol/L、Glu 65.4 mmol/L。这个配方中糖浓度较高，达 65.4 mmol/L，对于重症疾病患者糖代谢障碍或原有糖尿病的患者易引起血糖升高。为避免高糖血症，我们采取将 A 液中 5% 葡萄糖液 1000 mL 改成灭菌注射用水 1000 mL，即无糖 A 液：生理盐水 3000 mL + 灭菌注射用水 1000 mL + 10% 氯化钙 10 mL + 25% 硫酸镁 3.2 mL。这样能使高血糖得到缓解。如果患者血糖偏低或血糖开始治疗时波动较大，可根据血糖情况在无糖 A 液中加入 50% 葡萄糖 10 ~ 20 mL，配制液体的糖浓度为 6.5 ~ 13.0 mmol/L。根据血糖水平随时调整置换液中糖的浓度，能使患者保持血糖正常。我们感觉用在无糖 A 液中加入 50% 葡萄糖 10 ~ 20 mL（或 10% 葡萄糖 50 ~ 100 mL）来调整置换液中糖的浓度很方便、快捷、准确。根据血气酸碱平衡和置换液输入量调节 B 液输注速度。置换液中钠、钙浓度应接近生理浓度，碳酸氢根、镁浓度应高于生理浓度，氯、糖浓度可略高于生理浓度。另外，治疗过程中根据患者病情随时抽血检查，监测电解质、血糖的变化，及时调整配方，维持机体内环境的稳定。

（五）CRRT 抗凝治疗

CRRT 治疗过程中常合并出血、血栓形成等问题，造成治疗中断，影响治疗效果。一项研究表明，在所有 CRRT 治疗中断的原因中，管路和滤器堵塞占 29%，是第一位原因，因此建立合理的抗凝治疗方案非常重要。抗凝治疗目的是维持体外循环通畅、维持滤器的有效滤过功能、减少体外循环导致的凝血活化而致的补体和细胞因子激活，减轻炎症反应，预防因体外循环凝血活化而导致的血栓、栓塞。在 CRRT 治疗过程中，抗凝方法应个体化，根据患者病情及凝血功能变化及时调整。影响 CRRT 凝血主要有患者因素和 CRRT 管路因素。对外科大手术后或合并消化道出血、脑出血等患者必须评估出血风险，必要时不使用抗凝剂。脱水引起血液浓缩，长时间卧床增加深静脉栓塞、肠系膜静脉栓塞风险，长时间 CRRT 也可能持续激活凝血系统，引起血液高凝状态；而因各种原因使用抗血小板或抗凝药物的患者，可能存在血小板功能、凝血功能异常的患者，在治疗中都应该给予足够的重视。管路因素影响凝血主要在以下几个方面：血流通过滚动泵时产生涡流，滤器内膜吸附血浆蛋白，血液通过静脉壶时产生涡流或与静脉壶空气界面反应激活凝血系统，血流在静脉通道入口处产生涡流和剪切力。

虽然目前有多种抗凝剂选择，但仍无一种理想的抗凝方法。一项在英联邦包含269个开展肾替代治疗的ICU的调查显示：大部分ICU（96%）使用未修饰肝素或依前列醇（88%）抗凝，抗凝治疗剂量和检测在各个ICU中差别很大，没有ICU使用枸橼酸抗凝。Best kidney研究中，1006例患者中，33.1%未使用抗凝剂，42.9%使用普通肝素，9.9%使用柠檬酸盐，6.1%使用萘莫司他甲磺酸盐，4.4%使用低分子量肝素，其抗凝相关的出血发生率仅3.3%，出血率低的原因可能与此组患者有超过1/3未使用抗凝剂有关。在临床实践中，出血并发症还是较常见的，因为循环血流量、血路压力、抗凝药物药代动力学、治疗时间等较常规血液透析有较大的变化，因此治疗过程中要密切监测跨膜压，并观察滤器和静脉壶有无凝血征象。

理想的抗凝方法应有确切的抗凝作用，不影响体内凝血状态，半衰期短，CRRT治疗结束后能迅速代谢而失活，不增加出血风险，不影响血小板功能，来源丰富，价格合理，操作简便，监测方便，目前任何一种抗凝剂都不具备上述全部要求。现尚无理想的CRRT抗凝治疗方法，CRRT治疗中抗凝治疗要个体化，据患者病情随时调整。下面介绍几种CRRT抗疑方法。

1. 全身肝素化抗凝法

肝素抗凝仍是CRRT中最常用的抗凝方法，其抗凝机制为与抗凝血酶Ⅱ结合，增强抗凝血酶活性。常用剂量为首次剂量予20 U/kg或2000 ~ 5000 U；维持量为5 ~ 15 U/（kg·h）或500 ~ 1000 U/h，持续输入，大部分患者获得满意的抗凝效果。治疗过程中应密切监测凝血：在静脉端和动脉端每6小时监测1次APTT，动脉端维持APTT 40 ~ 45秒，静脉端维持在APTT > 60秒，如果动脉端APTT > 45秒，减少肝素用量；若动脉端APTT < 45秒，静脉端APTT < 60秒，增加肝素用量。本法的优点是：有效抗凝、费用低、半衰期短、可用鱼精蛋白中和、大规模临床研究普遍采用；缺点是：出血发生率高、在危重患者半衰期可能延长、药代动力学多变、需要监测APTT、血小板激活，可能有肝素诱导的血小板减少等。

2. 体外肝素化法

在动脉端（滤器前）输入肝素，在静脉端输入鱼精蛋白，按1 mg鱼精蛋白：100 IU肝素的速度输注。目标是体外循环管路中APTT > 55秒，体内APTT < 45秒或接近正常。优点是可以保存较长的滤器使用时间，出血发生率较低。缺点：①鱼精蛋白分解速度较肝素快，因此游离的肝素可能导致出血，即肝素反跳。②使用鱼精蛋白要连续地监测凝血指标，调整抗凝剂量和计算中和肝素所需要的鱼精蛋白量，技术要求高。③还可能出现变态反应、低血压等不良反应，这制约了这一方法的使用。

3. 低分子量肝素法

低分子量肝素是一类新型抗凝药物，抗Ⅹa因子的作用强于抗Ⅱa，不影响抗凝血酶活性。常用的低分子量肝素有达肝素、依诺肝素、那曲肝素。低分子量肝素首剂静脉注射（抗 X a 活性）15 ~ 20 U/kg（或 1250 ~ 2500 U）。依据抗 X a 因子水平调整剂量，抗 X a 因子活性 0.3 ~ 0.6 IU/mL 达到有效抗凝，而部分凝血酶原时间（PTT）对调整 LMWHs 剂量无帮助。它具有较强的抗血栓作用，而抗凝血作用较弱。它具有出血危险性小、生物利用度高及使用方便、药代动力学稳定、对血小板影响小、对脂代谢影响小等优点，是一种较理想的抗凝剂。低分子量肝素的缺点是仍有出血风险，用鱼精蛋白只能部分中和，临床监测手段较复杂。

4. 无抗凝法

在严重出血危险或术后高危患者及合并有凝血机制障碍的患者可不使用抗凝剂，治疗前用含肝素生理盐水预冲管道与滤器，并浸泡半小时，CRRT 前用等渗盐水冲洗滤器及血液管路。治疗过程中用盐水或置换液 100 ~ 200 mL 每 30 ~ 60 分钟冲洗一次滤器，适当增加超滤以除去额外冲洗液。前稀释法补充置换液，注意选用较好的滤器，滤器材料中生物相容性好的合成膜可降低凝血系统的激活，减少凝血风险，常用的聚砜膜、聚丙烯腈膜和聚酰胺膜中，聚丙烯腈膜具有更好的抗凝作用。如果滤器超滤率下降 40% ~ 50%，应及时更换滤器。CRRT 中应避免在血液管路中输血，以免增加凝血的危险。

5. 前列腺素抗凝法

前列腺素通过阻止血小板黏附功能和聚集功能，从而发挥强大的抗凝作用，已在常规透析中成功地应用。有人认为其比肝素抗凝法更安全，半衰期极短（2 分钟）。但停用 2 小时后仍有抗血小板活性且无中和制剂。另外剂量调整需依靠血小板聚集试验，特别是有比较高的剂量依赖性低血压发生率，这些缺点限制了其在 CRRT 中的应用。

6. 局部枸橼酸盐抗凝法

该法是一种仅在管路中抗凝而不影响患者的抗凝方法，在滤器前输入枸橼酸钠（速度为血流量的 3% ~ 7%），枸橼酸能螯合钙和镁，从不同静脉通道补充钙和镁，有人从静脉端用氯化钙中和。滤器后的钙离子浓度要在 0.25 ~ 0.35 mmol/L 才能有效抗凝，需监测钙离子浓度。本法在常规透析中已显示出很多优越性，但该技术的顺利进行需以强大的弥散作用清除枸橼酸钙作为基础。大多数作者推荐从动脉端输入枸橼酸钠，为了避免代谢性碱中毒和高钠血症须同时使用低钠（117 mmol/L），无碱基及无钙透析液。该技术具有较高的尿素清除率，滤器有效时间长，缺点是代谢性碱中毒发生率高达 26%，需监测游离钙、血气等。合并肝功能不全和肺功能不全的患者要慎用。由于需通过弥散清除枸橼酸钙，该技术仅适用于 CAVHD、CVVHD、CAVHDF 及 CVVHDF。

7. 简化的枸橼酸盐抗凝法

该法仅用枸橼酸置换液代替传统的乳酸盐或碳酸氢盐置换液，不用缓冲液，不含钙和镁，前置换输入枸橼酸盐置换液，在抗凝的同时提供缓冲液，钙和镁在另外的深静脉通道输入。其优点是避免全身抗凝，减少出血风险，避免发生血小板减少症。其缺点是：治疗费用高，技术要求高，需定期监测酸碱和电解质平衡，有潜在的代谢性碱中毒、高钠血症和低钙血症可能，禁用于肝功能不全患者。

8. 直接凝血酶抑制剂抗凝法

通过与凝血酶的活性部位和（或）凝血酶外结合部位相结合，阻止凝血酶和其底物结合达到抗凝目的。常用的有重组水蛭素、比伐卢定、阿加曲班。重组水蛭素 5 ~ 10μg/（kg·h），24 ~ 48 小时后减半，维持 ECT 80 ~ 100 秒。其应用于病情危重，有肝素使用禁忌患者，严重凝血功能障碍或出血倾向者禁用，过量无拮抗方法。阿加曲班首剂 0.05 ~ 0.1 mg/kg，维持剂量 0.02 ~ 0.05 mg/（kg·h），滤器前持续泵入，控制 APTT 在正常 1.5 ~ 2.0 倍，不能静脉注入患者体内，也不能间断给药。这种方法在临床上较少应用。

9. 其他抗凝方法

血小板抑制剂如前列腺素，有低血压等不良反应。蛋白酶抑制剂如萘莫司他甲磺酸盐，可阻断血液凝固多个环节，也可抑制补体，代谢快。硫酸皮肤素等多种抗凝方法在临床使用较少。

五、CRRT 相关并发症

（一）血流量下降和体外循环凝血

CAVH 中依靠动静脉压力差作为体外循环的驱动力，危重患者循环不稳定，常出现血流量不足和凝血。管道内径减小或扭曲、体外循环抗凝不足也会使血流量减少导致体外循环凝血。当前的 CRRT 引入了血泵驱动体外循环，先进的 CRRT 机密切监测压力变化，及时发现问题，及时处理，使这类并发症明显减少。

（二）管道连接不良

体外循环中血流速度高，血路中任何部位连接不良都可引起大出血，危及生命，静脉端连接不良在中心静脉压较低，或是吸气相负压作用下，空气可以进入静脉系统形成空气栓塞而危及生命。因此，开机前应确保整个管道滤器连接密闭完好，整个管道不被遮蔽。一旦发生应立即停止血泵，夹闭动静脉端。目前常用的先进的 CRRT 机都有灵敏的压力监测，明显压力异常，机器亦会自己停止血泵，使因为此类并发症而危及生命的情况极为罕见。

（三）空气栓塞

CAVH 由于持续正压的存在可以避免空气栓塞，但当静脉通道连接不良时，空气可能进入静脉形成空气栓塞，要注意避免。目前常用泵辅助的 CRRT 机，多种管道中设计有静脉壶拦截空气，还有精确的压力监测和报警系统，一旦有空气进入系统中，机器就会立即停止工作并报警，可以预防空气栓塞。

（四）液体和电解质、酸碱平衡失常

CRRT 治疗是一个持续进行的过程，治疗中容量负荷的增多或减少，电解质和酸碱平衡需要临床医师密切监测患者容量状态、血气分析情况而加以调整。现代化的 CRRT 机一

般有液体平衡系统，可以精确控制容量平衡，医师准确评估患者容量状态，设定个体化的容量控制参数，严密监测液体出入量，可以降低此类并发症的发生。另外要注意配置大量置换液时认真校对，避免差错，尤其是多个患者同时行 CRRT 治疗时，注意避免置换液配置和使用的差错。同时警惕机械差错和记录错误，以免误导治疗。

（五）滤器功能丧失

滤器功能丧失主要因滤器凝血、膜功能下降、吸附饱和等造成，使系统的有效性降低。CAVH 中滤器凝血发生率更高。治疗中应注意监测凝血，及时调整抗凝，避免滤器凝血，监测管路通畅情况，及时更换滤器。

（六）生物相容性差和变态反应

CRRT 治疗中体外循环血液长时间与塑料管道和人工膜接触，由于血、膜反应和塑料颗粒与血的反应，以及残存的消毒剂等作用，可产生激活补体、多种细胞因子，甚至引发全身炎症反应，对机体造成损伤。生物相容性差的膜与血浆接触后，会使一些补体活化产物如过敏毒素 C3a、膜攻击复合物 C5b-9 及一些细胞衍生物浓度明显增高。纤维素膜可通过激活补体和白三烯导致炎性肾脏损伤，直接影响患者的预后。采用高生物相容性滤器，可以尽量避免这类并发症的发生。

（七）低温

CRRT 治疗时大量的液体交换可致低体温，尤其是 HVHF 治疗时，应密切监测体温变化，在一项血液滤过治疗感染性休克羊的动物模型的研究中使用未加温的置换液导致早期死亡。置换液加温可避免，有些 CRRT 机自带置换液加温装置，可通过设定置换液温度调节体温。危重患者计算热量摄入和能量平衡时要将 CRRT 的影响考虑在内。

（八）营养丢失

CRRT 治疗时可在清除代谢产物和毒素的同时丢失一些营养物质，如分子量相对较小的蛋白质、氨基酸、水溶维生素等，加重患者营养不良，患者进行营养支持时应注意调整。

（九）血液净化不充分

CAVH 时由于超滤不足，尤其是对合并高分解代谢的患者，不能充分清除体内的代谢废物和毒素。随着 CRRT 技术的发展，CVVH、CVVHDF、HVHF 等各种 CRRT 技术在临床广泛应用，血液净化不充分的问题不再制约 CRRT 在 ARF 的应用。

随着 CRRT 及其相关技术的进步，CRRT 已经成为复杂 ARF 治疗的主要方法之一。各种并发症的发生率也随着技术的进步及医师经验的累积而减少。规范的操作护理、严密的监测、个体化治疗方案的实施有利于预防并发症，提高治疗的安全性。

（程向丽）

第三节　药物不良反应与药疹

药疹指药物通过各种途径进入人体后所引起的皮肤黏膜急性炎症性反应，严重者可影响到机体其他系统。药疹可由免疫性机制或非免疫性机制引起，又称药物性皮炎。

一、流行病学

国外住院患者药疹发病率2% ~ 5%，门诊患者 > 1%。女性及老年人多发。存在免疫抑制的人群发生药疹的风险性是正常人的10倍。

二、病因与发病机制

发病机制分为免疫机制（主要是变态反应）和非免疫机制两大类。Ⅰ型（IgE依赖型）变态反应包括荨麻疹型、血管性水肿、过敏性休克型药疹，常见的致病药物为胰岛素、血清制品、疫苗等蛋白类药物。Ⅱ型（细胞毒型）变态反应主要引起溶血性贫血、血小板减少型紫癜、粒细胞减少及肝脏损害等，主要药物为抗生素。Ⅲ型（免疫复合物型）反应包括血清病样综合征、迟发性荨麻疹、药物热、血管炎荨麻疹及肾小球肾炎等反应，常见药物包括奎宁、水杨酸、氯丙嗪、磺胺等。Ⅳ型（迟发型）变态反应，包括湿疹样及发疹型药疹、剥脱性皮炎以及光变态反应等。多数变态反应为Ⅳ型。

免疫性机制即药物过敏引发的药疹有以下特征。

（1）仅在少数敏感个体发病。

（2）需致敏，故初次用药一般4 ~ 20天或更长才会发病。敏感者再次用药可在数分钟至2 ~ 3天内发病。

（3）小剂量药物即可引发反应。

（4）有交叉过敏现象，即使用与过敏药物结构相似的药物也可发生反应。

（5）反应与药物药理作用无关。

（6）同一药物在不同敏感者可引起不同的皮疹，而同一种皮疹也可由不同的药物过敏引起。

非免疫性药物反应通过直接刺激肥大细胞等机制引起。如阿司匹林、阿片类药物等为组胺释放剂，可直接引起肥大细胞、嗜碱性粒细胞脱颗粒而导致荨麻疹及血管性水肿。此外，药物还可通过过量反应即中毒反应或蓄积中毒引发药疹，如碘、溴化物可引起痤疮样皮损，砷剂可引起色素沉着、角化及鳞癌等，与药物的剂量有关。有些是药物本身的不良反应，如化疗药物引发的脱发。还有一些药疹的机制不明。

三、临床表现

瘙痒是最常见和最明显的自觉症状，其他全身症状可有头痛、恶心、乏力等。重症药疹如大疱性表皮坏死松解型药疹可出现明显疼痛和触痛。药疹的皮损表现多种多样，可以类似多种皮肤病。

1. 发疹型药疹

发疹型药疹又称中毒性红斑型。皮疹类似麻疹或猩红热，多由解热镇痛药、青霉素等抗生素、磺胺类、巴比妥类、抗风湿药等药物引起。常伴发热，体温可达 39 ~ 40℃，可有头痛及全身不适。皮疹为小片红色斑疹、斑丘疹，可从面、颈、上肢、躯干向下发展，快的 12 小时，慢的 3 ~ 4 天遍布全身，但以躯干为主。皮疹可融合，一般状况好，无麻疹等的卡他症状，也无麻疹、猩红热的其他症状和体征。停药 1 ~ 2 周后病情好转，体温下降，皮疹颜色变淡，继以糠秕状大片脱屑。处理不当可转为红皮病型药疹。

2. 肢端红斑型

该型表现对称性掌跖红肿压痛，是化疗药的毒性反应，停药 2 ~ 4 周可以消退。

3. 荨麻疹型或血清病样综合征型药疹

该型表现为荨麻疹，多由青霉素、呋喃唑酮、血清制品、疫苗、非甾体消炎药等引起。呋喃唑酮所致荨麻疹型药疹全身症状重，皮疹广泛，持续时间长。血清病样综合征除皮疹外，还伴有发热、关节痛、淋巴结肿大、血管性水肿、蛋白尿等表现。长期微量接触致敏药物可表现为慢性荨麻疹。

4. 过敏性休克型药疹

过敏性休克型药疹是一种严重的药物反应，以蛋白类药物及抗生素为常见。发病急骤，用药后 5 ~ 30 分钟内即可发作，皮肤产生水肿性红斑及风团，自觉瘙痒；伴呼吸道阻塞症状，如胸闷、气憋、气促、呼吸困难、窒息、发绀以及周围循环衰竭症状，如面色苍白、发绀、冷汗淋漓、四肢厥冷、脉搏细数、血压下降、尿量减少；还有神经系统症状，如烦躁不安、神志不清、昏迷、抽搐、大小便失禁。此外还可有恶心、呕吐、腹痛、发热等表现。

5. 固定性药疹

固定性药疹常由磺胺、解热镇痛药、巴比妥类等药物引起，用药数小时内发生。皮疹为类圆形或椭圆形水肿性紫红色斑块，直径可达数厘米，常为 1 个至数个，界清，严重者可发生大疱。停药 1 周后红斑消退，遗留灰黑色色素斑，经久不退。再次服药常于原处再次出疹并扩大，皮疹数目也可增加。损害常发生于皮肤黏膜交界处，手、足背及躯干也可发生。如黏膜处发生糜烂可有痛感。反复发生的固定性药疹可演变为大疱性表皮坏死松解症型药疹。

6. 急性泛发性发疹性脓疱病（AGEP）

AGEP 表现为发热、在泛发性红斑的基础上出现小的无菌性非毛囊性脓疱，类似脓疱性银屑病，但外周血白细胞及嗜酸性粒细胞明显升高。AGEP 多由抗生素引起，停药 7 ~ 10 天消退。

7. 多形性红斑型药疹

该型药疹常由磺胺类、解热镇痛药、巴比妥类及青霉胺等引起。典型皮损为靶形红斑即豌豆至蚕豆大小圆形或椭圆形水肿性红斑，中心呈紫红色或有水疱，界清，此外尚有小红丘疹、斑丘疹等。其常对称发生于四肢，伸侧多见，可伴发热、关节痛或腹痛。如果皮损广泛，表皮剥脱占体表面积10%以下，皮肤黏膜交界处2处以上发生大疱及糜烂，如睑缘、口周、阴部及肛周糜烂，疼痛剧烈，称重症多形性红斑型药疹，即Stevens–Johnson综合征（SJS），为重症药疹之一，多伴高热、肺炎、肝肾功能障碍等。

8. 中毒性大疱性表皮坏死松解型（TEN）药疹

中毒性大疱性表皮坏死松解型是重症药疹之一。此型死亡率高，需住院救治；可由磺胺类、解热镇痛药（水杨酸、保泰松、氨基比林等）、抗生素、巴比妥类药物、卡马西平等多种药物引起。本型药疹起病急，全身中毒症状重。皮损为弥漫性紫红或暗红色斑片，触痛显著，有大小不等的松弛性水疱，尼氏征阳性。一般将表皮剥脱面积10% ~ 30%者称为SJS–TEN重叠，表皮坏死松解面积超过30%为TEN。黏膜糜烂明显，角膜损害可导致角膜穿孔。重者可合并感染、肝肾功能异常、电解质紊乱、内脏出血，甚至死亡。

9. 剥脱性皮炎型药疹

剥脱性皮炎型药疹又称红皮病型药疹，为重症药疹之一。此型可由巴比妥类、磺胺类、苯妥英钠、异烟肼、别嘌醇、秋水仙碱、卡马西平、保泰松等引起。初发皮疹可类似麻疹或猩红热样表现，逐渐融合呈全身性水肿性红斑，尤以面部、手足为重。2周后，全身皮肤呈鳞片状或落叶状脱屑。手足呈手套、袜套状剥脱，头发、指（趾）甲也可脱落。口腔可发生糜烂，影响进食、呼吸等。眼部可表现结膜充血、畏光、分泌物增加，重时可发生角膜溃疡。全身淋巴结可肿大。其可合并肝肾损害、支气管炎、肺炎等，血白细胞常升高。皮肤剥脱可持续数月，重者可因全身衰竭或继发感染而死亡。

10. 紫癜型药疹

紫癜型药疹表现为皮肤紫癜，皮疹平或稍隆起，可由巴比妥类、磺酰脲类、甲丙氨酯、噻嗪类利尿药、新霉素、奎宁等引起，机制为血小板减少或过敏性血管炎。

11. 湿疹型药疹

此型药疹表现同湿疹，可由外用药物引起接触性皮炎后再内用该致敏药物所致。

12. 痤疮型药疹

此型药疹表现似痤疮，可由碘、溴、激素、避孕药、异烟肼等药物引起，常于服药1 ~ 2个月后发生。其多见于躯干上部，仅见炎性丘疹脓疱、无黑头是其特点。

13. 光感性药疹

此型药疹常由四环素、噻嗪类、灰黄霉素、异丙嗪、磺胺、氯丙嗪、补骨脂等服用后再经日光照射所致，皮疹形态如湿疹样，以曝光部位最重，可持续几星期，再次用药日晒后48 h可发病。

14. 红斑狼疮样反应

此型可出现蝶形红斑、光敏感、关节炎、发热等表现，常见的药物有肼屈嗪、普鲁卡因胺、异烟肼、苯妥英钠。

15. 皮肌炎样反应

此型可以出现皮损，但无肌肉症状。停药后可恢复。

16. 结节性红斑型

此型类似结节性红斑，常由磺胺药或口服避孕药引起。

17. 药物超敏反应综合征

该综合征常由抗惊厥药引起，在用药 1 ~ 3 周后或 3 个月后发生反应，表现发热、咽痛、皮疹、淋巴结肿大，肝炎、肾炎及嗜酸性粒细胞升高。其属于重症药疹。

18. 扁平苔藓样药疹

此型药疹表现似扁平苔藓，可由铋剂、卡马西平、诺氟沙星、氯喹等引起。

19. 大疱性药疹

此型药疹表现直径超过 1 cm 的紧张性大疱，以四肢远端及阴部多见，可由阿司匹林、巴比妥类、磺胺类等引起。

20. 银屑病样发疹

此型表现银屑病或原有银屑病加重，可由锂剂、β 受体阻滞药及磺胺类药物引起。

四、辅助检查

有血象改变，如中性粒细胞升高、嗜酸性粒细胞升高或白细胞、红细胞、血小板下降。可有蛋白尿、血尿以及肝、肾功能异常，部分患者可出现心电图异常。

五、诊断

根据发病前有用药史，发病突然及既往药物过敏史可怀疑药疹并推断可疑致病药物。根据用药后发疹时间及临床表现，如突然发生的皮疹、皮疹对称分布、病情进展快、颜色鲜红、自觉瘙痒等，可基本诊断。目前还无成熟可靠的体外实验方法辅助诊断。

药疹应与其他具有类似皮损的皮肤病鉴别，如发疹型药疹应与发疹性皮肤病，如麻疹、猩红热等鉴别。药疹的皮损更为鲜红和瘙痒，无发疹性疾病的前驱症状及卡他症状等，而且全身不适也较轻；也无发疹性疾病的伴随症状，如麻疹的 Koplik 斑、猩红热的草莓样舌等。鉴别诊断有困难时皮肤活检有时可能有价值。

六、治疗

（1）停用一切可疑致敏药物及结构相似的药物。

（2）促进药物排出，可静脉滴注糖盐或多饮水加速药物排出。

（3）轻型药疹可予抗组胺类药、维生素 C、钙剂及中等剂量激素（泼尼松 30 ~ 60 mg/d），待皮疹消退后减量至停药，注意激素禁忌证。局部用药可参照急性、亚急性、慢性期皮肤外用药处理原则。

（4）重型药疹，如剥脱性皮炎、中毒性大疱性表皮坏死松解症、重症多形性红斑型药疹、药物超敏反应综合征应即刻停药，积极住院抢救，加强护理及支持疗法。给予高蛋白、高热量且富含维生素的流质、半流质饮食。注意酸碱、水电解质平衡。注意保暖、清洁、保持呼吸道通畅，鼓励患者勤翻身、拍背、咳嗽，以利排出松解的呼吸道黏膜。严防交叉感染、交叉过敏的发生。若怀疑有继发感染，可选择全身用抗生素。应及早足量内用皮质甾体激素，可予琥珀酸氢化可的松 400 mg 静脉滴注，待体温下降，皮疹颜色变淡，无新疹发生，可逐渐减量，换用口服激素，如泼尼松。一般 3 ~ 4 天可减激素的 1/8 ~ 1/4 量。对原有疾病要换用不过敏的药物维持主要治疗。有内脏损害者对症处理，如保肝治疗，必要时可予能量合剂。激素禁忌或无效者可以尝试静脉应用丙种球蛋白或环孢素。

外用药原则为保护、止痒，根据皮损情况对症处理。无渗出性皮疹可给单纯粉剂或洗剂，以保持干燥、散热，促进炎症消退。有渗出可用湿敷或油剂。大疱可用无菌针抽疱液，外用 1% 甲紫。注意消毒隔离，口、眼、外生殖器黏膜损害应积极请相关科室会诊，预防粘连，如眼部损害可用生理盐水、激素、抗生素类药水外用。口腔黏膜损害可用漱口液漱口，使用溃疡膏等。

（5）过敏性休克，应立即停用可疑致敏药物，去枕平卧，密切监测生命体征，如呼吸、血压、心率及尿量。抢救可皮下注射 0.1% 肾上腺素 0.5 ~ 1.0 mL，肌内注射地塞米松 5 mg、氯苯那敏 10 mg，同时开放静脉，给予 5% ~ 10% 葡萄糖 500 mL，加琥珀酸氢化可的松 200 mg 静脉滴注。如血压不升，可于 15 ~ 20 分钟内重复注射肾上腺素 1 次，同时请内科会诊，使用多巴胺等升压药。有喉头水肿，影响呼吸者应迅速请耳鼻喉科大夫会诊，气管插管抢救生命。有下呼吸道痉挛者可在内科医师指导下使用氨茶碱。

七、预防

（1）用药前要仔细询问药物过敏史，避免应用已知过敏药物及与过敏药物结构相似的药物。

（2）易致敏的药物用药前要常规做皮试，如青霉素、链霉素、普鲁卡因、破伤风抗毒素等。

（3）应详细告知患者致敏药物及同类药物的名称，并记录在病史中，使其以后看病时能够告知医师。

（4）内用药物后如有瘙痒、红斑、胸闷、气喘、发热、全身不适等症状出现，应立即停用可疑药物。

八、预后

本病发病较急，多呈急性过程，多数在停用致病药物后用抗过敏药物及对症支持治疗可在 1 ~ 3 周恢复。少数严重患者可出现药物性红皮病、表皮坏死松解或内脏器官损害，从而危及生命。目前 SJS 死亡率小于 5%，TEN 死亡率可达 30%，主要死因是脓毒血症。

（程向丽）

病例　重症药疹

一、基本信息

姓名：吴 × ×　　　性别：男　　　年龄：57 岁

过敏史：无。

主诉：全身皮肤泛发红斑、大疱、糜烂伴痒痛一周，发热 4 天。

现病史：2018 年 12 月 26 日于外院结束第 30 次放疗后，颈部皮肤出现红斑、糜烂，口腔出现糜烂，伴疼痛；12 月 27 日头面、躯干、四肢出现散发性红色斑疹、斑丘疹，伴瘙痒，外院怀疑头孢呋辛药物过敏，遂停用之，改为莫西沙星，同时给予地塞米松 5 mg/d 治疗，皮疹无明显好转。12 月 29 日出现发热，体温最高 38.5℃，伴咳嗽、咳痰，为黄白色痰，不伴腹痛、腹泻、尿痛等不适，皮疹进一步加重、泛发，躯干红斑上渐出现表皮剥脱、松弛性大疱，双眼结膜出现充血，外生殖器出现红斑、糜烂，口腔糜烂进一步加重，舌表面及口腔黏膜出现白色伪膜，疼痛明显，影响进食。为求进一步诊治，2019 年 1 月 2 日就诊于我院皮肤科门诊，以“重症药疹？”收住入院治疗。患者发病以来，精神、食欲、睡眠欠佳，大便 3 ～ 5 天一次，小便量及颜色正常，近一月体重减轻约 5 kg。

既往史：2018 年 10 月 22 日因“发现颈部肿瘤两月余”入住某肿瘤医院，诊断为“下咽癌颈部淋巴结转移”，给予 TP 方案化疗 1 周期，下咽病灶局及颈部淋巴引流区各放疗 30 次，并输注头孢呋辛、氨磷汀抗炎及保护胃黏膜等对症治疗。30 余年前因胃穿孔行胃大部切除术，术后恢复好；否认高血压、糖尿病、心脏病等病史；否认肝炎、结核等传染病史；否认外伤及输血史。

个人史：生于原籍，现居于当地，未到过疫区，有有害及放射物接触史，职业为农民，无烟酒、药物等嗜好，否认冶游史。

二、查体

体格检查：体温 38.7℃，脉搏 144 次 / 分，呼吸 24 次 / 分，血压 117/91 mmHg。发育正常，营养中等，神志清楚，查体合作，全身浅表淋巴结未触及肿大，全身皮肤黏膜无黄染，头颅无畸形，双眼结膜充血，口腔黏膜糜烂，舌表面及口腔黏膜可见白色伪膜，口周糜烂，渗液结痂，咽部充血，扁桃体无肿大，双侧甲状腺未触及肿大。双肺呼吸音粗，未闻及干、湿性啰音，心前区无隆起。心率 144 次 / 分，律齐，各瓣膜听诊区未闻及病理性杂音。腹部平软，无压痛及反跳痛。肝脾肋下未触及，脊柱无畸形，活动自如，双下肢无水肿，生理反射存在，病理反射未引出。

专科检查：双眼结膜充血，口腔黏膜糜烂，舌表面及口腔黏膜可见白色伪膜，口周糜烂、渗液、结痂。颈部弥漫性红斑、糜烂、渗液，躯干红斑上见表皮剥脱，松弛性大疱，尼氏征阳性，头面、四肢泛发大小不等的红色、暗红色斑疹、斑丘疹、斑片，手掌、足底红斑，触痛阳性。外生殖器弥漫红斑，阴囊红斑上可见糜烂渗出。

辅助检查：2018 年 10 月 22 日外院肿瘤标志物示，未见异常。2019 年 1 月 1 日外院血常规示，白细胞绝对值 1.85×10^9/L，中性粒细胞 91.9%；2019 年 1 月 1 日外院离子三项示，K^+ 4.24 mmol/L，Na^+ 130 mmol/L，Cl^- 94 mmol/L。2019 年 1 月 3 日本院血气分析示，pH 7.329，PCO_2 37.2 mmHg，PO_2 55 mmHg，Lac 3.8 mmol/L；2019 年 1 月 3 日本院血常规示，WBC 3.70×10^9/L，RBC 4.82×10^{12}/L，Hct 0.373 L/L，血红蛋白 119.0 g/L，平均红细胞体积（MCV）77.40 fL，PLT 204×10^9/L，中性粒细胞绝对值 3.29×10^9/L，中性粒细胞 89%，分叶核中性粒细胞（手工分类）80%；血沉 37.00 mm/h；C- 反应蛋白 73.70 mg/L；2019 年 3 月 10 日本院降钙素原 0.17 ng/mL；2019 年 1 月 3 日本院凝血系列示，PT 18.2 s，APTT 29.9 s，D- 二聚体 308 ng/mL；纤维蛋白（原）降解产物：2.06 g/L，凝血酶原时间活动度 59%；2019 年 1 月 3 日本院肾功能、电解质示，BUN 5.40 mmol/L，肌酐 62.00 μmol/L，二氧化碳结合力 23.50 mmol/L，K^+ 4.78 mmol/L，Na^+ 139 mmol/L，Cl^- 103 mmol/L，Ca^{2+} 2.09 mmol/L；2019 年 1 月 4 日本院肝功能示，总胆红素 10.40 μmol/L，间接胆红素 7.40 μmol/L，ALT 86.10 U/L，AST 35.90 U/L，总蛋白 61.90 g/L，前白蛋白 129.00 mg/L，白蛋白 33.8 g/L，血糖 6.90 mmol/L，铁 4.90 mmol/L，总铁结合力 41.19 μmol/L，肌酸激酶同工酶 MB 69.20 U/L。口腔分泌物真菌涂片：阴性。肝炎分型、性病系列：阴性。尿常规：基本正常。

三、诊断

初步诊断：①皮疹性质待定。②重症药疹？③副肿瘤性天疱疮？④放射性皮炎？⑤下咽癌，颈部淋巴结转移。⑥胃大部切除术后。

鉴别诊断：

（1）重症药疹：由药物过敏引起，包括重症多形红斑型药疹、中毒性大疱性表皮坏死松解型药疹、剥脱性皮炎型药疹。重症多形红斑型药疹皮损为非典型的靶样损害，部分中央有水疱，尼氏征阳性，至少 2 处黏膜受损，伴发热。中毒性大疱性表皮坏死松解型药疹表现为在红斑基础上发生大疱，大疱或糜烂的面积占总体表面积的 30% 以上，表皮剥脱面积大于 300 mm^2，累计多处黏膜，有发热。该患者急性起病，起疹前有明确的用药史，皮疹表现为泛发红斑、大疱、糜烂，眼、口腔、生殖器黏膜均有累及，自觉瘙痒、疼痛伴发热，考虑重症药疹可能性大。

（2）副肿瘤性天疱疮：为天疱疮的特殊类型，常伴淋巴源性及骨髓源性的恶性肿瘤。症状为广泛、顽固而持续的口腔、唇部等多部位的黏膜糜烂，伴溃疡、出血、分泌物多，疼痛明显；另一突出表现为疼痛性、糜烂性的眼结膜炎，躯干、四肢皮疹呈多形性，常见的有红斑、水泡、丘疹、鳞屑、糜烂、结痂等。掌跖呈角化性红斑，伴疼痛，甲周可见褐红色斑。该患者有下咽痛，口腔、唇部黏膜糜烂，躯干、四肢有红斑、水泡、糜烂，不除外本病。

（3）放射性皮炎：分急性、慢性两种。急性放射性皮炎为短期内一次或多次接受大剂量放射线引起的急性反应，分三度，Ⅰ度表现为局限性水肿性红斑，自觉灼热、瘙痒；Ⅱ度红肿明显，有水泡形成，破溃后糜烂，结痂；Ⅲ度局部红肿严重，很快出现组织坏死，形成顽固性溃疡，自觉剧痛。慢性放射性皮炎是由于长期反复接受小剂量放射性辐射所致，皮疹表现为皮肤干燥、萎缩，汗腺、皮脂腺分泌减少，皮下组织纤维化、增厚，毛细血管扩张，严重时可出现顽固性溃疡和皮肤癌变。该患者有明确的放疗史，皮疹初发于放疗部位，表现为红斑、糜烂、渗液，颈部皮损不除外放射性皮炎。

最终诊断：①重症药疹。②放射性皮炎。③放射性口炎。④肺部感染。⑤下咽癌。⑥颈部淋巴结转移。⑦放化疗后Ⅲ度骨髓抑制。⑧胃大部切除术后。⑨重度营养不良。

诊断依据：

（1）患者老年男性，急性起病，起病前有化疗及使用头孢呋辛、氨磷汀等多种药物的病史；2018 年 10 月 22 日入住外院，诊断为“下咽癌颈部淋巴结转移”，行化疗一周期，放疗 30 次；30 余年前患胃穿孔型大部分型，行胃大部切除术。

（2）皮疹初发于放疗部位后，泛发全身，头面、四肢以红色、暗红色斑疹、斑丘疹、片状红斑为主；躯干以红斑、糜烂、松弛性大疱为主，尼氏征阳性，眼、口腔、生殖器黏膜均有累及，自觉瘙痒、疼痛；伴发热。

（3）查体：体温 38.7℃，脉搏 144 次 / 分，呼吸 24 次 / 分，血压 117/91 mmHg，发育正常，营养中等，神志清楚，查体合作，全身浅表淋巴结未触及肿大，全身皮肤黏膜无感染，无黄染，头颅无畸形，双眼结膜充血，口腔黏膜糜烂，舌表面及口腔黏膜可见白色萎膜，口周糜烂，渗液结痂，咽部充血，扁桃体无肿大，双侧甲状腺未触及肿大。双肺呼吸音粗，未闻及干、湿性啰音，心前区无隆起。心率 144 次 / 分，律齐，各瓣膜听诊区未闻及病理性杂音。腹部平软，无压痛及反跳痛。肝脾肋下未触及，脊柱无畸形，活动自如，双下肢无水肿，生理反射存在，病理反射未引出。专科检查：双眼结膜充血，口腔黏膜糜烂，舌表面及口腔黏膜可见白色伪膜，口周糜烂，渗液，结痂。颈部弥漫红斑、糜烂、渗液，躯干红斑上见表皮剥脱，松弛性大疱，尼氏征阳性，头面、四肢泛发大小不等的红色、暗红色斑疹、斑丘疹、斑片，手掌、足底红斑，触痛阳性。外生殖器弥漫红斑，阴囊红斑上可见糜烂渗出。

（4）辅助检查：2018 年 10 月 22 日外院肿瘤标志物未见异常；2019 年 1 月 1 日外院血常规示，WBC 1.85×10^9/L，血红蛋白 117.0 g/L，PLT 209×10^9/L，中性粒细胞绝对值 1.70×10^9/L，中性粒细胞 91.9%；2019 年 1 月 1 日外院离子三项示，K^+ 4.24 mmol/L，Na^+ 130 mmol/L，Cl^- 94 mmol/L；2019 年 1 月 3 日本院血常规示，WBC 3.70×10^9/L，RBC 4.82×10^{12}/L，Hct 0.373 L/L，血红蛋白 119.0 g/L，平均红细胞体积（MCV）77.40 fL，PLT 204×10^9/L，中性粒细胞绝对值 3.29×10^9/L，中性粒细胞 89%；分叶核中性粒细胞（手工

分类）80%；血沉 37.00 mm/h；C- 反应蛋白 73.70 mg/L；2019 年 1 月 4 日本院降钙素原 0.17 ng/mL；2019 年 5 月 7 日本院肝肾功、电解质示，丙氨酸氨基转移酶 11.90 U/L，门冬氨基转移酶 18.40 U/L，总蛋白 54.00 g/L，白蛋白 29.80 g/L，血糖 6.90 mmol/L，总胆红素 14.00 μmol/L，直接胆红素 3.00 μmol/L，间接胆红素 11.00 μmol/L，肌酐 42.89 μmol/L，尿素 6.41 mmol/L，二氧化碳结合力 27.34 mmol/L。

四、诊疗经过

入院后完善常规检查，血尿便常规、肝肾功能、胸部 CT 等评估患者一般状况，给予分泌物细菌培养、口腔分泌物真菌涂片，痰培养、血培养等明确病原体，同时给予糖皮质激素抗炎、积极抗感染、脏器保护、扩容补液等治疗。患者可为鼻咽癌，放化疗后一般情况差，现全身泛发红斑、大疱，伴糜烂瘙痒，眼、口腔、生殖器黏膜均有累积，伴有发热，化验血白细胞降低，病情危重，随时可出现严重感染而出现多脏器功能损害。患者之前在肿瘤医院已使用地塞米松 5 mg/d 治疗，皮疹未得以控制，转入后地塞米松改为 10 mg/d，减轻炎症反应及皮损；大剂量使用糖皮质激素，可能引起消化性溃疡、继发感染等不良反应。故治疗上同时给予保护胃黏膜、维持水电解质平衡等，加强皮肤护理。1 月 4 日患者间断咳嗽咳痰，伴发热，体温最高达 39.3℃，诉口腔疼痛较前明显，阴囊、躯干糜烂处及手掌、足底红斑处仍觉疼痛，泛发皮疹范围较前增大，仍自觉瘙痒、疼痛；血常规示 WBC 3.70×10^9/L，因病情危重转入重症医学科；转入后下病危通知书，密切监测生命体征变化，继续予抗感染、补液，加强营养治疗，加强肺部及皮肤黏膜护理；给予人血清白蛋白 20 g/d 纠正低蛋白血症。1 月 6 日 WBC 1.95×10^9/L，发热伴咳嗽、咳痰。考虑肺部感染、皮肤软组织感染可能，血流感染不除外，积极行痰培养、血培养等检查明确诊断，同时经验性给予利奈唑胺 600 mg，q12 h+头孢哌酮钠舒巴坦钠 3.0，q12 h+ 氟康唑 0.4，qd 抗感染治疗；患者为肿瘤患者，放疗后长期营养差，行 NRS 2002 营养风险筛查，评分为 4 分，存在营养不良风险，且业已存在低蛋白血症，故加强营养支持，输入白蛋白纠正低蛋白血症，并予酪酸梭菌调节肠道菌群；患者白细胞降低、免疫力低下，给予重组人粒细胞集落刺激因子 150 ug/d，ih 促进白细胞的生成，给予胸腺法新 1.5 mg/d 调节免疫功能；根据患者明确的用药史、皮疹特点及自觉症状，考虑重症药疹，已停用可疑致病药物，去除病因。继续输注亚叶酸钙，补充叶酸，促进皮肤黏膜的生长。1 月 6 日患者出现高热，体温最高达 38.6℃，伴咳嗽、咳痰，听诊双肺可闻及湿啰音、痰鸣音，请药敏室会诊，考虑患者肿瘤患者免疫力低下，又处于化疗后骨髓抑制期，粒细胞缺乏，感染重，故停头孢哌酮舒巴坦，改用亚胺培南西司他丁钠 0.5，q6 h 抗感染治疗。1 月 8 日体温降至正常；1 月 9 日病情平稳，转出 ICU。1 月 25 日治愈出院。

五、出院情况

患者精神可，食欲转好，二便正常，全身皮疹明显好转，无发热。查体：体温 36.2℃，脉搏

74 次 / 分，呼吸 20 次 / 分，血压 117/91 mmHg。双眼球结膜充血完全吸收消散，口腔黏膜、舌表面少量糜烂面，仍有少许黏液状分泌物，口周、颈部无明显渗液，可见少量痂皮，肩背渗液减少，胸腹无糜烂、渗液，头面、四肢红斑转为褐色，部分消退，上有少量的脱屑，颈部、四肢皮肤散在瘀点、瘀斑；全身浅表淋巴结未触及，两肺呼吸音清，无明显湿啰音。

六、讨论

重症药疹属于药物反应中严重的并发症。患者通常病情危重，易引发其他严重的相关疾病，死亡率较高，具体有以下几类。①重症多形性红斑型药疹：表现为皮肤或黏膜出现水肿性红斑或者丘疹，形状多为圆形或椭圆形。②大疱性表皮坏死松解型药疹：表现为大片水疱、红斑，起病急、发展快，是严重的重型药疹，病死率较高，患者可伴有全身中毒症状、高热和内脏病变。③剥脱性皮炎：多由普通药疹发展而形成。

首先明确患者药物过敏史，要及时停止引起的致敏药物；轻症患者可以使用抗组胺类药物，必要时使用糖皮质激素治疗。

（程向丽）

第十章　多器官功能障碍综合征

第一节　病因及发病机制

一、MODS 的病因

引起 MODS 的病因很多，一般可分为感染性因素和非感染性因素两类。

（一）感染性因素

据统计，MODS 病例中约 70% 由感染引起，尤其是严重感染导致的败血症（致病菌主要为大肠埃希菌与铜绿假单胞菌）。在因感染所致的 MODS 病例中，腹腔内感染是造成 MODS 的一个主要原因，据统计，腹腔内有感染的患者手术后 30% ~ 50% 发生 MODS。此外，肺部感染也是 MODS 的常见病因，主要发生在老年患者。

（二）非感染性因素

严重创伤、大面积烧伤、大手术和休克等患者，经过治疗病情平稳 12 ~ 36 小时后，有的突然出现呼吸功能不全，继之发生肝、肾功能不全和凝血功能障碍，死于 MODS。此类患者血中往往无细菌和内毒素，尸体解剖未发现感染灶，说明此类患者 MODS 并非由感染引起，可能是上述原因刺激机体产生大量炎症介质，引起全身性炎症反应和组织器官的损伤所致。

在很多情况下，MODS 是多因素诱发的综合征。MODS 的诱发因素有：机体抵抗力明显下降、输液过多、吸氧浓度过高、原有器官慢性功能障碍等，它们均可诱发或促进 MODS 的发生。

二、MODS 的发病经过

上述病因作用于机体后，到出现 MODS，再到 MSOF，常有一个发病过程。根据临床发病形式可分为两种类型。

（一）单相速发型

本型通常由损伤因子如创伤、休克直接引起，又称为原发型。原无器官功能障碍的患者在损伤因子的直接打击下，同时或在短时间内相继出现两个甚至两个以上器官系统的功能障碍，患者迅速出现肺、肾、肝等功能衰竭。病变的进程只有一个时相，即只有一次器官衰竭的高峰，患者在短时间内即可死亡。

（二）双相迟发型

机体常由创伤、休克等原发因子第一次打击后，经过治疗出现相对稳定的缓解期，甚至在休克复苏后，又受到致炎因子的第二次打击发生多器官功能障碍和（或）衰竭。第一次打击可能较轻，也可以恢复；而第二次打击病情较重，常严重失控，病死率很高。本型患者病情发展呈双相，有两个高峰，又称继发型。

三、MODS 的发病机制

原发型与继发型 MODS 的发病机制不尽相同，前者通常由严重损伤直接引起，后者不完全是由损伤本身引起，其机制尚未完全清楚，目前认为可能与下列多个环节的障碍有关。

（一）失控的全身炎症反应

各种感染性因素或非感染性因素作用于机体后，机体启动代偿防御机制，出现全身炎症反应及代偿性抗感染反应，两者失控，就可导致 MODS 和 MSOF。

1. 全身炎症反应综合征

全身炎症反应综合征（SIRS）是因感染或非感染病因作用于机体而致的一种全身性炎症反应临床综合征，其主要的病理生理变化是全身高代谢状态（即静息时全身耗氧量增多、伴心排血量增加等）和多种促炎介质（TNF-α、IL-1、IL-6、PAF 等）作用，炎症反应不断加重，最后对组织器官造成严重损伤。

SIRS 时，机体在有关病因作用下，单核吞噬细胞系统被激活，释放促炎介质如 TNF-α、IL-1、IL-6、PAF 等进入血液循环，损伤血管内皮细胞，导致血管壁通透性增高、血栓形成和远隔器官损伤。这些促炎介质又可促使内皮细胞和白细胞激活，产生 TNF-α、IL、PAF 等细胞因子，加重器官损伤。中性粒细胞激活后可黏附于血管壁，并释放氧自由基、溶酶体酶、血栓素和白三烯等血管活性物质，进一步损伤血管壁，形成恶性循环，导致炎症反应失控性放大，从而造成组织器官的严重损伤。

SIRS 的主要临床表现：①体温 > 38℃或 < 36℃。②心率 > 90 次 / 分。③呼吸 > 20 次 / 分或 $PaCO_2$ < 4.3 kPa（32 mmHg）。④白细胞计数 > 12×10^9/L 或 < 4×10^9/L，或幼稚粒细胞 > 10%。具有临床表现中两项或两项以上者，SIRS 即可成立。

2. 代偿性抗感染反应综合征

代偿性抗感染反应综合征（CARS）是指感染或创伤时，机体产生可引起免疫功能降低和对感染易感性增加的内源性抗感染反应，可在机体的促炎反应（SIRS）发展过程中，释放内源性抗感染介质（如IL-4、IL-10、转化生长因子等）。若适量，有助于控制炎症；若过量，可抑制免疫功能，产生对感染的易感性，成为在感染或创伤早期出现免疫功能损害的主要原因。

在正常状态下，机体的促炎反应（SIRS）和抗感染反应（CARS）是保持平衡的，当促炎反应大于抗感染反应，表现为SIRS；反之，当抗感染反应大于促炎反应，则表现为CARS。这两种情况均是体内炎症反应失控的表现，也是引起MODS的发病基础。

（二）肠屏障功能损伤及肠细菌移位

正常情况下肠黏膜及淋巴组织起重要屏障作用，肠腔细菌及内毒素不能透过肠黏膜屏障进入血循环。在各种应激状态（如严重创伤、休克、感染等）下，胃肠黏膜供血不足，屏障功能受损，使大量细菌和内毒素吸收、迁移到血循环与淋巴系统，造成全身多器官功能损害。这种肠道细菌通过肠黏膜屏障入血，经血液循环抵达远隔器官的过程，称细菌移位。临床研究证实，严重创伤、休克时，患者可因肠黏膜屏障损害、细菌移位引起败血症或内毒素血症，最后导致MODS形成。

（三）器官微循环障碍与缺血–再灌注损伤

严重创伤、休克或感染等因素可通过不同途径激活交感–肾上腺髓质系统、肾素–血管紧张素系统，使外周血管广泛收缩，导致重要器官微循环血流灌注减少，组织缺血缺氧，进而导致微血管壁损伤，通透性增高，大量组织间液聚集于组织间隙，增大了毛细血管到组织细胞的供氧距离，使氧弥散障碍，降低线粒体氧分压，损害线粒体氧化磷酸化功能，并抑制三羧酸循环，使ATP生成减少，妨碍cAMP的生成，以致细胞功能障碍。此外，MODS患者还可因器官微循环灌注障碍，造成细胞摄氧功能障碍，出现氧耗量增加、组织摄氧减少、血乳酸水平升高等缺氧表现，可进一步加重细胞损伤与代谢紊乱。

MODS也可发生在微循环灌流恢复之后，可能与缺血–再灌注损伤有关。如在严重感染、休克所致的MODS中，肠黏膜明显缺血、缺氧，其上皮细胞可生成大量黄嘌呤氧化酶，这种酶可在微循环灌注恢复时，催化氧分子产生大量氧自由基，损伤细胞膜，导致器官功能损害。

（程向丽）

第二节　诊断标准、病情严重度评分及预后评分

一、诊断标准

（一）多器官功能衰竭和多器官功能障碍综合征的诊断标准

1980年Fry提出第一个MOF诊断标准。在此之前，循环、呼吸、肾脏和肝脏等器官已

经具有单一器官衰竭的判断或诊断标准。应激性上消化道出血被认为是胃肠道功能衰竭。然而，血液、代谢和神经系统的衰竭或功能紊乱就缺乏明确的诊断方法。DIC 显然是血液系统的功能紊乱，DIC 诊断中除了出血等临床表现外，还需有血浆纤维蛋白降解产物水平升高。但血浆纤维蛋白降解产物浓度升高缺乏特异性，严重创伤或手术患者也可升高，使血液系统功能衰竭的诊断缺乏客观性。代谢紊乱是危重病患者应激打击的结果，如果能够对代谢过程进行复杂的监测，则所有危重病患者可能都存在所谓的“代谢障碍”，对代谢障碍的诊断缺乏可行性。神经系统功能障碍在危重病患者中也很常见，但准确定量评价非常困难。另外，严重感染导致内脏器官严重损害时，往往血压和心排血量是正常或偏高的，直到出现休克或临终期，心血管系统才表现出功能衰竭。因此，Fry 在提出多器官功能衰竭诊断标准时，仅包含了呼吸、肝脏、肾脏和胃肠道系统（表 10–1）。

该诊断标准中，呼吸衰竭采用了 Fulton 的提法，即在创伤或手术后，为纠正低氧血症需要机械通气 5 天以上。许多患者在创伤、手术或复苏后，往往会出现低氧血症，需要机械通气给予支持。尽管第 1 天低氧血症最严重，但第 2 ~ 3 天逐步进入恢复期，短期机械通气后即可脱机。因此，选择机械通气不短于 5 天作为呼吸衰竭的诊断标准，以排除早期一过性低氧血症。

表 10–1　多器官功能衰竭诊断标准（Fry，1980）

衰竭器官	诊断标准
呼吸功能衰竭	在创伤或手术后，为纠正低氧血症需要机械通气 5 天以上
肾衰竭	血肌酐 > 177 μ mol/L（2 mg/dL），或原有肾疾病者，血肌酐浓度升高 1 倍以上
肝功能衰竭	血胆红素 > 34.2 μ mol/L（2 mg/dL），并伴有转氨酶较正常值升高 1 倍
胃肠功能衰竭	上消化道出血，24 小时需输血 400 mL 以上

同时符合血胆红素 > 34.2 μ mol/L（2 mg/dL）和转氨酶较正常值升高 1 倍，作为肝脏功能衰竭的诊断标准，可排除假性的肝脏功能衰竭。即使肝脏未受损害，严重创伤患者非肝脏源性的转氨酶释放，也可导致转氨酶升高，而胆红素多不升高。同样，大量输血、腹膜后或盆腔血肿及胆道结石梗阻等常常引起单纯胆红素升高。胆红素和转氨酶同时升高诊断肝脏功能衰竭，可避免误诊。

尽管少尿或无尿是急性肾衰竭最突出表现，肾脏功能衰竭采用了血肌酐 > 34.2 μ mol/L（2 mg/dL）或原有肾脏疾病者，血肌酐浓度升高 1 倍以上为诊断标准，而未包含尿量的指标。一方面，部分急性肾衰竭患者为非少尿型，以少尿来诊断急性肾衰竭显然会漏诊；另一方面，当急性肾衰竭患者发生少尿时，血肌酐可能高达 442 ~ 707 μ mol/L（5 ~ 8 mg/dL），如以少尿为诊断标准，则会延误诊断，不利于急性肾衰竭早期治疗。

以上消化道出血为特征的胃肠道功能衰竭是危重病患者的常见并发症。由于急诊床边消化内镜在ICU未普遍开展，只能以24小时需输血400 mL以上作为上消化道出血的间接诊断。如能够实施床边紧急消化内镜检查，则有助于明确诊断。

尽管Fry的MOF诊断标准是目前被公认的、应用最普遍的诊断标准，仍然存在很多问题。①该标准未包括神经系统、循环系统、血液系统等常见的器官。②以终末期的功能衰竭为诊断标准，不利于早期诊断和治疗。③难以反映MOF动态连续变化的病理生理过程。④呼吸功能衰竭的诊断过于严格，容易漏诊。

针对Fry诊断标准存在的问题，于1997年提出了修正的Fry-MODS诊断标准（表10-2）。该标准结合国际常用的诊断标准，几乎包括了所有可能累及的器官或系统。当然，该标准未能包括MODS的整个病理生理过程，但避免烦琐的程度评分，较为简捷，增加了临床实用性。

表10-2 多器官功能障碍综合征诊断标准

系统或器官	诊断标准
循环系统	收缩压低于90 mmHg（1 mmHg = 0.133 kPa），并持续1小时以上，或需要药物支持才能使循环稳定
呼吸系统	急性起病，动脉血氧分压/吸入氧浓度（PaO_2/FiO_2）≤ 200 mmHg（无论有否应用PEEP），X线正位胸片见双侧肺浸润，肺动脉嵌顿压≤ 18 mmHg或无左房压力升高的证据
肾脏	血肌酐 > 177 μmol/L（2 mg/dL）伴有少尿或多尿，或需要血液净化治疗
肝脏	血胆红素 > 34.2 μmol/L（2 mg/dL），并伴有转氨酶升高，大于正常值2倍以上，或已出现肝性脑病
胃肠	上消化道出血，24小时出血量超过400 mL，或胃肠蠕动消失不能耐受食物，或出现消化道坏死或穿孔
血液	血小板计数 < 50×10^9/L或降低25%，或出现DIC
代谢	不能为机体提供所需的能量，糖耐量降低，需要用胰岛素；或出现骨骼肌萎缩无力等表现
中枢神经系统	格拉斯哥昏迷评分 < 7分

（二）反映MODS病理生理过程的疾病特异性诊断标准

对MODS病理生理过程认识的进步，也体现在MODS的诊断标准方面。计分法诊断标准是定量、动态评价MODS病理生理过程的较理想手段，但是否简捷准确是计分法标准是否实用的关键。1995年Marshall和Sib-Lald提出的计分法MODS诊断评估系统值得推广。通过每日作MODS评分，可对MODS的严重程度及动态变化进行客观的评估。

Marshall提出的MODS计分法评估系统中，MODS分数与病死率呈显著正相关，对临床MODS的预后判断具有指导作用。不同疾病导致的MODS具有不同特点，建立疾病特异性的MODS评分和诊断系统，是MODS深入研究的结果。1996年Vincent等提出了全身性感染相关性器官功能衰竭评分（SOFA），它不但体现器官和系统功能衰竭的病理生理过程和程度评价，也是对疾病（感染）特异性的MODS进行评估。

（三）MODS诊断标准的片面性

尽管MODS的诊断标准已经能够初步地反映器官功能障碍的病理生理过程，但仍然存在片面性。

（1）任何一个MODS诊断标准，均难以反映器官功能衰竭的病理生理内涵。机体免疫炎症反应紊乱在MODS发生发展中具有关键性作用，但必须通过实验室检查才能够了解免疫功能紊乱的程度，目前还缺乏临床判断指标。对于神经系统功能评估，即使患者格拉斯哥昏迷评分低于6分，我们也很难肯定患者存在严重的神经系统功能障碍。对胃肠道功能衰竭的诊断就更显得复杂和难以确定，当肠系膜动脉灌注明显减少导致肠道缺血时，肠黏膜屏障功能受损，肠道细菌和毒素就能够发生移位，可能引起休克和呼吸衰竭。此时，我们仅仅关注患者发生呼吸循环衰竭，而关键性的胃肠道功能衰竭却被忽视。看来，很难给胃肠道功能衰竭确定一个准确的诊断标准。肝脏功能障碍也面临类似的问题，无论是伴黄疸的肝胆功能障碍，还是全身性的内毒素血症，均可导致肝脏库普弗细胞激活，炎症反应的暴发，临床上可能首先出现循环衰竭，而肝脏功能及肝脏免疫功能的改变因缺乏临床表现而被遗漏。

（2）目前的MODS诊断标准容易使临床医师产生误解，将MODS看作功能障碍功能衰竭器官的简单叠加，而忽视了MODS的病理机制，以及器官之间互相作用的重要性。强调各个单一器官功能衰竭对危重病患者的病情判断和治疗无疑是很重要的，但MODS并不是各个单一器官功能障碍的简单叠加，同样是两个器官衰竭，但器官不同，对MODS患者的影响也不同。Knaus的大规模调查显示循环衰竭合并血液系统衰竭时，MODS患者的病死率为20%，而循环衰竭合并神经系统功能衰竭时，病死率可高达76%。另外，器官简单叠加的MODS诊断标准也难以反映某一器官衰竭或损伤后对机体炎症反应的刺激和放大效应，而正是放大失控的炎症反应导致器官功能损害的恶化或导致MODS。还需注意的是MODS的临床表现和实验室检查结果（如血清胆红素或血肌酐），尽管在一定程度上反映了相关器官和组织功能受损的程度，但这仅仅是MODS机体自身性破坏的部分表象而已，难以说明器官功能损害的本质性原因。因此，有必要强调和确立MODS的“关联模式”，以反映MODS各器官之间的相互作用，从病理生理机制的角度制定合理的MODS诊断标准，将有助于深刻了解MODS病理生理学变化，更全面、更深入地认识MODS。

二、MODS评分系统

就MODS来说，经大量临床试验证明明确有效的治疗方法尚不存在，故早期预防及早识别、判断预后便有更为突出的意义。许多因素与病情严重程度及预后有关。一项包括 80 家医院 25 522 名患者的多中心研究表明，MODS 患者的病死率与功能不全的器官数目有密切关系。功能受损器官为一个且病程超过 1 天的患者病死率为 40%，功能受损器官为两个的患者病死率上升为 60%，功能受损器官为 3 个或以上的患者病死率为 98%。由于所用的诊断标准和入选患者严重程度不一样，很多资料显示的病死率都有很大不同，但病死率随着衰竭器官增加而上升却是一致的结果。APACHE Ⅲ的研究表明，同是两个器官功能受损，受损的器官不同，病死率也不同，肾和心血管功能受损病死率为 34%；呼吸和肾功能受损病死率为 49%，心血管和神经功能受损病死率为 76%。此外，年龄也是影响预后的一个重要因素，随着年龄增长，对致病因素的抵抗力也随之下降。用器官衰竭的数目和病程等来估计患者的预后因其简单方便，在某些情况下有一定的吸引力，但是，MODS 患者病情复杂，涉及多系统器官，用这些指标估计预后及病情，势必造成偏差。故此，人们主张应用更简单、规范、系统，更有利于临床使用推广的病情严重度评分及预后评估系统。评分系统大致可分为两类，一是危重病评分系统，也可用于 MODS 患者的病情评估，二是 MODS 评分系统。常见危重病评分系统有急性生理学及慢性健康状况评价（APACHE）评分系统、简化急性生理评分系统（SAPS）、死亡概率模型评分系统（MPM）等。

（一）APACHE 评分系统

Knaus 等于 1981 年首次提出 APACHE 原型——APACHE Ⅰ。APACHE Ⅰ由两部分组成：反映急性疾病严重程度的急性生理学评分（APS）和患者病前的慢性健康状况（CPS）评价。使用方法是于患者入 ICU 后到 4 小时内，记录其生理学参数值（均为最差者），每项参数的分值为 0 ~ 4 分，各分值之和即为 APS，最低 0 分，最高 128 分。CPS 是指患者入 ICU 前 3 ~ 6 月的健康状况，以字母表示，A：健康，无功能障碍；B：导致轻至中度活动受限的慢性疾病；C：症状严重但不限制活动的慢性疾病；D：导致活动严重受限、卧床不起或需住院的疾病。APS 与 CPS 组合在一起即为 APACHE I 总分值，其范围为 0 ~ A 至 128 ~ D。APACHE Ⅱ还提出了计算每一个患者死亡危险性（R）的公式：In（R/1-R）= -3.517 +（APACHE Ⅱ得分 ×0.416）+ 0.603 + 患者入 ICU 的主要疾病的得分，将每一个患者的 R 值相加，再除以患者总数即可求出群体患者的预计病死率。为了更准确地评定危重患者病情、预计病死率，Knaus 等进行了深入广泛的多中心研究，于 1991 年提出了 APACHE Ⅲ方案。对神经系统的变化，未采用传统 GCS 法，而是根据患者对疼痛或语言刺激能否睁眼时的语言及运动变化来计分。

（二）SAPS 评分系统

在 1985 年提出的急性生理学评分（SAPS Ⅰ）的基础上，通过对欧洲和北美洲 12 个国家 137 个成人 ICU 连续收治的 13 152 个患者的临床研究，Le Gall 等提出 SAPS Ⅱ评分系统。SAPS Ⅱ评分系统中生理指标的选择与定量不仅仅是根据临床经验的判断，而是依据统计分析得出，而且患者死亡危险性的计算没有加入其他数值的矫正，准确性更高。其次，

SAPS Ⅱ较 APACHE Ⅲ简单，无须动脉和特殊的静脉血标本。每个患者只需 5 分钟就可完成。此系统包括 12 个生理参数、年龄、Glasgow 评分、入 ICU 的原因，以及是否合并艾滋病、转移癌、血液系统恶性肿瘤等。

（三）简单多系统器官衰竭评分系统（SMSOFS）

1993 年，Hebert 等根据 154 例感染并发脏器衰竭的患者病死率与患者衰竭器官的数目呈高度线性相关提出了简单的 MOF 评分系统：呼吸、心血管、肾、肝、胃肠道、凝血系统、神经系统等 7 个系统中存在一个器官系统衰竭得 1 分，不存在得 0 分；根据发生衰竭的数目不同可得 0 ~ 7 分；得分越高，病死率越高。此评分系统应用简单，但由于研究对象中 5 ~ 6 个器官同时衰竭的患者较少，故其适用的准确性和普遍性则有些不足。

（四）多脏器功能不全综合征评分系统（MODSS）

Marshall 等首先根据大量文献和计算得出 6 种最能反映本系统情况的指标：呼吸系统（PaO_2/FiO_2）、肾功能（血肌酐）、肝功能（血胆红素）、心功能（血压校正后的心率，为心率 × 中心静脉压 / 平均动脉压）、凝血系统（血小板计数）、神经系统（Glasgow 评分），并按严重程度将这些指标分为 5 个等级，得分分别为 0 ~ 4 分，最高可得 24 分。胃肠道因缺乏可连续测定的较为稳定的参数而未进入评分系统。此系统经过复习大量的文献及计算得出，似有较好的准确性。但其不足之处是心血管系统的指标需要经过复杂的计算；而在多脏器功能不全综合征的发生发展中占有重要地位的胃肠道却未进入评分，成为其最大的缺憾。

（五）器官功能障碍伴或不伴感染评分系统（ODIN）

Fagon 等根据不同数目和不同种类的衰竭器官所致的病死率不同而推出的 ODIN 评分，是根据衰竭器官的数目和类型来判断患者的预后：没有器官衰竭的患者病死率为 2.6%，1 个到 7 个器官衰竭的患者病死率分别是：9.7%、16.7%、32.3%、64.9%、75.9%、100%。7 个系统中，肝功能衰竭的患者病死率最高，为 60.8%；凝血系统、肾功能、心血管、神经、呼吸、感染等系统衰竭的患者病死率分别为：60.8%、58.1%、54.8%、46.8%、45.8%、45.0%、38.5%、36.5%。综合考虑衰竭器官的数目和类型，患者的病死率可用一个根据多元回归分析计算得出来的公式算出：预计死亡可能性 $P = 1/(1 + e^{-9})$。$q = -3.59 + (1.09 \times R)(1.09 \times C) + (1.18 \times Rn) + (0.86 \times Hm) + (0.57 \times H) + (0.99 \times N) + (0.53 \times IN)$。其中 R、C、Rn、Hm、H、N、IN 分别代表呼吸、心血管、肾、凝血系统、肝、神经系统、感染等 7 个系统。

（六）CIS 评分

Hirasawa 等提出来评价休克患者的细胞损伤情况，后来应用于危重患者和 MODS 患者。该评分仅有 3 个生化指标，但不是临床上常用的指标，所以难以推广使用。

（七）其他

王彦等回顾性收集 200 例 MODS 患者数据，建立 MODS 评分系统和死亡概率预测方程。该评分系统有 17 个指标，每个指标在不同情况下有不同的分值；各指标的分值相加后为总分值，最高为 285 分。该评分系统与 APACHE Ⅲ评分系统相关系数为 0.7799；患者死亡概率 P 值与实际病情转归相关系数为 0.8155。

（程向丽）

第三节　MODS 的预防原则

MODS 的救治十分困难，应重在预防，即积极防治原发病，如及早清除感染灶、及时扩创引流脓液、彻底清除脓肿与坏死组织、正确使用抗生素、防治败血症。防治休克和缺血 – 再灌注损伤，及时补足血容量，恢复有效循环血量，改善微循环，并酌情使用细胞保护剂、小分子抗氧化剂及自由基清除剂等。MODS 一旦发生，除继续积极治疗原发病外，还应根据其病理生理变化，采用对症治疗和器官支持疗法等综合措施。

一、控制原发病

控制原发疾病是 MODS 治疗的关键，应重视原发疾病的处理，及时改善病理生理状态。当外伤、休克、严重感染等疾病发生时，应尽早脱离重物挤压等创伤环境，早期抗休克、抗感染，早手术，早引流，避免 MODS、MOF 的发生。在 MODS 的初始阶段，机体对治疗的反应尚好，故积极有效地控制 MODS 的病情发展是防治 MOF 的关键。应积极采取一切手段切断 MODS 的恶性循环，不失时机地进行器官功能支持。对于存在严重感染的患者，必须积极引流感染灶和应用有效抗生素。若为创伤患者，则应积极清创，并预防感染的发生。当危重病患者出现腹胀、不能进食或无结石性胆囊炎时，应采用积极的措施，如导泻、灌肠等，以保持肠道通畅，恢复肠道屏障功能，避免肠源性感染。而对于休克患者，则应争分夺秒地进行休克复苏，尽可能地缩短休克时间，避免引起进一步的器官功能损害。

经验性抗生素治疗原则是：选用覆盖导致脓毒症的常见阳性菌（葡萄球菌、肠球菌、链球菌）和对 G^+ 肠杆菌有效的抗生素。对疑为肠源性感染者，使用对脆弱类杆菌有效的抗生素，如克林霉素或甲硝唑等，单用泰能几乎覆盖绝大多数致病菌。此外，应重视院内感染，尤其是 ICU 常见的 4 个感染部位：导管相关性感染、呼吸机相关性感染、尿道感染和外科创面感染。避免滥用抗生素，尽早进行细菌培养。经验治疗阶段使用广谱抗生素，一旦得到阳性培养结果，立即更换窄谱特异性抗生素。应充分考虑到致病菌的耐药性，高度重视抗生素的不良反应（如肾毒性、二重感染、药物热、变态反应等）。需强调的一点是，患者的预后主要取决于年龄、感染类型、治疗时机及抗生素治疗是否正确。即使抗生素应用得合理，ICU 患者死亡的决定因素也不是感染本身，而是炎症反应程度。

二、支持疗法

MODS 使患者处于高度应激状态，导致机体出现以高分解代谢为特征的代谢紊乱。机体分解代谢明显高于合成代谢，蛋白质分解、脂肪分解和糖异生明显增加，但糖的利用能力明显降低。Cerra 将之称为自噬现象。严重情况下，机体蛋白质分解代谢较正常增加 40% ~ 50%，而骨骼肌的分解可增加 70% ~ 110%，分解产生的氨基酸部分经糖异生作用后供能，部分供肝脏合成急性反应蛋白。器官及组织细胞的功能维护和组织修复有赖于细胞得到适当的营养底物，机体高分解代谢和外源性营养利用障碍，可导致或进一步加重器官功能障碍。因此，在 MODS 早期，代谢支持和调理的目标应当是提供减轻营养底物，防止细胞代谢紊乱，支持器官、组织的结构功能，参与调控免疫功能，减少器官功能障碍的产生。而在 MODS 的后期，代谢支持和调理的目标是进一步加速组织修复，促进患者康复。

（一）代谢支持

代谢支持是 Gerra1988 年提出的，指为机体提供适当的营养底物，以维持细胞代谢的需要，而不是供给较多的营养底物以满足机体营养的需要。与营养支持的区别在于，代谢支持既防止因底物供应受限影响器官的代谢和功能，又避免因底物供给量过多而增加器官的负担，影响器官的代谢和功能。其具体实施方法：

（1）非蛋白热卡 < 35 kcal/（kg・d）［（146 kJ/（kg・d）］，一般为 105 ~ 126 kJ（25 ~ 30）kcal/（kg・d），其中 40% ~ 50%的热卡由脂肪提供，以防止糖代谢紊乱，减少二氧化碳生成，降低肺的负荷。

（2）提高氮的供应量［0.25 ~ 0.35 g/（kg・d）］，以减少体内蛋白质的分解和供给急性反应蛋白合成的需要。

（3）非蛋白热卡与氮的比例降低到 100 kcal ∶ 1 g。

尽管代谢支持的应用对改善 MODS 代谢紊乱有一定的疗效，但并不能避免或逆转代谢紊乱。

（二）代谢调理

代谢调理是代谢支持的必要补充。由于 MODS 患者处于高分解代谢状态，虽根据代谢支持的要求给予营养，仍不能达到代谢支持的目的，机体继续处于高分解代谢状态，供给的营养底物不能维持机体代谢的需要。因此，1989 年 Shaw 提出从降低代谢率或促进蛋白质合成的角度着手，应用药物和生物制剂，以调理机体的代谢，称为代谢调理。

主要方法包括：

（1）应用布洛芬、吲哚美辛等环氧化酶抑制药，抑制前列腺素合成，降低分解代谢率，减少蛋白质分解。

（2）应用重组人生长激素和生长因子，促进蛋白质合成，改善负氮平衡。

代谢调理的应用明显降低了机体分解代谢率，并改善负氮平衡，但代谢调理也不能从根本上逆转高分解代谢和负氮平衡。

根据MODS患者代谢特点，利用代谢支持和代谢调理对机体继续调控和治疗，可望进一步提高营养代谢支持的疗效，改善MODS患者的预后。

三、阻断炎症介质的有害作用

针对机体多种炎症介质释放、炎症反应失控的特点，适当使用炎症介质阻断剂与拮抗剂在理论上有重要意义，但实际使用效果尚未完全肯定。

1. 糖皮质激素

糖皮质激素具有明显的抗感染及保护细胞膜的作用，但同时也抑制了机体的免疫机制，降低了机体抗感染的能力，在临床应用上存在争议。近年来发现，应用小剂量糖皮质激素既可抑制SIRS，又不至于完全抑制免疫系统，获得了较满意的疗效。

2. 非甾体消炎药

吲哚美辛、布洛芬等前列腺素环氧化酶抑制剂能非特异性阻断炎症反应，又不抑制机体的防御反应，有利于提高MODS患者的生存率。

3. 其他

内啡肽受体拮抗剂（纳洛酮）、TNF-α 的单克隆抗体等对逆转休克有一定的疗效。对于严重的MODS患者可以使用血浆交换法去除体内的毒素和过多的炎症介质。

四、增加对组织的氧供，降低氧需

氧代谢障碍是MODS的特征之一，纠正组织缺氧是MODS重要的治疗目标。改善氧代谢障碍、纠正组织缺氧的主要手段包括增加氧输送、降低氧需、改善内脏器官血流灌注等。

（一）增加氧输送

提高氧输送是目前改善组织缺氧最可行的手段。氧输送是单位时间内心脏泵出的血液所携带的氧量，由心脏泵功能、动脉氧分压/血氧饱和度和血红蛋白浓度决定，因此，提高氧输送也就通过心脏、血液和肺交换功能3个方面来实现。

1. 支持动脉氧合

提高动脉氧分压或动脉血氧饱和度是提高全身氧输送的3个基本手段之一。氧疗、呼吸机辅助通气和控制通气是支持动脉氧合的常用手段。

至于支持动脉氧合的目标，不同类型的患者有不同的要求。对于非急性呼吸窘迫综合征或急性呼衰患者，支持动脉氧合的目标是将动脉氧分压维持在80 mmHg以上，或动脉血氧饱和度维持在94%以上。但对于急性呼吸窘迫综合征和急性呼衰患者，将动脉氧分压维持在80 mmHg以上常常是困难的，往往需要提高呼吸机条件、增加呼气末正压水平或提高吸入氧浓度，有可能导致气压伤或引起循环干扰，因此，对于这类患者，支持动脉氧合的目标是将动脉氧分压维持在高于55 ~ 60 mmHg水平，或动脉血氧饱和度高于90%以上。之所以将动脉氧分压维持在55 ~ 60 mmHg，与动脉血氧离曲线的“S”形特征有关，当动脉氧分压高于 55 ~ 60 mmHg 水平时，动脉血氧饱和度达到 90%，进一步提高动脉氧分压，呼吸和循环的代价很大，但动脉血氧饱和度增加却并不明显，氧输送也就不会明显增加。

2. 支持心排血量

增加心排血量也是提高全身氧输送的基本手段。保证适当的前负荷、应用正性肌力药物和降低心脏后负荷是支持心排血量的主要方法。

调整前负荷是支持心排血量首先需要考虑的问题，也是最容易处理的环节。若前负荷不足，则可导致心排血量明显降低。而前负荷过高，又可能导致肺水肿和心脏功能降低。因此，调整心脏前负荷具有重要的临床意义。当然，对于危重病患者，血管张力的改变，以及毛细血管通透性的明显增加，往往使患者的有效循环血量明显减少，也就是说，前负荷减少更为常见。监测中心静脉压或肺动脉嵌顿压，可指导前负荷的调整。液体负荷试验后或利尿后，观察肺动脉嵌顿压与心排血量的关系（心功能曲线）的动态变化，比单纯监测压力的绝对值更有价值。补充血容量，可选择晶体液和胶体液，考虑到危重患者毛细血管通透性明显增加，晶体液在血管内的保持时间较短，易转移到组织间隙，应适当提高胶体液的补充比例。

3. 支持血液携氧能力

维持适当的血红蛋白浓度是改善氧输送的重要手段之一。由于血红蛋白是氧气的载体，机体依赖血红蛋白将氧从肺毛细血管携带到组织毛细血管，维持适当的血红蛋白浓度实际上就是支持血液携氧能力。但是，并非血红蛋白浓度越高，就对机体越有利。当血红蛋白浓度过高时（如高于 140 g/L），血液黏度明显增加，不但增加心脏负荷，而且影响血液在毛细血管内的流动，最终影响组织氧合。一般认为，血红蛋白浓度的目标水平是 80 ~ 100 g/L 或血细胞比容维持在 30% ~ 35%左右。

（二）降低氧需

降低氧需在 MODS 治疗中常常被忽视。由于组织缺氧是氧供和氧需失衡的结果，氧需增加也是导致组织缺氧和 MODS 的原因之一，降低氧需对 MODS 的防治具有重要意义。导致危重病患者氧需增加的因素很多，针对不同原因进行治疗，就成为防治 MODS 的重要手段。体温每增加 1℃，机体氧需增加 7%，氧耗可能增加 25%。因此，及时降温，对于发热患者就很必要。可采用解热镇痛药物和物理降温等手段。物理降温时，要特别注意防止患者出现寒战。一旦发生寒战，机体氧需将增加 100% ~ 400%，对机体的危害很大。疼痛和烦躁也是导致机体氧需增加的常见原因。有效的镇痛和镇静，使患者处于较为舒适的安静状态，对防止血 MODS 有益。抽搐导致氧需增加也十分明显，及时止痉是必要的。正常情况下，呼吸肌的氧需占全身氧需的 1% ~ 3%，若患者出现呼吸困难或呼吸窘迫，则呼吸肌的氧耗骤增，呼吸肌的氧需可能增加到占全身氧需的 20% ~ 50%。呼吸氧需的明显增加，势必造成其他器官的缺氧。采取积极措施，如机械通气或提高机械通气条件，改善患者的呼吸困难，能明显降低患者呼吸肌氧需。

（三）改善内脏器官血流灌注

MODS和休克可导致全身血流分布异常，肠道和肾脏等内脏器官常常处于缺血状态，持续的缺血缺氧，将导致急性肾衰竭和肠道功能衰竭，加重MODS。改善内脏灌注是MODS治疗的重要方向，早期液体治疗的目的是维持血液内容量（前负荷）和心排血量，保证重要器官灌注。应防止容量过负荷导致的心源性和（或）非心源性肺水肿，这类患者往往存在低蛋白血症，因此，需要补充胶体液，如血浆或清蛋白。监测中心静脉压（CVP）和肺毛细血管楔压（PCWP），以作为液体输入的客观指标。在心室充盈压已达到理想水平而低血压仍持续时，应使用血管活性药物。在传统的血管活性药物应用中，关于药物对内脏器官灌注的影响认识十分模糊，甚至被忽视。我国临床医学中最常应用小剂量多巴胺，以提升血压，改善肾脏和肠道灌注。但多巴胺扩张肾脏血管和改善肠系膜灌注的作用缺乏实验和理论依据。最近10年的研究显示，多巴胺可能加重肾脏和肠道缺血。因此，合理选用改善内脏器官灌注的血管活性药物，制定新的血管活性药物应用指南，显得十分必要。

（程向丽）

第十一章　急危重症小儿的麻醉

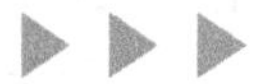

第一节　小儿气管支气管异物取出术的麻醉

一、小儿气管支气管异物取出术

气管、支气管异物多为小儿急症，据王俊阁报道，异物堵塞的部位可为左侧支气管、右侧支气管（左右比例相近）、气管及双侧支气管。异物的种类包括植物性异物（植物果仁、核）、特殊类型的异物（文具、金属针钉、鸡鱼骨、玩具）等。异物呛入时间最长可达数年。部分气管异物的患者胸透正常，花生米异物在磁共振成像的 T1 加权相上表现为高密度信号影，能明确定位。

（一）器械准备

直接喉镜、气管镜，并连接好冷光源。小儿 5 个月至 1 岁，用小号直接喉镜和 3.0 F 气管镜，1 ~ 2 岁用中号直接喉镜和 3.5 F 气管镜，2 ~ 4 岁用大号直接喉镜和 4.0 F 气管镜。根据异物史和 X 光片准备异物钳如鳄鱼嘴钳、反张钳、活检钳等，以及配套的吸引头等。手术开始前检查监护仪、氧气、吸引器等急救设备，备好气管切开包及各型号气管导管。

（二）手术技巧

患儿仰卧垂头位，助手使患儿颈部伸展，将直接喉镜放入舌根，暴露会厌后将直接喉镜推进到会厌喉面，向上提起会厌暴露声门。无麻醉下直接将异物钳伸至声门下，并张开钳口，患儿反射性咳嗽，将异物冲入钳嘴内，感钳嘴关闭不严即表示钳住异物。如异物钳夹住黏膜或隆突，则钳子不能上下活动但随呼吸而上下移动，此时应立即放弃，绝不可强行拉出。支气管内的异物应在吸气时推支气管镜进入气管，接通氧供，向前推进，“无孔不入”，始终保持支气管镜与气管平行。轻轻转动支气管镜，分别进入右侧、左侧，确认有无异物。先将支气管镜接近异物，吸净其周围的分泌物，调整支气管镜、异物钳的位置和方向，试夹住异物。注意观察异物和支气管壁的位置、出血情况，然后重新试取。异物在退出过程中脱落易被声门阻挡，脱落在声门下；或被舌根阻挡脱落在口腔。取异物要有耐心，不能急于求成。

（三）硬质气管镜 VS 纤维支气管镜

二者各有所长，有作者认为使用纤维支气管镜取异物失败时，可以改用硬质气管镜。采用纤维 / 硬质气管镜取异物时，需要考虑小儿气管的内径与气管镜外径间的比例，细的纤维支气管镜没有取异物的通道，而有（2.0 mm）取异物通道的纤维支气管镜最细的尖端也有 4.0 mm。下述资料或许有助于我们对气管导管型号的选择。

1. 小儿年龄与气管内径间的关系

未能搜索到中国人的资料，国外相关用于指导小儿气管插管的资料见表 11-1。

表 11-1　小儿年龄与气管内径间的关系

年龄（岁）	气管内径（mm）	气管导管（内 / 外径）
0.5 ~ 1	5.6	3.5 ~ 4.0/（4.9 ~ 5.5）
1 ~ 2	6.5	4.0 ~ 4.5/（6.2）
2 ~ 4	7.6	4.5 ~ 5.0/（6.8）
4 ~ 6	8.0	5.0 ~ 5.5/（7.5）
6 ~ 8	9.2	5.5 ~ 6.0/（8.2）

2. 患儿年龄与所用硬质气管镜型号间的关系

北京儿童医院张亚梅等报道的患儿年龄与所用硬质气管镜型号间的关系见表 11-2。

表 11-2　患儿年龄与所用硬质气管镜型号间的关系

年龄	硬质喉镜型号（mm）
< 6 个月	3.0 × 250
< 2 岁	3.5 × 300
2 ~ 5 岁	4.0 × 300
6 ~ 10 岁	5.0 × 300
> 10 岁	5.0 × 300 或 6.0 × 350

3. 小儿气管内径与身高间的关系

秦建军等人研究了小儿气管内径与身高间的关系，小儿气管横径（Y）绝大多数大于矢状径（Z），与身高（X）的关系如下（单位为 mm）。

$$Y = 2.511 + 0.00489X \text{（男）}$$

$$Y = 0.428 + 0.071\ 49X（女）$$

$$Z = 2.692\ 5 + 0.003\ 389X（男）$$

$$Z = 1.077\ 1 + 0.005\ 2X（女）$$

（四）手术并发症

手术并发症包括肺气肿、肺部感染、肺不张、纵隔气肿、胸腔积液、气胸、喉痉挛、复张性或负压性肺水肿等。有作者对长时间支气管异物阻塞引起局部感染的患者采用生理盐水 5 ~ 10 mL 稀释吸净，再加用 0.125% 甲硝唑 2 ~ 5 mL 或广谱抗生素注入保留，以利消除感染。有出血时，用 1% 的麻黄碱或 1/10 000 的肾上腺素 1 ~ 2 mL 局部止血。

（五）术中用药

植物性异物含有游离脂肪酸和油酸，吸水后膨胀、糜烂，异物周围的黏膜易于肿胀，操作时的损伤易致组织水肿，术中应常规静脉注射地塞米松。有人在气管异物的患者加用艾司洛尔 1.5 mg/kg，患者循环更稳定。

二、小儿气管异物取出术的麻醉

早期气管支气管异物，常采取无麻或表面麻醉，其优点是费用较低、随时手术、保持患儿的自主呼吸及生理反射。某些医院曾做过总结，不适当麻醉下支气管异物小儿的死亡率高过无麻醉直接异物取出。近来多用全身麻醉，优点是患儿充分肌松，有利于手术操作，全麻减少患儿的躁动，避免所引起的医源性损伤，减少漏诊、延诊，减少患儿的心理创伤。

（一）术前用药

差不多所有的相关麻醉均常规使用抗胆碱药阿托品或东莨菪碱，以减少呼吸道分泌物，减少因其产生呼吸道梗阻的机会。镇静药各不相同，患儿情况紧急时，不上麻醉，也不使用镇静剂，直接取异物。有人用长托宁取代阿托品作为术前抗体胆碱药，以减少术中心率增快。

（二）表面麻醉

1. 咽喉喷雾

2% 的利多卡因、1% 的丁卡因直接喷雾。

2. 超声雾化

河南马振亚等“用 1% 的利多卡因 20 mL，置入超声杯内，雾化喷嘴距患儿口鼻 2.0 cm，自由呼吸 10 ~ 15 分钟手术”，采用超声雾化吸入的办法表面麻醉，取得良好效果。也有其他作者采用类似的办法，用 2% 的利多卡因超声雾化，结果显示呼吸道刺激反应轻，小儿术中呛咳、屏气、呼吸暂停机会更少。

3. 环甲膜穿刺

给入 1% ~ 2% 的利多卡因。

4. 气管镜表面涂抹

有学者使用利多卡因凝胶、恩纳涂抹于硬质气管镜的表面，具有一定效果。

（三）静脉麻醉

1. 氯胺酮

氯胺酮是在气管取异物麻醉中使用得最多的静脉麻醉药，小儿入室前肌内注射 5 ~ 8 mg/kg 的氯胺酮，加用表面麻醉，和或静脉麻醉药如咪达唑仑和（或）γ－羟基丁酸钠，和（或）丙泊酚静脉复合，也有作者和吸入麻醉药复合使用，保留自主呼吸的条件下完成操作。

2. γ－羟基丁酸钠

该药国内使用频次仅次于氯胺酮，常用剂量为 60 ~ 120 mg/kg 静脉注射，国外相关文献鲜见。多数和氯胺酮合用，保留自主呼吸，在表面麻醉的条件下完成取异物操作。也有作者和其他静脉麻醉药、吸入麻醉合用。

3. 咪达唑仑

该药常用 0.2 mg/kg 肌内注射，或 0.1 ~ 0.2 mg/kg 静脉注射。须和其他静脉麻醉药一起使用。

4. 丙泊酚

该药使用机会近来增多，剂量 1 ~ 2 mg/kg，单独或复合使用其他静脉、吸入麻醉药，或加用表面麻醉。使用丙泊酚麻醉的患者其术中循环更稳定，术中操作条件好于前述的氯胺酮、γ－羟基丁酸钠和咪达唑仑。多数作者认为，使用丙泊酚，只要术中供氧得当，还是比较安全的，术后苏醒也更快。

5. 依托咪酯

该药相关报道较少。

6. 芬太尼

加用芬太尼可以减少相关操作产生的应激反应，芬太尼呼吸抑制较重，需要做好术中呼吸管理。

7. 瑞芬太尼

该药用于控制呼吸的患者效果最好，作用时间短，苏醒快，适合于气管取异物手术结束时间不确定的患者，且患儿应激反应小。

（四）吸入麻醉

（1）安氟醚逐渐加大浓度（≤ 2.0％）＋ 1％丁卡因表面麻醉，必要时依托咪酯 0.1 ~ 0.2 mg/kg。

（2）Batra YK 等人比较了氟烷与七氟醚麻醉下硬质气管镜取异物，采用逐步加大吸入浓度的方法，最大氟烷吸入浓度为 5％，七氟醚为 8％。患者意识消失及诱导时间相似，分别为［（2.3 ± 0.4）分钟 vs（2.2 ± 0.4）分钟］和［（4.6 ± 0.7）分钟 vs（4.9 ± 0.6）分钟］。

氟烷组小儿心律失常的机会稍多，苏醒时间七氟醚组短些。麻醉手术期间副反应组间相似。

（3）笑气：有学者使用笑气吸入麻醉诱导，但取异物过程中，都切换成纯氧或含其他挥发性吸入麻醉药，以避免可能发生的缺氧。

（五）肌松药

多数作者认为，在 SpO_2 的监测下使用肌松药，有助于 ENT 医师取异物，术中出现低氧的机会反而少于不使用肌松药保留自主呼吸的患儿。相关肌松药包括琥珀酰胆碱、阿曲库铵、罗库溴铵、维库溴铵等。

三、小儿气管异物取出术的呼吸管理

有人认为正压通气会引起气管异物移向支气管树远端，甚至会引起“球阀”样活瓣效应，阻塞呼吸道。同时，由于硬质气管镜需要从目镜观察异物的位置，正压通气与之相互干扰。自主呼吸的主要缺点是：需要一定的麻醉深度以避免患者体动、呛咳，而麻醉过深会抑制患者呼吸。无论是自主呼吸，还是控制呼吸，在取异物操作开始前用面罩大流量（大于 5 L/min，持续 5 ～ 10 分钟）给氧是十分重要的，目的是提高肺泡内的氧浓度，提高氧贮备，减少手术操作时缺氧的机会。

（一）自主呼吸

国内报道最多的是采用氯胺酮、γ－羟基丁酸钠麻醉，部分作者或在此基础上或单独加用芬太尼、丙泊酚、七氟醚、异氟醚、安氟醚，虽有自主呼吸，多数患者自主呼吸受到抑制甚至严重抑制，此类患者给氧的方式为经气管镜侧孔给氧，流量 2 ～ 8 L/min 不等，由于此类患者没有使用肌松药，在置镜、取异物操作过程中患者发生体动、呛咳、屏气、挣扎，影响手术操作、发生低氧血症的机会多。不少患者中途改为辅助或控制呼吸。

（二）辅助呼吸

自主呼吸的患者通气不足出现低氧血症时需要辅助呼吸。

（1）常用的办法包括发现患者血氧饱和度下降后（通常为 90%），间断阻塞气管镜目镜孔，将通过气管镜侧孔给入的氧气送进肺泡内缓解缺氧。

（2）利用气管镜的侧孔，连接高频通气管，调整呼吸频率为 50 ～ 60 次 / 分，少数达 100 次 / 分，吸呼比 1 ：1.5，驱动压力为 0.6 ～ 0.8 kg/cm^2，少数达 1.5 kg/cm^2。由于气管镜侧孔供氧开口距其远端开口达 30 ～ 40 cm，高频通气效果差，只能起到辅助通气或供氧的效果。

（3）在置入硬质气管镜前，先将直径为 2 ～ 3 mm 的细塑料（硅胶）导管送至气管内异物水平以下。如果异物位于支气管内，就将导管送入另一侧支气管内，以确保健侧肺的氧。

（王　玥）

第二节　小儿创伤和急诊手术的麻醉

创伤是儿科患者住院治疗的主要原因，也是导致 1 岁以上儿童死亡的主要原因。麻醉医师的工作是评估和管理气道，帮助复苏危重创伤患者，以及为诊断、创伤评估和首次治疗提供镇静、镇痛或者麻醉。

一、术前评估

（1）评估创伤程度，包括受伤原因（车祸、坠伤、溺水）、受伤到治疗的时间、受伤程度、重要体征以及干预措施（包括血管通道、静脉输液管理、采用球囊面罩通气或者插入口咽通气道或者气管插管辅助通气等）。

（2）初次评估：首先评估患者的气道、呼吸、循环状态。如果患者稳定，则进一步做从头到脚的仔细检查，重点关注有无颈椎的损伤，同时还应检查胸部、腹部、背部及脊柱、四肢、会阴部和直肠等部位。如果患者状态不稳定，出现呼吸心搏骤停则应立即进行 CPR。其次，通过评估和沟通来判断神经系统状态。

（3）了解最后进食时间、原来健康状况和有关的急诊化验及检查结果。

（4）创伤评估 ABCDE 原则。A（Airway），气道评估。重视以下与气道相关的问题：气道梗阻、饱胃、颅脑损伤、直接气道损伤等。B（Breathing），判断氧合和通气是否充分，监测脉搏氧饱和度、血气分析和胸部摄片。重点注意胸部活动是否对称、呼吸方式和呼吸做功、颈静脉是否怒张、气管是否居中及两肺呼吸音情况。C（Circulation），判断患者循环是否稳定，是否出现休克。休克体征包括面色苍白、出汗、兴奋或迟钝、心率增快、低血压、四肢厥冷、毛细血管充盈时间延长、尿量减少及脉压降低，患儿还可能出现烦躁、呼吸浅速、呼吸困难等症状。D（Disability），有无肉眼可见的颈椎损伤、肌肉骨骼畸形，以及运动和感觉功能受损；了解患儿意识状态、瞳孔大小、对光反射，评估是否存在颅脑外伤，并进行格拉斯哥评分。E（Exposure），去除患者的衣物，进行详细的体格检查，观察患者全身是否存在创伤，高度关注脾破裂、气胸和挤压综合征等。

二、初步处理

（1）饱胃：急诊创伤患儿要注意最后的进食时间、种类和进食量，判断是否存在饱胃。年龄阶段不同，饮食种类不同，术前禁食时间长短要求也不同。除了对饮料种类有限制以外，对饮料摄入的量也有要求，麻醉前 2 小时可饮用的清饮料量应≤ 5 mL/kg（或总量≤ 300 mL）。严重创伤时胃排空延迟，所以要根据具体情况慎重对待饱胃问题。有下列情况者有必要延长禁食时间。严重创伤患者，进食时间至受伤时间不足 6 小时；消化道梗阻患者；肥胖患者；困难气道患者；颅脑损伤、颅内高压、昏迷等中枢神经系统疾病患者。

饱胃的处理：①对于病情不十分紧急的患儿，最好推迟麻醉手术，达到禁食时间要求。②胃肠减压：放置粗胃管，必要时抽吸。③快速顺序插管（RSI），患者取头高位（约30°）。面罩吸入纯氧，但禁止加压通气，以免压气入胃，引起呕吐或反流。选择快速起效的药物诱导。插管时，由助手按压环状软骨以闭合食管防止误吸（图 11–1），全程准备吸引器随时吸引。

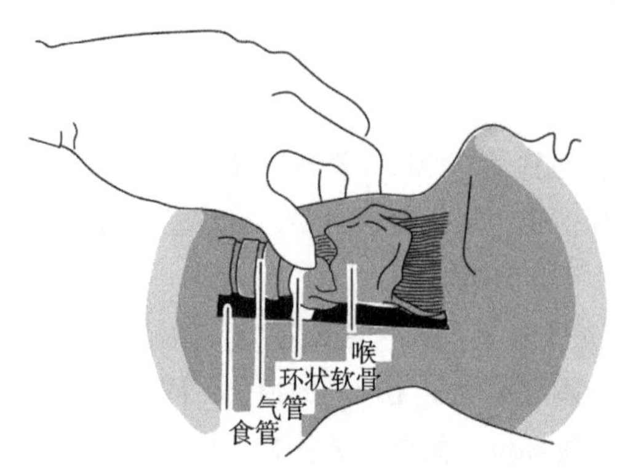

图 11–1　塞利克（Sellick）经典方法：对环状软骨施压以闭合食管减少反流误吸

（2）血管通路：严重创伤的患者至少建立两条足够大的外周静脉通路。腹部创伤最好保留上肢静脉通路，胸部、上肢、颈部和颌面部的创伤最好建立下肢静脉通路。如果没有外周静脉通道，用骨内穿刺针穿入胫骨上端表面可以允许输入重要的液体、血制品和药物。初期创伤复苏的关注点应该是可获得的外周静脉通路、快速评估和进行创伤早期治疗。中心静脉和动脉置管在初次评估及稳定后留置。

（3）气道管理：通过患者的全身状态来判断创伤患者是否需要紧急的气管插管。气管插管的指征：①气道或胸部创伤引起的严重的呼吸窘迫（肋骨骨折、气胸，以及连枷胸等）。②吸气凹陷、呼吸发声、低氧血症，以及呼吸不规则。③中枢神经系统损伤或者神智改变（格拉斯哥评分≤ 8）的患者，预防误吸，保护气道及气道控制下行 CT 扫描或者转运。④创伤出血引起的循环不稳定。⑤对程度较轻的呼吸困难、意识不清或心血管不稳的患者可能需要通过面罩提供高流量的 100% 氧吸入。

三、创伤麻醉总则

（1）小儿严重创伤麻醉优先顺序（表 11–3）。

（2）监测：除心率、血压、脉氧饱和度和呼气末 CO_2 等常规监测外，应根据呼吸及循环情况进行特殊监测，如中心静脉压和有创动脉压等。

（3）全麻诱导和维持：静脉诱导药应选择对心血管功能抑制较小的药物。如依托咪酯 0.2 ~ 0.4 mg/kg 或者氯胺酮 1 ~ 2 mg/kg 静注，丙泊酚可引起静脉扩张和低血压，应减少剂量。常用罗库溴铵 0.6 ~ 1.2 mg/kg 或维库溴铵 0.1 ~ 0.2 mg/kg 行气管插管。全麻维持用静吸复合麻醉，根据血流动力学变化调节剂量。

（4）术中处理：①目标导向液体治疗是处理创伤低血容量患者的重要环节。常用乳酸林格液或羟甲淀粉 10 ~ 20 mL/kg。②大出血后以 1 ∶ 1 ∶ 1 的浓缩红细胞、新鲜冰冻血浆，以及血小板进行输注。③大出血可以使用回收性自体输血，用血液回收机等设备将患者手术中流失的血液收集、过滤、分离、清洗、净化后，再输入患者的体内。④根据心率、血压和 CVP 等临床指标调节，必要时应用小剂量血管活性药物维持血流动力学稳定。⑤防治创伤患儿低体温。

表 11-3　小儿严重创伤麻醉优先顺序

气道	●快速评估 ●呼吸中断或者格拉斯哥评分≤ 8 或者诊断治疗需要深度镇静时行气管插管 ●快速诱导或者压迫环状软骨的改良快速诱导 ●使用小号带套囊导管 ●拆下颈托，怀疑有颈椎损伤的插管应使其颈部保持在一条线上 ●通过呼气末二氧化碳的波形图和听诊呼吸音确认气管导管位置 ●谨慎使用正压通气，尽量减小对静脉回流的影响 ●对于创伤伴有误吸或者气道损伤可通过 CT 或支气管镜评估
中枢神经系统	●气道管理已做好，保证充足氧供和通气 ●只有快发生脑疝时才过度通气 ●补液和升压药使用以保证 CPP（MAP-ICP）维持在 5.33 ~ 8.67 kPa（40 ~ 65 mmHg）
气道操作时脊柱在一条线上（不需要牵引）	●评估和治疗脊髓休克：补液，升压药 ●大剂量甲强龙冲击治疗
胸部创伤	●急性气道压迫的解除 ●张力性气胸插管或插针放气 ●胸腔积液引流 ●心包压塞：奇脉，心包积液回声形成，紧急引流 ●心脏挫伤或冠脉损伤：室性期前收缩，ST 抬高，心肌抑制 ●主动脉夹层：快速 CT 扫描确定是否转运
腹部创伤	● CT 评价是否需要手术 ●如需手术备好血
严重创伤	●骨筋膜室综合征、挤压伤造成肌红蛋白尿和肾衰竭
多部位创伤	●伴随神经内分泌反应 ●全身炎症反应综合征 ●毛细血管通透性增加 ●急性呼吸窘迫综合征 ●多器官功能障碍 ●心肌抑制 ●弥散性血管内凝血

四、各类创伤麻醉

（一）头部创伤

头部创伤在儿童期非常普遍，具有较高的发病率和死亡率。小儿头部创伤易发的解剖因素：与成人相比，小儿的头相对较大，颅骨骨质较薄，对脑的保护有限，而且支撑头颅的颈部肌肉发育薄弱，颈椎发育也不够完善，韧带较松弛。

基本的治疗原则是积极早期治疗，充分供氧，控制颅内压和脑灌注压，防止继发性脑损伤。

（1）处于昏迷状态的脑外伤患儿应及时经口气管插管给氧。气管插管便于控制术中和术后的通气，清理呼吸道。经鼻插管及使用鼻导管（胃饲导管）在颅底骨骨折患者是不恰当的，可能发生筛状板穿孔。

（2）施行过度通气，维持：$PaCO_2$ 在 3.33 ~ 4.0 kPa（25 ~ 30 mmHg），可降低脑血流，控制颅内压的升高，应避免过度通气，否则会引起脑缺血。

（3）麻醉维持：合用吸入麻醉药和麻醉镇痛剂（如芬太尼）。吸入麻醉药应使用低浓度药物，吸入 1 MAC 的异氟醚不会增加脑血流和颅内压。

（4）颅内压的控制：①最佳的体位：头部抬高 35° ~ 45°，头正位。②利尿剂——甘露醇 0.5 ~ 1.0 g/kg、呋塞米 1 mg/kg。③输注高渗的盐溶液。④巴比妥类药物（硫喷妥钠 2 ~ 4 mg/kg），控制颅内压在儿童比成人有效，同时可以控制癫痫发作。⑤控制呼吸，适宜调整 ICP、CPP 和 $CMRO_2$。过度通气是有害的。

（5）维持血流动力学的稳定及合适的脑灌注压（CPP > 70 mmHg）、血红蛋白和动脉氧分压，用无糖等张或高张的液体扩容。避免使用高糖液体，否则会加剧继发性脑损伤。

（6）控制惊厥发作，可用咪达唑仑。

头部创伤通常不引起休克，当麻醉或处理头部损伤患儿时，注意是否合并有其他损伤。不要把低血容量休克的表现（心动过速、低血压）归因于头部损伤，如果存在以上临床表现，必须彻底地检查头皮或其他部位（腹部、胸部和四肢）伤口的出血，意识到其他部位的出血经常会漏诊。做急症脑外科麻醉时，密切监测心血管系统及连续测量（例如腹围）以判断是否有出血。

（二）颈椎损伤

以前认为在婴幼儿外伤中很少有颈椎损伤，现在认识到没有影像学异常时仍可发生脊髓损伤（SCIWORA），这意味着以前很多类似的损伤被漏诊。严重的高位颈椎损伤可引起心跳呼吸骤停，这类患儿可能送到医院时就没有生命体征。不同于成人车祸引起低位颈椎和高位胸椎损伤，小儿车祸常引起高位颈椎损伤。以下是颈椎损伤的临床变化：

（1）C1 ~ C3 损伤：可引起心跳呼吸骤停。

（2）C4 损伤：膈肌活动受影响，致呼吸受限。

（3）C5 以下：肋间肌麻痹，胸廓运动受影响，肺活量减少，咳痰困难，容易发生肺不张。

紧急处理：

（1）制动：一旦诊断明确，需严格制动。为保持气道通畅而需气管插管时，制动更为重要。

（2）气管插管呼吸支持，这类患者插管时要注意：将颈部作牵引，并加以固定（牵引可由骨科或神经外科医师操作）；插管时切忌将头后仰、前屈或左右移位，应以仰卧、自然中间位为宜。插管可以采用明视下经口插管。除了明视下插管，在儿童其他插管技术都更困难。已经证明：明视经口轻柔地插管可以不损伤脊髓，因此喉镜直视下插管可用于外伤的儿童，避免不必要的头颈部移动，采取合适的措施防止误吸。

（三）胸腹部损伤

儿童常遇到腹部钝挫伤，影像学检查能诊断肝脾出血，一般可自己吸收，除非需要手术，否则不要过多输血；腹部穿透伤导致血流动力学不稳定的则必须急诊手术治疗。

胸腹部损伤患儿的最初评估，必须考虑创伤的生理变化和麻醉对患者的影响。腹内伤患儿，麻醉医师首先考虑的问题是失血量和气道通畅与否。

1. 麻醉的特殊问题

（1）大量失血患儿需要快速大量输血。

（2）饱胃的可能性（食物或血液）。

（3）心肺功能损伤（膈肌或胸部损伤）。

2. 紧急处理

（1）准备输血：①开放颈内或上肢静脉，必要时切开。②备血。③经锁骨下或颈内静脉放置中心静脉导管监测 CVP，必要时作为输血的通路。

（2）评估低血容量休克的程度。

（3）输入经液体加温器加温的合适液体，避免经中心静脉输入大量冰冷的液体。

3. 麻醉管理

（1）诱导前，采取各种措施使血容量恢复至正常水平（有时直到外科控制出血才有可能）。通常不需术前用药，充分备血。如患儿有低血容量，经静脉给药必须缓慢并予最小剂量。在手术室，再次快速检查患者并精确评估目前状况。

（2）面罩给 100% 的氧气至少 4 分钟，检查静脉导管，连接监护仪。

（3）考虑存在低血容量的可能性：①如果低血容量已经纠正，经静脉诱导：依托咪酯 0.2 ~ 0.4 mg/kg 或者丙泊酚 1 ~ 2 mg/kg 静注，丙泊酚可引起静脉扩张和低血压，应减少单次剂量，阿托品 20 μg/kg，琥珀酰胆碱 1 ~ 2 mg/kg 或罗库溴铵 1 mg/kg，经大的静脉导管直接注射上述药物（避免通过缓慢的静脉通路）。②如果低血容量没有纠正需紧急麻醉，可予氯胺酮 1 ~ 2 mg/kg 代替丙泊酚等药物。

（4）患儿水平仰卧位（便于快速插入气管导管），插管前不要过度膨肺（通气可能诱发呕吐）。助手按压环状软骨直到大小适中的气管导管放在合适的位置，并且气囊（如果有）予充气。危重患者插管前不要给任何药物（除非阿托品和咪达唑仑）。

（5）供氧，芬太尼和非去极化神经肌肉阻滞药（首选维库溴铵和罗库溴铵）。氧化亚氮可以弥散到空腔脏器（例如肠腔、胸腔），应避免使用。可吸入低浓度的麻醉药。控制通气维持接近正常的 $PaCO_2$。如果低血容量未纠正，避免呼气末正压通气，调整吸呼比，给予较低的平均胸膜腔内压，并加热和湿化吸入气体。

（6）监测机械通气、心率、心律、体温、血压、中心静脉压、脉搏氧饱和度、呼气末二氧化碳和尿量。动脉置管监测有创血压，多次抽血标本连续监测酸碱平衡、动脉血气、血细胞比容、凝血功能。可以留置双腔中心静脉导管，用于监测和用药。

（7）注意维持体温，使用空气加热器（例如 Bair Hugger）。

（8）注意腹腔内出血患者进腹时突然出现低血压，必须积极予液体复苏。

（9）没有胸部损伤或明显的肺功能损伤：患儿清醒，反应良好，肌松剂的作用已拮抗，侧卧位时拔除气管导管。有胸部损伤或明显的肺功能损伤：患儿未清醒，或病情不稳定者，继续呼吸支持送往重症监护病房。术后良好镇痛。

4. 需要特殊考虑的事项

（1）明显的或可疑的肝损伤：不要大剂量应用经肝脏代谢的药物（例如巴比妥类、镇静药、镇痛药），用经肺或肾代谢的药物（如异氟醚、地氟醚、罗库溴铵或泮库溴铵）代替。

（2）明显的或可疑的肾脏损伤、长时间的低血容量和低血压可能引起的急性肾衰竭，不要应用经肾脏代谢的药物（如泮库溴铵）。

（3）膈肌破裂：膈肌破裂作为腹部挫伤的结果，儿童比成人多见，因为对呼吸的影响通常不严重，常被漏诊，这种情况需要做膈肌修补。注意，①插入胃管给胃肠道减压。②胸腔有大量的小肠时不合适用氧化亚氮。

（4）胸壁和肺损伤：①在幼儿，肋骨是相当柔软并且很少骨折的；然而创伤可以使肋软骨脱位，合并有肋骨骨折可能引起连枷胸，如果引起通气不足，必须马上气管插管机械通气。②胸壁损伤通常伴随着肺下部的挫伤，即使是没有肋骨骨折。导致血液通过损伤的肺组织分流，这需要氧气治疗或正压通气维持动脉氧分压。如果有气胸、血胸或血气胸，麻醉前要置入引流管或水封瓶引流。抽泣样呼吸的患儿即使没有肋骨骨折，也要怀疑有气胸。

（5）明显的或可疑的气管或支气管损伤：①如果有任何证据提示有上述损伤，或者面、颈部或胸部有皮下气肿，做支气管镜确定损伤的范围。②麻醉诱导用七氟烷或氟烷和氧气（诱导平稳和适当的深度，避免咳嗽和抽搐）。维持自主呼吸，避免正压通气，否则增加气体漏出。不要使用氧化亚氮。③利多卡因 1.5 mg/kg 静脉注射，等待 3 分钟，置入喉镜，再用利多卡因喉部喷洒，然后放入支气管镜。④支气管镜检查时，经支气管镜给氧气和氟烷。⑤如果损伤局限在一侧支气管并需开胸手术，用气管导管插到非损伤侧主支气管。单肺通气时，吸入高浓度的氧气。⑥如果有气管损伤，尽管有时可以立即外科修补，仍需气管切开。在修补过程中，气管导管的位置几乎超过隆突。检查双侧通气并允许自主呼吸。

（6）心脏和心包的损伤：在儿童很少见，但在严重的胸部复合伤时可能发生。心脏挫伤导致心室功能的改变，可通过超声心动图或 CT 扫描发现，心电图通常没有异常。上述临床改变尚未完全明白。

（7）大血管的损伤：比成人少见，这归因于纵隔组织的弹性和活动性。然而，少见的纵隔增宽提示需要立即探查：①心包出血继发心脏压塞，麻醉诱导将非常危险，因为低心排不能代偿任何药物引起的全身血管阻力的变化。②心包出血伴随低血压，在全身麻醉诱导前应在局部麻醉下做心包引流。如果心脏压塞不是很严重，可以用氯胺酮诱导（注意：心包切开前维持自主呼吸以增加静脉回流）。

（四）四肢创伤

四肢创伤能同时伤及骨骼和软组织，在儿科患者身上主要表现为多发性损伤。虽然四肢创伤不属于初次创伤检查和需要处理的危及生命的情况，但也不能因此而忽略。所以当初步评估完成并且患者情况稳定的情况下，可以行损伤肢体的平片检查。四肢创伤需注意的问题：

（1）挤压伤造成骨筋膜室综合征是最严重的问题，需要行筋膜切开来尽可能地保护存活组织。

（2）挤压伤时释放的肌红蛋白可能引起肾功能衰竭。

（3）在年长儿，还应关注可能存在的脂肪或者空气栓塞。

（4）来源于股骨或者骨盆骨折的大出血通常比较隐蔽，所以麻醉医师在管理这类损伤的患者时应了解到这种可能性，特别是当患者存在低血压时。

（五）多发性创伤患者

（1）严重的或者多发性的创伤属于多系统疾病，它是有别于脑外伤、胸部伤、腹部伤及骨折的全身性反应。

（2）起初神经内分泌系统的调节反射帮助血液灌注于人体重要器官，如心和脑，该反应通常持续数天，然后是长期性的由炎症反应引起的全身炎症性反应综合征。该综合征的表现包括毛细血管通透性增加、水肿、多器官功能障碍、急性呼吸窘迫综合征、弥散性血管内凝血，以及心功能障碍。

（3）当管理创伤患者时，麻醉医师必须在患者初次复苏和治疗后仔细评估患者是否继发并发症。

（4）多发性创伤患者的优先管理包括控制气道、恢复血容量和血红蛋白，以保证足够的心排血量和组织氧供，手术处理危及生命的大出血或者颅内伤。然后将患者转入 ICU 进行进一步的诊治，或者返回手术室行关键的治疗。

五、创伤患儿治疗转归

尽管过去几十年都在致力于减少小儿创伤的发生，但是创伤仍是 1 ~ 19 岁患儿死亡的主要原因。美国外科医师协会提出，要达到儿科创伤最理想的治疗结局就应该发展多学科的合作。正确的数据收集、不良事件，以及创伤患者的转归报告都是儿科创伤患者治疗的重要部分。通过不断评估总结、问题反馈，以及创伤团队定期举行的高质量提高会议对改善创伤患儿的结局非常重要。

（王 玥）

第三节 小儿内分泌系统疾病或代谢障碍疾病的麻醉

一、儿童糖尿病

糖尿病是体内因胰岛素缺乏或胰岛功能障碍所致糖、脂肪和蛋白质代谢异常的全身性疾病。儿童糖尿病是指小于 15 岁发生糖尿病者，其中 95% 以上为 1 型糖尿病。

（一）儿童 1 型糖尿病特点

1 型糖尿病是由于自身免疫反应，引起胰岛素绝对缺乏所致。患儿起病较急，常因感染或饮食不当而诱发，典型表现为多饮、多尿、多食和体重减轻。多尿常为首发症状，以酮症酸中毒（DKA）为首发症状占 20% ~ 30%，年龄越小酮症酸中毒的发生率越高，临床表现为精神萎靡、意识模糊甚至昏迷，呼吸深长，有酮味，眼窝凹陷，甚至休克等。

糖尿病诊断标准为：患儿有糖尿病症状，空腹血糖≥ 7.0 mmol/L，或任意血浆血糖或口服葡萄糖耐量试验 2 小时的血糖≥ 11.2 mmol/L，尿糖阳性，即可诊断为糖尿病。血胰岛素及 C 肽水平反映 β 细胞功能，可用于 1 型、2 型糖尿病的鉴别诊断。糖化血红蛋白反映 2 个月内血糖的综合水平，是判断血糖控制的可靠指标，8.5% ~ 10% 为轻度升高，未经治疗者及控制不满意者可能会大于 14%。酮症酸中毒者可有尿酮体阳性、代谢性酸中毒和电解质紊乱。

（二）术中麻醉管理

术前应改善患儿全身状况，积极控制血糖，治疗并发症。胰岛素治疗过程中应监测血糖，并根据血糖水平调整剂量，避免低血糖的发生。正常血糖范围为 3.3 ~ 5.6 mmol/L，当胰岛素过量或应用不当时，可发生低血糖，当血糖低于 2.8 mmol/L，可出现饥饿感、多汗、心悸等症状，此时应补糖治疗。手术当日应尽量缩短禁食的时间，最好术前给患儿输注含胰岛素的葡萄糖液。

血糖是脑细胞能量的主要来源，术中控制血糖应采取“宁高勿低”的原则，严重低血糖时可致小儿脑功能不全甚至引起脑死亡。麻醉期间出现无法解释的低血压时，很可能发生了低血糖。围术期如果血糖浓度高达 16.8 mmol/L，血 pH 值 < 7.3，HCO_3^- < 15 mmol/L，并伴有血酮体或尿酮体及尿糖阳性，那么就可以诊断 DKA。治疗措施主要包括纠正低血容量、酸中毒、电解质紊乱和高血糖。

椎管内阻滞后，部分交感－肾上腺系统处于阻滞状态，对控制高血糖有利，但应避免阻滞范围过广引起的血压下降。目前使用的吸入麻醉药对糖代谢的影响较小，静脉麻醉药如硫喷妥钠和异丙酚，芬太尼及肌松药维库溴铵，均可用于糖尿病患儿的麻醉。氯胺酮可引起交感神经兴奋而增高血糖，术中避免使用。

二、胰岛细胞瘤

胰岛细胞瘤分为功能性与非功能性两大类，其中以胰岛素瘤最常见，其次是胃泌素瘤，胰高血糖素瘤少见。临床主要表现为低血糖综合征，血清胰岛素升高。胃液素瘤可引起 Zollinger–Ellison 综合征，临床表现为难以治愈的消化道溃疡。而非功能性胰岛细胞瘤一般无临床症状，后期可引起腹痛、消瘦、黄疸等症状。

胰岛素瘤患儿术前禁食时可输注葡萄糖液，使禁食期间血糖保持稳定，有效预防低血糖的发生。胰岛细胞瘤瘤体小，位置较深，手术要求腹肌松弛良好，术野暴露充分，因此最好采用气管插管全麻。术中对血糖监测十分重要，不仅可以了解肿瘤切除前的低血糖发作，还可以判断肿瘤是否切除干净。如果血糖在肿瘤切除后 40 分钟无明显上升，可能存在切除不彻底或胰外组织的胰岛细胞瘤。在探查和切除肿瘤前后，15 ~ 30 分钟就应测量 1 次血糖。肿瘤切除前如发生低血糖，应立即加快输糖速度或静推 50% 葡萄糖；切除后血糖持续上升超过 13.7 mmol/L，并有明显尿糖及电解质紊乱，则静脉注射胰岛素。肿瘤切除后，为避免高血糖所致的肾上腺皮质激素分泌减少，进而引发的肾上腺危象，可适量使用氢化可的松。

三、肾上腺皮质疾病

肾上腺皮质主要合成和分泌三种激素：盐皮质激素（醛固酮）、糖皮质激素（皮质醇）和性激素。肾上腺皮质主要受下丘脑－垂体的调节，形成下丘脑－垂体－肾上腺皮质轴。这个轴的任何环节出现紊乱，都会影响肾上腺皮质的功能。皮质醇增多症、原发性醛固酮症和艾迪生氏病是具有代表性的三种肾上腺皮质疾病。

（一）皮质醇增多症

皮质醇增多症又称柯兴氏综合征，小儿皮质醇增多症主要是由肾上腺皮质肿瘤引起。患儿临床表现为向心性肥胖，绝大多数伴有高血压和血糖增高，生长发育停滞，并且容易感染。血和尿皮质醇检查可确诊。术前应积极纠正糖皮质激素过量分泌所致的损害，改善机体内环境紊乱，降低血压，保钾利尿，改善营养，将血糖控制在正常范围。手术前 1 天开始补充糖皮质激素，术中肾上腺肿瘤切除前补充氢化可的松 1 ~ 2 mg/kg。由于患儿肥胖、颈短，气管插管前应充分评估困难程度，如果存在困难气道，最好在适度镇静并保留自主呼吸的情况下气管插管。依托咪酯抑制肾上腺皮质功能，最好避免使用。肾上腺肿瘤切除后如发生心动过速、血压下降、发热等症状，应考虑急性肾上腺皮质功能不全，要积极补充血容量，并给予氢化可的松 3 ~ 5 mg/kg，必要时使用升压药。

（二）原发性醛固酮增多症

原发性醛固酮增多症，简称原醛症，是因为肾上腺皮质肿瘤或增生，引起醛固酮分泌过量，临床上以高血压、低血钾、肌无力、高醛固酮和低肾素活性为主要特征。高血压是最早和最常见的症状；低血钾表现为全身或局部肌无力，周期性瘫痪，低钾性碱中毒，手足搐搦或肢端麻木。因此术前准备重点为降血压和补钾。可选择口服或静脉补钾，并同时使用醛固酮拮抗剂，如螺内酯，使血钾尽量达到 3.5 mmol/L 以上，患儿全身无力状态明显好转为宜。纠正低血钾后术中严重心律失常的发生率明显降低，收缩压最好控制在 120 ~ 140 mmHg 以下。对术前血压控制欠佳的患儿，最好桡动脉置管监测术中动脉血压，必要时使用佩尔地平、β 受体阻滞药或硝普钠降压。

四、嗜铬细胞瘤

嗜铬细胞瘤是一种以分泌大量儿茶酚胺为特点的肿瘤，发生于肾上腺髓质和交感神经系统的嗜铬细胞。小儿患本病较少见，但发病较成人更为隐蔽而凶险。儿童肾上腺外（异位）及多发嗜铬细胞瘤比成人多，有较强的家族遗传发病倾向。

一般嗜铬细胞瘤表现为“5H”，即高血压（hypertension）、头痛（headache）、高代谢（hypermetabolism）、高糖（hyperglycemia）和多汗（hypersweat）。但是儿童患儿病情往往进展很快，呈急进型高血压。不同于成人的特点为：①头痛、呕吐恶心、体重减轻和视力障碍等发生率明显多于成人。② 90% 高血压呈持续性，且高血压可达 180 ~ 260/120 ~ 210 mmHg。③明显的高血压眼底变化（如视神经盘水肿等）。④儿茶酚胺性心肌炎。因此，需及早用肾上腺素能阻滞剂控制高血压并手术治疗。

切除肿瘤或增生病灶是主要的治疗手段，术前准备主要是控制高血压，纠正代谢并发症，改善营养状态。如果有心肌病，术前准备时间要延长。麻醉方法应选择气管插管全麻。由于术中血压变化剧烈，动脉直接测压和中心静脉压必不可少。术中处理的关键是保证足够的麻醉深度，调控好血压，常用降压药物为硝普钠、乌拉地尔、艾司洛尔或佩尔地平。肿瘤切除后低血压常用去甲肾上腺素、多巴胺或肾上腺素升压，并同时补充血容量和糖皮质激素。要防止术中出现恶性心律失常。血流动力学改变可能要持续到术后数日，因此术后仍应严密监测和处理。

五、甲状腺疾病

甲状腺疾病包括缺碘性甲状腺肿、其他原因引起的甲状腺肿、甲状腺功能亢进和甲状腺炎等。甲状腺明显肿大可出现颈部压迫症状，如憋气、呼吸困难等，部分患儿有甲状腺功能改变。术前检查主要包括：血浆 T_3、T_4 和 TSH；基础代谢率；甲状腺组织学及形态学变化；气管软化试验等。术前访视时要了解患儿发育、营养、身高、体重、血压；同时还应重点检查甲状腺是否肿大，以及对周围器官和组织的压迫情况。

（一）甲状腺功能亢进

儿童甲状腺功能亢进症，简称甲状腺功能亢进，是由于甲状腺激素分泌过多所致，常伴有甲状腺肿大、眼球外突及基础代谢率增高等表现。最常见的病因为弥漫性毒性甲状腺肿，又称 Graves 病，是自身免疫性疾病。临床表现主要为交感神经兴奋性增加、基础代谢率增加，患儿有食欲亢进但消瘦、怕热、心悸、心动过速等症状，可合并高血压、脉压增大、心脏扩大及心律失常等。

术前服用抗甲状腺功能亢进药物至少 1 个月，心率增快时加用普萘洛尔，待症状平稳后改服卢戈氏液，一周后基础代谢率（BMR）连续 3 天不超过正常的 20% 即可手术。麻醉前应使患儿保持镇静嗜睡状态，必要时加用基础麻醉。阿托品增快心率，可改用东莨菪碱。对于甲状腺功能亢进症状较轻的患儿甲状腺手术或非甲状腺手术时，可选择神经阻滞或椎管内阻滞，但对于甲状腺功能亢进症状未完全得到控制、甲状腺病灶较大、胸骨后甲状腺肿或有气道压迫症状的患儿，必须采用气管内插管麻醉。除了注意术前准备，最重要的是避免出现交感神经系统的过度兴奋，因此需要足够的麻醉深度。术中须严密监测血压、心率及体温变化，心率增快和体温增高常常是甲状腺功能亢进危象的信号。当术中体温升至 38℃以上，心率增至 120 次 / 分钟时，应在充分给氧的情况下立刻物理降温，并使用大剂量糖皮质激素和 β 受体阻滞药，将心率控制在 90 次 / 分钟以内，防止甲状腺危象的发生。

（二）甲状腺功能减退症

儿童甲状腺功能减退症，简称甲减，是甲状腺激素合成与分泌不足，或甲状腺激素生理效应欠佳、生物效应不足而致的全身性疾病，常伴有机体代谢障碍、生长发育迟缓和智力低下。较大儿童症状与成人型甲减相似，表现为怕冷、表情淡漠、体重增加、贫血、皮肤和浆膜腔黏液性积液，并且生长发育迟缓。心率缓慢，心脏呈普遍性扩大，常伴有心包积液，长期患病会出现甲减性心肌病变。心电图呈低电压，T 波倒置，QRS 波增宽，P-R 间期延长。

甲减患儿麻醉前准备的关键是替代疗法，使血清甲状腺素恢复到正常水平，以增加患儿对手术和麻醉的耐受性，减少术中和术后并发症。术前和术中需补充糖皮质激素。未充分治疗的甲减患儿循环代偿能力差，可能合并有低血容量、贫血及低钠，麻醉诱导后易出现低血压，严重者可诱发心搏骤停。患儿对血管活性药物反应差，循环功能不易维持稳定，因此麻醉期间避免使用抑制循环的药物。由于患儿代谢障碍，因此对阿片类镇痛药和全麻药都非常敏感，耐受性降低，应减量使用，最好选用消除快、作用时间短且无蓄积的麻醉药物，如七氟烷、地氟烷、丙泊酚和瑞芬太尼等。麻醉期间还须注意监测体温并保温，警惕发生甲减性昏迷以及麻醉后苏醒延迟。

六、尿崩症

尿崩症由血管升压素（VP）［又称抗利尿激素（ADH）］分泌不足（中枢性或垂体性尿崩症）或肾脏对血管升压素反应缺陷（肾性尿崩症）引起，表现为多尿、烦渴、低比重尿和低渗尿。测定血浆和尿渗透压可诊断尿崩症。

原发性尿崩症通常在儿童起病，继发性尿崩症发生于下丘脑或垂体新生物或侵入性损害，如颅内肿瘤、感染和物理性损伤。大多数患儿有多饮、烦渴、多尿。夜尿显著，尿量比较固定，尿量每日达 4 L 以上。未经治疗的患儿可出现生长发育迟缓。术前用血管升压素、水剂加压素或 DDAVP（1- 脱氨 -8- 右旋 - 精氨酸血管升压素）等替代治疗，并同时纠正脱水及水、电解质、酸碱平衡紊乱。患儿对麻醉的耐受性较差，因此尽可能选择对心脏和循环抑制较轻的药物。术中监测尿量、尿比重和血浆渗透压，必须在中心静脉压监测下进行液体治疗，防止快速输液时患儿出现急性肺水肿。

七、肝糖原累积症

糖原累积病是一类少见的遗传性糖代谢障碍性疾病，由于糖原代谢过程中某些特定酶的先天性缺陷，导致糖原累积于肝、肾、骨骼肌、心肌及中枢神经系统等组织，结果出现肝脾大、肌张力降低或肌痉挛、低血糖、乳酸血症等。

1 型糖原累积病是糖原累积病中最多见的类型，为常染色体隐性遗传病。由于肝内缺乏葡萄糖 -6- 磷酸酶，从而引起低糖血症，血中乳酸和酮体增加。患儿出生时即有肝大，随年龄的增长，可反复出现低血糖、恶心呕吐、惊厥和昏迷，并可出现酮症酸中毒。患儿生长发育延缓，体形矮小肥胖，腹部膨隆，肝脏显著肿大，质地坚硬。5 ~ 6 岁后以出血和感染为主要症状，多数患儿死于酸中毒昏迷而不能存活至成年。术前准备包括采用多餐饮食，食品含高糖、低脂和高蛋白，口服氯贝丁酯，并及时纠正代谢性酸中毒和继发感染。缩短术前禁食水时间，禁食期间常规静脉输注葡萄糖液。由于患儿有出血倾向，不宜选择椎管内阻滞。术中监测并纠正凝血功能异常，严密监测血糖，防治低血糖，不宜使用乳酸林格液。患儿对麻醉耐受较差，麻醉用药应选择对肝脏代谢影响小的药物，防止药物蓄积导致术后苏醒延迟。

（王　玥）

病例 1 吸入性肺内异物的麻醉

一、基本信息

姓名：××× 性别：女 年龄：1 岁 11 月

主诉：咳嗽、呼噜 20 余天。

现病史：20 余天前患儿吃“花生、笋”时哭闹出现呛咳，无面色通红，无口唇发绀，急予拍背处理后症状缓解。随后患儿出现咳嗽、呼噜，无发热抽搐等，于当地医院按“哮喘”静脉输液“消炎药”及雾化吸入、灌肠治疗，具体用药不详，效果不佳，于外院行胸部 CT 检查示“左侧支气管异物”，今来我院门诊以“吸入性肺异物”收住入院。

个人史：原籍出生，无疫源地和地方性疾病流行区生活史，生活环境、工作环境无毒物接触史，日常生活规律，无烟酒嗜好，无麻醉药品、毒品滥用史，无冶游史。

二、查体

体格检查：现患儿在耳鼻喉科病房，精神好，呼吸平稳，睡眠饮食好，大小便正常。双肺呼吸音粗，左肺呼吸音低，可闻及湿啰音，安静状态下 HR 102 次 / 分，R 22 次 / 分，NBP 88/55 mmHg，体重 10 kg。

化验检查：术前化验基本正常，外院行胸部 CT 检查示“左侧支气管异物”。

三、诊断

术前诊断：肺内异物。

四、麻醉经过

手术方式：经硬支镜肺内异物取出术。

在接待室患儿家长的怀抱中给予丙泊酚 20 mg，iv；咪达唑仑注射液 1 mg，iv；患儿入睡后连接脉氧仪、面罩吸氧下 SpO_2 100%，推至手术间，在从转运车抬患者至手术床的过程中患儿随即出现呛咳 2 ~ 3 次，生命体征平稳，SpO_2 100%。立即给予辅助通气紧急进行麻醉诱导顺式阿曲库胺 2 mg，iv；丙泊酚 30 mg，iv；瑞芬 20 mg，iv；甲基 40 mg，iv。面罩加压通气气道压和潮气量正常。听诊右肺呼吸音清、左肺呼吸音明显降低。维持药：泵注丙泊酚 13 mg/（kg · h），瑞芬太尼 26 μg/（kg · h），右美托咪定注射液 20 μg/（kg · h）。连接 ECG、SpO_2、血压、体温等监护设备。开始开放第二条外周静脉。面罩正压通气下（事后主麻医师诉：面罩下感觉有痰鸣音、面罩有震动感），一切就绪后

（护士建立好第二条静脉通路、主刀医师戴好手套后）摆体位，在下移头低位时发现呼末消失，气道压力增高，面罩正压通气压力大（70 mmHg），患儿口唇发绀，SpO_2下降至88%。紧急呼叫上级医师，同时给予顺式阿曲库胺1 mg，iv，盐酸肾上腺素50μg，iv，SpO_2继续下降，紧急给予心脏胸外按压、副肾50μg，iv（最低SpO_2%下降至28%），当即心率从118次/分，上至180次/分，气道压高，仍无呼末。主刀医师下气管镜看到声门，以及气管内有大量黏性分泌物并紧急进行吸引。呼末出现波形、SpO_2有上升趋势（脉氧仪65%），加深麻醉，瑞芬太尼20μg，iv，瑞芬太尼增至36μg/（kg·h），甲基80 mg，iv，舒芬太尼5μg，iv，患儿情况好转，SpO_2上升至97%，外科医师开始进行手术取异物，吸出大量碎糊状（可疑花生）异物，给予付肾盐水（100μg/mL，3 mL）气管内灌洗，同时进行有创动脉穿刺。

后续治疗：

（1）脑保护：20%甘露醇5 mL/kg。

（2）解痉：氨茶碱5 mg/kg + 5% GS 30 mL泵注（60 mL/h）、PEEP（听诊双肺大量湿啰音）6 cmH_2O。

术中血气示：pH 7.27，实际碱剩余（ABE）–5.2 mmol/L，电解质、乳酸结果正常；血糖14.7 mmol/L，余结果基本正常。送至复苏室山莨菪碱5 mg，iv；呋塞米5 mg，iv。查血气示，碱剩余（BE）–4.1 mmol/L，余结果基本正常。

病情在复苏室观察稳定后转运至内科监护室，嘱其拍胸片，胸片结果示：两肺纹理粗，右肺野内带及左下肺心影后可见斑片状阴影，提示：肺炎。后续治疗好转，患儿恢复良好。

五、讨论

通过该病例讨论，我们总结出该病例做到位的方面是：①出现问题后及时给予肌松药和肾上腺素，同时心外按压，抢救及时。②术前备好了相关抢救药品。③患儿进行心肺复苏，即使过程很短暂，也应在术后尽早采取脑保护的措施，此患儿及时给予了脑保护、积极开放有创动脉化验了解血气、电解质情况，以便指导治疗。④术后因患儿患侧肺渗出较重，积极给予吸引及肺保护策略（小潮气量、高RR）保证通气和氧合，并给予合适的PEEP（6 cmH_2O）。

但还是有很多没有做到位的方面，主要体现在：①术前应准备稀释的舒芬太尼（1μg/mL），提前给予麻醉会更加平稳。②在接待室即提前给予甲泼松龙。③用药注意个体化，加深麻醉时要积极给予镇痛药和镇静药。④在患儿出现情况疑为气道痉挛时给予肾上腺素的量不足，应直接给予10μg/kg。⑤在给予肾上腺素效果不佳时尽快给予碳酸氢钠。⑥脑保护的措施：镇静（咪达唑仑、鲁米那、右美托咪定、复冬），头部降温（34 ~ 35℃），控制呼吸，脑保护药物（甘露醇、呋塞米）应用。⑦视化验结果给予纠酸和纠正电解质紊乱，适当补液维持机体所需液体，给予多巴胺或视病情同时给予肾上腺素维持较高血压，以保证脑部高的灌注压。必要时请神经内科紧急会诊。气管异物患儿风险高，在术前访视时就应该与患儿家属谈有创操作，让其有思想准备。

（王 玥）

病例 2 颈部肿物导致呼吸困难患儿的麻醉

一、基本信息

姓名：××× 性别：男 年龄：10 岁

主诉：咽部异物感 9 天，呼吸困难，机械通气。

现病史：发现颈部肿物 3 月，无不适。

二、查体

体格检查：体温 36.7℃，脉搏 102 次 / 分，呼吸 20 次 / 分，血压 117/61 mmHg，SpO_2 94%，57.5 kg。神志清，精神反应一般，全身皮肤无黄染、出血点及紫癜，全身皮肤无黄染、出血点及紫癜，双侧颈部均可触及肿块，左侧 3.0 cm×2.5 cm，右侧 6.5 cm×7.0 cm，融合成片，质硬，活动差，轻压痛，无红肿，表面光滑，局部皮肤无破溃、窦道，双侧腋窝、腹股沟浅表淋巴结未触及，头颅无畸形，双侧瞳孔等大等圆，直径 3 mm，对光反射灵敏，经口气管插管复苏囊加压给氧下口唇无发绀，颈软，双肺呼吸音粗，未闻及干、湿性啰音，心音有力，律齐，心前区未闻及杂音。腹软，肝脾肋下未触及，肠鸣音正常。四肢肌力、肌张力正常，膝腱反射存在，布鲁津斯基征阴性，双侧巴宾斯基征阴性，双侧克氏征阴性，四肢末梢暖，CRT 2 s。

三、诊断

术前诊断：①呼吸衰竭。②多部位的局部肿胀、肿物和肿块查因。③淋巴瘤。④呼吸道梗阻。⑤急性呼吸衰竭。

四、诊疗经过

为代主诉于2021年11月6日转入我院。入院后完善检查，给予机械通气、监测生命体征、维持内环境稳定等治疗，行颈部胸部及全腹部增强CT扫描，胸部气道重建，请血液肿瘤科留取骨髓液送检肿瘤相关检查，请血液肿瘤科留取骨髓液送检肿瘤相关检查。颈部+胸部增强CT：①双侧颌下、颈部、胸廓入口处、纵隔内及左侧腋窝多个肿大淋巴结影，部分融合成团，强化欠均匀——淋巴瘤？②气管插管中，咽旁软组织肿胀，邻近气道略变窄；气管末端及双侧主支气管变窄。③两肺片影，两侧胸膜局部增厚。现患儿需行颈部肿物切开活检以明确诊断。

手术方式：颈部肿物切开活检术。

麻醉风险点：①患儿术前颈胸部CT及气道重建提示咽旁软组织肿胀，气管末端及双侧主支气管变窄，围术期可能发生严重气道塌陷、气道梗阻、低氧血症，甚至危及生命。②急性全身性炎性反应已使多脏器功能受损，因手术、麻醉的创伤炎性反应进一步加重，甚至出现ARDS、严重低氧血症、心搏骤停危及生命。

麻醉计划：

（1）通气管理：参考SICU呼吸机参数，进行术中维持通气。

（2）药物管理：选用呼吸影响小的药物，如SEV、艾司氯胺酮、咪达唑仑、依托咪酯、纳布啡。

（3）液体管理：患儿轻度水肿，术中滴注0.9% NS，循环稳定的基础上量出为入，仅补充不显性失水即可。

（4）电解质平衡：监测血气，进行调整。

麻醉经过：于SICU接患者时患儿心率101次/分，血压103/68 mmHg，$SpO_2$98%～100%。呼吸机参数示，RR 20次/分，Peak 26 mmHg，VT 220～250 mL，吸入氧浓度35%，持续泵注咪达唑仑+舒芬太尼镇静状态。外科监护室转至手术室后监测生命体征（包括脑电波监测、脑氧监测），静脉诱导15分钟（盐酸戊乙奎醚0.5 mg、咪达唑仑1.5 mg、艾司氯胺酮20 mg、舒芬太尼30μg、依托咪酯16 mg），静吸复合维持麻醉，吸入Sev 2%～3%，泵入Pro 0.4 mg/（kg·h），心率波动于92～102次/分，血压波动于106～96 60～68 mmHg，BIS维持于40～60，脑氧监测数值为60～70，呼吸机参数示，RR 20次/分，Peak 28 mmHg，VT 250～280 mL，吸入氧浓度45%。切皮后，心率波动于102～112次/分，血压波动于106～108 mmHg/65～68 mmHg，VT 140～220 mL，考虑麻醉偏浅，调整药物剂量，吸入Sev 1%～2%，泵入Pro 0.9 mg/（kg·h），泵入瑞芬太尼16μg/（kg·h）后通气好转。手术时长2小时，补液500 mL，出血2 mL，手术过程顺利，术毕吸痰，安返外科监护室。

五、讨论

经验：①完善的术前评估及会诊。②了解麻醉风险，制定合理的麻醉方案。

不足：术中通气欠佳、麻醉深度偏浅导致高气道反应。

（王 玥）

病例 3 新生儿颈部肿物压迫气道的麻醉

一、基本信息

姓名：××× 性别：男 年龄：1 天

主诉：生后发现颈部肿物 1 天，嗜睡、呼吸费力 19 小时。

现病史：为代主诉于 2019 年 1 月 24 日 09：30 入院，体重 3.38 kg。出生后无发热、无呼吸困难，试喂水时稍有呛咳，出生 3 小时后，患儿逐渐出现嗜睡、吃奶差，于当地医院行颈部 CT 检查后立刻转往我院。出生前彩超未发现异常。当地 CT 示，颈部囊实性包块并左侧囊腔内细密点状回声沉积。转入 SICU 后常规监护，吸氧流量 3 L/min，脉搏 154 次 / 分，呼吸 47 次 / 分，SpO_2 100%，嗜睡状态，三凹征明显。

既往史：无。

家族史：家族成员中无高血压病、糖尿病等病史。否认家族成员中有结核、肝炎、性病等传染病。否认有家族性遗传性疾病。

二、查体

入院 CT 提示，咽腔及颈部两侧组织间隙内可见多发大片囊状低密度影，两侧病灶上缘平鼻咽层面两侧，左下缘至左颌下，两侧延伸至腮腺边缘且进入腮腺，左侧较大包块，大小约 41.8 mm × 41.7 mm × 47.8 mm。片中所示骨质未见明显异常。动脉期可见左侧颌面部血管进入其内穿行。血常规、生化、免疫、凝血均正常。

三、诊断

考虑咽腔及颈部两侧组织间隙淋巴管瘤合并左侧感染？

术前诊断：①颈部肿物。②颈部淋巴管瘤。③呼吸困难。④肺炎。

四、诊疗经过

手术方式：颈部淋巴管瘤切除术。

麻醉经过：29 日 06：50 患儿呼吸困难进行性加重，SpO_2 降至 90%，CO_2 分压 88 mmHg，遂行气管插管，插管过程顺利（3.0 带囊）。29 日 10：00 接入手术间，常规监护，动静脉穿刺顺利。消毒前彩超探查：囊性，分隔，边界清晰，多发高密度影（出血？感染？钙化？）。手术时间 75 分钟，过程顺利，几乎无出血，囊壁完整切除，抽吸出 10 mL 左右脓液。碘酊烧灼残留囊壁组织。11：50 转入 SICU，嘱镇静带机，观察会厌是否水肿，及时复查化验。

五、讨论

此患儿麻醉风险极大。应请多学科会诊，术前颈部 CT 显示气道狭窄，应与神经外科医师沟通，完善术前相关检查，找出狭窄原因，瘤体压迫所致？先天性气道狭窄？同时，跟进彩超检查、气道重建，并请耳鼻喉科会诊，同时观察是否可以提拉或抽吸以减轻呼吸道压迫。若确定为困难气道，要按困难气道麻醉常规进行麻醉。提前准备好气管切开包。同时必须完善颈部彩超、头颅 CT、气道重建等术前检查。术前应明确瘤体性质、位置及毗邻关系，并与手术医师沟通手术方式，提前进行术中出血的预判。术前需要向家属详细谈话，告知困难插管所致的风险，术中一定要密切关注呼吸管理。患儿术前可能已经存在脑水肿，故术前应进行头颅 CT 检查，麻醉诱导时候要监测 BIS，将麻醉深度控制在适当的范围，避免麻醉过深而加重患儿脑血供不足引发脑缺氧的发生；术中及时查化验，瘤体切掉碘酊烧灼残余囊腔后要密切关注会厌水肿问题，嘱 SICU 带机镇静并及时复查化验。

（王　玥）

病例 4　小儿急腹症的麻醉

一、基本信息

姓名：×××　　性别：男　　年龄：6 天

主诉：腹胀，伴呕吐3天。

现病史：患儿体重3.1 kg，3天前患儿家长发现其腹胀，伴呕吐，呕吐物为少量青绿色液体，大便墨绿色，且下肢局部皮肤较硬，开始未在意。1天前，出现发热，热峰39℃，会阴部有少量出血，无腹泻、便血等不适，到外院住院治疗，腹平片提示肠管扩张明显，怀疑消化道畸形，建议转上级医院治疗，由120接至我院，门诊查胸腹立位片提示，①两肺纹理粗。②考虑左侧气腹。③肠梗阻？肠间隙厚。为求进一步治疗，今由急诊120以“消化道穿孔”收入我科。发病以来，患儿精神反应差，食欲差，夜眠差，大便异常，小便正常。

出生史：原籍出生，胎产次（G）1，胎产次（P）1，孕40^{+5}周，自然分娩。

家族史：家族成员中无高血压病、糖尿病等病史。否认家族成员中有结核、肝炎、性病等传染病。否认有家族性遗传性疾病。

二、查体

体格检查：体温36.4℃，脉搏156次/分，呼吸42次/分，血压72/48 mmHg。神清，精神反应差，皮肤黏膜轻度黄染，皮肤干燥，四肢、背部、臀部皮下硬肿，头颅无畸形、前囟平软，眼距较宽，双肺呼吸音粗，未闻及明显干、湿性啰音，心音有力，律齐，未及明显病理性杂音，腹部膨隆，未见胃肠型及蠕动波，腹壁静脉显露，腹软，腹肌不紧张，按压腹部患儿表情痛苦，肝脾肋下未触及，腹部叩诊鼓音，肠鸣音弱。

辅助检查：胸腹立位片检查示，①两肺纹理粗。②考虑左侧气腹。③肠梗阻？肠间隙厚。查2022年4月10日ABO血型AB，Rh（D）血型阳性，ABO血型正定型抗A（4+）抗B（4+）抗D（4+），ABO血型反定型Ac（–）Bc（–）Oc（–）。2022年4月10日凝血酶原时间15.80 s，偏高，凝血酶原活动度67.4%，偏低，国际标准化比值1.37，部分活化凝血酶原时间37.70 s，（危）纤维蛋白原浓度6.78 g/L，偏高，凝血酶时间14.50 s。2022年4月10日白细胞8.27×10^9/L，红细胞3.59×10^{12}/L，血红蛋白120 g/L，偏低，红细胞比容36.50%，偏低，血小板31×10^9，偏低，红细胞平均体积101.7 fL，偏高，平均血红蛋白量33.4 pg，偏高，平均血红蛋白浓度329 g/L，中性粒细胞百分比82.1%，偏高，淋巴细胞百分比11.7%，偏低，单核细胞百分比5.4%，嗜酸性粒细胞百分比0.1%，偏低，嗜碱性粒细胞百分比0.7%，中性粒细胞计数6.78×10^9/L，淋巴细胞计数0.97×10^9/L，单核细胞计数0.45×10^9/L，嗜酸性粒细胞计数0.01×10^9/L，嗜碱性粒细胞计数0.06×10^9/L，红细胞分布宽度SD 61.70，偏高，红细胞分布宽度CV 16.60%，C–反应蛋白定量测定198.96 mg/L，偏高。2022年4月10日总胆红素197.1 μmol/L，偏高，结合胆红素120.7 μmol/L，偏高，未结合胆红素76.4 μmol/L，偏高，谷丙转氨酶110.1 U/L，偏高，谷草转氨酶165.2 U/L，偏高，碱性磷酸酶712.1 U/L，偏高，γ–谷氨酰转肽酶56.3 U/L，总蛋白51.1 g/L，偏低，白蛋白28.5 g/L，偏低，球蛋白22.6 g/L，白球比1.3，乳酸脱氢酶1711.0 U/L，偏高，肌酸激酶 929.2 U/L，偏高，肌酸激酶同工酶 2215.4 U/L，偏高，（危）尿素 37.3 mmol/L，偏高，肌酐 234.4 μ mol/L，偏高，尿酸 916.6 μ mol/L，偏高，钾 4.16 mmol/L，钠 154.3 mmol/L，偏高，氯 117.2 mmol/L，偏高，钙 1.84 mmol/L，偏低。

三、诊断

术前诊断：①消化道穿孔。②新生儿肠梗阻？③新生儿坏死性小肠结肠炎？④新生儿败血症？⑤感染性休克？⑥新生儿硬化病 /（硬肿症）。⑦新生儿高胆红素血症。⑧肝功能不全。⑨肾功能不全。⑩血小板减少。⑪心肌损害。⑫电解质紊乱。⑬凝血功能异常。

四、诊疗经过

手术方式：开腹探查术。

麻醉经过：全麻 + 气管插管。右侧三腔中心静脉置管，左侧桡动脉测压，术中监测：BIS，手术时长 3 小时左右，术中维持血流动力学稳定，血压在 55 ~ 78/30 ~ 42 mmHg，心率在 120 ~ 150 次 / 分，术中查血气 HGB 11.6 g/L，降至 8.7 g/L，积极补液，未输血，其他化验无异常，人血清白蛋白 5 g，出血量 5 mL，尿量 20 mL，术毕送 SICU，第二天随访无异常。

五、讨论

急腹症是指以急性腹痛为首发症状的突发疾病；小儿急腹症具有起病突然、病情发展速度快等疾病特点，在临床治疗中的难度性较大，部分患者需要进行急诊手术进行治疗。

小儿急腹症属于涉及消化器官及其系统的疾病，常常会伴随出现生理功能紊乱与全身营养状况恶化等情况；小儿急腹症患者手术前会存在不同程度的感染、脱水、血容量不足与中毒等情况，急诊麻醉的死亡风险极大，与非急诊相比，是其 10 倍，并且，小儿急腹症的并发症要更高于择期手术。小儿急腹症患者进行手术麻醉之前需要尽可能对其病情充分评估与对应处理，以便选择最适宜的麻醉方式与方法，最大程度上确保小儿急腹症患者的术式治疗安全性。

1. 麻醉前准备工作

小儿急腹症在手术麻醉之前需要进行全面的术式检查，在不耽误手术治疗与麻醉的情况之下进行准确且有效的准备工作，以此提高小儿急腹症患者对麻醉、手术治疗的耐受程度。

（1）血常规等检查工作：对患者进行必要的血常规、出、凝血时间等相关检查是关键，若有条件还可进行血清电解质与血气分析等相关检查，并做好配血工作。

（2）对小儿急腹症患者的全身状况及其各项生命体征进行观察与评估，并结合检查结果迅速且准确判断患者的病情，以便为麻醉做好选择。

（3）争取时间尽快纠正患者脱水、酸中毒与血容量不足等不良情况，依据患者的临床检查结果及其血液生化数值决定相关的临床治疗方式，若无法等待则一边纠正电解质紊乱一边进行麻醉、手术，在手术过程中再继续对应处理。

（4）严禁患者进食与进行胃肠减压：小儿急腹症患者入院之后需要禁食与严禁饮水，急腹症患者大多处于饱食的状态之下，但需要在较短时间内完成手术，由于胃排空速度较慢且胃肠胀气与胃积液的影响，在麻醉之前需要放置胃管而进行胃肠减压，以此避免发生麻醉过程中的呕吐与窒息，最大程度上降低呼吸系统并发症的发生概率，并且，降低腹部压力可以有效改善机体的呼吸及其循环功能，有利于降低消化道穿孔的发生。

（5）麻醉之前的用药工作通常采用抗胆碱药物。由于小儿急腹症患者存在较多的唾液与呼吸道分泌物，因此，引发呼吸道阻塞的概率较大，需要在麻醉之前依据患者病情与体征给予阿托品或者东莨菪碱进行治疗。

2. 麻醉选择

小儿急腹症患者与医师的配合度不高，常常需要基础麻醉与其他麻醉方式相结合，比如基础麻醉结合局部麻醉、全身麻醉、硬膜外麻醉等，虽然麻醉选择方式众多，但是，非气管插管麻醉、全麻插管等用具均应随时准备；具体的麻醉选择方式与麻醉药物要依据小儿急腹症患者的具体发育情况、病情、全身状况等综合情况进行考虑，但依据以往经验可得：气管插管下的全麻麻醉具有更高的应用安全性，实施优势远超缺点。

（1）基础麻醉：选择的药物涉及硫喷妥钠（若小儿急腹症患者年龄在 1 ~ 3 周岁则药物剂量在 10 ~ 15 mg/kg，若年龄在 1 岁之下则严禁使用该种药物）、氯胺酮（用药剂量在 3 ~ 6 mg/kg，注射方式为肌肉注射）、γ－羟基丁酸钠（用药剂量在 50 ~ 100 mg/kg，注射方式为静脉注射）。上述麻醉药物的使用量以小儿急腹症患者不出现呼吸和循环抑制为度，若小儿急腹症患者年龄在 3 月龄之下则不宜采用基础麻醉。

（2）全身麻醉：全身麻醉必须在气管插管的基础之下使用，该种基础之下能够有效避免发生术中呕吐、反流与误吸，且有利于手术中进行呼吸管理和采用肌肉松弛性药物；气管插管下的全身麻醉具有的优势众多，比如，对机体的循环系统干扰性较小，尤其适合应用于重症患者、婴幼儿等特殊群体；静吸复合麻醉也是常常应用的麻醉方式，在麻醉诱导与手术治疗早期应以静脉复合给药为主要形式，手术治疗后期则加入少量的吸入性麻醉药物，既能够达到维持麻醉平稳与减轻对心血管功能影响的作用，又可以减少静脉用药剂量，该种方式有利于患者手术治疗结束之后尽快苏醒；常涉及的麻醉诱导药物有丙泊酚、芬太尼、肌松剂、氯胺酮等，并配合采用七氟醚与异氟醚等药物。

（3）硬膜外腔阻滞麻醉：若小儿急腹症患者年龄稍长则可以在一般状态良好的情况之下选择进行硬膜外麻醉，其穿刺间隙可以依据手术部位而决定。一般情况下，小儿急腹症患者的穿刺间隙要低于成人的 1 ~ 2 节段，置入的硬膜外腔导管深度在 3 cm；利多卡因为常用的麻醉药物，其药物使用剂量及其浓度依据患者的年龄、体重而决定；硬膜外腔阻滞麻醉的实施优势在于，麻醉效果肯定且具有较好的肌肉松弛效果，但值得注意的是使用硬膜外腔阻滞麻醉的过程中需要预防发生术中呕吐与误吸的情况，且准确识别是否存在局麻药物中毒等情况。

（4）局部麻醉：小儿急腹症患者普遍存在腹肌张力低下的情况，实施局部麻醉时则能够达到肌肉松弛的作用。当手术实施范围较小且时间较短时，可在应用基础麻醉的情况之下采用局部浸润麻醉或区域性阻滞麻醉，患者开腹之后再应用腹腔神经丛封闭，避免发生牵拉反应。常使用的局部麻醉药物为普鲁卡因（一般使用药物浓度在 0.25% ~ 0.5%，使用剂量在 10 ~ 13 mg/kg）。

3. 术中麻醉管理

小儿急腹症患者在麻醉期间存在病情、生命指标多变的情况，因此，需要对其进行更加细致化的监测与处理。

（1）呼吸管理：在手术过程中，需要自始至终确保小儿患者的呼吸道通畅性，避免发生缺氧情况；对于基础麻醉结合非气管插管的其他麻醉患者，术中发生呕吐、误吸是导致死亡的主要原因，因此，要求麻醉之前与麻醉之后采取对应预防处理措施，主要包括：严禁饮食、充分胃肠减压、术中密切观察等，若患者出现呼吸道梗阻则及时检查相关引发原因并予以纠正处理。

（2）循环管理：在麻醉过程中，需要对患者的循环状况进行了解，持续性监测患者的心率、血压与尿量，避免由于呼吸管理不当或其他原因引发循环变化。

4. 术后拔管

手术后拔管需要掌握几点指征：①循环稳定。②呼吸平稳且交换量好。③麻醉转浅，有明显吞咽反射情况。

5. 小结

小儿急腹症手术麻醉的选择需要依据患者身体状况、病情程度进行选择，在术式之前要做好准备工作，术式之中进行呼吸管理、循环管理，术式之后严格掌握拔管指征，以此确保患者安全且顺利进行治疗。

（王　玥）

病例 5　嗜铬细胞瘤患儿行肿瘤切除术的麻醉

一、基本信息

姓名：× × ×　　　性别：男　　　年龄：10 岁

主诉：间断头痛 14 小时，左侧肢体活动障碍 8 小时。

现病史：脑脊液检查：压力 200 mmH_2O，生化指标正常。心电图示窦速。入院 19 天，患儿头胀痛、出汗，测血压 114/71mmHg，经查 B 超、CT 诊断为双侧肾上腺占位病变（嗜铬细胞瘤）。

二、查体

体格检查：体温 37℃，脉搏 86 次 / 分，呼吸 18 次 / 分，血压 114/71 mmHg，体重 30 kg。神志清，精神反应可，全身皮肤黏膜无黄染、皮疹及出血点，无咖啡牛奶斑，浅表淋巴结未触及肿大。双瞳孔等大等圆，直径 0.3 cm，对光反射灵敏。口角右歪、伸舌左偏，左眼挤眼无力。双肺呼吸音粗，未闻及明显干、湿性啰音，心音有力，律齐，未闻及明显病理性杂音。腹软，无压痛，未见异常包块，肝脾肋下未触及。左侧肌张力减低，左上肢肌力 0 级，左下肢肌力Ⅲ级，右侧正常。

三、诊断

术前诊断：①腹部肿物（副神经节细胞瘤？）。②高血压。③偏瘫？

四、诊疗经过

入院后神经内科给予 B 族维生素、奥拉西坦及银杏叶片营养神经并改善脑循环，低分子量肝素钙抗栓，先后给予甘露醇及甘油果糖减轻脑水肿，康复训练，硝苯地平 + 酚苄明控制血压等对症治疗，患儿酚苄明 6 mg（0.2 mg/kg · d），q8 h，口服，血压可维持在 105 ~ 135/70 ~ 95 mmHg，胃纳睡眠佳，左上肢肌力Ⅱ级，左下肢肌力（大腿Ⅴ级，小腿Ⅲ级）。3 月 15 日肿瘤标记物：CEA 1.130 ng/mL；AFP 3.220 mg/mL；NSE 44.510 ng/mL ↑；HCG < 0.100 mIU/mL；LDH 252.0 U/L ↑。

3 月 18 日 24 小时尿液游离甲氧基肾上腺素类物质：甲氧基肾上腺素 235 mmol/24 h ↑，甲氧基去甲肾上腺素 95 375 mmol/24 h ↑，3- 甲氧基酪胺 507 mmol/24 h ↑；血浆甲氧基肾上腺素类物质：3- 甲氧基酪胺 0.17 mmol/L，甲氧基肾上腺素 0.27 mmol/L，甲氧基去甲肾上腺素 > 20.56 mmol/L ↑；尿 VMA 13.0 mg/24 h ↑。3 月 22 日查血常规、凝血、肝肾功能、电解质、肾素、血管紧张素、醛固酮、皮质醇、血尿遗传筛查等均未见明显异常。3 月 11 日头颅 MRA 检查示，①右侧额颞顶岛叶、右侧基底节区片状异常信号，考虑缺血梗死灶。②右侧大脑中动脉纤细，分支减少；SWI 右侧大脑中动脉 M1 段呈条状低信号，考虑右侧大脑中动脉栓塞？ 3 月 13 日上腹部增强 CT 检查示，①右侧腹膜后胰头后方不均质肿块影，内合并出血，考虑嗜铬细胞瘤？②左侧肾上腺内支略粗。③双肾盂略饱满，双肾均为双支肾动脉供血。

麻醉经过：

手术方式：腹部肿物切除术（剖腹探查术）。

麻醉风险点：①高血压危象。②恶性心律失常。③肿瘤切除后严重低血压。④脑血管事件进一步加重。

麻醉计划：①提前配置好降压药物及升压药物，抗心律失常药物准备到位。②提前演练急性抢救时人员分配、麻醉及护理人员责任分配。③患儿给予适度镇静后由 SICU 转送至手术室。④入手术室后监测脑、脑氧、肾氧，维持合适的麻醉深度、合适的血压水平，保持重要脏器的灌注。⑤使用对循环影响较小的药物，如依托咪酯、舒芬太尼。肌松药使用对肝功能影响较小的顺阿曲库铵。⑥与手术医师密切配合，避免血压剧烈波动引起急性抢救事件。

麻醉经过：患儿入手术室后监测脑氧、肾氧、BIS、心电，连接有创动脉压，分次缓慢依次给予咪达唑仑、舒芬太尼、依托咪酯、顺阿曲库铵，达到麻醉深度后给予气管插管，患儿生命体征无明显波动，手术开始前再次静脉给予舒芬太尼 10 μg，术中分离瘤体时血压波动明显，给予泵注酚妥拉明、硝普钠，根据有创动脉压间断推注酚妥拉明配合降压，与主刀医师密切沟通配合，避免血压过高时操作刺激瘤体。瘤体完全断离前停止泵注降压药物，并在血压有下降趋势后给予去甲肾上腺素，多巴胺泵注，术中血压瞬间最低值为 79/49 mmHg，而后给予泵注垂体后叶激素后血压稳定上升至 120/80 mmHg，逐渐下调升压药物，维持收缩压在 120 ~ 130 mmHg，围术期患儿脑氧肾氧均保持在 70 ~ 85，BIS 值在 35 ~ 55。

术毕再次给予舒芬太尼 10 μg，连接镇痛泵、转运呼吸机、监护仪，将患儿安全转运至 PICU。

五、讨论

（1）对于术中瘤体操作时导致血压的波动控制欠佳。

（2）垂体后叶激素具有强大的升压作用，在其他升压药物均作用不佳时应及时使用。

（3）对于分泌型肿瘤，补充容量时注意补充胶体、白蛋白维持胶体渗透压。

（王 玥）

病例 6　心室取栓术的麻醉

一、基本信息

姓名：×××　　　性别：女　　　年龄：14 岁

主诉：夜间及晨起咳嗽，有痰，无咯血。右侧小腿感觉麻木，足底疼痛。

现病史：患儿以发热一周、咳嗽一天、喘息、咯血半天为主诉入院，既往体质一般。已住院九天，经过止血，抗感染治疗，目前患儿体温正常，夜间及晨起仍有咳嗽，有痰，无咯血，诉右侧小腿感觉麻木，足底疼痛，双肺呼吸音粗。可闻及少量的中湿啰音，左侧小拇指及右小腿麻木，右小腿及足部皮温偏低，颜色暗，发花。专科检查示，右下肢苍白、皮温低，膝关节以下明显，右足胫前、足踝附近，足背及足底可见散在花斑，右足末梢饱和度 51%，左足 99%，右股、腘、足背及胫后动脉未触及搏动，右足温 28.5℃，左足 36.6℃，右下肢活动可，痛觉过敏，感觉减退。

既往史：10 月余前在外院确诊“哮喘”；4 月余前曾因“①重症肺炎。②急性呼吸衰竭。③肺出血。④嗜酸性肉芽肿性血管炎。⑤脓毒症休克。⑥消化道出血。⑦血小板减少”在我院治疗，出院后继续药物治疗至今。

个人史：原籍出生，无疫源地和地方性疾病流行区生活史，初中在读，经济条件一般，生活环境、工作环境无毒物接触史，日常生活规律，无烟酒嗜好，无麻醉药品、毒品滥用史，无冶游史。

家族史：家族成员中无高血压病、糖尿病等病史。否认家族成员中有结核、肝炎、性病等传染病。否认有家族性遗传性疾病。

二、查体

体格检查：体温 36.4℃，脉搏 106 次 / 分，呼吸 22 次 / 分，血压 112/58 mmHg，体重 61 kg。

辅助检查：11 月 30 日心肌三项示，肌酸激酶同工酶 10.38，肌钙蛋白 2.18。B 型钠尿肽前体 4078 pg/mL。血常规示，血红蛋白 120 g/L，血小板 378×10^9/L。凝血四项正常，D- 二聚体 5.94 μg/mL。11 月 28 日心脏彩超提示：左室大，左室腔略高回声团（32.5 mm × 15.1 mm × 16.5 mm），二、三尖瓣轻度反流，左室收缩功能减低，心包积液（少量）。11 月 30 日心电图：窦性心动过速，室性早搏，T 波改变。下肢血管彩超示，双下肢静脉走行正常，管腔内未见异常。右侧髂动脉、股总动脉、股浅动脉近端及股深动脉近端管腔内可见低回声充填，低回声充填处未见血流信号。心脏彩超示，左室大，左室腔略高回声团（28.6 mm × 16.1 mm × 16.5 mm）。胸部 CT 示，确诊嗜酸性肉芽肿性血管炎、两肺片影、类结节影及间质性改变。

三、诊断

术前诊断：酸性肉芽肿性血管炎，髂动脉栓塞和血栓形成，心室血栓，肺炎。

四、诊疗经过

手术方式：心室血栓取出术。

麻醉经过：全麻 + 气管插管。右侧三腔中心静脉置管，左侧桡动脉测压，术中监测：BIS，脑氧监测，肾区氧监测，无创血红蛋白监测。手术时长 3 小时左右，术中维持血流动力学稳定，血压在 95 ~ 102/55 ~ 61 mmHg，心率在 85 ~ 90 次 / 分，术中查血气 HGB 11.6 g/L 降至 8.7 g/L，积极补液，未输血，其他化验无异常，输液晶体液 1000 mL，胶体 400 mL，出血量 450 mL，尿量 500 mL，术毕送 SICU，第二天随访无异常。

五、讨论

术中可能出现心脏栓子反复脱落，其他部位异位栓塞（脑梗死、冠脉栓塞等），下肢血管反复栓塞可能，严重时危及生命；近期咯血，围术期抗凝治疗，再次有肺出血的可能；术中切开患儿动脉血管取栓易出现大出血；术前要积极备血，术中及时关注手术进展，积极补液，维持血流动力学稳定。术中做好预防血栓脱落引起肺栓塞，血栓导致多脏器缺血，如：心脏栓塞、冠脉栓塞、肺栓塞、脑栓塞、肾脏、肝脏等。该患儿病情特殊，麻醉风险也很高，术前进行多学科会诊后要将术中遇到的特殊情况，如肺栓塞、脑栓死、大出血等危及患儿生命安全的预防和治疗措施在术前多学科会诊中体现出来，围术期取栓后，再通的血管释放毒素可导致败血症、中毒性休克、缺血 – 再灌注损伤、急性肾功能衰竭、呼吸心搏骤停等；近期咯血，围术期抗凝治疗，有大出血可能；长期应用激素，术后切口愈合不良，有血管大出血可能。请多学科会诊：胸心外科、心内科。通过讨论，完善检查，保障患儿安全，并要把会诊结果详细记录。术前完善检查，床旁超声，CTA 检查。通过医务科协调确保会诊科室的医师能够迅速到位，节约时间，栓子堵塞动脉后应在六小时内迅速取栓，否则会引起肢体坏死。要详细记录而且还要人员设备等到位，以备不时之需。此类患儿要医务科记录在案。

（王　玥）

病例 7　巨大胸腔占位手术的麻醉

一、基本信息

姓名：×××　　性别：男　　年龄：7 岁

主诉：食欲缺乏 2 月余，气喘、端坐呼吸 1 月，发现左侧胸腔占位 1 天。

现病史：神志清、精神反应差，全身皮肤黏膜无皮疹、出血点及紫癜，双侧瞳孔等大等圆，直径 3.0 mm，对光反射灵敏，鼻翼无翕动，口周无发绀，口腔黏膜光滑，咽无充血，双侧扁桃体无肿大，颈软，呼吸促，端坐呼吸，三凹征阴性，左肺无呼吸音，未闻及干、湿性啰音。心音有力、律齐、心率 136 次 / 分，心前区未闻及明显病理性杂音，心尖冲动右移，心浊音界右移。腹软，肝脾肋下未触及，未触及包块，肠鸣音存在。四肢肌力正常，膝腱反射存在，布鲁津斯基征阴性，双侧巴宾斯基征阴性，双侧克氏征阴性，四肢末梢温。

个人史：原籍出生，无疫源地和地方性疾病流行区生活史，小学在读，经济条件一般，生活环境、工作环境无毒物接触史，日常生活规律，无烟酒嗜好，无麻醉药品、毒品滥用史，无冶游史。

家族史：家族成员中无高血压病、糖尿病等病史，否认家族成员中有结核、肝炎、性病等传染病，否认有家族性遗传性疾病。

二、查体

体格检查：体温 36.5℃，脉搏 136 次 / 分，呼吸 42 次 / 分，血压 118/80 mmHg，体重 45 kg。

辅助检查：血尿粪、肝肾功能、电解质、乙肝六项、感染四项、血型、胸片、心电图等检查。2022 年 3 月 12 日外院胸部 CT 示，左侧胸腔、纵隔区占位，畸胎瘤？左侧胸腔积液，左肺膨胀不全。2022 年 3 月 14 日 16：44 心脏超声示，左室壁稍厚。2022 年 3 月 15 日本院胸部 CT 示，①左侧胸腔巨大，混杂密度占位，考虑畸胎瘤。②左肺及右肺局部肺不张。③肺炎。④气管中下段明显受压移位；左主支气管变窄，分支未见显示。

三、诊断

术前诊断：①胸腔占位性病变（左侧）。②呼吸困难。

四、诊疗经过

手术方式：胸腔占位切除术。

麻醉计划：

（1）麻醉诱导前：家长陪同下给予利多卡因及肾上腺素雾化半小时，在动脉穿刺处给予局部涂抹利多卡因乳膏，在插管前建立有创动脉及深静脉。保持患儿最舒适的体位进行诱导。

（2）药物管理：选用呼吸及循环影响小的药物：艾司氯胺酮、咪达唑仑、依托咪酯、纳布啡，滴定式给药，泵注依托咪酯及艾司氯胺酮。抢救药物准备充足。

（3）输血输液管理：建立下肢中心静脉，并建立多支外周静脉通路以备使用，手术前要减少液体的输注，防止心衰的可能。

（4）脑电及脑氧的监测，无创血红蛋白的监测，监测血气，进行调整。

（5）摆放体位要缓慢，时刻监测呼吸参数及生命体征的变化。

（6）ECMO 提前准备，并处于备用状态。

（7）手术医师全程在场，以备通气不畅时紧急开胸解除压迫。

（8）配备多名年资高的巡回护士。

麻醉经过：于病房接患者时患儿生命体征为心率 128 次 / 分，血压 103/68 mmHg，鼻导管吸氧 2 L/min，SpO_2 94% ~ 95%。在麻醉诱导间家长陪同下进行雾化吸入，并在左桡动脉处涂抹利多卡因乳膏，雾化结束后接入手术间。患儿端坐呼吸下进行麻醉诱导，滴定式给予艾司氯胺酮 0.4 mg/kg，咪达唑仑 0.05 mg/kg，并泵注右美托咪定、艾司氯胺酮及依托咪酯，患儿入睡后通气可，超声引导下进行左桡动脉及左股静脉穿刺及置管，监测脑氧、BIS 及无创血红蛋白，给予舒芬太尼 0.3 μg/kg，达到麻醉深度后进行气管插管，插管血压及心率变化幅度小，超声引导下右颈内静脉穿刺置管并监测 CVP，并进行神经阻滞。麻醉完毕后进行体位摆放，右侧卧位下气道压上升 2 cmH_2O。诱导期顺利。手术过程中气道压变化小，切除后进行肺保护策略，术中输入晶体液 250 mL、胶体液 200 mL，尿量 150 mL；出血量约 50 mL，未输血。手术过程顺利，术毕吸痰，安返外科监护室。

五、讨论

（1）患儿术前 CT 及气道重建提示左肺及右肺门处肺组织含气不良，可见大片状密度增高影，增强后明显强化。右肺纹理粗，透光度不均，右肺上、下叶可见薄片影。右肺门大，纵隔心影受压右移，气管中下段明显受压移位，左主支气管变窄，分支未见显示。右主支气管尚通畅。麻醉诱导期及插管后可能发生严重气道塌陷、气道梗阻、低氧血症，甚至危及生命。左肺不张术后可能出现肺部感染、肺水肿，以及长期呼吸机治疗的可能。

（2）CT 显示肿瘤巨大，且胸腔内组织丰富，切除过程中出现大出血的可能，大量输血后可能导致 DIC 的发生。

（3）肿瘤切除后回心血量可能会突然增多，要防止心衰的发生。

（王　玥）

病例 8　术中气胸患儿的麻醉

一、基本信息

姓名：×××　　　性别：男　　　年龄：6 月 11 天

主诉：发现食管裂孔疝 5 月。

现病史：于 2021 年 2 月 18 日入院。发病以来，神志清，精神好，大小便未见明显异常。

既往史：5 月前，患儿因肺炎于我院住院治疗期间检查肺部 CT 发现食管裂孔疝，未治疗。

个人史：原籍出生，无疫源地和地方性疾病流行区生活史，经济条件一般，生活环境、工作环境无毒物接触史，日常生活规律，无烟酒嗜好，无麻醉药品、毒品滥用史，无冶游史。

家族史：家族成员中无高血压病、糖尿病等病史。否认家族成员中有结核、肝炎、性病等传染病。否认有家族性遗传性疾病。

二、查体

体格检查：体温 36.4℃，脉搏 146 次 / 分，呼吸 32 次 / 分，血压 82/50 mmHg，体重 7.5 kg。

辅助检查：术前血常规、生化、凝血、免疫均未见异常；心电图提示，①窦性心律。②T 波改变；心脏彩超提示卵圆孔未闭（2.5 mm）；胸部 CT 提示，①肺炎。②右侧膈疝多考虑。

三、诊断

术前诊断：①食管裂孔疝。②肺炎。

四、诊疗经过

手术方式：食管裂孔疝修补术。

麻醉经过：08：30 入室，常规诱导并有创监测，全麻 + 气管插管。右侧三腔中心静脉置管，左侧桡动脉测压。09：40 手术开始，气道压 13 mmHg，$PetCO_2$ 40，VT 80 mL/ 次。脉搏 105 次 / 分、血压 85/45 mmHg。10：30 $PetCO_2$ 骤升至 80 mmHg，VT 下降至 30 mL/ 次左右，气道阻力上升，SpO_2 降至 85%，改吸纯氧可维持在 92 左右，脉搏升至 130 次 / 分左右。听诊右侧呼吸音弱。随后 $PETCO_2$ 持续上升至 105 mmHg 左右。手控通气，$PETCO_2$ 渐降至 50 mmHg，BP 渐降至 62/35 mmHg，加用多巴胺持续泵入，后好转。11：50 送入 SICU 并拍摄胸部 DR，提示右侧气胸，经右侧肋间抽出 15 mL 左右气体后好转。16：00，患儿出现烦躁，窦性心动过速，呼吸急促费力，拍摄胸部 DR 提示右侧胸腔可见大量无肺纹理透亮区，右肺受压缩小，纵隔明显左移，心缘显示不清，对比前片右侧气胸量增多，立刻放置胸腔闭式引流后好转。

五、讨论

患儿既往肺炎病史，术中突发 $PETCO_2$ 骤升及 VT 下降，首先要排除呼吸管路打折，其次高度怀疑气胸，积极进行肺部听诊以便确诊并处理。气胸为腹腔镜手术常见并发症，做此类手术时要提高发生气胸的警惕性。术中发生气胸后，潮气量下降，气道压升高，$PetCO_2$ 前期应先下降后升高。同时心排量下降明显时，$PetCO_2$ 也会反而下降，故血气分析是指导通气的最准确指标。手控通气后 $PetCO_2$ 渐降至 50 mmHg，BP 渐降至 62/35 mmHg，提示“CO_2 过快排出综合征”，应该放慢 CO_2 排出速度，以防引起循环不稳定。此患儿麻醉风险大。术前应正确评估患儿心肺功能耐受情况；术中一定要严密监测各项指标并积极进行血气分析，一旦疑似气胸，要立即暂停手术、关气腹，同时听诊双肺，并采用最方便最快捷的方式——肺部超声进行确诊，并放置胸腔闭式引流以防止张力性气胸的出现。生命是无比宝贵的，所有操作都应围绕一个中心点，即“保证患儿的生命安全”。该病例术中出现气胸，实属罕见，发现气胸后，立即寻求帮助，护理人员可以联系放射科，遵医嘱辅助抢救患儿。

（王　玥）

病例 9　皮罗综合征患儿的麻醉

一、基本信息

姓名：×××　　性别：男　　年龄：2 岁 2 月

主诉：睡眠打鼾、张口呼吸 1 年。

现病史：颌面部不对称，进食时口唇向左侧偏斜，外鼻无畸形，双侧下鼻甲稍肥大、苍白，腔内可见少许黏性涕。

既往史：患儿出生因“呼吸困难”入外院 ICU，治疗近 3 个月，自行 120 转送入外院 ICU，1 周后，于 2020 年 3 月 3 日全麻下行“下颌骨延长器置入术”，手术过程顺利，入整形科普通病房，2020 年 3 月 21 日顺利出院；余同年 6 月 24 日再次至外院行“下颌骨延长器取出术”，手术顺利，患儿恢复效果佳，呼吸困难、喂养困难均得到明显改善。患儿于 1 岁龄时，至外院行全麻下“腹股沟疝气手术”。

个人史：原籍出生，无疫源地和地方性疾病流行区生活史。

家族史：家族成员中无高血压病、糖尿病等病史。否认家族成员中有结核、肝炎、性病等传染病。否认有家族性遗传性疾病。

二、查体

体格检查：体温 36.4℃，脉搏 117 次 / 分，呼吸 26 次 / 分，血压 92/58 mmHg，14.5 kg。颌面部不对称，进食时口唇向左侧偏斜，外鼻无畸形，双侧下鼻甲稍肥大、苍白，腔内可见少许黏性涕。右耳郭畸形，耳垂处与下颌瘢痕粘连愈合，双侧外耳道耵聍，鼓膜不可窥及，患儿下颌后缩，咽部无充血，扁桃体Ⅱ度，咽腔窄，高腭弓，鼻腔可见黏性分泌物。牙齿无松动，黏膜光滑，无溃疡及疱疹，双侧扁桃体Ⅱ度肥大，慢性充血，表面不光滑，与前后腭弓粘连，无脓性物附着，咽后壁见脓涕附着。

辅助检查：鼻咽镜检查示，扁桃体肥大伴有腺样体肥大、鼻炎。2022 年 2 月 22 日本院睡眠呼吸暂停：符合重度阻塞性睡眠呼吸暂停的 PSG 表现，存在中枢型低通气。

三、诊断

术前诊断：①扁桃体肥大伴有腺样体肥大。②皮罗综合征。③变异性鼻炎。④生长发育迟缓。⑤（右）先天性隐耳。

四、诊疗经过

手术方式：双侧扁桃体及腺样体切除术。

麻醉经过：患者入室后接血氧心电监护，测血压 98/60 mmHg，脉搏 120 次 / 分，咪达唑仑 1 mg 镇静；静注舒芬太尼 5 μg 镇痛，1% ~ 3%七氟醚吸入。测血压 89/54 mmHg，HR 102 次 / 分，经视频暴露声门可，顺阿曲库铵 3 mg，iv，气管插管顺利，麻醉维持选择静吸复合维持麻醉，泵注瑞芬太尼 0.15 μg/（kg · min），间断追加肌肉松弛药及阿片类麻醉性镇痛药，行脑电波监测。

五、讨论

患儿既往有皮罗综合征病史，术前访视应再次查看患儿下颌后缩情况，评估气道插管难易程度。麻醉术前准备应按照困难气道常规流程准备相关抢救药品及物品设备，患儿此前有机械通气史、喂养困难等因素，应警惕呼吸机获得性肺炎及喂养呛咳导致的肺部感染。麻醉诱导前，应先双肺听诊，必要时可待插管完成后行简易肺泡灌洗。诱导时，应首先少量给药，轻度镇静下面罩通气确保是否能有效通气，然后保留呼吸情况下进一步滴定式给药，可视喉镜下查看声门暴露情况，评估插管难易程度。若声门难以暴露，应提前给予激素，防止气道水肿，并请经验丰富的麻醉医师进行插管，避免因反复插管导致喉水肿。患儿小下颌术后，术前应充分评估患儿气道情况、睡眠有无强迫体位、术后恢复情况。麻醉诱导前保留自主呼吸，避免反复插管。物品准备除常规物品外，还需准备 2.0 喉罩、4.0 至最小型号的气管导管、纤维支气管镜、环甲膜穿刺包等。实施麻醉前，与耳鼻喉科医师沟通，在其陪同协助下共同完成插管。待插管完成后，固定各个管路，防止术中脱管，与家长沟通要充分，告知家长目前患儿的状态，可能存在插管困难，患儿有长期机械通气史和喂养困难史，可能存在肺部感染的情况，会进一步加重呼吸困难，随时可能发生低氧血症甚至心搏骤停。术前访视应充分评估患儿整体情况，根据患儿情况，必要时需申请 MDT 多学科会诊。麻醉诱导前应充分准备相关抢救药品及物品器械，相关麻醉医师、护理人员及耳鼻喉科医师应同时到场。诱导过程中要选用呼吸抑制小的药物，保证麻醉深度的同时尽可能滴定式诱导保留自主呼吸，术中严密监测患儿生命体征，术毕转运至 PACU 苏醒拔管严格遵循拔管指征，避免浅麻醉下拔管，予适宜麻醉深度下充分吸痰，拔管后雾化吸入。

深麻醉下吸痰，至患儿完全清醒，并密切关注患儿拔管后呼吸情况，必要时可予蓄养面罩、口咽通气道、喉罩等进一步辅助通气。

（王　玥）

病例 10　神经系统导航下颅内鞍区肿瘤切除术的麻醉

一、基本信息

姓名：×××　　性别：女　　年龄：6 岁 9 月

主诉：头痛 5 天，呕吐 1 天。

现病史：患儿神志清，精神欠佳，头痛 5 天，呕吐 1 天。

个人史：原籍出生，无疫源地和地方性疾病流行区生活史。小学一年级在读。

婚育、月经史：无。

家族史：家族成员中无高血压病、糖尿病等病史。否认家族成员中有结核、肝炎、性病等传染病。否认有家族性遗传性疾病。

二、查体

体格检查：体温 36.5℃，脉搏 110 次 / 分，呼吸 22 次 / 分，血压 105/62 mmHg，体重 27 kg。患儿神志清，精神欠佳，头部无畸形，双侧瞳孔等大等圆，直径 3.0 mm，对光反应灵敏，双侧鼻腔清洁干燥，口唇红润，颈软，双肺呼吸音稍粗，未闻及干、湿啰音，心音有力，律齐，心脏各瓣膜听诊区未闻及病理性杂音；腹软，肠鸣音正常，四肢无畸形，各关节无红肿，活动尚好，肌张力正常，肌力Ⅴ级，无角弓反张，双侧巴宾斯基征阴性。

化验检查：头部 MRI 示，①鞍上池内囊实性占位，呈环形强化，考虑颅咽管瘤？②梗阻性脑积水。化验结果无明显异常。

三、诊断

术前诊断：①鞍区病变。②颅咽管瘤。③梗阻性脑积水。

四、诊疗经过

手术方式：神经系统导航下颅内鞍区肿瘤切除术。

麻醉方式：全麻 + 气管插管。

麻醉经过：患者入室后接血氧心电监护，测血压 98/60 mmHg，HR 110 次 / 分，咪达唑仑 2 mg，镇静；静注舒芬太尼 10 μg，镇痛；1% ~ 3% 七氟醚吸入。测血压 96/57 mmHg，HR 102 次 / 分，经视频暴露声门可，顺阿曲库铵 5 mg，iv，气管插管顺利， 麻醉维持选择静吸复合维持麻醉，泵注瑞芬太尼 0.15 μg/（kg · min），间断追加阿片类麻醉性镇痛药。

五、讨论

患儿术前头痛、呕吐，有颅高压的表现，麻醉诱导要平稳，注意血压、颅内压的改变，积极采取措施降颅压，同时关注患儿液体输注、晶胶比例，注意患儿尿量及电解质的变化，及时做出调整。鞍区占位术中严密监测，一旦怀疑为中枢性尿崩时，尽早给予相应的处理。如果有特殊用药可请相关科室给予指导。副主任医师发言：围术期使用超声判断患儿的容量是一种可取的方法，无创且迅速，同时可以观察肾脏灌注情况，积极评估患儿容量，给予相应液体的补充。颅咽管瘤患者围术期发生尿崩的概率比较高，术中要严密监测尿量和电解质变化。要精准监测脑氧及肾区组织氧，判断肾脏灌注情况。颅咽管瘤手术过程中牵拉垂体，或者垂体缺血，可能会导致尿崩的发生，术前确定 DI 的已知预测因素，制定明确的早期诊断和管理策略，术中监测尿量、尿比重、血电解质变化、血浆渗透压及尿渗透压，及时识别及时治疗，维持水、电解质平衡，尽早选择激素替代治疗，及时调整剂量。术前要做好宣教工作，术中防压疮，术中配合麻醉医师做好各种抢救措施。患儿手术难度大、风险高，术中、术后应严密观察患儿呼吸、心率等生命体征情况，加强呼吸道管理，防止误吸和窒息。

（王　玥）

第十二章　急危重症的中医治疗

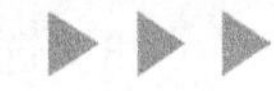

第一节　肝性脑病

肝性脑病是严重肝病引起的，是以代谢紊乱为基础的中枢神经系统的综合病征，习称肝性昏迷，临床上以意识障碍和昏迷为主要表现。本书仅谈谈祖国医学对本症的认识及辨证施治，以供临床参考运用。

一、病因病机

祖国医学文献中，无“肝性脑病”的病名记载，但根据本病的临床表现，可概括在黄疸、瘟黄、膨胀、单腹胀、症积、昏迷（昏蒙、昏愦、神昏）肝风内动等证候门中。对于引起本病的原因，乃因感受温热、疫疠或饮食失常而引起黄疸。其中尤为疫疠之邪，其性酷烈，人感受之极易蕴毒化火伤阴，且传变迅速、致热毒内攻，郁蒸肝胆，伤及营血内陷心包，扰乱心神，发为急黄，故可见壮热，烦躁，面目深黄，肌肤瘀斑，或鼻出血便黑，以及神昏谵语（肝性脑病）等。因感受湿热之邪，湿热蕴蒸，熏蒸于肝胆不能泄越，以致肝失疏泄，胆液外泄，发为黄疸；湿热蕴结于肠胃，气机受阻，腑气不通，而出现腹部胀满；湿热熏蒸，胃浊上逆，则见恶心呕吐，湿热内盛或化火传里，则还可见发热、口渴、尿少、便秘，或斑疹衄血；重者则湿热上蒸上扰神明，而致神昏谵语，昏迷不醒（肝性脑病）。或因黄疸日久，感染蛊毒，饮食不节，嗜酒过度均可导致肝脾内伤，肝喜条达而主疏泄，肝失疏泄，致肝气郁结，横逆犯脾，使脾失健运，可形成肝郁脾虚，又气为血帅，气行则血行，肝郁气滞，则血行不畅，使脉络淤阻，而形成症积，脾虚则不能输布津疸，致水湿内停，腹大逐渐胀大而形成膨胀，肝脾长期受病势必影响及肾，肾阴虚衰，则膀胱气化无权，水湿不行而使膨胀日益加重（肝硬化腹腔积液）肾阴损伤，则肝肾阴虚，虚火上炎而耗血，动血（合并食管，胃底静脉曲张破裂出血），甚则肝肾阴竭，阴虚火旺，冲动心神，脑海失灵，而见神昏痉厥（肝性脑病）。

二、应急措施

（1）昏迷可选用“三宝”：安宫牛黄丸（镇静作用较强）、至宝丹（苏醒作用较好）（开窍）、柴雪丹（镇痉作用较佳）。选其中一种，每次 1 ~ 2 丸（支），口服或鼻饲，一日两次。或加服神犀丹，每次 3 克，日 3 ~ 4 次。湿浊蒙蔽者用苏合香丸。

（2）用天灵盍及石菖蒲、五味子，生大黄或蛇蜕口服或鼻饲。

（3）选用开窍醒脑的针剂，醒脑静针，菖蒲郁金针静脉注射。

（4）脱症可选用救逆固脱针剂：阴脱可选用生脉针，参麦针（或人参针）静脉注射；阳脱可选用参附针，附子 1 号针静脉注射。

（5）昏迷前期，针神门，内关，大陵，昏迷后针人中，合谷，涌泉，十宣，强刺激不留针，脑水肿，针大敦，脑户（向下斜刺）用泻法。

三、辨证施治

肝性脑病，乃心脑受扰而致，根据其临床症候，试分为五种症型，论述于下：

1. 热毒炽减，内陷心包

主证：高热口渴，烦躁谵语，面目深黄，腹胀满，大便秘结，小便黄赤，甚则神昏抽搐，或见便血、尿血等，舌红绛，苔黄腻或黄燥，脉滑数或细数。治法：清热解毒，凉血救阴。

方药：（千金）犀角散 加减：犀角 3 克（磨冲）或水牛角 30 克代，山栀子、丹皮各 12 克，板蓝根、茵陈各 30 克，生地、石斛各 1.5 克，大黄、黄连、菖蒲各 10 克。加减：若有脑水肿者加用葶苈子、大枣、金钱草、车前子、牵牛子、大戟等以豁痰导水，出血加用三七粉、白芨粉，血余炭或大黄粉冲服或鼻饲；有抽搐者，可加羚羊角、勾藤、生石决明、地龙等，或加用止痉散（全虫 6 克，蜈蚣 3 条，研末，每次服 1.5 克，每日 1 ~ 2 次）。昏迷除按应急措施处理外，还可选用清热解毒、开窍醒脑的针剂；清开灵注射液（北京中医学院剂），每次 20 ~ 40 毫升，加入 5% ~ 10% 葡萄糖液 500 毫升静滴；清肝注射液（由茵陈、栀子、大黄、郁金、毛冬青等配制而成），用法同清开灵注射液，5% 大黄注射液，每次 40 ~ 80 毫升，加入 5% ~ 10% 葡萄糖液 300 ~ 500 毫升。由静脉滴注或选用醒脑静针、菖蒲郁金针，用法为每次 10 毫升加入 10% 葡萄糖液 500 毫升内静滴。

2. 湿热蕴蒸，上扰神明

主证：发热口渴，目黄身黄，恶心呕吐，或腹部胀满，斑疹衄血，神昏谵语，或昏迷不醒，或昏而时醒，小便少而黄，大便秘结，舌质绛，苔黄腻，脉弦数。治法：利湿泄热，醒脑开窍。方药：茵陈蒿汤加味。处方：茵陈 30 克，山栀子、玄参、丹皮各 12 克，大黄、竹茹、郁金各 10 克，生地、赤芍各 15 克，茯苓 20 克，黄连 6 克，菖蒲 10 克，加服神犀丹。腹胀满可加枳实、厚朴，黄疸深、尿短省者加黄柏、车前草、猪苓等清热渗湿之品，食欲缺乏、恶油腻可加神曲、山楂、布渣叶。另可按湿热之偏重而选用以下之经验方：若热重于湿，可用二黄清肝汤。方药为：黄连、生大黄、郁金各 10 克，水牛角（先煎）、生石决明（先煎）、茵陈各 30 克，菖蒲 10 克等，加神犀丹或至宝丹服用；若湿重于热者，可用化浊柔肝汤，方药为：茵陈、薏仁米、太子参各 30 克，茯苓 20 克，大腹皮 45 克，郁金 10 克，陈皮、蔻仁、石菖蒲各 10 克等。加神犀丹口服。昏迷的急救措施可参照上型的治法；如伴高热还可服用牛射散（安宫牛黄丸改剂）每次 0.85 克，每日二次，重症每 3 小时一次，连服 2 ~ 5 天。

3. 痰火上盛上蒙清窍

主证：发热面赤，黄疸，膨胀，烦躁谵语，躁扰如狂，渐致神昏，呼吸气粗，喉有痰声，大便秘结，小便短赤，舌质红，苔黄，脉滑数。治法：清热化痰，开闭通窍。

方药：黄连温胆汤加减：黄连 10 克，半夏 15 克，山栀子 10 克，郁金 15 克，竹沥（冲）、虎仗各 30 克，茯苓、枳实、厚朴各 15 克，石菖蒲、胆星各 10 克，甘草 6 克。含服安宫牛黄丸（或至宝丹）。大便不通可加大黄、玄明粉；兼有抽搐可加勾藤、全蝎、石决明、地龙等。亦可用安宫牛黄丸 2 丸化成溶液作保留灌肠，或选用醒脑静针、菖蒲郁金针治疗。

4. 湿浊蒙蔽，清窍不利

主证：面色晦滞，黄疸，膨胀，精神淡漠，嗜睡懒言，言语不清，甚至神志模糊，昏不知人，舌苔浊腻，脉弦滑。

治法：化湿泄浊，芳香开窍。

方药：涤痰汤加减，送服苏合香丸：石菖蒲 10 克，甘草 6 克，胆星 10 克，竹沥（吞）、半夏、郁金、苍术各 10 克，枳实、厚朴各 15 克，党参、茯苓各大 15 克，沉香 3 克。苏合香丸每次服 1 丸，日服两次。腹满，尿少，另用沉香、琥珀、蟋蟀各 1 克（研粉服），每日 2 次，以利尿消肿。另可用菖蒲郁金注射液配合治疗。

5. 气阴两竭，昏迷不醒

主证：神志昏迷，两手抖动，渐见气息低微，汗出肢冷，舌质淡，脉微细。

治法：益气生津，救阴敛阳。

方药：生脉散加味：人参、五味子、山萸肉各 10 克，麦冬、黄精、熟地各 15 克，生龙骨、生牡蛎各 30 克。若见阳脱，手足厥冷，汗出肤冷、舌质淡，脉微细欲绝，可加制附片 12 克（先煎），以回阳救逆。阴阳俱脱则可用抗休克合剂（中医研究院验方配制）；红参、五味子、附子、干姜、肉桂等浓煎服或鼻饲。另可用救逆固脱针剂（见上）加入葡萄糖液中稀释后静注或滴注。

四、临证体会

肝性脑病为危重病症，务必早期发现并及早治疗，在病者未进入昏迷时，即应按辨证施治投以汤药及丸散，如进入昏迷、牙关紧闭，则服药途径可改为鼻饲或灌肠，目前已开展应用的中草药针剂，如清热解毒、开窍醒脑的清开灵注射液及清肝注射液、醒脑静脉注射液等，可配合使用，不但对原发病有一定的治疗作用，而且可促使昏迷患者苏醒，并有简便、快捷、能肌内注射及静脉入药的优点。如单纯采用中医药治疗效果不佳，则应改中、西医结合的抢救措施，这可提高治疗本病的疗效。待患者肝性脑病解除后，又当积极治疗其原发病症，可挽救病者生命。

（张　君）

第二节　急性酒精中毒

急性酒精中毒欲称醉酒，在现实生活及临床中较为常见。中医学对急性酒精中毒少有系统而详细的论述，近年有学者曾对急性酒精中毒的辨证论治进行了探讨。吾人在相关中医理论的指导下，结合自己的临床体会，试对其病因病机辨证分型及参考处方进行探讨。

一、病因病机

（1）酒之性味《内经》谓："其气悍以清""其气剽悍""酒气盛而剽悍"；《名医别录》谓："味苦甘辛，大热，有毒"；《内外伤辨感论》谓："大热有毒，气味俱阳"；《本草纲目》谓："甘苦辛、温、有毒"。

（2）酒在体内的运化：《灵枢·经脉》谓："饮酒者，卫气先行于皮肤，先充络脉，络脉先盛，故卫气以平，营气乃满，而经脉大盛。"《素问·厥论》曰："酒入于胃，则络脉满而经脉盛"。《灵枢论勇》谓："酒者，水谷之精，熟谷之液也，其气剽悍，其入于胃中，则胃胀，气上逆，满于胸中，肝浮胆横……"

细揣《内经》诸篇对饮酒后酒在体内迁化过程的散在论述，结合临床所见，酒在体内的迁化过程可表述为：酒性辛甘，大热，有毒，其性悍猛，必然影响胃之腐熟，通降水谷之功能，故见恶心、呕吐不消化之食物，上腹嘈杂不适嗳气腹胀，纳呆甚则伤及胃络引起呕血；"脾主为胃行其津液"，酒为水饮之类，在胃中初步吸收即进入脾："脾气散精，上归于肺……"酒入肺中即行入卫气之中，很快充盈于皮肤，故见肌肤潮红，畏寒，呼其气体有乙醇味，酒气入肺，弥漫于胸中，影响肺之呼吸，故见呼吸深慢，打鼾甚则呼吸微弱，不规则；心君居于胸中，酒气满于胸中，扰乱心神，故见多言兴奋，言出不逊，语无伦次，心烦躁动而致神昏谵语或昏愦不语。

以上是急性酒精中毒的常见症状，这些症状具体到每个患者不一定都同时出现，患者急性酒精中毒的表现与其体质、宿病，以及饮酒的速度、浓度、种类等有关。

二、辨证分型及参考处方

根据患者就诊时的主要临床表现，以心神是否受影响，分为中脏和中腑型。神志清晰的即为中腑型，神志悖常、思维混乱的即为中脏型。

（一）中腑型

此型病情较轻，主要表现在胃腑气逆，治疗重在解酒毒和胃，发表渗湿。《内外伤辨惑论》谓："夫酒者，大热有毒，气味俱阳，乃无形之物也。若伤之，止当发散，汗出则愈矣，此最妙法也。其次莫如利小便二者乃上下分消其湿何酒病之有？"王好古云："治酒病宜发汗，若利小便，炎焰不肯下行，故曰火郁则发之，以辛温散之，是从其体性也，是知利小便则湿去热不去。若动大便，尤为疏漏。盖大便者有形质之物，酒者无形之水，以汗发之，是为近理。湿热俱去，故治以苦温，发其火也；佐以苦寒除其湿也。按酒之为物，气热而质湿，饮之则昏醉狂易者热也。宜以汗去之。既醒则热去而湿留止宜利小便而已。"

（1）胃气上逆证：患者饮酒后不久（一般在 2 ~ 3 小时内）出现上腹不适，嘈杂恶心，呕吐频繁嗳气腹胀等，甚则呕血，伴头晕乏力，舌红脉浮滑。治宜发表解毒和胃降逆。可用盐汤探吐方，葛花解酲汤加枳椇子，小半夏汤等。也可用大黄甘草汤加减方，药用生大黄 10 克，生甘草 6 克，银花 15 克，法半夏 15 克，枳椇子 15 克，葛花 15 克水煎服。

（2）蓄水证：多在醉酒后第二天仍然恶心，呕吐纳呆，水入则吐，舌红，苔水滑，脉滑。病机为酒毒伤及脾脏，不能运化水湿，水热互结于中焦所致。治宜化气利水，方用五苓散。

处方：猪苓 15 克，泽泻 20 克，白术 15 克，茯苓 30 克，桂枝 10 克，生姜 15 克，水煎服。

（二）中脏型

此型病情较重，主要表现在神志失常，治疗重在解酒毒，镇静安神，或开窍醒神或散逆固脱。

（1）热扰神明证：患者酒后兴奋多言，语言重复而不连贯，强哭强笑。思维混乱，躁怒骂言，手足乱动，易怒冲动，具有攻击性，步履蹒跚，共济失调，脉洪滑。治宜解毒清热，镇静安神。方用紫雪丹。

（2）热闭心包证：表现为醉酒后懒动少言，神志恍惚，昏愦不语，甚则昏睡不醒。方用安宫牛黄丸磨汁，徐徐灌服或醒脑静注射液静脉滴注。

（3）脱证：表现为醉酒后神志不清，面色苍白，四肢厥冷，呼吸微弱，脉微细。治宜回阳救逆方用大剂量参附汤或独参汤频服。参附注射液静脉滴注。或用四逆汤合四君子汤。

处方：附子（制）15 克，干姜 10 克，人参 15 克，茯苓 15 克，白术 15 克，炙甘草 10 克。水煎服。

注意事项：酒精中毒轻者可饮浓茶。防止呕吐者将呕吐物误吸入气道。重症者可催吐或洗胃，导泻，并给予 10% 葡萄糖注射液 500 毫升，加入胰岛素 10 ~ 12 单位，维生素 B_6 100 毫克静脉滴注，加速乙醇在体内氧化，神志异常者予纳洛酮 0.4 ~ 1.2 毫克静注。根据病情可重复使用。必要时可考虑血液净化治疗。注意防止脑水肿，纠正休克，预防感染。

附：验方。

葛花解酲汤《兰室秘藏方》。

处方：木香15克，党参10克，猪苓15克，茯苓15克，陈皮15克，白术15克，干姜6克，神曲20克，泽泻15克，青皮10克，砂仁15克（打），白豆蔻15克，葛花30克，枳椇子15克。

注：人的体质有阴阳之别，故伤酒之病亦有寒化热化之分，葛花醒酲汤所治是脾胃虚寒，中阳不振，湿从寒化证候。若为阳性体质，湿化热化内盛，症见面赤烦热，口渴饮冷等，使用本方宜减去干姜、白术、木香等辛燥之品，即用黄芩、黄连、栀子等苦寒清热之药才适宜。

（张　君）

第三节　心力衰竭

心衰是以心悸、气短、喘息、肢体水肿为主症的一种病症，为多种慢性心系疾病反复发展，迁延不愈的归宿。西医中的冠心病、病毒性心肌炎、肥厚型或扩张型心肌病、心脏瓣膜病、肺源性心脏病等导致的急、慢性心衰，均可参照本节进行辨证论治。

中医对于心衰相关症状的记载最早可见于《内经》，如《素问·痹论》载有“脉痹不已，复感于邪，内舍于心”及“心痹者，脉不通，烦则心下鼓，暴上气而喘”。《灵枢·胀论》云：“夫心胀者，烦心短气，卧不安。”汉代张仲景首提“心水”病名，其中对于心水的阐述被认为是中医古籍中最接近现代医学心衰症状的论述，《金匮要略·水气病脉证并治》指出“心水者，其人身重而少气，不得卧，烦而悸，其人阴肿”，“水停心下，甚者则悸，危者短气”。张仲景对于“心水”的认识不仅在其所记载的症候，在治疗方面也有很大贡献，其提出的“腰以下肿，当利其小便；腰以上肿，当发汗乃愈”为后世治疗大法，其创制的桂枝甘草汤、真武汤、葶苈大枣泻肺汤等方剂成为历代治疗本病的重要方剂。

唐宋时期，张仲景对心水的认识得到许多医家的推崇，如唐代孙思邈在《备急千金要方》中所说：“心水者，身重而少气，不得卧，烦而燥，其人阴大肿，反瘦。”这些认识大部分沿袭《金匮要略》中对于心水的理论，少有创新。金元到明代，中医对于心衰的论述多限于前人理论，少有完整的理论，有关内容只是散在见于心悸、怔忡等病门下。如《丹溪心法·惊悸怔忡六十一》记载“心虚而停水，则胸中渗漉……悸者与之逐水消饮之剂”，提出心衰治疗当以逐水消饮之法。

至清代各医家对心衰的理解也多为阐述前人理论，但王清任发展了“瘀血”理论，在《医林改错》中提出活血化瘀治疗心衰的法则。他认为体内瘀血为“元气虚”而致：“血管无气，必停而为瘀”；“血积既久，其水乃成”；“瘀血化水，亦发水肿，是血病兼也”。他还指出“治血以治水”，主张补气活血化瘀，并创造血府逐瘀汤等方剂，丰富了中医对心衰的治疗。

一、病因病机

（一）病因

心衰的发生，多因久患心痹、真心痛或先天性心脏疾病，日久不复，引起心气内虚，而因复感外邪、情志刺激或劳倦过度更伤心体所致。

1. 久病耗伤

心系疾病反复迁延必损及心之体用，或血脉瘀阻，心体失荣；或外邪伏留，中伤心体；或劳倦内伤，心气耗散，诸内外因均可导致心之体用俱损，阳气亏虚，进而加重心血瘀阻，脏腑失养，水液内聚之证。

2. 感受外邪

心气内虚，复感六淫、疫毒之邪，乘虚内犯于心，如清代叶天士《温热论》云：“温邪上受，首先犯肺，逆传心包。”《素问·痹论》云：“风寒湿三气杂至，合而为痹。”痹证日久，内舍于心。心衰病常因外感诱发而加重，心气虚无以驱邪外出，日久则心体受损，心气愈虚不复，加之外邪首犯肺卫，肺主治节失司，则进一步加重心血瘀阻，而致脏腑失养，水津外泄。

3. 七情所伤

情志失调，七情内伤，致脏腑气机紊乱，血行受扰。暴怒伤肝，疏泄失职，心血为之逆乱；忧思伤脾，血行滞缓，化源不足，不能上资心阳，则心气内虚。七情皆通过其所应之脏影响心之气血运行，致心脉闭阻，心体失养。

水饮内生。

4. 劳倦内伤

劳力过度伤脾或房劳伤肾，气血生化乏源，心体失养，而致心气内虚。劳倦内伤是心衰加重的关键诱因，《素问·举痛论》云：“劳则喘息汗出，外内皆越，故气耗矣。”已虚之体，骤然气耗，则虚者愈虚，运血无力，血脉瘀滞，水津外泄。

总之，心衰的外因有风、寒、湿、热，以及疫毒之邪内舍于心，内因有情志内伤、饮食失节、劳逸失度、脏腑功能减退等。

（二）病机

心衰的基本病机系心气不足，心阳亏虚。本病病位在心，其发生发展与肺、肝、脾、肾密切相关。临床表现多为本虚标实，虚实夹杂之证。本虚有气虚、气阴两虚及阳虚；标实主要为血瘀、痰浊、水饮。病变早期主要为心肺气虚，运血无力，瘀血内停；中期因气虚不复，瘀血日久，生新不足，脏腑失荣而呈气阴两虚之象；后期气虚及阳，瘀血愈甚，迫津外泄，抑制水津回流而致水湿泛滥，瘀血贯穿始终。因此，慢性心衰的病机可用“虚”“瘀”“水”三者概括，在发病过程中，心气虚是基础，心阳虚是病情发展的标志，瘀血是其病理产物，痰浊和水饮是主要病理产物。瘀从气虚来，水由阳虚生，血瘀气益虚，水泛阳更损，这在心衰的病机发展过程中形成了恶性循环。

二、诊断及鉴别诊断

（一）诊断要点

（1）多有慢性心系疾病病史，反复发作，时轻时重，经久难愈。

（2）临床轻者可仅表现为气短和运动耐量下降，重者可见喘促、心悸，不能平卧，或伴咳痰，尿少肢肿，或口唇发绀，胁下痞块，颈脉显露，甚至出现端坐呼吸、喘悸不休、汗出肢冷等厥脱危象。

（3）常因外感、劳倦、情志等刺激诱发。

（4）相关血液生化检查及影像学检查有助于诊断。

（二）鉴别诊断

1. 喘证

喘证多由外感诱发或加重，实者起病急，多有表证，虚者常反复，遇劳尤甚，平素亦可见气怯声低、脉弱等肺肾气虚之征，多伴有不同程度的呼吸功能受限。

2. 哮病

哮病多呈阵发性，多有伏痰宿根，复因外感、食物、花粉或情志因素诱发，发作时喉间哮鸣，呼吸困难，间歇期则如常人。

3. 鼓胀

鼓胀是气、血、水结于腹中，以腹大、肢细、腹壁脉络显露为主，病在肝脾，晚期出现肢体水肿和尿少等症。

4. 水肿

水肿是因肺、脾、肾功能失调，全身气化功能障碍，而致水湿泛滥，身肿、腹大、小便难为主症，其肿多从眼睑或下肢开始，继及全身，皮肤光亮或按之如泥，病轻者无喘促、心悸表现，后期水凌心肺才出现“喘、悸”之症。

三、辨证论治

（一）辨证要点

心衰病总属本虚标实之证，辨证首先辨别标本虚实，标实当泻，尤重活血利水；本虚宜补，尤重补心气，温肾阳。其次要辨病情轻重顺逆，一旦发现脱证之先兆，尽早益气固脱。治疗过程中应分清标本缓急，攻补兼施。

（二）治则治法

心衰的总体治疗原则首当补益心气，温补心阳；其次活血化瘀贯穿治疗全过程，可配合理气、利水等法，同时也应兼顾阴津。

1. 养心育心，治病求本

心衰的发生发展本于心之体用俱病，主血司脉功能障碍，而致瘀血内停，血积化水，复因心虚无以化赤生血而进一步累及心体及他脏。故从心体本身入手，予以早期和长疗程的扶养、培育，延缓心功能的降低和恶化，在辨证用药基础上酌加红景天、刺五加、黄精等平补肾气之品以上资心阳，心阳得充，则血运有力，水饮得化。

2. 益气活血法贯穿治疗始终

心之阳气亏虚是心衰发生、进展及预后转归的决定性因素，为病之本。血瘀、水饮等标实证均得之于气虚，“血管无力，必停留而为瘀”，血脉瘀滞，水津外泄，发为水肿，而水之行止，亦听命于气，血瘀和气虚均会加重水液代谢障碍而致水停饮留，导致疾病进展。水饮、瘀血日久又进一步损伤心阳，而使虚者更虚，实者更实，形成恶性循环，故气虚血瘀是贯穿疾病始终的核心病机，益气活血须时时兼顾。

3. 扶正不可忽略“养阴”

心衰多发于中老年人，阴虚是该年龄段患者的常态；“心生血”，心气亏虚，无以奉心化赤，则新血难生，脏腑失荣；加之治疗过程每以利水大剂，伤阴耗液。临床阴虚之象常被忽略，但阴血为物质基础，兼顾阴津是心阳得复的前提。

（三）分证论治

1. 气虚血瘀证

临床表现：胸闷气短，心悸，活动后诱发或加剧，神疲乏力，自汗，面色㿠白，口唇发绀，或胸部闷痛，或肢肿时作，喘息不得卧；舌淡胖或淡暗有瘀斑，脉沉细或涩、结、代。

治法：补益心肺，活血化瘀。

代表方：保元汤合血府逐瘀汤。

保元汤益气温阳，由人参、黄芪、肉桂、生姜、甘草组成；血府逐瘀汤具有活血化瘀、行气止痛之功效，由当归、生地黄、桃仁、红花、枳壳、赤芍、柴胡、甘草、桔梗、川芎、牛膝组成。若伴胸痛较著者，可酌加桂枝、檀香、降香等。若兼肢肿少尿者，可用防己黄芪汤或五苓散化裁。

2. 气阴两虚证

临床表现：胸闷气短，心悸，动则加剧，神疲乏力，口干，五心烦热，两颧潮红，或胸痛，入夜尤甚，或伴腰膝酸软，头晕耳鸣，或尿少肢肿；舌暗红少苔或少津，脉细数无力或结、代。

治法：益气养阴，活血化瘀。

代表方：生脉散合血府逐瘀汤。

生脉散具有益气生津、敛阴止汗之功效，由人参、麦冬、五味子组成。阴虚著者可酌加黄精、石斛、玉竹等；内热之象明显或由外感诱发者，可酌加连翘、白花蛇舌草、重楼等；若伴肺热壅盛、咳吐黄痰者，可加清金化痰汤或越婢加半夏汤加减。

3. 阳虚水犯证

临床表现：心悸，喘咳不得卧，面浮肢肿，尿少，神疲乏力，畏寒肢冷，腹胀，便溏，口唇发绀，胸部刺痛，或胁下痞块坚硬，颈脉显露；舌淡胖有齿痕，或有瘀点、瘀斑，脉沉细或结、代、促。

治法：益气温阳，化瘀利水。

代表方：真武汤合葶苈大枣泻肺汤。

真武汤温阳利水，由炮附子、白术、芍药、茯苓、生姜组成；葶苈大枣泻肺汤具有泻肺行水、下气平喘之功效，由葶苈子、大枣组成。若邪饮暴盛，泛滥肌肤，宜加椒目、防己、香加皮、大腹皮等，并酌加活血药，以加强利水之力，可选用益母草、泽兰、牛膝、生大黄等；若畏寒肢冷、腰膝酸软等肾阳虚证明显者，可加仙茅、淫羊藿、鹿角霜等；若胁下痞块坚硬，乃血瘀日久，积块已成，可加鳖甲煎丸。

4. 喘脱危象证

临床表现：面色晦暗，喘悸不休，烦躁不安，或额汗如油，四肢厥冷，尿少肢肿；舌淡苔白，脉微细欲绝或疾数无力。

治法：回阳固脱。

代表方：参附龙骨牡蛎汤。

参附龙骨牡蛎汤具有敛汗潜阳、扶正固脱之功效，由人参、炮附子、煅龙骨、煅牡蛎、生姜、大枣等组成。若大汗不止，可加山茱萸、五味子；若肢冷如冰，为阳虚暴脱危象，急用参附注射液。

四、预防调护与注意事项

心衰每因外感、情志或过劳等因素诱发或加重，故应调摄精神，避免情绪过激，保持心情平和；冬春季节交替，气候骤变时应注意增减衣服，佩戴口罩，预防感冒；同时须劳逸结合，避免劳累造成心气骤然耗散。

平素饮食清淡，不过食咸味及膏粱之品，限烟限酒，并可适度进行有氧运动，以提高心肌对缺氧的耐受能力。做到勤监护（呼吸、尿量）、频调理、长维持，促进病情的长期稳定。

五、小结

心衰是多种慢性心系疾病的终末阶段，发病率呈逐年上升趋势。病因以久病耗伤、感受外邪、情志、劳倦等为主，病位在心，涉及肺、肝、脾、肾诸脏。轻症起病隐匿，可仅表现为劳累后气短、心悸等心肺气虚症候，易与其他心系疾病混淆而造成漏诊；重症往往“喘”“悸”“肿”三者并见，呈典型的心肾阳虚、水湿泛滥的表现，以慢性进行性加重为发展趋势，甚者可出现端坐呼吸、喘悸不休、汗出肢冷、脉微欲绝等厥脱危象。辨证论治需要结合病期、病因，综合把握疾病的总体发展、演变规律，治疗原则以补气温阳、活血利水、兼顾阴津为主，治疗过程应具有连续性，加重期和缓解期需要分治、并治，以达到“防、治、康、养”兼顾，减少疾病复发的目的。

六、中西合参

（一）冠心病心力衰竭辨证用药研究

冠心病心力衰竭是指由于冠心病引起的心力衰竭。冠心病心衰在临床上分急性和慢性两种，急性心衰主要由急性心肌梗死和急性冠状动脉缺血诱发的心肌收缩或舒张功能异常所致，慢性心衰主要是心肌梗死后心肌重塑和心肌的血供长期不足，心肌组织发生营养障碍和萎缩，以致纤维组织增生所致。红花具有活血化瘀、祛瘀止痛的功效。研究发现，红花可抑制血小板聚集和抑制凝血系统以达到抗血栓作用，降低心血管疾病发生率。黄芪可降低血液黏稠度，增加组织和器官的血液供给，降低血液的高凝状态，减轻微血管病变，对治疗和预防心血管疾病均有良好的作用。川芎嗪为川芎提取物，具有保护血管内皮、抗动脉粥样硬化、抗心肌缺血－再灌注损伤、抗心肌肥厚和心肌纤维化、降低血小板聚集等药理作用，临床可应用于冠心病、心力衰竭等疾病的治疗。内皮祖细胞在内皮损伤后的修复中起重要作用，葛根素可增加外周内皮祖细胞的数量且伴随着内皮祖细胞功能的改善，可能会促进冠心病患者血管新生和内皮修复，从而改善心脏功能。

冠心病心衰中医治疗多以益气、温阳、活血为法。刘东敏等将 68 例冠心病心衰患者随机分为两组，对照组 34 例根据病情采用常规西药治疗，治疗组 34 例在对照组基础上加服加味苓桂术甘汤治疗，比较两组左室射血分数、血浆 BNP 水平，结果提示治疗组总有效率为 94.12%，对照组总有效率为 76.47%，两组总有效率差异有统计学意义（$P < 0.05$），证实加味苓桂术甘汤对冠心病心衰的治疗具有一定疗效。张守琳等将 60 例气阴两虚型冠心病慢性心力衰竭患者随机分为两组。对照组给予常规抗心衰治疗，治疗组在对照组基础上加用生脉饮（人参、麦冬、五味子）。观察两组患者治疗前后心功能变化，检测治疗前后左室射血分数、左室舒张半径及血浆脑钠素变化。结果表明，治疗后各组左室射血分数及血浆 BNP 表达水平与治疗前相比均有显著改善（$P < 0.05$），左室舒张末径与治疗前相比未见显著差异（$P > 0.05$），提示在常规西药治疗上加用生脉饮可改善气阴两虚型冠心病心衰临床疗效。张根生采用西药一般治疗加服加味升陷汤治疗冠心病左室舒张功能不全患者，治疗 8 周后观察组总有效率为 94.44%，高于对照组的 75.00%。观察组心功能指标 LAD、E/A、EDT、IRT 方面改善均优于对照组，表明加味升陷汤联合西医常规治疗，能缓解冠心病并左室舒张功能不全患者的心衰症状并改善心脏功能。

（二）肺心病心力衰竭辨证用药研究

慢性肺源性心脏病是老年患者常见疾病之一，主要是由于慢性支气管炎、支气管哮喘及阻塞性肺气肿等疾病影响肺组织、肺动脉结构功能，导致肺动脉压增高，进而导致心衰。

慢性肺心病前负荷增加的主要原因为长期组织缺氧引起心排血量代偿性增加和慢性缺氧导致血容量增多，后负荷增加的主要原因是肺动脉压力增高和血黏稠度增加。肺循环阻力增加，肺动脉压增高引起右心室代偿性肥厚。随着疾病进展，肺动脉压持续升高，超过右室代偿能力，右心排血量下降，收缩末期残留血量增加，舒张末压增高，导致右室扩大和心力衰竭。

约有 30% 的慢阻肺稳定期患者合并不同程度的心力衰竭，郑立强等将 130 例肺心病心衰患者随机分为两组，西医组 65 例进行常规西医治疗，中医组 65 例采用西医常规治疗加用中医温阳利水法治疗，观察两周。结果提示，治疗后中医组心功能指标、血气指标显著优于西医组（$P < 0.05$），中医组中医症状积分显著低于西医组（$P < 0.05$）；中医组的控显率显著高于西医组（$P < 0.05$）。表明中医温阳利水法辅助治疗肺心病心衰患者可改善患者的临床症状及心功能。岳鹏程等将 58 例肺心病难治性心衰患者分为治疗组（30 例）和对照组（28 例），两组常规治疗大致相同，治疗组加用中药真武汤加味，治疗组和对照组临床症状和体征改善的总有效率分别为 93.3% 和 67%（$P < 0.05$），提示中西医结合治疗肺心病难治性心衰有确切疗效。陈建杉等研究发现，真武汤可降低肺心病并右心衰家兔模型肾素、醛固酮、心房钠尿肽含量（$P < 0.01$），提示真武汤可改善肺心病并右心衰时肺动脉高压及水钠代谢异常的情况，达到延缓肺心病右心衰的产生和改善右心衰程度的作用。毛青等将 72 例符合诊断的肺心病心衰患者随机分为两组，均以西医常规对症支持治疗，治疗组另给予加味葶苈大枣泻肺汤口服，观察 15 天，记录症状及体征。结果表明，治疗组临床近期治愈率为 30.56%、总有效率为 86.11%，对照组临床近期治愈率为 22.22%、总有效率为 72.22%，存在统计学意义（$P < 0.05$）。温奕超等将 74 例辨证属阳虚型的慢性肺心病合并心衰的患者随机分为观察组和对照组，观察组在常规治疗的同时加用茯苓四逆汤，两组疗程均为 7 天。观察组咳喘改善时间、水肿消退时间、心率减慢时间明显早于对照组（$P < 0.05$），观察组有效率为 96.00%，对照组有效率为 73.53%，观察组有效率高于对照组，差异有统计学意义（$P < 0.05$），表明以茯苓四逆汤治疗辨证属阳虚型的慢性肺心病合并心衰患者有一定临床效果。张丽等临床观察发现重用茯苓 30 g 以上，对于肺心病心衰水肿患者利尿作用明显，且随茯苓用量增加而增加，用量达 100 g 时效果最佳，无中毒表现。

（张　君）

参考文献

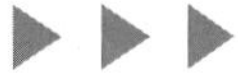

[1] 梁品. 外科急危重症［M］. 北京：中国协和医科大学出版社，2018.

[2] 宋蕾. 急危重症诊断与处置［M］. 北京：科学技术文献出版社，2019.

[3] 赵晓丽，胡国章，李清春. 急危重症诊断与处理［M］. 南昌：江西科学技术出版社，2018.

[4] 闫怀军，郇志磊，贾建华，等. 新编急危重症学［M］. 北京：科学技术文献出版社，2018.

[5] 赵海霞，王云霞，朱国超. 实用急危重症学［M］. 上海：上海交通大学出版社，2018.

[6] 顾怀金. 现代临床急危重症监护治疗学［M］. 上海：同济大学出版社，2020.

[7] 李圣青. 呼吸危重症临床实践手册［M］. 上海：复旦大学出版社，2021.

[8] 侯希炎. 急危重症救治精要［M］. 福州：福建科学技术出版社，2019.

[9] 王新花，张力，李金霞，等. 临床危重症诊治与监护［M］. 北京：科学技术文献出版社，2018.

[10] 金艺华. 重症疾病诊疗技术［M］. 北京：化学工业出版社，2020.

[11] 梁名吉. 消化内科急危重症［M］. 北京：中国协和医科大学出版社，2018.

[12] 唐铁钰. 神经内危重症监护与诊疗［M］. 昆明：云南科技出版社，2019.

[13] 李伟，司晓云，吴立英，等. 心血管危急重症诊疗学［M］. 北京：科学出版社，2021.

[14] 曹国伟. 内科急危重症护理学［M］. 南昌：江西科学技术出版社，2019.

[15] 潘渝. 实用危重症监护治疗学［M］. 北京：中国纺织出版社，2018.

[16] 张国梁. 急危重症诊疗要点［M］. 北京：中国纺织出版社，2020.

[17] 董桂银，卢唤鸽. 临床常见急危重症护理研究［M］. 北京：中国纺织出版社，2021.

[18] 高洪峰，田志亮，刘敏. 心脑血管病与危重症治疗学［M］. 南昌：江西科学技术出版社，2018.

[19] 尚雨露，徐刚，段志毅，等. 神经内科危重症诊断与治疗精要［M］. 青岛：中国海洋大学出版社，2018.

[20] 江荣林，吕宾. 危重症急性胃肠损伤学［M］. 杭州：浙江大学出版社，2017.

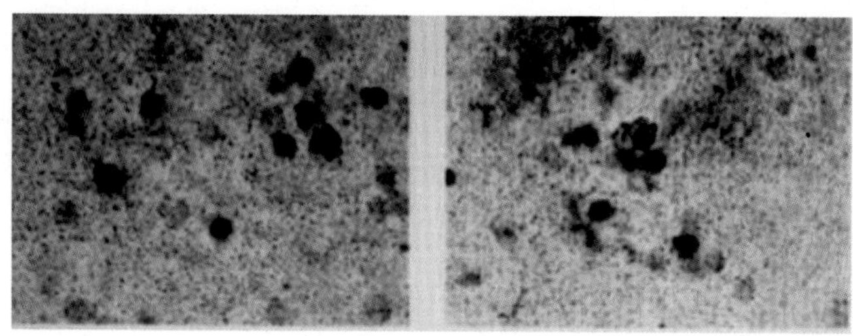

彩插 1　革兰染色片（见内文 76 页）

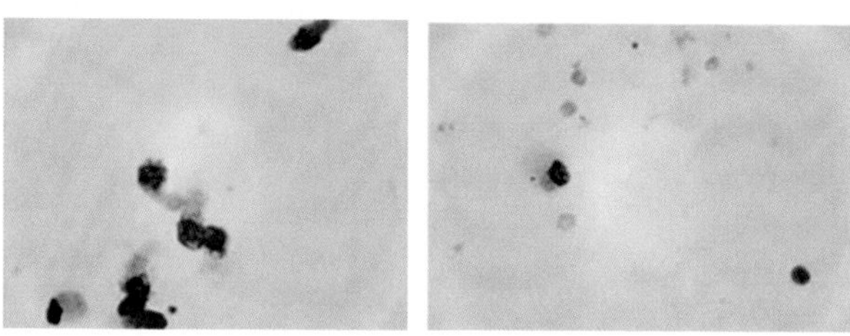

彩插 2　BALF 液细胞计数分类（见内文 112 页）

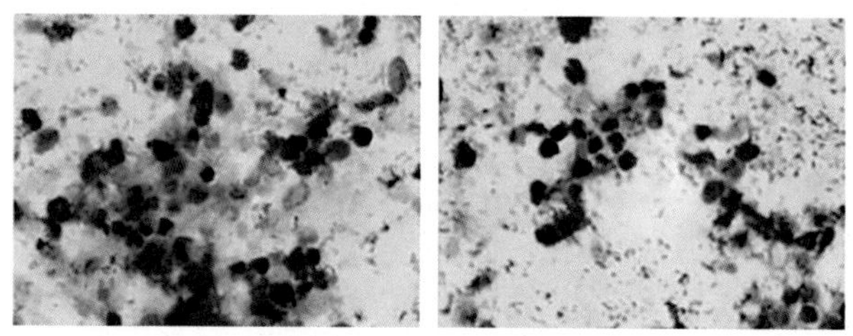

彩插 3　诱导痰细胞分类计数（见内文 128 页）

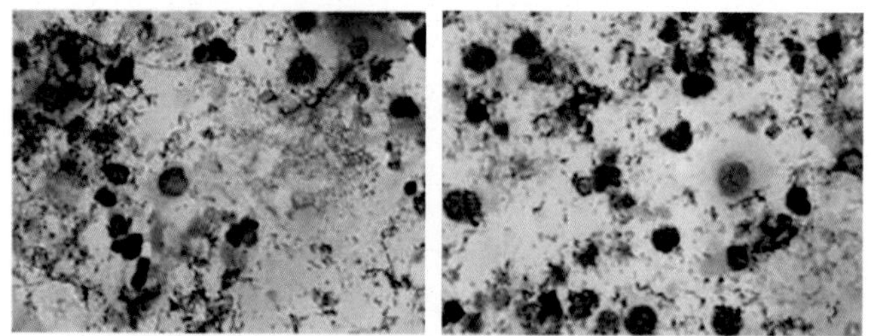

彩插 4　诱导痰细胞分类计数（见内文 130 页）

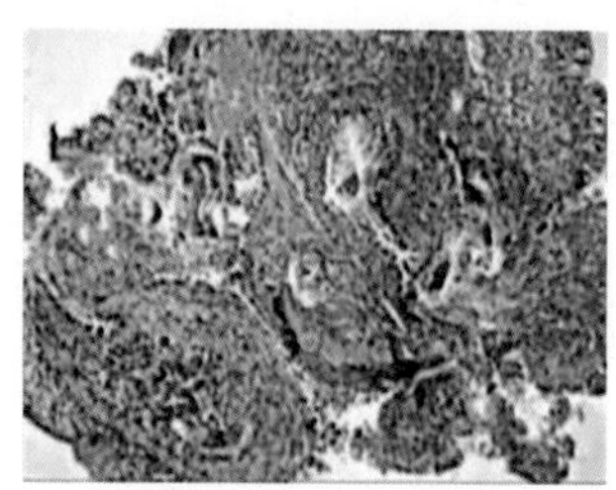

彩插 5　支气管镜黏膜活检病理结果（见内文 131 页）

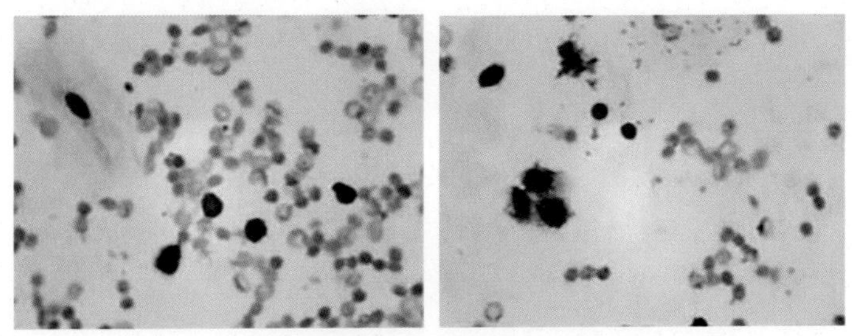

彩插 6　BALF 液细胞分类计数图（见内文 132 页）

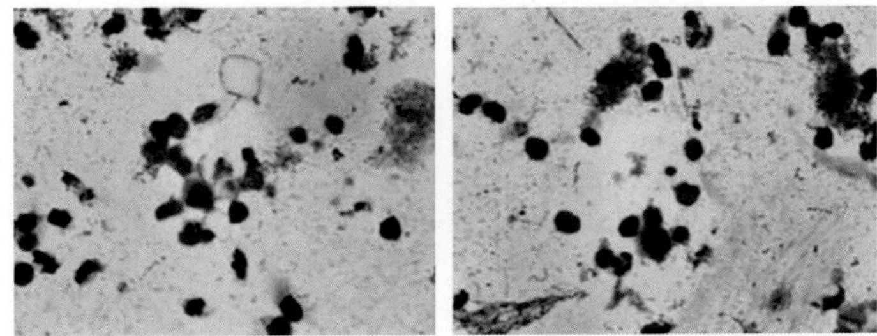

彩插 7　诱导痰细胞分类计数（见内文 133 页）

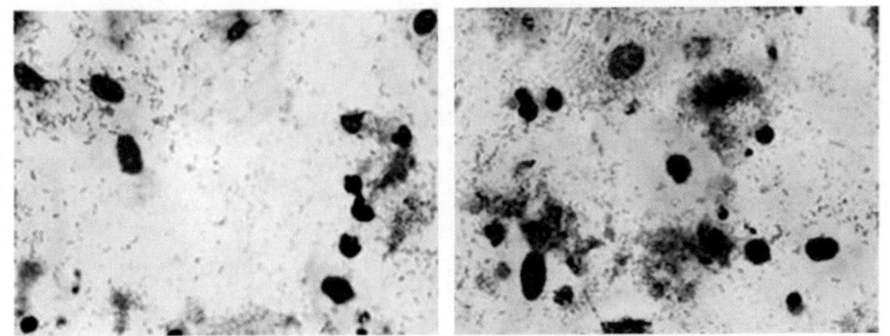

彩插 8　诱导痰细胞分类计数（见内文 134 页）

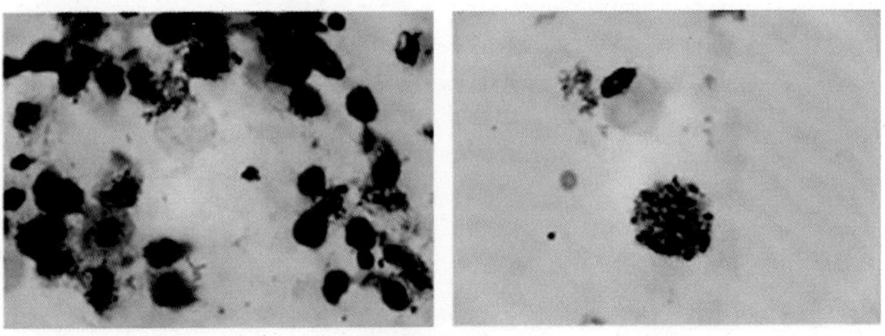

彩插 9　2018 年 9 月 13 日 BALF 细胞分类（见内文 288 页）

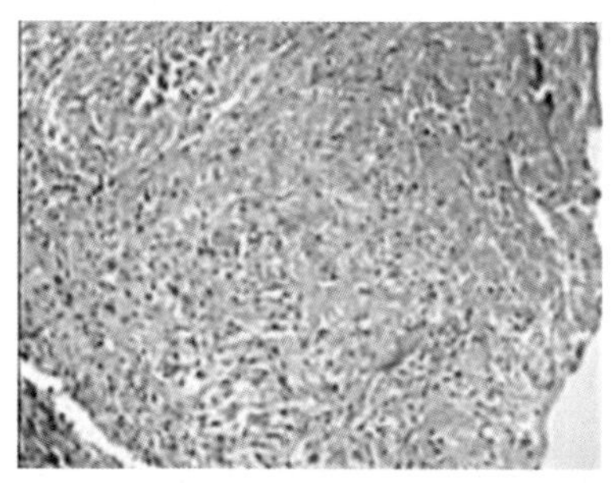

彩插 10　肝脏穿刺病理结果（见内文 291 页）

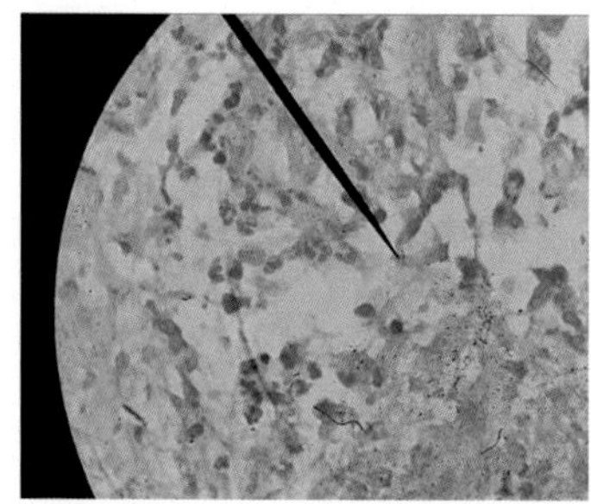

彩插 11　穿刺肝脏组织中细菌镜下形态（见内文 291 页）

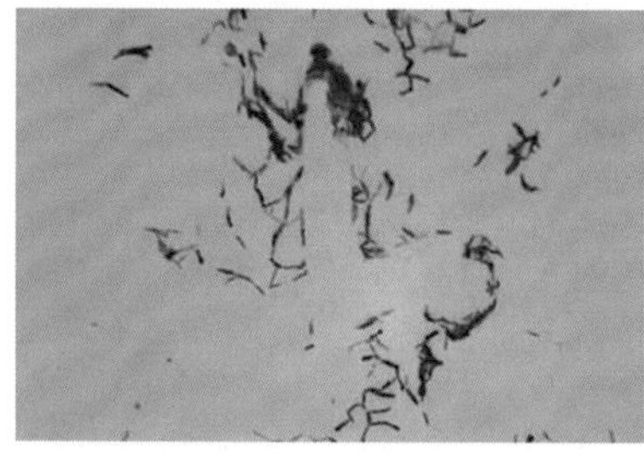

彩插 12　非结核分枝杆菌镜下形态（见内文 292 页）

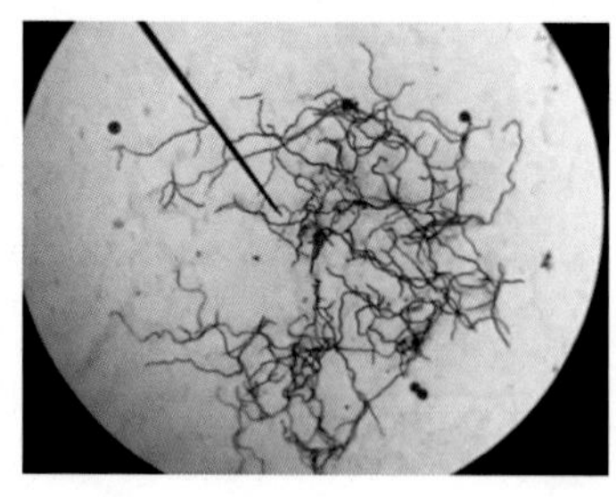

彩插 13　奴卡菌镜下形态（见内文 292 页）